Springer-Verlag
Geschäftsbibliothek - Heidelberg

Manuelle Medizin

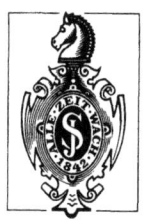

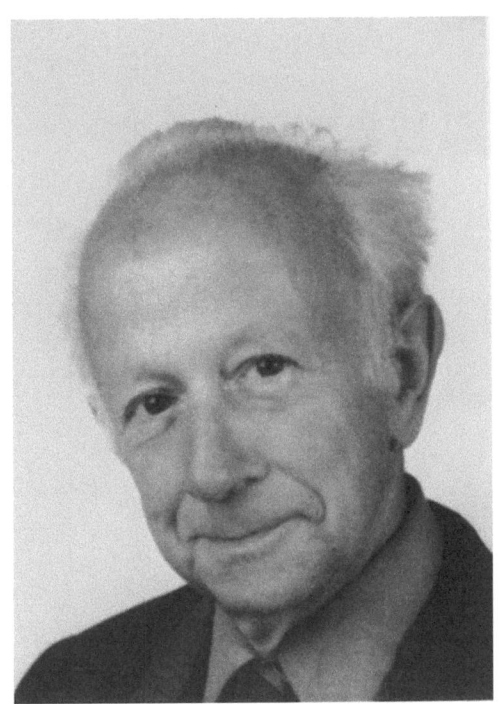

Dr. Albert Cramer

A. Cramer   J. Doering   G. Gutmann

Geschichte der manuellen Medizin

Redigiert und herausgegeben von A. Cramer

Mit 86 Abbildungen und 6 Tabellen

Springer-Verlag
Berlin Heidelberg New York
London Paris Tokyo Hong Kong

Dr. Albert Cramer
Ohnhorststraße 64, 2000 Hamburg 52

Dr. Jens Doering
Allhornweg 8, 2000 Hamburg 67

Dr. Gottfried Gutmann
Rennweg 7, 4772 Bad Sassendorf

ISBN-13:978-3-642-83538-4   e-ISBN-13:978-3-642-83537-7
DOI: 10.1007/978-3-642-83537-7

CIP-Titelaufnahme der Deutschen Bibliothek
Geschichte der manuellen Medizin/A. Cramer; J. Doering; G. Gutmann.
Redigiert u. hrsg. von A. Cramer. - Berlin;
Heidelberg; New York; London; Paris; Tokyo; Hong Kong: Springer 1990
ISBN-13:978-3-642-83538-4

NE: Cramer, Albert [Mitverf.] ; Gutmann, Gottfried
[Mitverf.] ; Vw: Doering, Jens [Mitverf.] → Cramer, Albert

Dieses Werk ist urheberrechtlich geschützt. Die dadurch begründeten Rechte, insbesondere die der Übersetzung, des Nachdrucks, des Vortrags, der Entnahme von Abbildungen und Tabellen, der Funksendung, der Mikroverfilmung oder der Vervielfältigung auf anderen Wegen und der Speicherung in Datenverarbeitungsanlagen, bleiben, auch bei nur auszugsweiser Verwertung, vorbehalten. Eine Vervielfältigung dieses Werkes oder von Teilen dieses Werkes ist auch im Einzelfall nur in den Grenzen der gesetzlichen Bestimmungen des Urheberrechtsgesetzes der Bundesrepublik Deutschland vom 9. September 1965 in der Fassung vom 24. Juni 1985 zulässig. Sie ist grundsätzlich vergütungspflichtig. Zuwiderhandlungen unterliegen den Strafbestimmungen des Urheberrechtsgesetzes.

© Springer-Verlag Berlin Heidelberg 1990
Softcover reprint of the hardcover 1st edition   1990

Die Wiedergabe von Gebrauchsnamen, Handelsnamen, Warenbezeichnungen usw. in diesem Werk berechtigt auch ohne besondere Kennzeichnung nicht zu der Annahme, daß solche Namen im Sinne der Warenzeichen- und Markenschutz-Gesetzgebung als frei zu betrachten wären und daher von jedermann benutzt werden dürften.

Produkthaftung: Für Angaben über Dosierungsanweisungen und Applikationsformen kann vom Verlag keine Gewähr übernommen werden. Derartige Angaben müssen vom jeweiligen Anwender im Einzelfall anhand anderer Literaturstellen auf ihre Richtigkeit überprüft werden.

Umschlaggestaltung: W. Eisenschink, Heidelberg
Gesamtherstellung: Appl, Wemding
2119/3140-543210 - Gedruckt auf säurefreiem Papier

Vorwort

Die Motive jener Ärzte, die sich nach Kriegsende – 1948/50 – der manuellen Medizin zuwandten, waren andere als die heutiger Kursabsolventen der „Deutschen Gesellschaft für manuelle Medizin". Die Kollegen damals waren fasziniert von dem ihnen völlig neuen Aspekt des „Heilens mit der Hand". Dem spürten sie mit Hingabe und Engagement nach. Honorierung aus der Sozialversicherung war für sie kein Gesichtspunkt. Die engagiertesten Kollegen – wie Biedermann, Cramer, Gutmann – waren damals nicht zu den RVO-Kassen zugelassen. So war auch das Engagement des Werksarztes der Akers-Schiffsbauwerft in Oslo, Eiler Schiøtz, ganz von dieser Faszination getragen. Angesichts der Heilerfolge mit der Hand in seinem Betrieb trug er historisches Material zur manuellen Therapie zusammen, an dessen Veröffentlichung 1958 die hier vorliegende Arbeit anschließt.

Seit jener Arbeit von Schiøtz *(Manipulasionsbehandling under medisinhistorisk Synsvinklen)*, einem der Mitbegründer der FIMM, erlebten wir im Laufe einer Generation die explosive Ausbreitung der manuellen Medizin sowohl in den klinischen Betrieb als auch in die tägliche Praxis hinein. Freilich entdeckten wir dabei auch bisher verborgen gebliebene Fäden manualtherapeutischer Tradition, die sich durch die letzten 100 Jahre verfolgen lassen.

Hat diese Faszination die Arbeit der Kollegen in den 50er und 60er Jahren vorwiegend bestimmt und die heftigen, engagierten Kontroversen ausgelöst, die das Schrifttum jener Jahre kennzeichnen, so sehen wir uns mit dem Ende der 80er Jahre einer mehr evolutionären Entwicklung gegenüber. Ein vielfältiges Angebot qualifizierter Ausbildung wird als selbstverständlich hingenommen; zugleich stellen wir eine „Verschulung" dieser Ausbildung fest. Audiovisuelle Medien dringen zunehmend in den Unterrichtsbereich vor. Vielleicht wird schon die heute heranwachsende Ärztegeneration den Kopf schütteln über die Bemühungen und Kontroversen der Schulrichtungen des hier behandelten Zeitraums.

Wer sich heute der manuellen Medizin zuwendet, hat dafür u.a. auch handfeste finanzielle Gründe, die mit der Honorierung im Bereich der sozialen Krankenversicherung zusammenhängen. Diese Honorierungsmöglichkeiten haben die damaligen Promotoren mühsam erstritten, haben mit den von ihnen entwickelten Ausbildungsvorgängen die Voraussetzungen dafür geschaffen. Dennoch hat die Möglichkeit, mit der Hand Heilung zu erzielen, nichts von ihrer Faszination eingebüßt. Sie reicht quer durch alle Fachdisziplinen und über sie hinaus in den paramedizinischen Bereich und die medizinischen Hilfsberufe. Viele jener Kollegen der 50er Jahre, die aktiv an der Entwicklung der manuellen Medizin teilhatten, weilen nicht mehr unter uns. Der Chronist war bemüht, ihr Andenken wenigsten in Schlaglichtern oder Schnappschüssen zu erhalten. Er dankt allen, die aus ihren Archiven etwas beisteuerten, wo die eigene umfangreiche Dokumentation versagte.

Besonderer Dank gilt jenen, die mit ihren Beiträgen dieses Buch bereicherten. Sie sind im Text an entsprechender Stelle genannt. Hier verdient das authentische Material zur Gründung der FIMM besondere Erwähnung, das deren derzeitiger Präsident, Dr. Depoorter (Brügge), dankenswerterweise beitrug.

Eigene Kapitel verfaßten J. Doering und G. Gutmann, denen für die vertrauensvolle Zusammenarbeit zu danken ist. Ihre Beiträge mögen eine vielleicht zu subjektive Betrachtungsweise des Chronisten mildern. Doerings Beitrag zeigt, welch tiefgreifenden Einfluß das Engagement für manuelle Medizin damals sogar auf „entferntere" Fachdisziplinen – wie die Röntgenologie – ausübte.

Eine „Geschichte der manuellen Medizin" ist zugleich ein Ausschnitt aus der Medizingeschichte der bundesdeutschen Nachkriegszeit. So sieht sich der Chronist auch als Zeuge von markanten Entwicklungen und Trends sowohl auf medizintechnischem als auch auf psychosozialem Gebiet („Psychosomatik"!). Ein besonderes Kapitel (8) gibt schlaglichtartig Eindrücke wieder, die sich dem Gedächtnis besonders nachhaltig einprägten und die das eigene ärztliche Handeln mitbestimmt haben.

Dem Verlag gilt Dank für verständnisvolle Zusammenarbeit, ebenso der „Deutschen Gesellschaft für manuelle Medizin" und ihrem derzeitigen Präsidenten, Herrn Dr. med. Drogula, für Rat und Unterstützung.

Als „Anstifter" für das vorliegende Buch muß Dr. med. G. Neumann genannt werden, der langjährige Präsident der DGMM und der FIMM. Mit seiner Anregung an den Verfasser 1985 bürdete er sich ein gewisses Maß an – wenn schon nicht Autorschaft, so doch – Urheberschaft auf, das er mit zu tragen wissen wird.

Hamburg, im Mai 1989   Albert Cramer

Vorwort

Die Entwicklung der manuellen Medizin in Deutschland verlief in den ersten 10 Jahren oft recht stürmisch, nicht nur in der Auseinandersetzung mit der offiziellen Medizin: auch die internen Kontroversen ihrer Protagonisten, u. a. exemplarisch vertreten durch A. Cramer und G. Gutmann, mußten verkraftet werden! Wir kreuzten gelegentlich wohl die schärfsten Klingen, ohne jemals die Gemeinsamkeit der Zielsetzung zu verleugnen.

Das Schicksal hat uns als die einzigen noch Lebenden aus der Schar der frühen Promotoren erneut zu gemeinsamem Tun zusammengeführt.

Wir haben beide den Faden unserer persönlichen manual-medizinischen Entwicklung und jeweiligen Verantwortung aufgenommen und abgespult. Ich glaube sagen zu dürfen, daß durch diese Aufarbeitung der Vergangenheit das gegenseitige Verständnis in freundschaftlicher Weise vertieft worden ist; und ich bin mir dessen sicher, daß das dabei zu Tage getretene Vertrauen dem vorliegenden Werke zum Vorteil geraten ist.

Möge das Buch als zeitgenössischer und daher immer wieder subjektiv geprägter Beitrag zur Geschichte der manuellen Medizin gewürdigt und aufgenommen werden.

Mein Dank gilt in allererster Linie A. Cramer, der den an ihn ergangenen Auftrag selbstlos und freundschaftlich mit mir geteilt hat.

Bad Sassendorf, im Mai 1989 G. Gutmann

Inhaltsverzeichnis

Kapitel 1
Geschichte der „Manipulationsbehandlung" aus medizinischer Sicht
Albert Cramer
– 1 –

Kapitel 2
Entstehung der FAC – von der Gründung bis zur
Arbeitsgemeinschaft mit der MWE
Albert Cramer
– 24 –

Kapitel 3
„Mein Beitrag zur Geschichte der manuellen Medizin"
Gottfried Gutmann
– 50 –

Kapitel 4
Geschichte der Klinik für manuelle Therapie in Hamm/NRW
Gottfried Gutmann
– 114 –

Kapitel 5
Gründung der MWE und Arbeitsgemeinschaft mit der FAC
bis zur Bildung der DGMM
Albert Cramer
– 200 –

Kapitel 6
Einfluß der Chirotherapie (heute „manuelle Therapie")
auf die röntgendiagnostische Entwicklung
Jens Doering
– 220 –

Inhaltsverzeichnis

Kapitel 7
Entwicklung der manuellen Medizin im (europäischen) Ausland
Albert Cramer
– 245 –

Kapitel 8
Nachkriegsentwicklung auf den Gebieten der physikalischen Medizin
und der Psychosomatik und deren Rückwirkungen auf die manuelle Medizin
Albert Cramer
– 287 –

Kapitel 9
Deutsche Gesellschaft für manuelle Medizin (DGMM)
Albert Cramer
– 317 –

Anhang
Historische Übersicht
– 337 –

Anhang
Literatur der jüngsten Vergangenheit
– 343 –

Sachverzeichnis
– 345 –

Inhaltsverzeichnis

Kapitel 1
Geschichte der „Manipulationsbehandlung" aus medizinischer Sicht
Albert Cramer
– 1 –

Kapitel 2
Entstehung der FAC – von der Gründung bis zur
Arbeitsgemeinschaft mit der MWE
Albert Cramer
– 24 –

Kapitel 3
„Mein Beitrag zur Geschichte der manuellen Medizin"
Gottfried Gutmann
– 50 –

Kapitel 4
Geschichte der Klinik für manuelle Therapie in Hamm/NRW
Gottfried Gutmann
– 114 –

Kapitel 5
Gründung der MWE und Arbeitsgemeinschaft mit der FAC
bis zur Bildung der DGMM
Albert Cramer
– 200 –

Kapitel 6
Einfluß der Chirotherapie (heute „manuelle Therapie")
auf die röntgendiagnostische Entwicklung
Jens Doering
– 220 –

Inhaltsverzeichnis

Kapitel 7
Entwicklung der manuellen Medizin im (europäischen) Ausland
Albert Cramer
– 245 –

Kapitel 8
Nachkriegsentwicklung auf den Gebieten der physikalischen Medizin und der Psychosomatik und deren Rückwirkungen auf die manuelle Medizin
Albert Cramer
– 287 –

Kapitel 9
Deutsche Gesellschaft für manuelle Medizin (DGMM)
Albert Cramer
– 317 –

Anhang
Historische Übersicht
– 337 –

Anhang
Literatur der jüngsten Vergangenheit
– 343 –

Sachverzeichnis
– 345 –

Abkürzungen der Fachverbände

AMIC	Associazione medica italiana di chiroterapia
ArGe	Arbeitsgemeinschaft der ärztlichen Gesellschaften FAC und MWE
BAMM	British Association of Manipulative Medicine
DGMM	Deutsche Gesellschaft für manuelle Medizin
ECU	European Chiropractic Union
FAC	Forschungs- und Arbeitsgemeinschaft für Chiropraktik (später: Forschungsgemeinschaft für Arthrologie und Chirotherapie e. V.)
FIMM	Fédération internationale de médecine manuelle
FIMP	Fédération internationale de médecine physique
FIRMP	Fédération internationale de réadaptation et médecine physique
MWE	Gesellschaft für manuelle Wirbelsäulen- und Extremitätentherapie
ÖGMM	Österreichische Gesellschaft für manuelle Medizin
SAMM	Schweizer Ärztegesellschaft für manuelle Medizin
SIMFER	Società italiana medica di fisioterapia e reabilitazione
ZÄN	Zentralverband der Ärzte für Naturheilverfahren

KAPITEL 1

Geschichte der „Manipulationsbehandlung" aus medizinischer Sicht

Albert Cramer

Wirbelsäulenmanipulation in medizinhistorischer Sicht ist der Titel der mit dem „Lederle-Preis" ausgezeichneten Arbeit des Norwegers Dr. Eiler Schiøtz (Originaltitel: *Manipulasjonsbehandling av columna under medisinsk-historisk synsvinkel*, zuerst erschienen 1958 in: Tidsskrift for den Norske Laegeforenning 78: 359–72; 429–38; 946–50 und 1003–21). In ihr stellt er zusammen, was an Berichten über Wirbelsäulenmanipulationen seit Hippokrates und Galen auf uns überkommen ist. Sowohl Hippokrates selbst führte solche Behandlungen aus als auch die Schüler der chaldäischen Medizinschulen, die uns in arabischer Überlieferung (z.B. des Abu Quasim) erhalten sind. Bis hin zu A.T.Still, dem Begründer der „Osteopathie" (1828–1917) und D.D.Palmer (1845–1913), der die „Chiropraktik" erfand, verfolgt Schiøtz die Entwicklung, auch der Volksheilkunst, in der „Gliedsetzer" und „Ziehleute" ihr Wissen von Generation zu Generation weitergaben (vgl. Abb. 1.6). Einige (gekürzte, übersetzte) Passagen aus der Arbeit von Schiøtz sowie einige Illustrationen (Abb. 1.1a–h) verdienen es, einer „Geschichte der manuellen Medizin" vorangestellt zu werden:

„... Erkrankungen des Skelett-Muskel-Systems bilden einen großen Prozentsatz der Arbeitsunfähigkeit bei Berufstätigen."

Der Autor zitiert aus dem Leitartikel der Zeitschrift *Lancet* vom 1. April 1871 folgende Bemerkungen über „Quackery" (Quaksalberei):

> Es liegt auf der Hand, daß Quaksalberei nur der Ausdruck ist für das Ausmaß, in dem sich legitimierte Ärzte dem Bedarf an Krankheitsbehandlung entziehen. ... Angesichts dieses teilweise überaus begründeten Bedarfs sollte es die Pflicht und Schuldigkeit legitimierter Ärzte sein zu lernen, was sie nicht vermögen – anstatt sich über Quaksalber zu mockieren ...

Von Hippokrates – wie auch von Appolonius – finden sich mehrere Zeugnisse, die über manuelle Wirbelsäulentherapie – mit und ohne Extension – berichten. Abbildungen zeigen auch Galen (2.Jh. n.Chr.) und Avicenna (um 1000 n.Chr.), die sich mit Manipulationen befaßten. Abû'L Qásim (1013–1106) hat nachweislich „Streckungen" ausgeführt (Medizinschule Cordoba) und Vidius Vidio (1500–1569) behandelte ebenso wie Ambroise Paré (1510–1590; Paris) mit Handgriffen am in Schlingenextension gehaltenen Patienten.

„Aus neuerer Zeit berichten sowohl Medizinhistoriker als auch viele Reiseschriftsteller von ihren Beobachtungen manueller Behandlungen bei fast allen Völkern ..." Soweit Schiøtz.

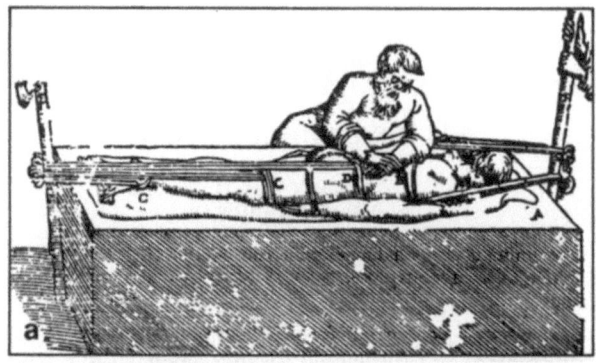

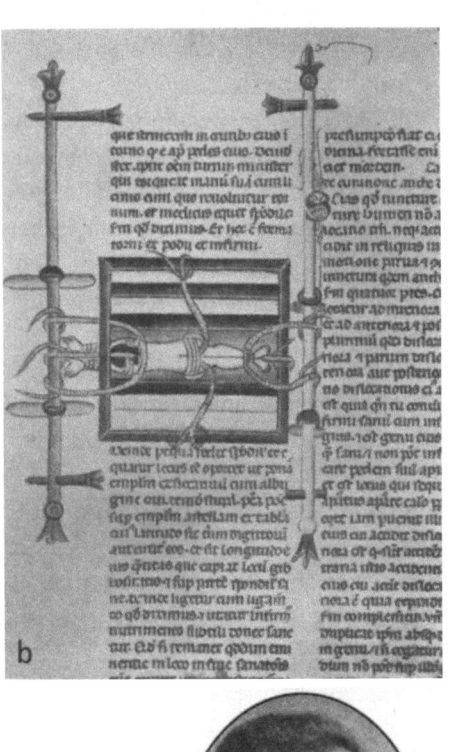
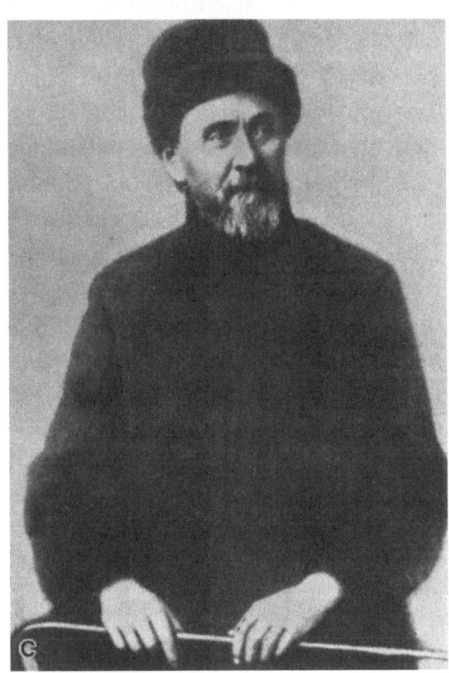
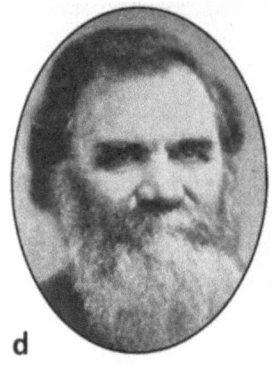
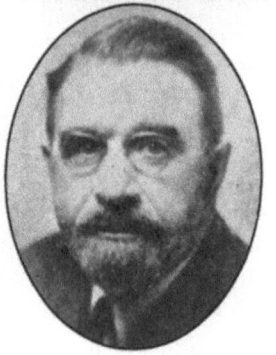

Geschichte der „Manipulationsbehandlung" aus medizinischer Sicht

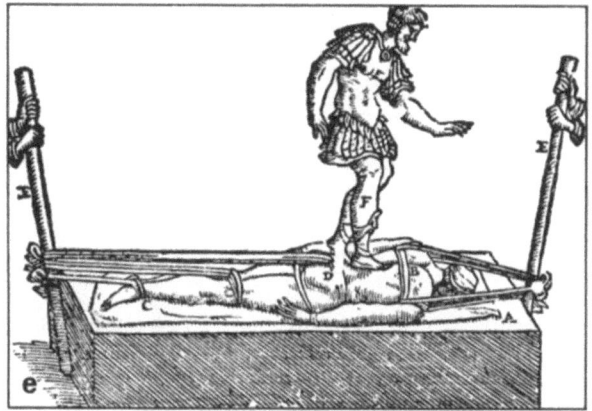

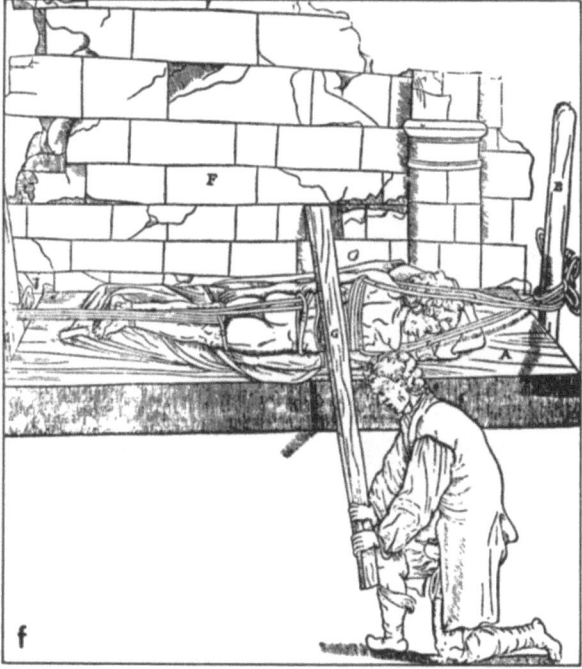

Abb. 1.1 a–h. Illustrationen aus der zitierten Arbeit von Schiøtz (s. Text). *a* Kombinierte Traktions- und Manipulationsbehandlung nach Hippokrates. *b* Traktionsbehandlung nach Abû'L Qásim (1013–1106). *c* A. T. Still (1828–1917), Gründer der Osteopathie. *d* D. D. und B. J. Palmer (Vater und Sohn), Begründer der Chiropraktik in den USA. *e* „Reponierung" eines Rückenwirbels nach Claudius Galenus (2. Jh. n. Chr.). *f* Kombinierte Traktions- und Manipulationsbehandlung nach Vidius Vidio (1500–1564). *g, h* s. S. 4

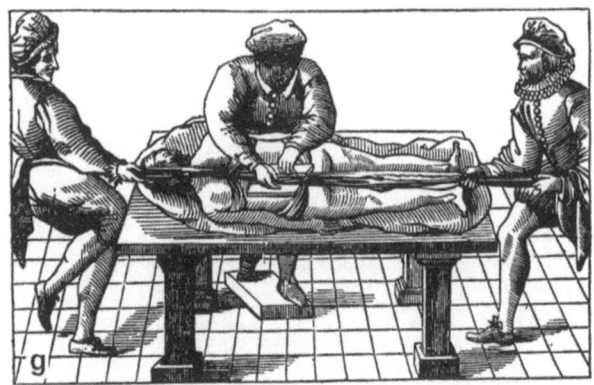
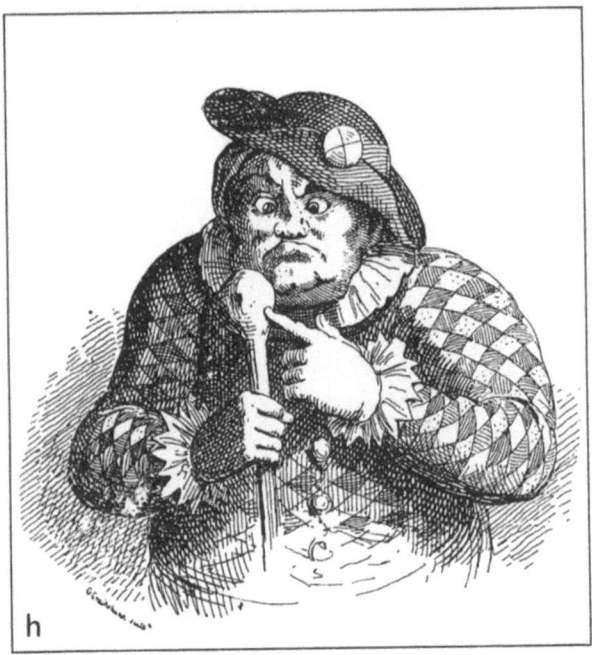

Abb. 1.1. g Technik der Wirbelsäulenreposition nach Ambroise Paré (1510–1590).
h „Gliedsetzerin" um 1740: Sarah Mapp

Anläßlich einer Studienreise (1965) suchte ich nach den von F. Illi D. C. (Doktor der Chiropraktik; Genf) beschriebenen manuellen Behandlungen in Japan und besuchte mehrere Rheumasanatorien und Rehabilitationszentren sowie deren „physikalische Abteilungen". Ein Hinweis auf „manuelle Therapie" ließ sich nicht finden. Hingegen erlebte ich am eigenen Leibe das „Japanische Bad", jene Hyperthermie von ca. 50 °C, der sich der Gast in jedem „Ryokan" (einheimisches Gasthaus) im Holzzuber der Badestube unterziehen kann. Man wagt kaum hineinzusteigen, und man entweicht dann dem Heißbad mit krebsroter Haut – aber erfrischt. Nach meinem an den wenigen Besuchstagen gewonne-

Geschichte der „Manipulationsbehandlung" aus medizinischer Sicht

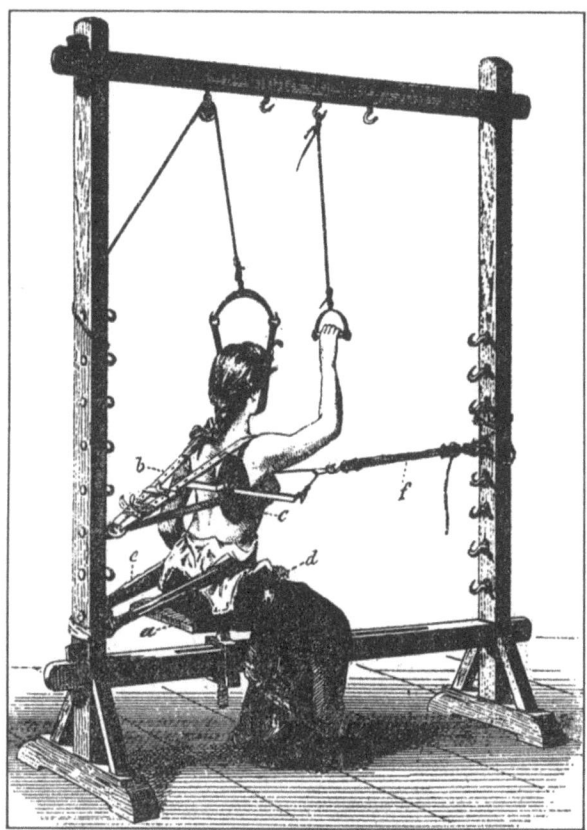

Abb. 1.2. „Barwellscher Apparat" des Würzburger Orthopäden A. Hoffa
(von diesem vorgestellt im
Handbuch der physikalischen Therapie, 1902, Thieme-Verlag)

nen, nur flüchtig zu nennenden Eindruck sind „rheumatische" Leiden in Japan von geringerer Bedeutung, häufiger dagegen (statistisch nachgewiesen) sind Malignome des Stoffwechselapparates (Magen/Leber). Allerdings findet man beachtenswerte Techniken für Muskelentspannung, auch Atemtechniken einbezogen.

Nimmt man sich die Zeit, in einer Universitätsbibliothek die ältesten vorhandenen Bände der *Zeitschrift für Orthopädie* (oder verwandte Titel, die dieser entsprechen) zurückzuverfolgen, so wird man feststellen, daß in den 70er Jahren des vorigen Jahrhunderts noch spärliche Kunde von der Kunst „mit Handgriffen zu Heilen", vorliegt. Mit dem Aufkommen der Narkose und der Asepsis, die Operationen am Lebenden zur Routine machen, wird diese alte Kunst vergessen. Zuletzt wird sie in einem Lehrbuch von A. Hoffa erwähnt (s. Abb. 1.2).

Biedermann gebührt das Verdienst, das Büchlein des Schweizer Neurologen Nägeli: „Heilung mit Handgriffen" (1886), neu herausgegeben und damit der Vergessenheit entrissen zu haben (Haug-Verlag, 1953).

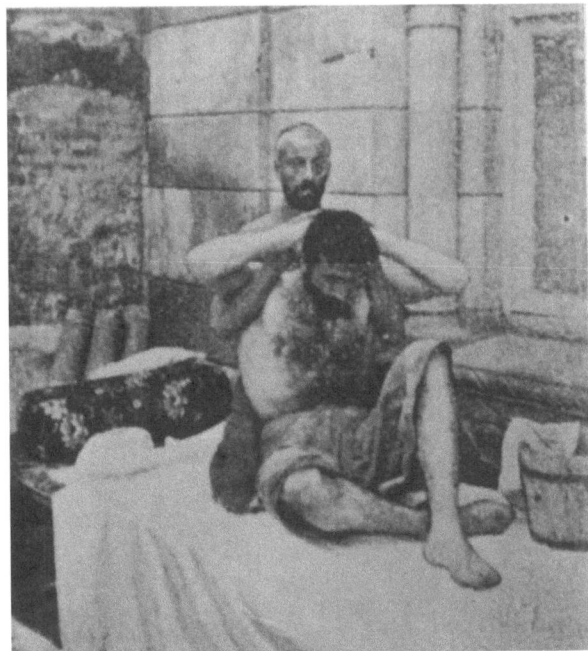

Abb. 1.3. Hebegriff für die BWS.
(Aus *Archiv für physikalisch-diätetische Therapie*, 1903, 8: 225)

Auch im *Archiv für physikalisch-diätethische Therapie* (1903, 8: 225) findet man allerdings noch die Darstellung eines typischen „Hebegriffes" für die Brustwirbelsäule – ein früher Hinweis für die Zugehörigkeit der manuellen Therapie zur physikalischen Therapie (Abb. 1.3).

Während für die osteopathische Behandlungstechnik das Londoner „Osteopathic College" bis in unsere Tage hinein die Tradition wahrt, war die Entwicklung der Chiropraktik turbulenter.

Palmers Nachbar, der Arzt Atkinson (Denver/USA), hatte Kenntnisse von Stills Handgriffen. Palmer, der zunächst als „Magnetiseur" arbeitete, hatte sein „Schlüsselerlebnis" mit einem Neger – einem Patienten Atkinsons (1895) –, den er durch Handgriffe am Hals von einer 17 Jahre andauernden Taubheit heilen konnte. Er entwickelte sein angeborenes Talent mit Hilfe von Atkinsons Hinweisen und nach Einflüssen auch aus der „alten Welt" (er besuchte Europa). Schließlich gründete er mit Carver zusammen eine Chiropraktikerschule in Oklahoma City (1897): „Chiropraktik hilft bei allen Krankheiten! – Kurse für 500 $ cash."

Die Partner trennten sich bald wieder. Carver nahm eigene Schüler, die sich dann „Mixers" nannten. Palmer schrieb 1910 sein Lehrbuch *Chiropractic adjustement*. Sein Sohn gründete in Davenport die „Palmer School of Chiropractic", die schließlich gegen die „Mixers" das Feld behauptete; hier machte W. Peper

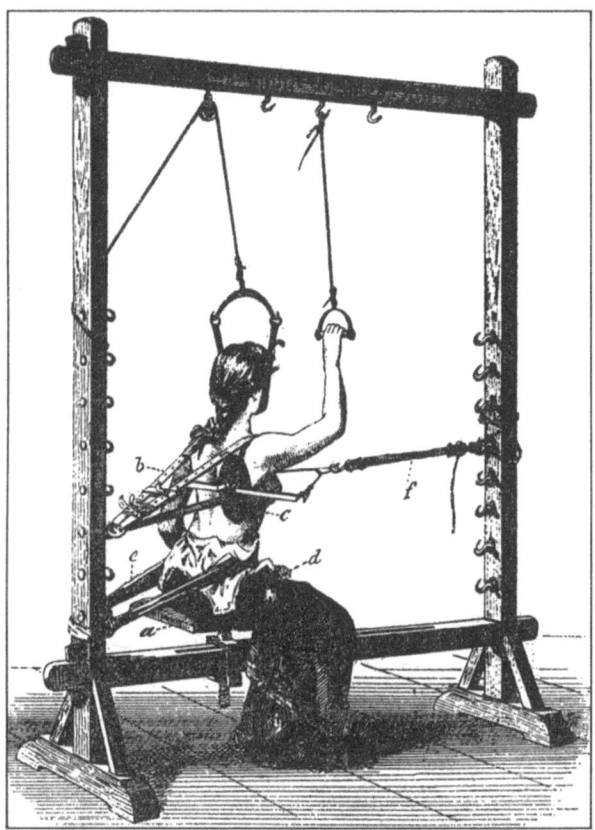

Abb. 1.2. „Barwellscher Apparat" des Würzburger Orthopäden A. Hoffa
(von diesem vorgestellt im
Handbuch der physikalischen Therapie, 1902, Thieme-Verlag)

nen, nur flüchtig zu nennenden Eindruck sind „rheumatische" Leiden in Japan von geringerer Bedeutung, häufiger dagegen (statistisch nachgewiesen) sind Malignome des Stoffwechselapparates (Magen/Leber). Allerdings findet man beachtenswerte Techniken für Muskelentspannung, auch Atemtechniken einbezogen.

Nimmt man sich die Zeit, in einer Universitätsbibliothek die ältesten vorhandenen Bände der *Zeitschrift für Orthopädie* (oder verwandte Titel, die dieser entsprechen) zurückzuverfolgen, so wird man feststellen, daß in den 70er Jahren des vorigen Jahrhunderts noch spärliche Kunde von der Kunst „mit Handgriffen zu Heilen", vorliegt. Mit dem Aufkommen der Narkose und der Asepsis, die Operationen am Lebenden zur Routine machen, wird diese alte Kunst vergessen. Zuletzt wird sie in einem Lehrbuch von A. Hoffa erwähnt (s. Abb. 1.2).

Biedermann gebührt das Verdienst, das Büchlein des Schweizer Neurologen Nägeli: „Heilung mit Handgriffen" (1886), neu herausgegeben und damit der Vergessenheit entrissen zu haben (Haug-Verlag, 1953).

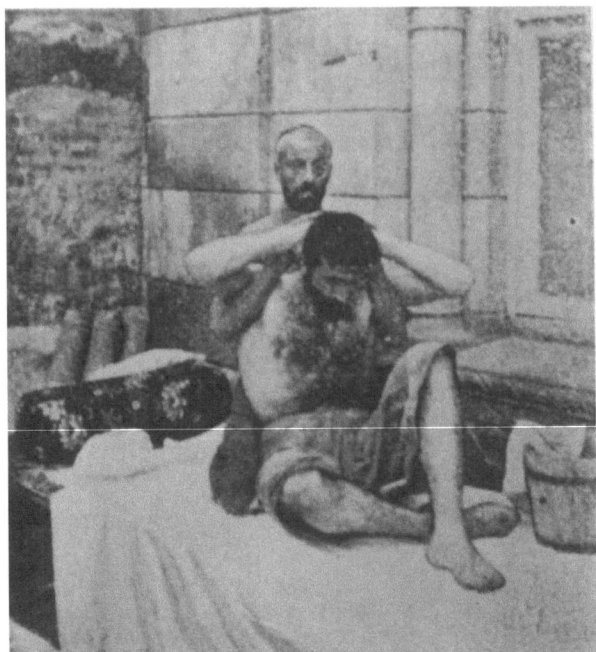

Abb. 1.3. Hebegriff für die BWS.
(Aus *Archiv für physikalisch-diätetische Therapie*, 1903, 8: 225)

Auch im *Archiv für physikalisch-diätethische Therapie* (1903, 8: 225) findet man allerdings noch die Darstellung eines typischen „Hebegriffes" für die Brustwirbelsäule – ein früher Hinweis für die Zugehörigkeit der manuellen Therapie zur physikalischen Therapie (Abb. 1.3).

Während für die osteopathische Behandlungstechnik das Londoner „Osteopathic College" bis in unsere Tage hinein die Tradition wahrt, war die Entwicklung der Chiropraktik turbulenter.

Palmers Nachbar, der Arzt Atkinson (Denver/USA), hatte Kenntnisse von Stills Handgriffen. Palmer, der zunächst als „Magnetiseur" arbeitete, hatte sein „Schlüsselerlebnis" mit einem Neger – einem Patienten Atkinsons (1895) –, den er durch Handgriffe am Hals von einer 17 Jahre andauernden Taubheit heilen konnte. Er entwickelte sein angeborenes Talent mit Hilfe von Atkinsons Hinweisen und nach Einflüssen auch aus der „alten Welt" (er besuchte Europa). Schließlich gründete er mit Carver zusammen eine Chiropraktikerschule in Oklahoma City (1897): „Chiropraktik hilft bei allen Krankheiten! – Kurse für 500 $ cash."

Die Partner trennten sich bald wieder. Carver nahm eigene Schüler, die sich dann „Mixers" nannten. Palmer schrieb 1910 sein Lehrbuch *Chiropractic adjustement*. Sein Sohn gründete in Davenport die „Palmer School of Chiropractic", die schließlich gegen die „Mixers" das Feld behauptete; hier machte W. Peper seinen D.C. (Doctor of Chiropractic), der eine Schlüsselrolle für die manuelle Therapie im Nachkriegsdeutschland spielen sollte.

Als der Verf. anläßlich einer Vortragsreise in den USA 1967 das „National College of Chiropractic" in Washington bei Chicago besichtigte, fand er eine Kleinuniversität – mit Leichenkammer, Seziersaal, physiologischem Labor, Bibliothek und Vortragssälen –, deren Lehrplan weit über das hinausging, was hierzulande einem Heilpraktiker an Wissen abverlangt wird.

So wird es denn verständlich, daß in den USA rund 40 000 Chiropraktoren einen Berufsstand verteidigen können, der dem der Ärzte nur wenig an Reputation nachsteht.

Auch die Osteopathen haben in den USA einen eigenen Berufsstand mit ca. 20 000 Mitgliedern, die teils mit Ärzten zusammenarbeiten, teils in Konkurrenz zu ihnen stehen und einige Schulen betreiben, für deren Besuch das Medizinstudium Voraussetzung ist.

Offenbar hat es auch im Vorkriegsdeutschland eine Chiropraktikschule gegeben, denn 1954 warb W. Koller, der sich gerade als Chiropraktiker in Niederteufen/Schweiz niedergelassen hatte, mit seinem „Diplom der Fachschule Dresden" (in der Schweiz ist die Chiropraktik seit dem Volksentscheid von 1937 zugelassen).

Gleichfalls in Dresden erschien 1935 im „Verlag für Volksheilkunde G. Bittner" das Buch *Die wissenschaftlichen Grundlagen der Chiropraktik* von Prof. A. L. Forster, wobei es sich um eine gekürzte Fassung des amerikanischen Standardwerks *Principles and practice of chiropractic ...* in deutscher Übersetzung handelte, die K. Stein für die „Chiropraktikfachschule Zimmer" in Dresden besorgt hatte (Abb. 1.4, s. S. 8); Forster hatte das Werk als Abteilungsleiter am National College of Chiropractic 1915 im Original herausgegeben; es hatte in den USA viele Neuauflagen. Der Autor durfte sich zwar dort „Professor" nennen, nicht aber in Deutschland. Deutsche Auswanderer als amerikanische Chiropraktoren – da konnte eine Verbindung zur alten Heimat nicht ganz abgerissen sein.

Es ist heute schwer festzustellen, wohin es die in Deutschland vor dem Krieg tätigen Chiropraktoren verschlagen hat; von einem freilich wissen wir es: Anläßlich des 20jährigen Bestehens der FAC führte Biedermann in seiner Gedenkrede 1973 in Hamburg u. a. aus:

„Auf dem Hauptverbandsplatz war 1944 meiner Operationsgruppe als Narkotiseur Werner Peper zugeteilt. Von ihm erfuhr ich in direkter Anschauung manuelle Therapie in Gestalt der Chiropraktik...".

Der FAC-Kurslehrer Dr. med. Joachim Keck (Stuttgart-Degerloch) faßt seine Erinnerung dazu in folgende Worte (persönliche Mitteilung an mich, August 1986):

> Wie Sie vielleicht noch wissen, war ich mit Freimut Biedermann damals sehr eng befreundet. Er arbeitete bei Sauerbruch und ich bei Stöckel in Berlin. Wir trafen uns ständig und diskutierten über alles.

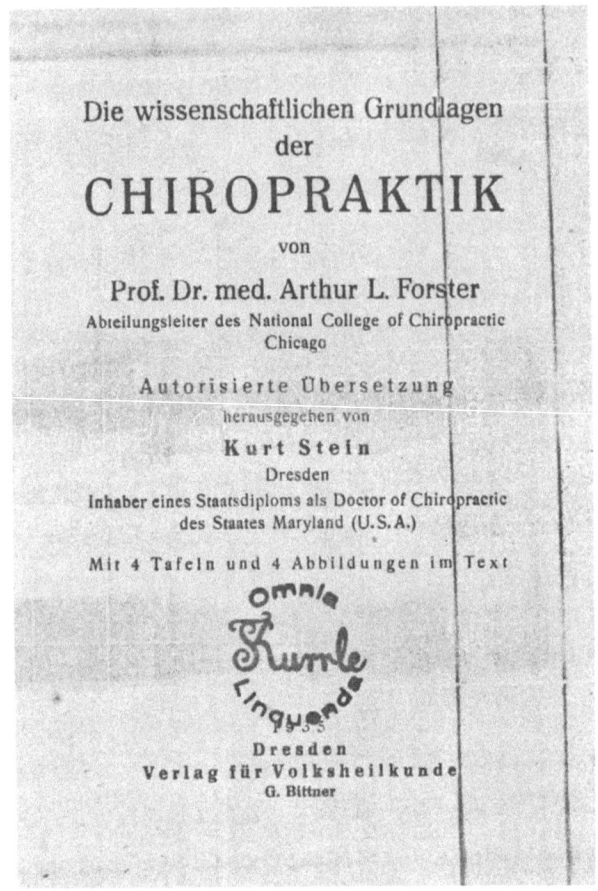

Abb. 1.4. Titelblatt des Forster-Lehrbuchs (1935)

Der Krieg verschlug Biedermann an ein Feldlazarett in Rußland. Er war dort mit Arbeit überhäuft, die wenig Freude machte; dazu kamen häufige Migräneanfälle, die ihn bei seiner Arbeit stark behinderten.

Eines Tages sagte der Sanitätsunteroffizier, der die Narkosen machte, zu ihm: „Ich könnte Ihnen vielleicht helfen, ich bin ein amerikanischer Chiropraktiker."

„Was ist das? Eine Sekte?", fragte Biedermann.

„Nein, das ist ..." (es folgte die Erklärung des Sanitätsunteroffiziers Peper).

„Also dann los – zeig' deine Kunst" sagte Biedermann.

Der San.-Uffz. stellte sich hinter Biedermann, drückte an der HWS herum, nahm den Kopf an den Unterarm, machte plötzlich einen Ruck – und es krachte.

„Ich werd' verrückt!", sagte Biedermann, „Wie hast du das gemacht?"

Daraufhin erklärte ihm Werner Peper seine Kunst. Drei Tage später war der Krieg vorbei, Biedermann geriet in russische Kriegsgefangenschaft, aus der er erst 1948 schwer krank zurückkam. Stationäre Behandlung folgte; das Erlebnis mit Peper war fast vergessen.

Wir trafen uns natürlich sofort, und zufällig lag da eines Tages eine Postkarte von Peper: „Ob Biedermann noch lebe?". Die Erinnerung kehrte zurück, Biedermann genas

Geschichte der „Manipulationsbehandlung" aus medizinischer Sicht

langsam, und ich brachte ihn zu Prof. Zukschwerdt, den ich von Straßburg her gut kannte, nach Göppingen, wo dieser seine ersten Bandscheibenoperationen machte (u. a. an der Gattin des späteren FAC-Kurslehrers Geiger). Dazu meinte Biedermann eines Tages zu Zukschwerdt in seiner burschikosen Art (auf schwäbisch):

„Das kann man viel einfacher machen, Herr Professor! Da braucht man gar nicht lange operieren."

„Und wie, bitte? Kannst du's?", wollte Zukschwerdt wissen.

„Nein, aber ich kenne einen Mann, der's kann", antwortete Biedermann.

„Her mit ihm!", sagte Zukschwerdt und zitierte Peper nach Göppingen, um sich die Methode demonstrieren zu lassen. Biedermann beauftragte er mit dem Ressort Chiropraktik.

Und so kam es zu dem ersten – und einzigen – Kurs jener 12 interessierten Kollegen bei Peper in Hamburg, dem diese 12 das Attribut „die 12 Apostel" verdanken. Die meisten von ihnen profilierten sich später als Kurslehrer der FAC.

Soweit Joachim Keck*. Er wird vielen der Altmitglieder noch wegen seiner Zauberkunststückchen in Erinnerung sein, mit denen er das Beisammensein nach dem offiziellen Teil mancher Tagungen und Sitzungen in Hamm ausschmückte.

Werner Peper*, ein freundlicher Ostfriese, praktizierte nach dem Kriege als „Heilpraktiker" in Hamburg. Er gab – mit Hilfe von Biedermann* 1953 im Haug-Verlag – sein fast textloses Bilderbuch *Technik der Chiropraktik* heraus, in dem die wesentlichen Handgriffe (für die ihm seine Frau Modell stand) in ganzseitigen Bildern dargestellt sind.

Auch stellte er sich 1953 für den erwähnten Ärztekurs zur Verfügung, an dem die später sog. „12 Apostel" teilnahmen, die dann fast alle im Vorstand und/oder im Lehrerkollegium der FAC wieder auftauchten; dies waren neben Biedermann: Addicks, Dieckmann*, Geiger, Heine, Heinecke, Obst; Schäfer; Wilinsky*, Wolff*, Zimmer. Doering*, der für Peper Röntgenbilder nach der von den Chiropraktoren geforderten Methode mit Darstellung der Atlasgelenke fertigte, war zeitweise dabei.

Geiger, einer der Teilnehmer an Pepers erstem – und einzigem – Kurs, schildert seinen Weg zur Chirotherapie:

Anläßlich eines Bandscheibenvorfalles bei meiner Frau erlebte ich die ganze Hilflosigkeit der behandelnden Kollegen – mich selbst eingeschlossen –, bis schließlich eine Operation bei Prof. Zukschwerdt (damals in Göppingen) die Beschwerden beseitigte. Assistent bei Zukschwerdt war damals u. a. Dr. Biedermann. Wir freundeten uns an, und von ihm erhielt ich die ersten Anregungen aus der manuellen Therapie. Ich hatte mich schon vorher für die Diagnostik aus Veränderungen der menschlichen Körperoberfläche interessiert und sah hier neue, faszinierende Möglichkeiten ...

Peper-Kursteilnehmer Heinicke sollte in den 70er Jahren einen Lehrauftrag für manuelle Therapie an der Kieler Universität erhalten. Wolff bekam einen Lehrauftrag an der Universität Homburg (Saar).

Es gibt aber auch einige wenige Kliniken, an denen gelegentlich therapeutische Handgriffe ausgeführt werden, ohne daß heute über die Quellen des Ver-

---

* Siehe Abb. 2.12 (FAC-Kurslehrer) am Ende von Kap. 2.

fahrens Näheres bekannt wäre. Im Städtischen Krankenhaus Wolfenbüttel sah deren Chefarzt Prof. Litzner gelegentlich Heilerfolge aufgrund von Handgriffen. Er ermunterte seinen Assistenten Dr. Karess, sich näher mit der Methode zu befassen.

Im Städtischen Krankenhaus Bayreuth ist Prof. Gutzeit* Chefarzt – früher Ordinarius für innere Medizin in Breslau. Er beherrscht die manuelle Therapie perfekt, macht aber nie Aufhebens davon. Seine Assistenten – soweit sie geschickte Hände dafür haben – weist er jedoch in die Technik ein. Von Gutzeit haben ihre Kenntnisse Doz. Dr. Walther, Chefarzt des Kreiskrankenhauses Westerstede († 1966), und Prof. Kunert. Letzterer ging von Gutzeit zunächst zu Thiemann nach Bonn, wo er sich habilitierte. Dann übernahm er als Chefarzt die Parazelsusklinik in Marl/NRW.

Über die Wege, auf denen Dr. Noeske an der Universität Frankfurt zur Kenntnis manueller Behandlungstechnik kam, ist nichts bekannt. Er ließ sich später in Frankfurt am Main nieder und praktizierte gute Chirotherapie. Den Lehrauftrag für Frankfurt allerdings bekam die ehemalige Oberärztin der FAC-Klinik in Hamm, Frau Dr. Scheidt.

Etwa zur gleichen Zeit – Anfang der 50er Jahre – traf Sollmann († 1982), damals Chirurg in Tegernsee, auf einer London-Reise Frederick, einen deutschen Orthopäden, der als Bibliothekar im London Osteopathic College arbeitete. Sollmann nahm Frederick nach München mit, wo er ein Institut mit Klinik aufmachte, aus dem er später viele Untersuchungen zur manuellen Medizin beisteuerte. Frederick unterrichtete in den 60er Jahren für die FAC in den „O-Kursen" (Osteopathiekursen). Nach einer schweren Erkrankung übernahm die Ausbildung einer seiner Schüler, Dr. Müller/Wennigsen († 1986).

Auch die orthopädische Universitätsklinik Gießen leistete sich nach dem Krieg für ¼ Jahr einen fest angestellten Chiropraktor – wie Dr. Sell 1979 in *Manuelle Medizin 1* erwähnte, der damals Assistent an dieser Klinik war und von jenem seine Kenntnisse vermittelt bekam.

Sell begann als erster Arzt in Deutschland 1953 mit Kursen für Ärzte in manueller Therapie an der von ihm geleiteten Kurklinik in Neutrauchburg/Isny des Fürsten Zeil (s. Abb. 1.5 a, b).

Ein weiterer Chiropraktor arbeitete in der von Dr. Gutmann in Hamm eröffneten Praxis seit 1950: der Schwede Sandberg. Lars Sandberg gehört einer Sekte unter den Chiropraktoren an, die die „Hole-in-one"-Technik favorisieren. Die dem Golfsport entlehnte Bezeichnung („Triff das Loch mit einem Schlag") bedeutet, daß man die Heilung aller Krankheiten mit *einem* (richtig angesetzten) Griff an den Atlasgelenken erreichen will.

Der Ordinarius für Chirurgie in Hamburg, Prof. Zukschwerdt, hatte in einem amerikanischen Gefangenenlager seine erste Berührung mit einem Chiroprak-

---

* Siehe Abb. 2.12 (FAC-Kurslehrer) am Ende von Kap. 2.

langsam, und ich brachte ihn zu Prof. Zukschwerdt, den ich von Straßburg her gut kannte, nach Göppingen, wo dieser seine ersten Bandscheibenoperationen machte (u. a. an der Gattin des späteren FAC-Kurslehrers Geiger). Dazu meinte Biedermann eines Tages zu Zukschwerdt in seiner burschikosen Art (auf schwäbisch):
„Das kann man viel einfacher machen, Herr Professor! Da braucht man gar nicht lange operieren."
„Und wie, bitte? Kannst du's?", wollte Zukschwerdt wissen.
„Nein, aber ich kenne einen Mann, der's kann", antwortete Biedermann.
„Her mit ihm!", sagte Zukschwerdt und zitierte Peper nach Göppingen, um sich die Methode demonstrieren zu lassen. Biedermann beauftragte er mit dem Ressort Chiropraktik.
Und so kam es zu dem ersten – und einzigen – Kurs jener 12 interessierten Kollegen bei Peper in Hamburg, dem diese 12 das Attribut „die 12 Apostel" verdanken. Die meisten von ihnen profilierten sich später als Kurslehrer der FAC.

Soweit Joachim Keck*. Er wird vielen der Altmitglieder noch wegen seiner Zauberkunststückchen in Erinnerung sein, mit denen er das Beisammensein nach dem offiziellen Teil mancher Tagungen und Sitzungen in Hamm ausschmückte.

Werner Peper*, ein freundlicher Ostfriese, praktizierte nach dem Kriege als „Heilpraktiker" in Hamburg. Er gab – mit Hilfe von Biedermann* 1953 im Haug-Verlag – sein fast textloses Bilderbuch *Technik der Chiropraktik* heraus, in dem die wesentlichen Handgriffe (für die ihm seine Frau Modell stand) in ganzseitigen Bildern dargestellt sind.

Auch stellte er sich 1953 für den erwähnten Ärztekurs zur Verfügung, an dem die später sog. „12 Apostel" teilnahmen, die dann fast alle im Vorstand und/oder im Lehrerkollegium der FAC wieder auftauchten; dies waren neben Biedermann: Addicks, Dieckmann*, Geiger, Heine, Heinecke, Obst; Schäfer; Wilinsky*, Wolff*, Zimmer. Doering*, der für Peper Röntgenbilder nach der von den Chiropraktoren geforderten Methode mit Darstellung der Atlasgelenke fertigte, war zeitweise dabei.

Geiger, einer der Teilnehmer an Pepers erstem – und einzigem – Kurs, schildert seinen Weg zur Chirotherapie:

Anläßlich eines Bandscheibenvorfalles bei meiner Frau erlebte ich die ganze Hilflosigkeit der behandelnden Kollegen – mich selbst eingeschlossen –, bis schließlich eine Operation bei Prof. Zukschwerdt (damals in Göppingen) die Beschwerden beseitigte. Assistent bei Zukschwerdt war damals u.a. Dr. Biedermann. Wir freundeten uns an, und von ihm erhielt ich die ersten Anregungen aus der manuellen Therapie. Ich hatte mich schon vorher für die Diagnostik aus Veränderungen der menschlichen Körperoberfläche interessiert und sah hier neue, faszinierende Möglichkeiten ...

Peper-Kursteilnehmer Heinicke sollte in den 70er Jahren einen Lehrauftrag für manuelle Therapie an der Kieler Universität erhalten. Wolff bekam einen Lehrauftrag an der Universität Homburg (Saar).

Es gibt aber auch einige wenige Kliniken, an denen gelegentlich therapeutische Handgriffe ausgeführt werden, ohne daß heute über die Quellen des Ver-

---

* Siehe Abb. 2.12 (FAC-Kurslehrer) am Ende von Kap. 2.

fahrens Näheres bekannt wäre. Im Städtischen Krankenhaus Wolfenbüttel sah deren Chefarzt Prof. Litzner gelegentlich Heilerfolge aufgrund von Handgriffen. Er ermunterte seinen Assistenten Dr. Karess, sich näher mit der Methode zu befassen.

Im Städtischen Krankenhaus Bayreuth ist Prof. Gutzeit* Chefarzt – früher Ordinarius für innere Medizin in Breslau. Er beherrscht die manuelle Therapie perfekt, macht aber nie Aufhebens davon. Seine Assistenten – soweit sie geschickte Hände dafür haben – weist er jedoch in die Technik ein. Von Gutzeit haben ihre Kenntnisse Doz. Dr. Walther, Chefarzt des Kreiskrankenhauses Westerstede († 1966), und Prof. Kunert. Letzterer ging von Gutzeit zunächst zu Thiemann nach Bonn, wo er sich habilitierte. Dann übernahm er als Chefarzt die Parazelsusklinik in Marl/NRW.

Über die Wege, auf denen Dr. Noeske an der Universität Frankfurt zur Kenntnis manueller Behandlungstechnik kam, ist nichts bekannt. Er ließ sich später in Frankfurt am Main nieder und praktizierte gute Chirotherapie. Den Lehrauftrag für Frankfurt allerdings bekam die ehemalige Oberärztin der FAC-Klinik in Hamm, Frau Dr. Scheidt.

Etwa zur gleichen Zeit – Anfang der 50er Jahre – traf Sollmann († 1982), damals Chirurg in Tegernsee, auf einer London-Reise Frederick, einen deutschen Orthopäden, der als Bibliothekar im London Osteopathic College arbeitete. Sollmann nahm Frederick nach München mit, wo er ein Institut mit Klinik aufmachte, aus dem er später viele Untersuchungen zur manuellen Medizin beisteuerte. Frederick unterrichtete in den 60er Jahren für die FAC in den „O-Kursen" (Osteopathiekursen). Nach einer schweren Erkrankung übernahm die Ausbildung einer seiner Schüler, Dr. Müller/Wennigsen († 1986).

Auch die orthopädische Universitätsklinik Gießen leistete sich nach dem Krieg für ¼ Jahr einen fest angestellten Chiropraktor – wie Dr. Sell 1979 in *Manuelle Medizin 1* erwähnte, der damals Assistent an dieser Klinik war und von jenem seine Kenntnisse vermittelt bekam.

Sell begann als erster Arzt in Deutschland 1953 mit Kursen für Ärzte in manueller Therapie an der von ihm geleiteten Kurklinik in Neutrauchburg/Isny des Fürsten Zeil (s. Abb. 1.5 a, b).

Ein weiterer Chiropraktor arbeitete in der von Dr. Gutmann in Hamm eröffneten Praxis seit 1950: der Schwede Sandberg. Lars Sandberg gehört einer Sekte unter den Chiropraktoren an, die die „Hole-in-one"-Technik favorisieren. Die dem Golfsport entlehnte Bezeichnung („Triff das Loch mit einem Schlag") bedeutet, daß man die Heilung aller Krankheiten mit *einem* (richtig angesetzten) Griff an den Atlasgelenken erreichen will.

Der Ordinarius für Chirurgie in Hamburg, Prof. Zukschwerdt, hatte in einem amerikanischen Gefangenenlager seine erste Berührung mit einem Chiroprak-

---

* Siehe Abb. 2.12 (FAC-Kurslehrer) am Ende von Kap. 2.

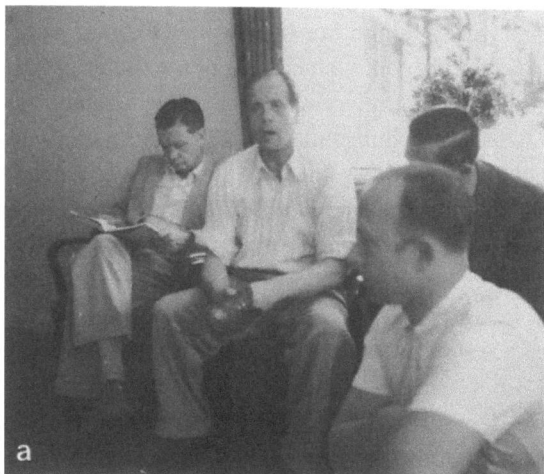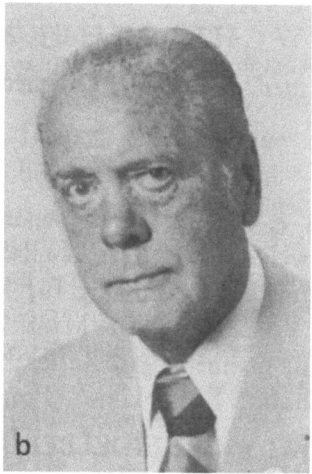

Abb. 1.5. a K. Sell (2. von links) in Isny (im Vordergrund: A. Cramer);
b späteres Porträt von Sell († 1982)
(s. auch Abb. 2.12, S. 48 f., sowie Abb. 5.1 a–d, S. 202 f.)

tor. In Göppingen, seiner letzten Station vor dem Lehrstuhl 1951 in Hamburg, war Biedermann sein Assistent, der sich später in Stuttgart niederließ. Ihr gemeinsames Interesse an der neuen Heilmethode führte zu ihrer Zusammenarbeit an *Wirbelgelenk und Bandscheibe*, dem ersten Buch von klinischer Seite, das sich mit dem Problem der manuellen Medizin auseinandersetzt.

Zu einem etwas anderen Einstieg verhalf dem praktischen und homöopathischen Arzt Dr. Albert Cramer (Autor dieses Kapitels) ein Schlüsselerlebnis in seiner jungen Praxis:

1951 suchte ihn – gleichsam als letzte Zuflucht – eine Patientin mit angeborener Hüftluxation rechts auf, die von Ischiasbeschwerden links befallen war, denen niemand abhelfen konnte. Wissend, daß das kein Fall für Homöopathie war, erinnerte sich Cramer, jüngst einen „Artikel von einem Zukschwerdt" über Chiropraktik gelesen zu haben, über deren Für und Wider – und daß man damit Heilungen erzielen könne, die anderweitig nicht erreicht würden, und daß es sich um eine Methode mit Handgriffen an der Wirbelsäule und am Becken bzw. am Kopf handele.

Cramer legte seine Patientin auf den Wickeltisch seiner Jüngsten – bäuchlings mit herabbaumelnden Beinen – und wagte einen kräftigen Stups auf das verlängerte Kreuzbein. Die Patientin schrie auf, sprang hoch, – stutzte und umarmte Cramer dankbar: Der Schmerz war weg!

„Meine eigenen Gefühle" – notierte Cramer – „sind mehr von Verwirrung und Verlegenheit geprägt. Was habe ich da getan, was ausgelöst? Bin *ich* blind, oder sind es *jene*, die vergeblich vorbehandelten? Bitter empfinde ich meine Unkenntnis über die Zusammenhänge, die zu dieser Wunderheilung führten."

Obgleich die gut anlaufende Praxis Cramer immer weniger Zeit ließ, kehrte er zur Anatomie zurück. Ein ihm vom Studium her bekannter Oberarzt in der Anatomie hatte Verständnis für sein Anliegen. Gemeinsam betrachteten sie am Modell die Gelenkverlaufsrichtungen, fotografierten, präparierten. Cramer verschaffte sich ein genaues, räumliches Vorstellungsbild der Wirbelsäule und ihrer Gelenkflächen-Verlaufsrichtungen, anhand derer er eine eigene Manipulationstechnik entwickelte, die er 1954 in seinem *Lehrbuch der Chiropraktik* (Haug-Verlag, Ulm) beschrieb. Einige dieser Grifftechniken kann man in den Lehrbüchern der Osteopathen und Chiropraktoren wiederfinden; andere – so die Drehzuggriffe für Atlasgelenke im Sitzen – bleiben originelle Beiträge eines Begabten für manuelle Therapie. Sie sind bei vielen Fortgeschrittenen weiterhin im Gebrauch.

Auch von einem Gliedsetzer, dem über 80jährigen Herrn Lorentzen, der seine Kunst vom Vater und Großvater „ererbte" und sie bereits an seinen Enkel weitergab, lernte Cramer Griffansätze (z.B. für die Fußbehandlung; s. Abb. 1.6).

Ähnlich haben auch die Brüder Hey (Bückeburg) ihre Handgriffe einheimischen Gliedsetzern abgeschaut. Damit ist die „Quellenlage" historisch einigermaßen umrissen, soweit sich das heute noch übersehen läßt:

1) vergessene, weit zurückliegende, historische Quellen bis in die Zeit der chaldäischen Heilkunst zurück;
2) Gliedsetzer und Ziehleute in der Volksheilkunde;
3) Osteopathen;
4) Chiropraktoren;
5) spezifisch Begabte mit den nötigen gründlichen anatomischen und medizinischen Kenntnissen.

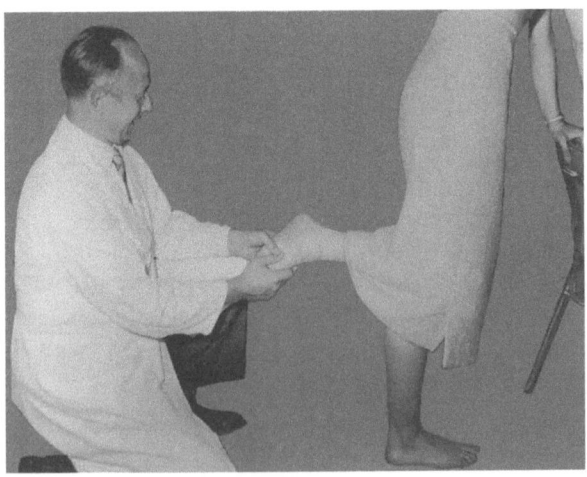

Abb. 1.6. Aus der Lorenzen-Familienüberlieferung (Gliedsetzerfamilie in Hamburg): Schleudergriff zur Fußbehandlung (Kahnbein)

Die entscheidenden Begegnungen finden zwischen Chiropraktoren und Ärzten einerseits, zwischen Heilpraktikern und Ärzten andererseits statt. Und deswegen münden die diesbezüglichen Aktivitäten auch zunächst in jene Organisation, die Ärzten wie Heilpraktikern gleichermaßen offen steht, die „Gesellschaft für Erfahrungsheilkunde"; sie wird vom Haug-Verlag mit seiner Zeitschrift *Erfahrungsheilkunde* betreut. Aber dort treffen sich auch Wünschelrutengänger, Pendler, Akupunkteure – kurz alle, die sich um „Außenseitermethoden" kümmern.

Zuckschwerdt hat es immer abgelehnt, vor diesem Forum aufzutreten. Hingegen hat er mehrfach im Rahmen lokaler Tagungen des „Zentralverbands der Ärzte für Naturheilverfahren" über Chiropraktik gesprochen. A. Cramer fuhr ihm nach, 1951 nach Flensburg, 1952 nach Lüneburg, wo er ihn persönlich kennenlernte.

Der „Zentralverband der Ärzte für Naturheilverfahren" (ZÄN) entsprang nach dem Kriege einer „Zweckehe" zwischen Kneipp-Bund (Dr. Kusche) und Priesnitz-Verein (Prof. Brauchle und Dr. Groh). Er führt u. a. einen Teil der Aktivitäten der Physiotherapie weiter, der Domäne des „Facharztes für physikalische Medizin", den es in Deutschland nicht mehr gibt. In der DDR ist der „Facharzt für Physiotherapie" noch anerkannt. Diesem „Zentralverband..." (ZÄN) haben sich sehr heterogene Gesellschaften von Ärzten und Zahnärzten angeschlossen. Es gibt dazu eine – etwas kleinere – Konkurrenzgesellschaft, den „Bundesverband der Ärzte für Naturheilverfahren" (unter Prof. Saller), der aber für die Entwicklung der manuellen Therapie keine Rolle spielt. Im ZÄN sollte die manuelle Therapie in den 50er und 60er Jahren eine organisatorische Heimat finden.

Die erste größere Tagung der „Erfahrungsheilkunde", die ausschließlich der manuellen Therapie gewidmet war, fand am 01.11.1952 in Hamm/NRW, im Festsaal der Bierschwemme „Hotel Feldhaus" statt, schräg gegenüber dem alten Kurhaus aus der Gründerzeit.

Anwesend waren Lehmpfuhl aus Hannover, der 1952 in der Zeitschrift *DMW* über manuelle Therapie schrieb, sowie der oben mehrfach erwähnte Biedermann; der hochgewachsene Gutmann ragte aus der Menge hervor, die Brüder Hey zeigten sich ebenso neugierig wie die Brüder Cramer aus Hamburg. Der Saal war brechend voll. Mehr Ärzte hatten Eintritt bezahlt, als Plätze zur Verfügung standen. (Den Bericht kann man in *Erfahrungsheilkunde* 1953/1 nachlesen; wie üblich schrieb ihn deren Redakteur, Dr. Rink). Was Gutmann mit Lars Sandberg über die Röntgentechnik an der HWS mit Darstellung der Atlasgelenke vortrug, war richtungweisend; was er zur HIO-Methode („hole-in-one") ausführte, begegnete großer Skepsis. Auch Heilpraktiker waren im Saal, so W. Peper. K. Sell fehlte. Viele der anwesenden Kollegen hatten schon vorher Verbindung aufgenommen.

Bei diesem Treffen trat die Dynamik des Themas „manuelle Medizin" offen zutage; zu heterogen aber war die Zusammensetzung der Tagungsteilnehmer, zu unterschiedlich die Interessenlage, als daß sich eine zielgerichtete Entwicklung abzeichnen könnte. Die manuelle Therapie war – und ist – hin und her gerissen zwischen Heilpraktikerschaft und Ärzteschaft. Beide wollen sie für sich besitzen. Die „Erfahrungsheilkunde" ist nicht das Forum, vor dem sich für die Medizin ein neues Heilverfahren gewinnen ließe. Auch Peper, seinem früheren Chef vom Hauptverbandsplatz durchaus zugetan, fürchtete Sanktionen sowohl von der Palmer School of Chiropractic als von der Heilpraktikerschaft, wenn er seine Kunst an Ärzte weitergab.

A. Cramer, aus einer alten Arztfamilie stammend, erzählte seinem (inzwischen uralten) Onkel Dr. Peter Bade anläßlich eines Besuches auf dessen Alterssitz am Plönersee von Hamm und der Chiropraktik. Der alte Orthopäde, Gründer des Annastifts (Vorläufer der heutigen orthopädischen Universitätsklinik Hannover) und Nestor der Deutschen orthopädischen Gesellschaft empfahl ihn an Prof. Mau, Chef der orthopädischen Universitätsklinik Hamburg und Verantwortlichen für die Ausrichtung des nächsten Kongresses nordwestdeutscher Chirurgen und Orthopäden. Während eines Besuchs bei Mau in Hamburg entschloß sich dieser, 4 Referate zum Thema „Manuelle Therapie" in das Programm des nächsten Kongresses am 11.12.1953 aufzunehmen. Möglicherweise hat die Erinnerung an ihren Berufskollegen Ernst Hugo Jenning die Entscheidung der beiden alten, erfahrenen Orthopäden mit beeinflußt. Der am 22.01.1872 in Stockholm geborene Jenning war an dem von Ling gegründeten krankengymnastischen Zentralinstitut in Stockholm zum Krankengymnastiklehrer ausgebildet, bevor er in Bonn mit dem Studium der Medizin begann und seinen Facharzt für Orthopädie absolvierte. Er heiratete eine Deutsche und blieb in Bonn mit einer sehr speziellen Praxis in einem schönen Haus in der Poppelsdorfer Allee bis zu seinem Tod (1939) seßhaft. Dort übte er eine eigenständige Kombination von manueller Therapie und Neuralmassage („Triggermassage") aus. Die Großen seiner Zeit gehörten zu seiner Klientel: Richard Strauss, Elly Ney u.a. – Viele Kollegen haben ihm auf die Finger gesehen und ihn bewundert. Er hat nie etwas veröffentlicht, war jedoch weithin bekannt und geachtet.

Falls jemals ein Streit unter den Orthopäden und deren Hochschulkliniken darüber ausbrechen sollte, wem das Verdienst gebührt, der manuellen Therapie den Weg in die klinische Medizin geöffnet zu haben, so muß des Chefs der Universitätsklinik Hamburg, Carl Mau gedacht werden. Er schleuderte – sozusagen – die manuelle Therapie mitten hinein in die klinische Diskussion vor dem qualifizierten Forum, das für das Thema zuständig war: die „Gesellschaft nordwestdeutscher Orthopäden und Chirurgen".

Mit der Zusage von Prof. Mau in der Tasche (s. Abb. 1.7), begab sich A. Cramer auf die Suche nach geeigneten Referenten. Der mit Zukschwerdt (gleichfalls in Hamburg Ordinarius) bereits bekannte Biedermann bot sich an und sagte zu. Von Gutmann, der auch zusagte, war ein interessanter Beitrag zu erwarten. Sollmann konnte gleichfalls vor dem kritischen Gremium bestehen.

Geschichte der „Manipulationsbehandlung" aus medizinischer Sicht

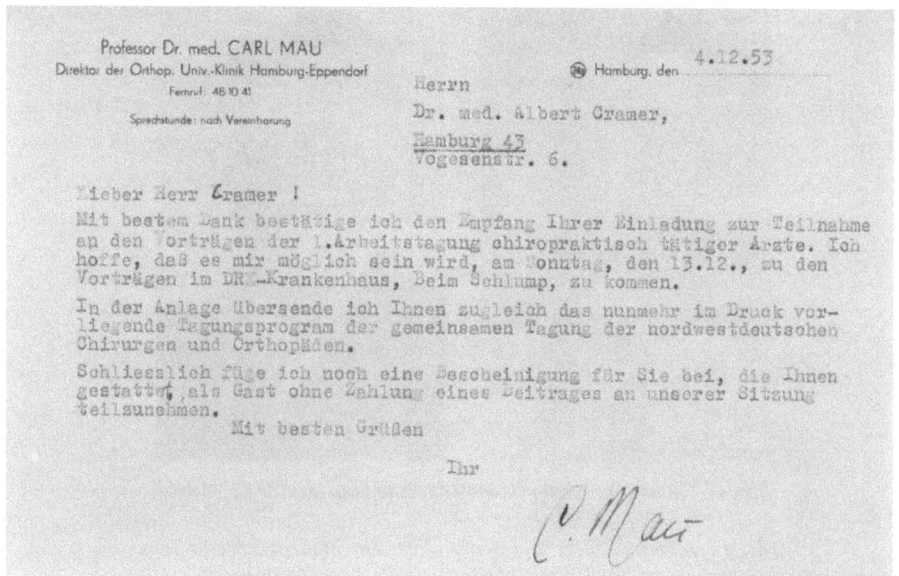

Abb. 1.7. Kontaktaufnahme zwischen Mau und Cramer

Sell aber sagte ab. Statt dessen bat Cramer Dr. v. Roques (Abb. 1.8), Berlin, um einen Beitrag. Dieser in vielen Sprachen begabte, kultivierte Kollege hatte sich u. a. durch die Übersetzung medizinischer Literatur einen Namen gemacht. Er übersetzte Speranski aus dem Russischen und Illis Lehrbuch aus dem Französischen (F. W. H. Illi: *Wirbelsäule, Becken und Chiropraktik*, Haug-Verlag, 1953; s. Abb. 1.9). R. v. Roques und A. Cramer hatten sich im Sommer 1953 auf einem Kurs bei Dr. Sell in Neutrauchburg kennengelernt. Die Brüder Dietrich und Albert Cramer besuchten diesen Kurs mehr, um endlich Verbindung mit den in Süddeutschland Aktiven aufzunehmen, als um „Chiropraktik zu lernen". Davon hatten sie genug in der Nähe ihres Wohnorts ....

Von Roques hatte die Teilnehmerliste vom Kurs in Neutrauchburg; die von der Tagung in Hamm im November 1952 lag auch noch vor. Und so luden die Brüder Cramer zu einer „Gründungstagung" in Verbindung mit dem Kongreß „Nordwestdeutscher Chirurgen und Orthopäden" am 11./12.12.1953 ca. 200 Kollegen nach Hamburg ein. Für die „interne" Gründungsversammlung hatte der Chefarzt des Rotkreuz-Krankenhauses, Dr. Stroomann, dankenswerterweise seinen Schwesternunterrichtssaal zur Verfügung gestellt. Gemäß einem kleinen Rahmenprogramm gab es eine Hafenrundfahrt mit Mittagessen (Eintopf) an Bord (s. Abb. 1.10).

Prof. Mau bekundete sein Engagement an der Gründung dieser ärztlichen Gesellschaft durch seine Teilnahme, äußerte allerdings auch die Mahnung, angesichts einer vielversprechenden neuen Heilmethode das rechte Augenmaß zu behalten.

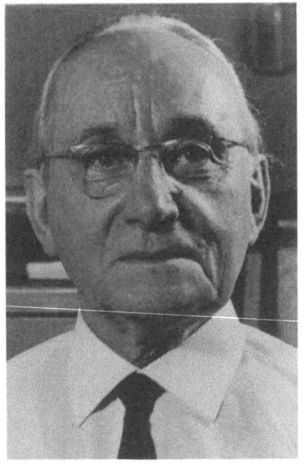 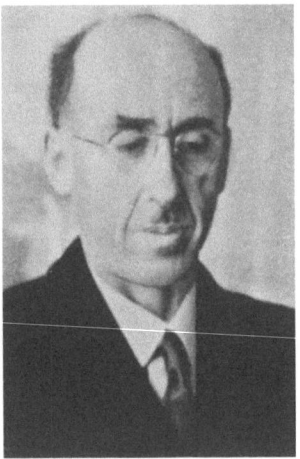

Abb. 1.8 (links). K. R. von Roques (1. Präsident der FAC; †1966)

Abb. 1.9 (rechts). F. W. H. Illi (Genf). (Aus: *Zur Medizin unserer Tage*, Festschrift des Haug-Verlags, Ulm, 1953)

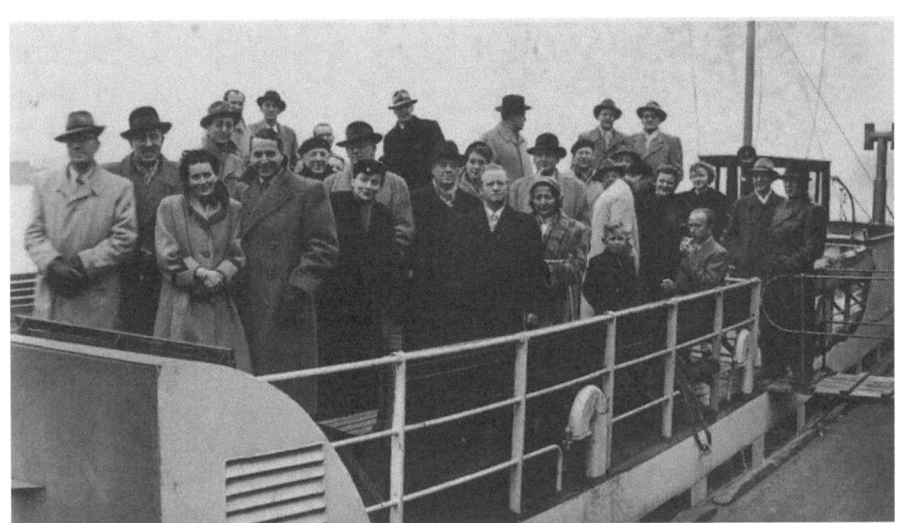

Abb. 1.10. Die Gründer der FAC auf der Hafenrundfahrt in Hamburg am 13.12.1953 (*4. von links:* G. Gutmann)

Geschichte der „Manipulationsbehandlung" aus medizinischer Sicht

Wenn Biedermann in seiner Gedächtnisansprache zum 20jährigen Gründungsjubiläum 1973 in Hamburg vom „Theaterdonner" sprach, der diese Gründung begleitet habe, so muß man gerechterweise bemerken, daß der Theaterdonner 1952 auf der Tagung in Hamm noch größer war, aber ergebnislos verpuffte.

Am 13.12.1953 gründeten 71 Ärzte in Hamburg die ärztliche „*Forschungs- und Arbeitsgemeinschaft für Chiropraktik*" (FAC):

1. Vorsitzender Dr. v. Roques, Berlin,
2. Vorsitzender Dr. Biedermann, Stuttgart,
Kassenwart Dr. Dietrich Cramer, Schenefeld/Hamburg,
Schriftführer Albert Cramer, Hamburg.

„Der Vorstand wählt die wissenschaftlichen Berater".

Das Echo auf diesen ersten Einbruch einer bisher meist abgelehnten Außenseitermethode in den Bereich klinischer Diskussion war gewaltig – besonders, nachdem die Beiträge gedruckt erschienen. Sie lösten eine Flut weiterer Veröffentlichungen zu diesem Thema aus, die jahrelang nicht abreißen sollte.

Auf uns – den Gründern der FAC – ruhte nun freilich die Verantwortung, aus einer Außenseitermethode ein ärztliches Heilverfahren zu machen und dieses in einem bestehenden Fachgebiet – etwa der physikalischen Therapie – anzusiedeln. Auch für die Gründungstagung schrieb Dr. Rink noch einmal den Tagungsbericht (*Erfahrungsheilkunde* 1954/2: 95).

Einige der Zusage(antwort)karten für die „Erste Arbeitstagung chiropraktisch tätiger Ärzte" am 12./13.12.1953 – aus den über 100 herausgegriffen – mögen an jene Männer erinnern, die – unter anderen – die Entstehung der heutigen DGMM möglich machten (Abb. 1.11): Blume, Gehlen, Estrich, Goldbeck-Löwe, Lehmpfuhl, Prof. Litzner, Prof. Happel, Müller/Wennigsen, Picker-Huchzermeyer, Pracejus, H.D. Wolff, Sollmann.

Blume war lange Jahre Mitglied im Lehrerkollegium der FAC, hielt u.a. die D-Kurse in Pörtschach.

Gehlen war jahrzehnte lang Chefarzt der Rheumaheilstätte Bad Bramstedt. Er ließ viele seiner Assistenten die Kurse der FAC absolvieren.

Estrich war engagierter Landarzt und Angehöriger eines christlich karitativen Ordens. Er war ehrenamtlich in kirchlichen Gremien tätig.

Goldbeck-Löwe gab seine neuropsychiatrische Praxis an seinen Sohn weiter und widmete sich seinem Hobby: archäologischen Grabungen in seiner heimatlichen Umgebung.

Lehmpfuhl veröffentlichte eine der ersten, ausführlicheren Arbeiten über manuelle Therapie 1952 in *DMW*. Er praktizierte später in Hannover.

Litzner übernahm zeitweilig den Vorsitz der frühen FAC.

Happel zog das Chiropraktiker-Ehepaar Swallöff an seine Klinik in Hamburg, das ihm in wenigen Wochen die halbe rheumatische Abteilung leer räumte. Bei Happel war auch Drogula Assistent.

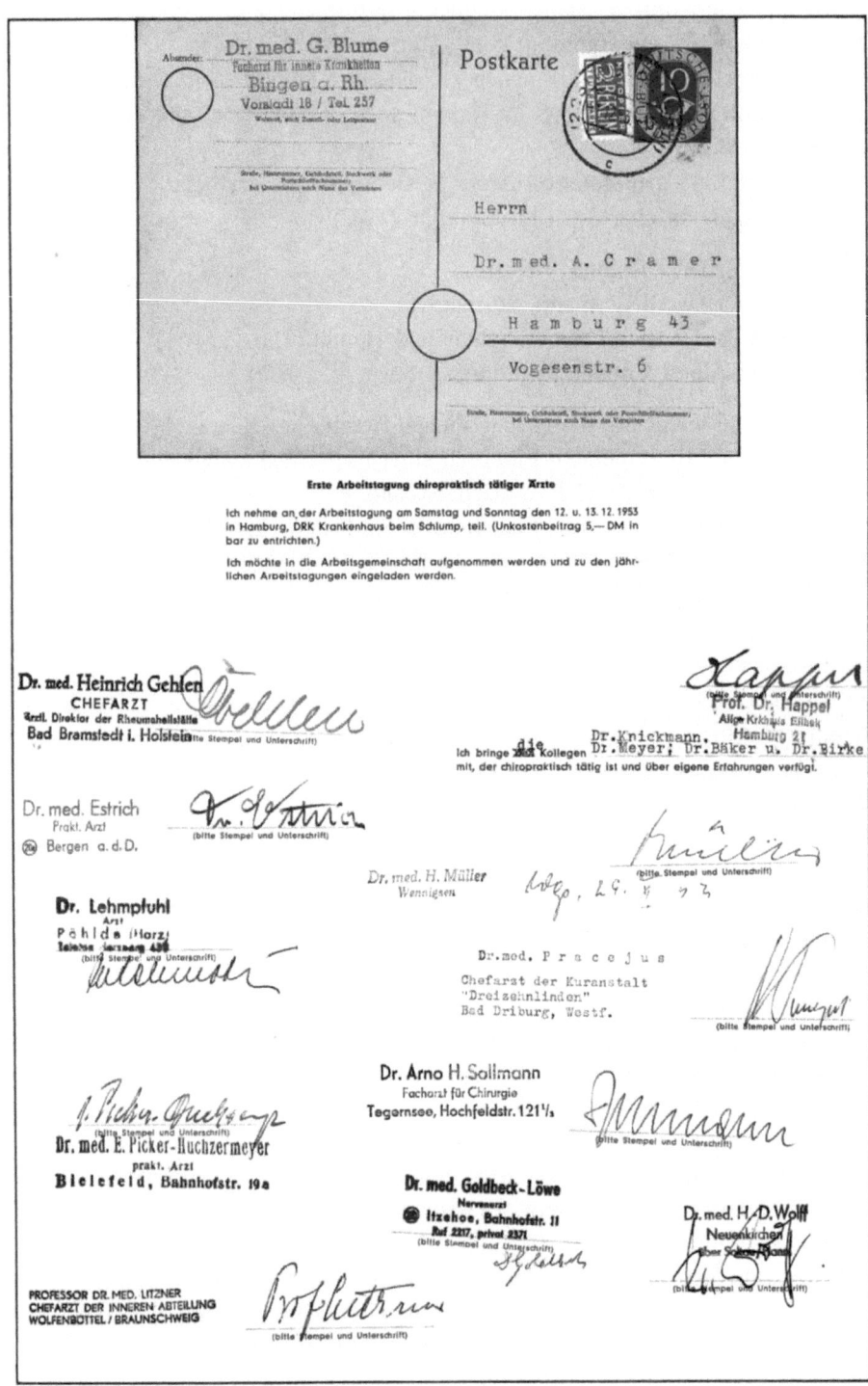

Abb. 1.11. Zusagekarten für die „Erste Arbeitstagung ..." am 12./13.12.1953

Müller/Wennigsen übernahm nach Frederick die osteopathischen Kurse der FAC nach 1961. Er gehörte dem Lehrerkollegium an († 1986).

Picker-Huchzermeier war jahrelang Kursleiter der FAC.

Pracejus führte manuelle Therapie als Chefarzt der Bundesbahnheilstätte Bad Driburg versuchsweise ein.

H. D. Wolff ist allen Mitgliedern der DGMM hinreichend bekannt (v. a. als zeitweiliger Präsident).

Sollmann zog Frederick nach München und machte sich mit einigen Forschungen und Entwicklungen um die manuelle Medizin verdient; er war zeitweilig Vorstandsmitglied der FAC.

Mit der v. Roqueschen Übersetzung von Illis Buch *Wirbelsäule, Becken und Chiropraktik* aus dem Französischen lag 1953/54 das erste Werk in deutscher Sprache vor, das Anspruch auf eine wissenschaftlich begründete Theorie erheben konnte. Es war zugleich eine Herausforderung an jene „Hole-in-one"-Richtung in der amerikanischen Chiropraktik, die alle Krankheiten von den Atlasgelenken aus behandeln wollte; glaubte Illi doch nachweisen zu können, daß der Beckenring mit den Iliosakralgelenken die entscheidende Einflußzone sei, von der aus die Wirbelsäule behandelt werden müsse.

Als erster hatte Illi (s. Abb. 1.9) eine praktikable Röntgentechnik entwickelt, die Röntgenaufnahmen der ganzen Wirbelsäule im Stehen gestattete. Mittels 4 dicht beieinander angeordneter Röntgenröhren „durchschoß" er seine stehend fixierten Patienten, um auf dem damals recht unempfindlichen Filmmaterial Konturen durchzuzeichnen. Die damit verbundene Strahlenbelastung muß uns beim heutigen Stand der Kenntnisse Schauer über den Rücken jagen. Allerdings war er keineswegs der erste, der Menschenkörper im ganzen röntgte. Aus der Dresdener Pathologie liegt Archivmaterial über „Röntgenaufnahmen" von der Jahrhundertwende vor. Zahlungskräftige Chinesen ließen sich Minuten lang durchstrahlen, um ihr „Bild" der Nachwelt zu erhalten.

Von Illi stammen auch die ersten Hinweise auf die Anwendung einer „Neigungsgehbahn" (Abb. 1.12 b). Eine solche förderbandähnliche Lauffläche ist im Anstellwinkel verstellbar und elektrisch angetrieben. Sie nutzt die von den Sprunggelenken ausgehenden Lordosierungsimpulse (beim „Bergabgehen" mit vermehrter Sprunggelenkstreckung) bzw. Kyphosierungsimpulse (beim „Bergaufgehen" mit vermehrter Sprunggelenkbeugung) zur therapeutischen Beeinflussung der Rückenkontur (Abb. 1.12 a). Ähnliche Geräte waren in den 50er Jahren an der orthopädischen Universitätsklinik Zürich ebenso in Gebrauch wie in den Praxen von Biedermann, Sollmann und Cramer. Sie haben sich auf Dauer nicht durchsetzen können, weil die erwarteten Heilungseffekte auf andere Weise schneller und sicherer erreichbar sind. In diesem Zusammenhang sei auf den „Schlingentisch" verwiesen, der neuerdings vielfältig benutzt wird.

Auch Illi geht noch vom Begriff der „Subluxation" aus, der durch die gesamte „chiropraktische" Literatur geistert und der aus ärztlicher Sicht unhaltbar ist.

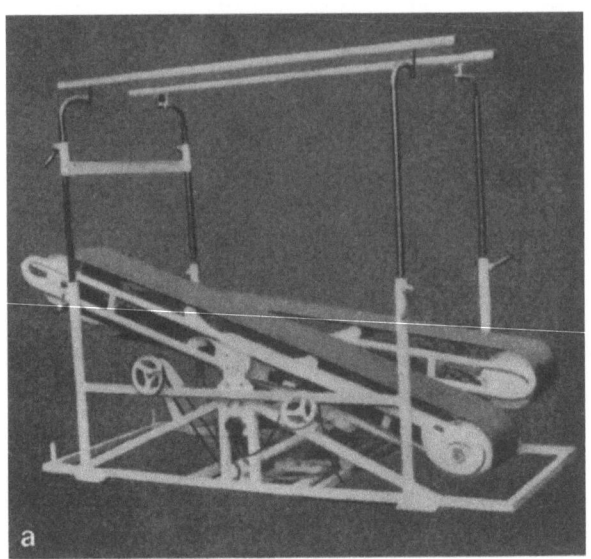

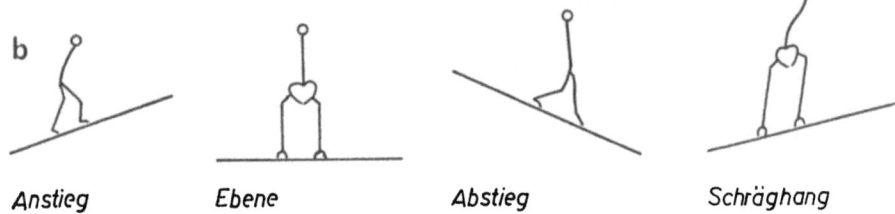

Anstieg   Ebene   Abstieg   Schräghang

Abb. 1.12. a Neigungsgehbahn; *b* reflektorische LWS-Kyphosierung beim Bergaufgang mit gebeugten Sprunggelenken, Lordosierung beim Bergabgehen mit gestreckten Sprunggelenken.
(Aus *Archiv für physikalische Therapie*, 1957, 9/6: 493–494)

Die Diskussion über die „Iliosakralgelenke" und deren Mechanik ist in den über 30 Jahren seit Illis Veröffentlichung nicht abgerissen, wie der neueste Beitrag von Lewitt zeigt (*Manuelle Medizin* 25/3, 1987).

Diese Gelenke, in anatomischen Lehrbüchern noch in den 60er Jahren als unbewegliche „Syndesmosen" beschrieben – „sie bewegen sich *doch*". So jedenfalls bestätigt Lewit, was schon Sell 1953 in seinen Kursen für Ärzte lehrte. Die Diskussion über das Wie hält noch an.

Wenn, wie Illi behauptet, die Kreuzbein-Darmbein-Gelenke (KDG) beweglich sind und nicht „Syndesmosen", wie unsere Anatomen uns lehrten, so muß ihre Gelenkmechanik Regeln folgen, wie sie Pauwels für andere Gelenke aufstellte (Pauwels und andere in: *Gesammelte Abhandlungen zur funktionellen Anatomie des Bewegungsapparates*, Springer-Verlag, 1965). Nach jahrelangen Studien, die von vielen Teilveröffentlichungen zum Thema „KDG" begleitet sind, faßte der Verf. in „Kreuzschmerz und Irradiation" (*Hippokrates*, H. 22, 1959) unter

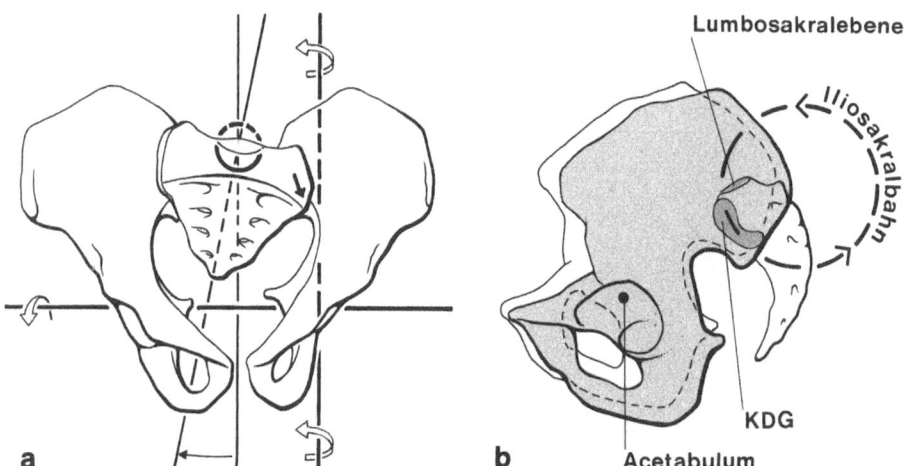

Abb. 1.13 a, b. Skizzen zum Verständnis der Iliosakralmechanik. Die Beweglichkeit in den KDG beträgt nur 1–2 mm. Das einseitige Absinken eines Darmbeins ergibt sich aus dem „Hebelarm" von den KDG zum Acetabulum hin (Länge 10–12 cm): Vervielfachung des Bewegungsausschlags (*Pfeil in a:* der Apex sacri wandert zur Gegenseite der Distorsion hin aus)

Berücksichtigung von über 60 Arbeiten der Jahre zuvor zusammen, was hier in wenigen Worten wiederholt werden soll:

Symphyse, KDG, Lumbosakralverbindung und Hüftgelenke bilden eine funktionelle Einheit dergestalt, daß sich Kreuzbein und der letzte darüberstehende Wirbel in der lotrechten Achse gegenläufig, in sagittaler Achse gleichläufig bewegen. Das ist bedingt unter anderem durch die Bandaufhängung des Sakrums (Ligg. sacroiliaca interossea dorsales) und der letzten LWK (Ligg. iliolumbales). Die dabei stattfindende leichte Verziehung im Beckenring, der auf den Acetabuli ausbalanciert ist, äußert sich wegen des langen Hebelarmes KDG-Hüftköpfe in sichtbaren Höhendifferenzen der Beckenkämme (im Stehen) sowie in typisch verlaufenden LWS-Konvexitäten in Form kompensierender Skoliosierungen. Der Apex sacri zeigt beim stehenden Patienten zur Gegenseite der aktuellen Distorsion (s. Abb. 1.13 a, b). Diese verwickelte Gelenkmechanik ist zwar der Schlüssel zum Verständnis der menschlichen Balance und deren Kompensation, aber sie ist offenbar schwierig zu verstehen und ihr Verständnis noch schwieriger in gebotener Kürze zu vermitteln. Überdies können die zahlreichen in dieser Region üblichen anatomischen Varianten die „normale" Gelenkmechanik bis zur teilweisen Umkehrung modifizieren. Genannt seien nur: Hemilumbalisation, Spondylolisthesis, Konvergenzvarianten der KDG usw.

In der seit diesen Veröffentlichungen verstrichenen Zeit (etwa 30 Jahre) sind in der Literatur keine fundamentalen Erkenntnisse aufgetaucht, die der vorstehend entwickelten „Iliosakralmechanik" widersprechen. In den 50er Jahren

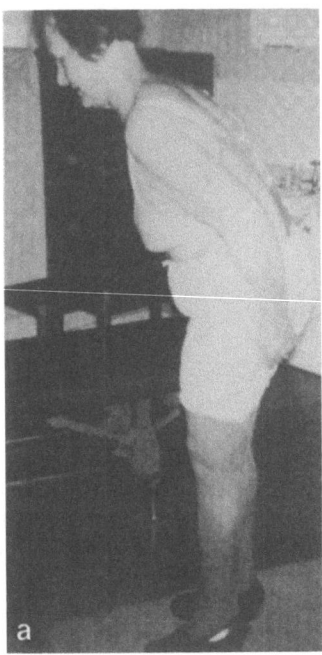 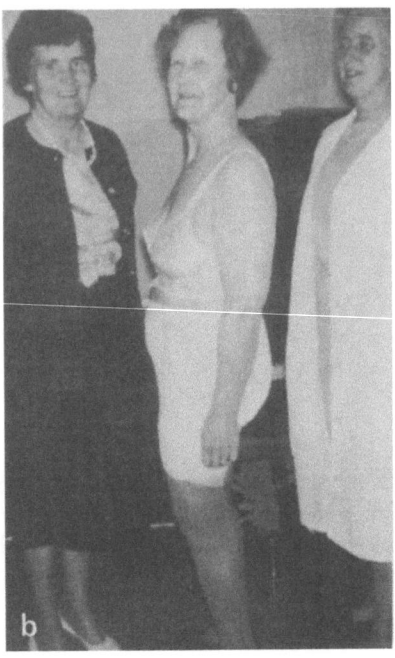

Abb. 1.14 a, b. Bilder aus einem Prospekt des Ackermann-Instituts; der zugehörige Text lautet: *Spezialisten hatten diese Patientin als unheilbaren Fall abgeschoben. Als die Frau einmal versuchte, einen schweren Sack zu heben, „gab es einen Knacks im Rücken". Sie konnte seit 12 Jahren nicht mehr gerade stehen, aber auch nicht gerade liegen und hatte dauernd Schmerzen. Nach einer Behandlung im Ackermann-Institut war die Patientin geheilt*

wird also ein wichtiges Kapitel der manuellen Medizin eingehend und abschließend behandelt: Ein Gelenk, das es zu Beginn der 50er Jahre in den anatomischen Lehrbüchern und Hörsälen noch nicht gab, wird beschrieben und in seiner zentralen Bedeutung für die menschliche Balance erkannt. Seine „Manipulierbarkeit" wird gelehrt.

Rund 40 000 Chiropraktoren in den USA – ganz zu schweigen von deren Adepten weltweit – stellen einen Ozean an Ideen, Aktivitäten und Impulsen dar. Manuelle Therapie ist ein von Natur aus aggressives Verfahren, von dem sich aktive Therapeuten angesprochen fühlen.

So schlagen denn – um im Bilde zu bleiben – Wellen jenes Ozeanes immer wieder an europäische Gestade. Als Beispiel dafür seien 2 Offerten aus den 50er und 60er Jahren genannt, bevor wir uns der Entstehung der „Forschungs- und Arbeitsgemeinschaft für Chiropraktik" in Deutschland und deren weiterer Geschichte zuwenden.

Das Ackermann College of Chiropractic, Sturegatan 50, Stockholm/Schweden, bietet Kurse bis zur Abschlußprüfung als „Master of Chiropractic" für 2000,–. Es können auch Winterkurse in Spanien durch Vermittlung des Instituts belegt werden (vgl. Abb. 1.14 a, b).

Geschichte der "Manipulationsbehandlung" aus medizinischer Sicht

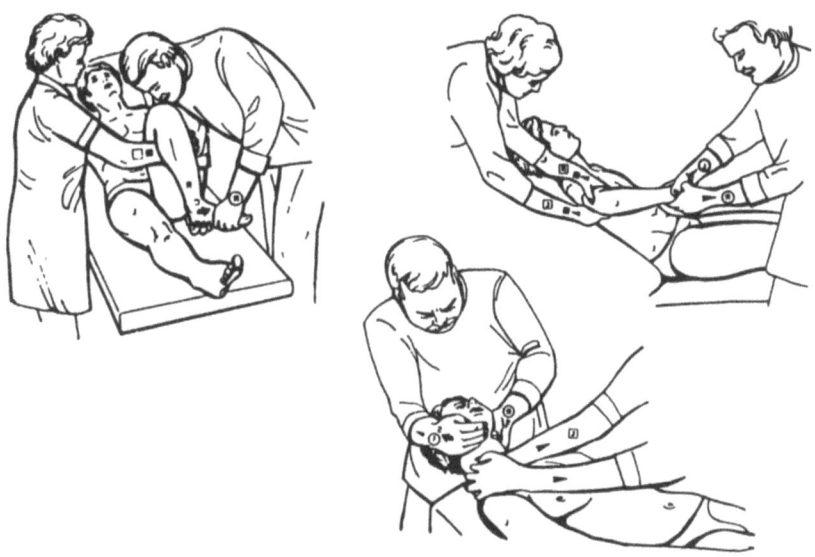

Abb. 1.15. Grifftechniken nach Greising (Prospektmaterial)

Hans Greising in Davenport, Iowa (USA) bietet neben Kursen seine *Spinal summa* in 8 Bänden für je $ 65 für Autodidakten an. Einige Bilder daraus folgen hier aus dem deutschsprachigen Prospekt (Abb. 1.15).

Von nun an sind alle diese Impulse und Bemühungen unter ständiger Beobachtung durch eine Gruppe engagierter Ärzte, die sich der Erforschung und Entwicklung manueller Medizin verschrieben haben.

Greising mag hier deswegen von Interesse sein, weil er als einer der letzten Manualtherapeuten viele „Zweimanntechniken" zeigt, die im ausgehenden Mittelalter zwar die Regel waren, soweit wir nach vorliegendem Bildmaterial wissen, die aber in der modernen ärztlichen manuellen Therapie ungebräuchlich sind.

KAPITEL 2

Entstehung der FAC – von der Gründung bis zur Arbeitsgemeinschaft mit der MWE

Albert Cramer

Die Gesundheit des 1. Präsidenten der FAC, K. R. von Roques (s. Abb. 1.8, S. 16), war nicht mehr von jener jugendlichen Robustheit, die ein „dynamisches Management" der neuen Gesellschaft gestattet hätte. Um so mehr muß man seine Leistung anerkennen, Prof. Gutzeit aus der Reserve zu locken und für die FAC zu gewinnen. Unter Gutzeits Schirmherrschaft fand die nächste Tagung und Hauptversammlung der FAC am 30./31.10.1954 in Bayreuth statt. Er war einer der ganz wenigen Kliniker (Ordinarius für innere Medizin in Breslau), die die manuelle Therapie beherrschten. Er hat seine Kunst, von der er nie Aufhebens machte, an seine Assistenten weitergegeben, von denen später noch die Rede sein wird: Dr. Walther (Chefarzt des Kreiskrankenhauses Westerstede) und Prof. Kunert (Chefarzt der Prazelsusklinik Marll). Gutzeits Beitrag zum Vortragsprogramm in Bayreuth betraf die Demonstration eines unter manueller Therapie verschwindenden Wilson-Blocks; das hatte vor ihm noch niemand zeigen können.

Gutzeits Einladung hatte diesesmal auch Sell nicht ablehnen können. Und erstmalig trat Frederick in unseren Kreis, damals Sells Assistent. Auch Junghanns war dem Aufruf gefolgt. Prof. Junghanns, derzeitiger Chef des Krankenhauses Oldenburg i. O., schrieb als früherer Assistent des Dresdener Pathologen Schmorl dessen Werk *Die gesunde und die kranke Wirbelsäule in Röntgenbild und Klinik* (Thieme, Stuttgart) fort, welches 1932 erstmals erschien, in 3. Auflage 1953 ins Französische übersetzt und mit der 4. Auflage ins Englische und weitere Weltsprachen übersetzt wurde.

Mit Junghanns (s. Abb. 2.1), der in Bayreuth zur FAC stieß, wurde die Schriftenreihe „Wirbelsäule in Forschung und Praxis" ins Leben gerufen, für die Biedermann den Hippokrates-Verlag gewinnen konnte. Die FAC ermöglichte durch Abnahmegarantien über 2 Jahrzehnte lang den Fortbestand dieser Reihe (diese finanzielle Hilfe – einige tausend DM in den ersten Jahren – wurde, nebenbei bemerkt, an keiner Stelle erwähnt bzw. gewürdigt); in diesen Heften wurde regelmäßig das Weltschrifttum über die Wirbelsäule referiert (s. Abb. 2.2). Jahrzehntelang haben fast alle Vorstandsmitglieder der FAC in Universitätsbibliotheken die in- und ausländische Literatur gesichtet und darüber berichtet. (Welcher niedergelassene Arzt könnte sich rühmen, eine solche Aufgabe übernommen zu haben?)

Entstehung der FAC – von der Gründung bis zur Arbeitsgemeinschaft mit der MWE

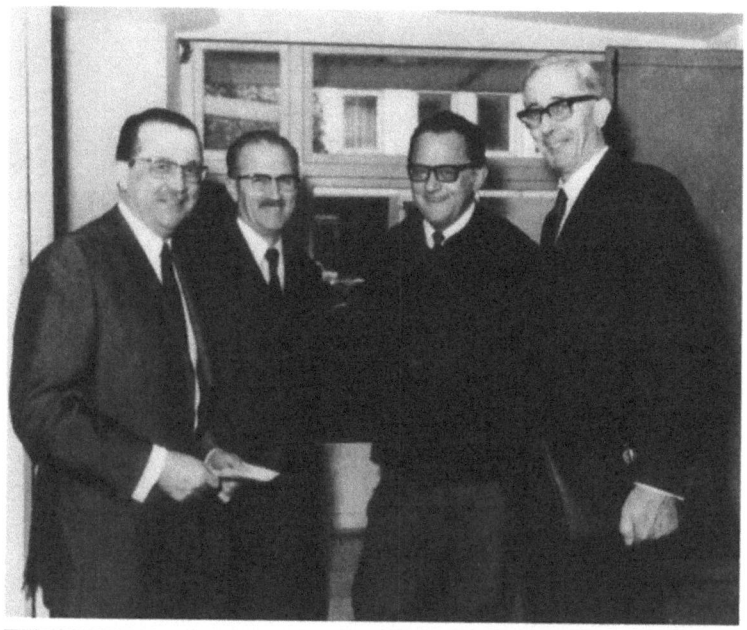

Abb. 2.1. H. Junghanns *(links)* anläßlich der
Arbeitstagung der Wirbelsäulenforschung 1969 in Frankfurt am Main
mit 3 Pionieren der manuellen Medizin *(v. l. n. r.):*
Biedermann, Sollmann, Gutmann

Schmerzsyndrome der Wirbelsäule 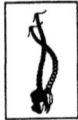 Grundlagen, Diagnostik, Therapie	
Von M. EDER, Graz, Lehrbeauftragter der Universität, und H. TILSCHER, Wien, Abteilung für konservative Therapie und Rehabilitation am Orthopädischen Spital	4., neu bearbeitete Auflage 1987, 148 Seiten, 66 Abbildungen, 17,8 x 26,5 cm, gebunden DM 89,– ISBN 3-7773-0887-0 Band 81 der Reihe „Die Wirbelsäule in Forschung und Praxis", begründet 1955 von H. Junghanns, herausgegeben von K.-P. Schulitz

Abb. 2.2. Anzeige des Hippokrates-Verlages 1987

Trotz seiner Teilnahme an der Bayreuther Tagung konnte sich K. Sell nicht zu einem Beitritt entschließen. Vielmehr gründete er 1956 eine „Konkurrenzgesellschaft", über die noch zu berichten sein wird. Bei der Neuwahl des Vorstands bat v. Roques um seine Ablösung. Es wurden gewählt:

1. Vorsitzender: Prof. Litzner (Wolfenbüttel, Städtisches Krankenhaus),
2. Vorsitzender: Gutmann (Hamm),
Kassenwart: Heine (Berlin),
Schriftführer: v. Roques (Berlin),
Beisitzer: Biedermann, A. und D. Cramer, Lehmpfuhl.

Es wurde ein Fortbildungsausschuß gegründet, welchem angehörten:

Biedermann, A. Cramer, Doering, Gutmann, Picker-Huchzermeyer und Sollmann.

Die Hauptversammlung stimmte für den korporativen Anschluß der FAC an den ZÄN.

Im Jahre 1954 kam es zu 2 wichtigen Publikationen:

- Zukschwerdt/Biedermann/Emminger/Zettel: *Wirbelgelenk und Bandscheibe* (Hippokrates-Verlag),
- A. Cramer (mit Vorwort von Prof. Litzner): *Lehrbuch der Chiropraktik* (Haug-Verlag).

Zukschwerdt legt das Schwergewicht auf den Nachweis der „Gelenkblockierung" (Wirbelgelenkblockierung = WGB) als Gegengewicht zu der von den Chiropraktoren kreierten „Subluxation". Die „Subluxation", die „Beinahe"- oder „Fastverränkung" ist wissenschaftlich nicht haltbar. Jedes Gelenk kann zum physiologischen Endausschlag hin in „Subluxation" geraten, ohne daß dem ein Krankheitswert beizumessen wäre.

Über die WGB wird noch über Jahre hin diskutiert werden, und einige dieser Diskussionen sind es wert, verfolgt zu werden. Davon später.

Mit Sell kam auch Frederick*, der Orthopäde vom London Osteopathic College, den Sollmann nach Deutschland zurückgeholt hatte. Er war zu Sell übergewechselt und hielt sich im Hintergrund.

Sollmann beschäftigte sich zu jener Zeit mit allerlei Streckvorrichtungen, manipulierte in Extension usw., was Fredericks osteopathischer Ausbildung zuwiderlief. Er wechselte später noch einmal von Sell zur FAC als Osteopathiekurslehrer und eröffnete eine eigene Praxis.

Sollmann hatte sich inzwischen in München mit seiner Privatklinik etabliert und leistete zahlreiche interessante Beiträge. In Zusammenarbeit mit ihm entwickelte Siemens eine Technik der Röntgenganzaufnahme der Wirbelsäule mit vertretbarer Strahlenbelastung bei gleichmäßiger Durchzeichnung in allen WS-Abschnitten (rotierende Keilschlitzblende). Von ihm stammen auch Beiträge zur Röntgenkinematographie einzelner Gelenkbewegungen, z.B. der ISG im Gehen, sowie Messungen der statischen Balance auf einer 4-Komponenten-Waage, wie Illi sie schon benutzt hatte.

Mit steigendem Durchsatz von Kursabsolventen stieg auch der Lehrmittelbedarf. Konnte man sich Anfang der 50er Jahre noch preiswert eine präparierte natürliche Wirbelsäule – aus chinesischen Importen – besorgen, so versiegte diese Quelle bald; die Preise schnellten hoch. Die FAC schaffte die von Erler-Zimmer in Lauf/Baden hergestellten Kunststoffwirbelsäulen an (Abb. 2.3). Diese Anschauungsmodelle hielten dem manchmal etwas rauhen Kursbetrieb stand und vermittelten jene unabdingbare räumliche Vorstellung vom Griffansatz, die über Erfolg oder Mißerfolg entscheiden kann.

Ein bemerkenswerter Nachteil dieser Modelle – sie ließen sich nicht zu einer funktionierenden, geschlossenen Gelenkkette montieren, wie natürliche Präparate – war ihrer Anschaulichkeit nicht abträglich.

Weiteres Augenmerk galt der Beschaffung geeigneter „Repositionstische". Den von Sell angegebenen stellte die Fa. Rezila (Lage/Lippe) her (Abb. 2.4); ein anderes Modell, von Michaelis und Meier (Soltau), bevorzugte H.D. Wolff. Diese Tische mit verstellbarem Kopfteil und absenkbarem Mittelteil erfuhren im Lauf der Jahre zahlreiche Verbesserungen. Mit der Hydraulik des Zahnarztstuhles versehen, erreichten sie den Preis eines Kleinwagens.

Die FAC wurde „e.V.". Mit einem Beitrag von DM 10,– pro Jahr glaubte man zunächst, auskommen zu können. Aber das Baby sollte wachsen!

Mit der Einbindung in die neue Gesellschaft mußte jedes Mitglied ein Stückchen Eigenbrötelei auf dem Altar der gemeinsamen Sache opfern. Das begann

---

* Siehe Abb. 2.12 (FAC-Kurslehrer) am Ende dieses Kapitels.

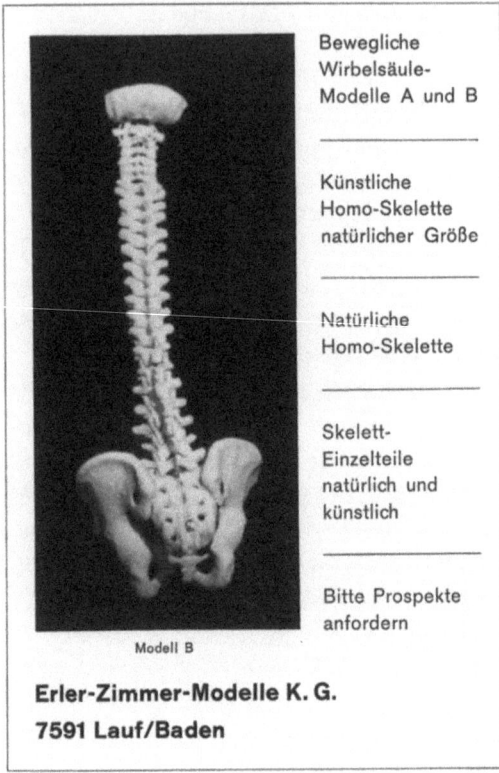

Abb. 2.3. Erler-Zimmer-Wirbelsäulenmodelle (Anzeige)

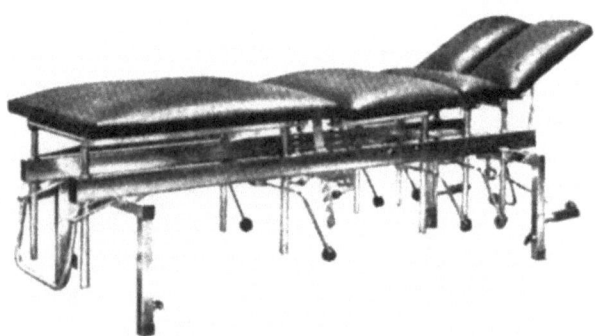

Abb. 2.4. Rezila-Repositionstisch (Anzeige)

bei dem weithin erschallenden Ruf nach Kursen für Ärzte in manueller Therapie. Da wäre „schnelles Geld" zu machen, und für einige war die Versuchung groß. Im Rückblick muß man die Disziplin der Mitglieder bewundern, die dieser Versuchung widerstanden. Statt dessen entwickelte der „Fortbildungsausschuß" ein Kursprogramm, das in seiner damaligen Form noch heute Grundlage der Ausbildung ist:

20 Stunden D-Kurs: Allgemeine Einführung in Diagnose. Keine Therapie. (Voraussetzung zum A-Kurs);
40 Stunden A-Kurs: Einführung in die Therapie. (Voraussetzung zum B-Kurs);
40 Stunden B-Kurs: Weiterführender Therapiekurs. (Voraussetzung zum C-Kurs);
40 Stunden C-Kurs: Abschlußkurs mit Röntgensymposium.

Mit den D-Kursen ging die FAC an alle größeren Fortbildungskongresse; so zum ZÄN nach Freudenstadt, nach Pörtschach, nach Bad Gastein (Bundesärztekammer), nach Karlsruhe (Therapiekongreß) sowie ins Ausland. Die weiterführenden Kurse fanden bis 1962 grundsätzlich im alten Kurhaus Hamm i.W. statt.

Mit diesem Fortbildungssystem konnte und kann die FAC sowohl vor den kritischen Augen der Ärztekammern bestehen als auch den finanziellen und zeitlichen Möglichkeiten fortbildungswilliger Ärzte entgegenkommen.

In den ersten Jahren waren noch Widerstände zu überwinden. Kollegen, die nicht Mitglieder der FAC waren, verlangten für die von ihnen abgehaltenen Kurse Gleichbewertung mit den unseren. Die Kurse von Sell mußten im Hinblick auf eine angestrebte Übereinkunft gleichbewertet sein, wenn sie nur einigermaßen unseren Ansprüchen gerecht wurden.

Es zeigte sich auch bald, daß die FAC Ansprüche an die Ausbildung stellen *mußte*, denn erste Schäden von all zu wild ausgeführten Manipulationen am ungeeigneten Objekt konnten die Methode in Verruf bringen.

Im Jahr der Gründung der FAC in Hamburg hatte dort ein Klinikchef das schwedische Chiropraktorenehepaar Swallöff an seine rheumatische Abteilung geholt. Die beiden Schweden räumten ihm in wenigen Wochen die halbe Abteilung leer – bestaunt von neugierigen Assistenten bei ihrem Tun.

Die Ersterfolge mit manueller Therapie muten oft wie Wunderheilungen an. Man kennt das! Der Chef machte mit seinem Oberarzt eine Privatklinik auf, an der die den Schweden abgeguckte Methode genutzt werden sollte. Des Oberarztes Griffe aber taten den Patienten weh. Die Griffe der versierten Schweden hatten nicht geschmerzt. Der Oberarzt bemühte sich nun aber nicht etwa um eine bessere Grifftechnik, sondern er behandelte seine Patienten, bei denen er heftige Abwehr erfahren hatte, in Narkose.

Der derzeitige Präsident der DGMM, K.H. Drogula (Abb. 2.5), war damals Assistent an der gleichen Klinik und berichtet von dem dort praktizierten Verfahren als dem „ventralen Durchhang", der wegen allzu großer Schmerzhaftigkeit bald in Narkose durchgeführt wurde (persönliche Mitteilung an den Verfasser).

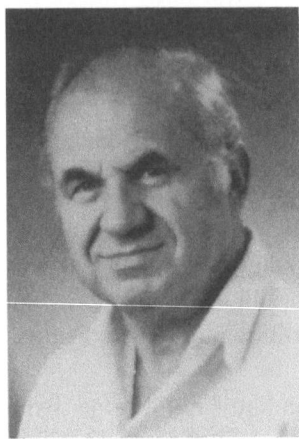

Abb. 2.5. DGMM-Präsident K. H. Drogula

Die Behandlung der Atlasgelenke in Narkose ist ein Kunstfehler. Kein Chiropraktor, kein Osteopath würde sich je so etwas einfallen lassen. Bei guter Grifftechnik ist solch eine Behandlung schmerzlos. Auch in Bayreuth wurde über dieses Thema diskutiert und die Narkosebehandlung abgelehnt.

Nicht so in jener Privatklinik, und bald gab es den ersten Todesfall – nach Atlasbehandlung in Narkose – zu beklagen. Es blieb nicht bei dem einen im Laufe weniger Jahre; die Klinik mußte schließen, der in Narkose manipulierende Oberarzt ins Ausland übersiedeln.

Um die D-Kurse auf den Fortbildungskongressen der Bundesärztekammer kümmerte sich vorwiegend H. D. Wolff, um die in Freudenstadt und Pörtschach A. Cramer, der bis 1962 Leiter des Ausbildungswesens blieb.

Mit dem korporativen Anschluß an den ZÄN gewann die FAC dessen eingespielten Tagungsapparat für sich. Der „Bereichsleiter Norddeutschland" des ZÄN, Laabs, war selbst an manueller Therapie überaus interessiert. Er hatte ja schon 1951 und 1952 Zukschwerdt nach Flensburg und Lüneburg holen können. 1955 führte er eine Frühjahrstagung in Bad Salzuffeln durch, auf der die FAC erstmalig mit einem „weiterführenden" (A-)Kurs auftreten sollte. Der Andrang war so enorm, daß 3 A-Kurse gleichzeitig parallel laufen mußten, wenn wir die uns gesetzte Höchstteilnehmerzahl (15) pro Übungsgruppe nicht überschreiten wollten (Abb. 2.6).

Als Gruppenlehrer fungierten Hey, Picker-Huchzermeyer und A. Cramer. Damals machte die FAC für die A-Kurs-Teilnahme noch insofern eine Ausnahme, als sie als Voraussetzung nicht nur einen eigenen D-Kurs anerkannte, sondern auch z. B. eine Bescheinigung von Zukschwerdt, daß eine Einführung erfolgt war.

Einer von Cramers Gruppenschülern „löcherte" ihn bei den Demonstrationen mit intelligenten Fragen. Dieser „auffällige Schüler", ein freundlicher älte-

Entstehung der FAC – von der Gründung bis zur Arbeitsgemeinschaft mit der MWE

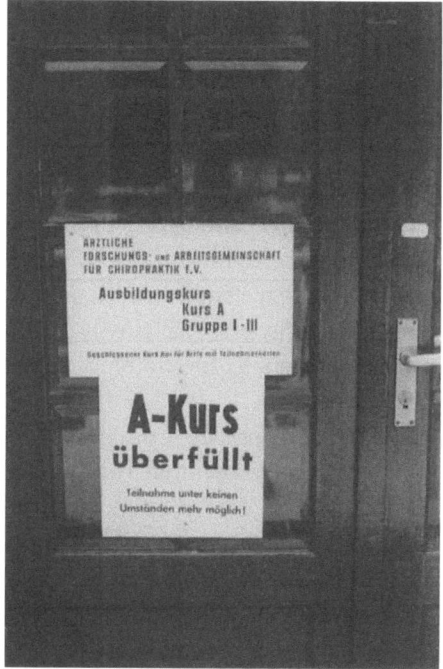

Abb. 2.6. FAC-Kurs in Bad Salzuffeln 1955

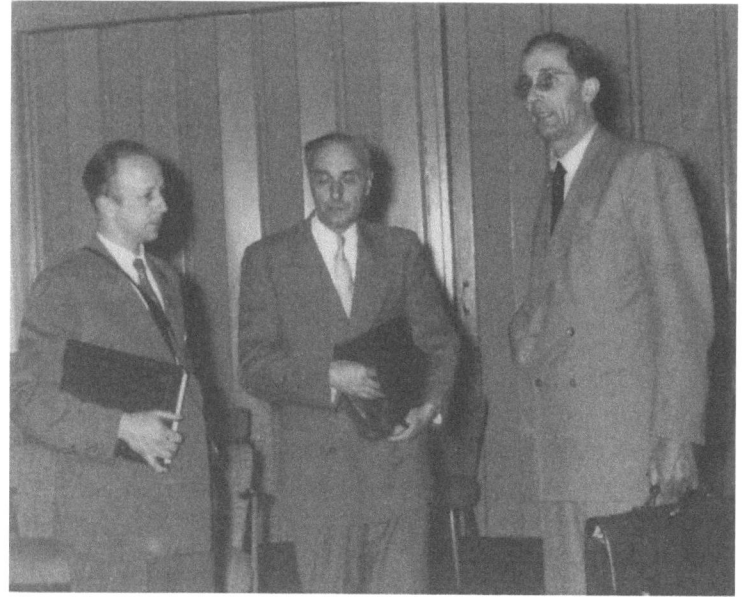

Abb. 2.7. Prof. Häusler *(Mitte)* mit A. Cramer *(links)* und G. Gutmann

rer Herr wurde später von einem anderen Kursteilnehmer identifiziert: es war der Neurochirug der Hamburger Universitätsklinik, Prof. Häusler (Abb. 2.7).

Hier in Bad Salzuflen zeigte sich überdeutlich, wie sehr uns eine gemeinsame Sprache, eine gemeinsame Grifftechnik fehlte. Die Kurslehrer hatten sich vorher nicht abgestimmt. Vermutlich waren sie sich selbst nicht der Verschiedenheit ihrer Handgriffe bewußt. Die Heysche Technik beruhte weitgehend auf altüberkommenen Griffzeremonien (der Gliedsetzer), die sich einer sinnfälligen Ableitung aus der Gelenkmechanik entzogen. Picker-Huchzermeiers Griffe waren das im Peper-Kurs erworbene Stammrepertoire der Chiropraktik. A. Cramers selbstgestrickte Grifftechnik war vermutlich die anatomisch und physiologisch ausgefuchsteste, war aber schwierig nachzuvollziehen. Cramer hatte sich zu ihrer Ausführung einem eigenen Körpertraining unterziehen müssen, das ihm besondere Beweglichkeit verlieh.

Das Problem der „einheitlichen Sprache", das hier so überdeutlich zutage trat, zog im Sommer 1955 einen ausgedehnten Briefwechsel im Vorstand und „Fortbildungsausschuß" nach sich, in dessen Folge die Brüder Hey ihre weitere Mitarbeit aufkündigten.

Dem Lehrerkollegium gehörte neben den bereits erwähnten folgende Personen an: Biedermann, Cramer, Blume, Gutmann, Hey, Keck, Müller, v. Ohlen, Picker-Huchzermeyer, Sollmann sowie Schmidt an. Des Letztgenannten Weg zur Chirotherapie führte ihn – ähnlich wie den französischen Kollegen de Winter – über das ostasiatische „Ku-at-su", das er für eine Wiederbelebungstechnik ähnlich dem japanischen Judo hielt. Für de Winter war es die indochinesische Reanimationstechnik (u. a. Fußsohlenmassage) gewesen.

Schmidt kam erst 1955 nach Deutschland zurück. Die Nachkriegszeit hatte ihn nach Äthiopien verschlagen. Er war eine Zeitlang Leibarzt des Negus (Kaiser Haile Selassie) gewesen. Er hatte ihn von einem hartnäckigen Hautausschlag heilen können, an dessen Behandlung viele vor ihm gescheitert waren. Für einen deutschen ehemaligen Truppenarzt ist allerdings das Bild der Hautkrätze ein geläufiger Befund. Kaum einer unserer jungen heutigen Kollegen dürfte diese Krankheitsdiagnose je aus eigener Anschauung gestellt haben. Schmidt jedenfalls verbrachte einige erlebnisreiche Jahre in Nordafrika und dem vorderen Orient; danach konnte er sich in Deutschland erst einmal in Ruhe umschauen. Seine Erfahrung mit dem „Ku-at-su" lenkte seine Aufmerksamkeit auf einen der ersten D-Kurse in Bad Pyrmont, den 1955 D. Cramer hielt. Er besuchte als Münchener auch Sollmann und nahm Verbindung zu anderen süddeutschen Kollegen auf – zu Biedermann, Geiger, Keck und anderen; daneben pflegte er einen eingehenden Gedankenaustausch und hatte freundschaftliche Kontakte, die zu häufigen gegenseitigen Besuchen führten.

Auf einem seiner ersten Besuche im „hohen Norden" bei den Brüdern Cramer schleppte er den Kollegen Strohal* mit, der noch öfter bei D. Cramer hospi-

---

* Siehe Abb. 2.12 (FAC-Kurslehrer) am Ende dieses Kapitels.

tieren sollte und später einer der Mitgründer der österreichischen Gruppe und Mitbegründer der FIMM wurde.

Schmidt also gehört zu den Lehrern der „ersten Stunde". Er wurde vorwiegend in Süddeutschland tätig und gab einige FAC-Kurse in Graz. Auf diesen begegnete ihm erstmalig der blinde Kollege Klinger aus Graz, den A. Cramer 1962 in Wien auf den weiterführenden Kursen wieder traf und der ein weiterer Mitbegründer der österreichischen Chirotherapiegruppe wurde. Klinger entwickelte sich zu einem „Handgriffexperten" unter den Österreichern. Er bewegte sich unter uns so frei, daß es eine ganze Weile dauerte, bis man seiner Blindheit gewahr wurde; dieses Schicksal hat er in bewundernswerter Weise bewältigt.

Schmidt wurde zunächst Werksarzt bei Siemens in München und führte seine Privatpraxis nur nebenbei. Diese Praxis war vorwiegend auf Chirotherapie ausgerichtet. Später widmete er sich dieser Praxis ausschließlich – bis heute.

Gutmann schlug in 2 langen Rundbriefen vor, die diskreten Fehlstellungen der Wirbel nach den *Ebenen* zu benennen, in denen die Verlagerungen auftreten. Dem stand Cramers Auffassung konträr entgegen, der diese Fehlstellungen nicht in der Ebene, – in der Fläche also – sehen wollte, sondern „dreidimensional": in der lotrechten, frontalen und sagittalen Achse gedreht. Die Anschauung am Wirbelsäulenmodell hatte ihn gelehrt, daß alle Wirbelgelenkflächenpaare als Tangenten auf dem Radius eines Bewegungskreises zu sehen sind – und daß diese Radien in typischer Weise in den Wirbelsäulenabschnitten zu- und abnehmen: In der BWS konvergieren die Gelenkflächen generell nach ventral, in der LWS nach dorsal mit „Umschlag" im 12. BWK (lumbothorakaler Übergangswirbel). Die Achse der Gelenkbewegungen liegt also in der BWS ventral *vor* der Wirbelsäule, in der LWS dorsal *hinter* ihr. – Die Standpunkte blieben unvereinbar.

Im Vorstand hatte es – auf Bitten v. Roques' – ein kleines Revirement dergestalt gegeben, daß Dr. Heine dessen Schriftführeramt übernahm. Als Kassenwart trat Derbolowsky (Hamburg) in den Vorstand ein.

Heine profilierte sich sogleich mit einer Serie von Rundbriefen an die Mitglieder; darunter ein Schreiben, in dem er den *ersten Antrag* an die Ärztekammern auf „Zulassung der Chiropraktik als Zusatzbezeichnung" formulierte (25.04.1955).

Aufgrund einer Initiative der KV-Bezirksstelle Karlsruhe vom 16.03.1955 lag bei der Kassenärztlichen Vereinigung (KV-Landesstelle) Nordbaden der Antrag auf Honorierung manueller Therapie („gezieltes Redressement ...") als „kassenübliche Leistung" vor. Im Antwortschreiben vom 16.05.1955 stellte die KV-Landesstelle die Entscheidung zurück.

Widerstände waren noch zu überwinden. Einer der engagiertesten Gegner der Chirotherapie, Prof. Reischauer (Essen, Chirurgische Klinik) veröffentlichte ein Gutachten gegen „... ein gewisses Sektierertum von Behandlern – Laien und Ärzten –, das sich in einigen wenigen immer wieder reproduzierten Handgriffen erschöpft ..." – auf 5 eng beschriebenen Schreibmaschinenseiten –, das sich durch seine deutliche Polemik selbst abqualifiziert. Aber die KVen konnten solche Gegenstimmen nicht einfach übersehen. Zu einer der nächsten Fortbildungstagungen der KV-Landesstelle wurde ein Mitglied des FAC-Lehrerkollegiums (A. Cramer) zu einem Referat geladen. Im Jahre 1956 war dann die KV-Landesstelle Nordbaden die erste, in der Chirotherapie als Kassenleistung honoriert wurde (KV-Bundesvereinigung ab 1957).

Doering hat in der KVB, der er angehörte, immer auf einen Qualifikationsnachweis gedrungen – vergeblich bis 1987.

Die korporative Mitgliedschaft der FAC im ZÄN brachte es für die nächsten Jahre mit sich, daß die Mitgliederversammlungen, Vorstandssitzungen und -wahlen mit den Herbsttagungen des ZÄN in Freudenstadt zusammenfielen. So auch die Mitgliederversammlung am 16.09.1955, zu der umfangreiche Satzungsänderungen und Vorstandsneuwahl anstanden.

Die FAC strebte als „e. V." Gemeinnützigkeit an. Der Mitgliedsbeitrag stieg auf DM 25,- pro Jahr; in der Reisekostenvergütung wurde die „III. Eisenbahnklasse" durch „II. Eisenbahnklasse" ersetzt. Diese letztere Anmerkung ist von zeitgeschichtlichem Interesse: Wer weiß heute noch, daß es in den 50er Jahren 3 Klassen auf der Eisenbahn gab?

In Freudenstadt wurde unter Vorsitz von Prof. Junghanns der neue Vorstand gewählt:

1. Vorsitzender: Gutmann (Hamm),
2. Vorsitzender: Biedermann (Stuttgart),
Schriftführer: Wilinski (Hamburg),
Kassenwart: Derbolowsky (Hamburg),
Beisitzer: A. Cramer, W. Laabs, H. Schulze.

Dem „wissenschaftlichen Beirat" gehörten an: die Professoren Gutzeit, Junghanns, Zukschwerdt sowie D. Gross und v. Roques.

Der Mitgliedsbeitrag wurde auf DM 40,- angehoben; als „Aufnahmegebühr" war ein Jahresbeitrag zu entrichten. Für die Aufnahme als Mitglied waren 2 Bürgen zu benennen. Die Zulassung zu den weiterführenden Ausbildungsgruppen (A-, B- und C-Kurse) setzte die Mitgliedschaft voraus.

Mit Gutmann, der über rund 2 Jahrzehnte den 1. Vorsitz der FAC behielt, bekam die FAC einen energischen Promotor, der ihren Weg entscheidend mitbestimmen sollte. Der neue Schriftführer, Wilinski, wußte sich durch verbindliche Formulierungen in Verbindung mit zielstrebiger Arbeit zu profilieren.

Gutmann begann seine Arbeit mit einem Rundbrief (vom 28.09.1955/ Hamm), in dem er eine geschäftsordnungsartige Aufgabenverteilung vornahm. Gewisse Folgen hatte diese Aufgabenverteilung u. a. für A. Cramer: Berichterstattung über FAC-Kurse und -Kongresse, unter Beibehaltung seiner Ausbildungstätigkeit. Laabs oblagen die Organisation und „Vorarbeiten und Organisationsleitung für die selbständige Ausbildungszentrale Hamm i. W.".

Aber schon am 26.11.1955 mußte eine weitere Vorstandssitzung nach Hamburg einberufen werden. Die Erlangung der „Gemeinnützigkeit" machte eine erneute Satzungsänderung notwendig.

Man sieht: Der „gemeinnützige und wohltätige FAC (e.V.)" gewann eine gewisse Exklusivität unter seiner neuen, kraftvollen Führungsspitze. Es wird niemanden verwundern, daß im Vorstand die Meinungen hart aufeinander prallten. Um so mehr muß anerkannt werden, daß – vorerst – niemand ausbrach, daß vielmehr alle Kollegen die Arbeit an der gemeinsamen Sache persönlichen Auseinandersetzungen voranstellten.

Ende 1955 erscheint im Vorstandssitzungsprotokoll erstmalig die „Vereinsmutter", Frl. Kessler, mit DM 160,- brutto monatlich. Sie sollte der FAC bis zu ihrer Altersberentung treu bleiben.

Am 15.11.1955 wurde an die Bundesärztekammer der „Antrag auf Berechtigung zur Führung der Bezeichnung ‚Chiropraktik' auf dem Arztschild" gestellt. Am 14.12.1955 kam es zu einer ersten längeren Begegnung zwischen Sell und Gutmann in Frankfurt, anläßlich der Sitzung der ständigen Konferenz des Facharztausschusses der BÄK, über die ein detaillierter Bericht vorlag. Sell lehnte weiterhin eine Zusammenarbeit mit der FAC ab. Immerhin aber wurde eine gewisse – unverbindliche – Verständigung hinsichtlich des Ausbildungsmodus und seiner weiteren Handhabung erreicht.

Zwar beschied die BÄK den Antrag zunächst abschlägig, jedoch riß von nun an die Bemühung um die Anerkennung dieser Zusatzbezeichnung nicht mehr ab – und führte später auch zum Ziel.

Die mit den Lehrkursen zusammenhängende häufige Anwesenheit von Laabs in Hamm hatte Kontakte mit dieser Stadt zur Folge, die bei Laabs den Gedanken reifen ließen, anstelle des alten Badehauses ein Kurklinik zu errichten. Das bestehende Thermalsolebad erforderte jährliche Zuschüsse von 110 000–160 000 DM, und die Stadt wollte sich gern davon entlastet sehen unter der Voraussetzung, daß der Badebetrieb – z.B. in Form eines Bewegungsbades im Rahmen einer Klinik – weitergeführt würde, damit die Stadt ihren Status als „Heilbad" behielt.

Die Aggressivität der über einige Kilometer in Eichenholzrohren herbeigeführten lauwarmen trüben Brühe machte dem 1960 von der FAC weitergeführten Badebetrieb dann noch zu schaffen. Unerwartete, vorzeitige Korrosionen an Armaturen und Fensterbeschlägen (sogar an VA-Stahl) erforderten teure Reparaturen. Laabs durfte sich aufgrund der oben erwähnten, schriftlich fixierten Aufgabenverteilung für berechtigt halten, seinen Plan weiter zu verfolgen. Er mochte sich wohl auch eine eigene Position in der Leitung einer evtl. zu bauenden Klinik erhofft haben; nötig hätte er das allerdings nicht gehabt.

Laabs war Gymnasiallehrer gewesen, bevor er – mit über 30 Jahren – das Medizinstudium begann und promovierte. Seine Frau war Inhaberin des führenden Bandagisten- und Orthopädistenhauses in Kiel. Daß zu Laabs' Unterrichtsfächern auch der Sport gehört hatte, sah man ihm an. So behielt er auch zur therapeutischen Gymnastik zeitlebens ein enges Verhältnis.

Die weitere Entwicklung spiegeln die Vorstandsprotokolle.
Vorstandssitzung am 07.07.1956:

Gutmann und Laabs referierten über den Stand der mit der Stadt geführten Gespräche. Beschluß:
„Herr Laabs führt die Verhandlungen betr. Ausbildungsstätte im Rahmen seiner Funktion lt. Geschäftsordnung weiter. Bindende Beschlüsse, soweit sie die FAC betreffen, sind dem Vorstand vorzulegen."

Vorstandssitzung am 22.09.1956 in Freudenstadt:

... Bericht Gutmann und Laabs über Gründung einer Schule und diesbezügl. Verhandlungen mit der Stadt.

Es war schließlich der in Hamm ansässige Gutmann, der das Klinikprojekt durchzog und Chef der „Gutzeit-Klinik für manuelle Therapie" wurde. Laabs trat aus der FAC aus und veröffentlichte seine *Chirogymnastik* (Haug-Verlag, 1958 ff.).

Die Mitgliederversammlung wählte statt Dr. Derbolowsky Dr. Doering zum Kassenwart. Sonst blieb der Vorstand in seiner alten Zusammensetzung bestehen. Nach dem Ausscheiden von Laabs lastete allerdings die gesamte Organisation und Abwicklung der Kurse auf A. Cramer. In seiner Gedenkrede zum 20jährigen Jubiläum der FAC zitierte Biedermann aus einem Brief Cramers von 1957: „... monatelang jedes Wochenende in Hamm und fuhr – bei Glatteis – meinen fast neuen Mercedes zu Schrott...".

Derbolowsky* hinterließ der FAC ein kleines Juvel manueller Grifftechnik in Form seines Beinhebels. Durch langjährige Beobachtung der Körperhaltung seiner Patienten während der psychotherapeutischen Behandlung – Derbolowsky war Schulz-Hencke-Schüler – kam er auf den Zusammenhang zwischen Beckenschiefstand und Abweichung der Laufrichtung von der Körpersagittalen und deren Veränderung im Stehen und im Sitzen: Kehrt sich die Richtung, in der die locker zusammengehaltenen Füße im Verhältnis zum Rumpf zeigen, vom Liegen zum Sitzen um, so spricht das für Beckenringverwindung – meist Folge einseitiger Iliosakralblockierung. Eine in bestimmter Richtung ohne Kraftbedarf ausgeführte Bewegungsfolge am Bein auf der Seite der „Blockierung" kann diese lösen: der „Derbolowsky"(-Griff) (Abb. 2.8).

Diese Behandlungstechnik (vermutlich eine alte Gliedsetzertechnik!) hat in der ganzen osteopathischen und chiropraktischen Literatur nicht ihresgleichen und ist von ebensolcher Originalität wie z. B. Cramers „Drehzug im Sitzen" für die Atlasgelenke oder mancher der Griffe Walthers für die BWS, die er in späteren Jahren als Kurslehrer weitergab.

Noch 1955 war *Hippokrates* zum Organ der FAC erklärt worden. Dort erscheinen auch Cramers Berichte der Röntgensymposien und wissenschaftli-

---

* Siehe Abb. 2.12 (FAC-Kurslehrer) am Ende dieses Kapitels.

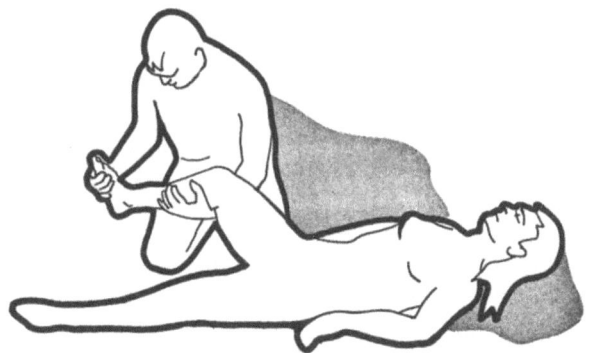

Abb. 2.8. „Derbolowsky"-Bewegungsphase.
(Aus De Winter E, 1962, La relaxation est-elle un mythe? Vie Méd 43: 124)

chen Tagungen der FAC. Gutmann, der sich, wie früher erwähnt, der HIO-Methode verschrieben hatte, lehnt es ab, diese in den Lehrplan der FAC aufzunehmen. Dafür bemüht er sich um die dazugehörende sehr exakte Röntgendiagnostik und deren Verbreitung und Weiterentwicklung, u.a. durch regelmäßige „Röntgensymposien". Der Bericht über das 3. Symposium am 28./29.01.1956 ist nachzulesen in *Ärztliche Praxis* VIII/14 (vom 07.04.1956).

Ab 1956 wird *Neuralmedizin* zum „Organ" der FAC. Dieses von Kiebler (Heilbronn) und Zinn (Basel) im Hippokrates-Verlag redigierte Periodikum weist 1956 Beiträge von allen Vorstandsmitgliedern der FAC auf. Besonders interessant ist eine darin wiedergegebene Auseinandersetzung zwischen dem Psychoanalytiker Derbolowsky und dem Chirurgen Biedermann über die Wirkungsweise der Chirotherapie. Wir kommen in anderem Zusammenhang auf sie zurück.

Der wachsende Umfang der Vereinsarbeit der FAC drückt sich auch in ihrem Jahresumsatz aus, der 1956 60000 DM überschreitet.

Die weiterführenden Kurse in Hamm – es sind inzwischen über ein Dutzend pro Jahr – werden auch von Ausländern besucht. Dennoch beschickte die FAC den „Internationalen Kongreß für physikalische Medizin" 1956 in Kopenhagen nicht. Sein Besuch hätte ihr manchen Umweg erspart. Hingegen faßte der Vorstand den weisen Beschluß, Kollegen aus der DDR den Kursbesuch und die Mitgliedschaft in der FAC *gebührenfrei* zu gewähren. Damit öffnete sich der FAC die fruchtbare Zusammenarbeit mit vielen Wissenschaftlern des sog. „Ostblocks". Viele Kollegen aus der DDR erhielten in Hamm ihre Ausbildung, und die „Gesellschaft für Physiotherapie" der DDR glich ihr Ausbildungssystem dem der FAC an. Chirotherapie wurde – wie schon in Frankreich – für den „Physiotherapeuten" bzw. den Facharzt „de médecine physique et réadaptation" (in Frankreich) obligatorisch. (Man darf den Arzt für Physiotherapie in der DDR nicht verwechseln mit den „Physiotherapeuten" im skandinavischen Raum, wo sich die Krankengymnasten so nennen.)

Gleichfalls in das Jahr 1956 (Herbst) fiel der erste von der FAC durchgeführte C-Kurs als Abschluß der Ausbildung, die dann mit einem Zertifikat testiert werden sollte. Auch waren – satzungsgemäß – mit Abschluß der Ausbildung die vorher als „außerordentliche Mitglieder" geführten Kollegen zu „ordentlichen Mitgliedern" zu erheben. (Böse Zungen behaupten, es gäbe daneben noch „unordentliche Mitglieder". Das ist jedoch wissenschaftlich nicht bewiesen).

Anläßlich des erwähnten C-Kurses (12.–17.11.1956) wurde auch jene Vorstandssitzung einberufen, auf der die von Laabs bis dahin geführten Verhandlungen mit dem Vertragsentwurf der Stadt diskutiert wurden. Der Vorstand beschloß, die Verhandlungen von Gutmann weiterführen zu lassen. Laabs erklärte darauf seinen Rücktritt von allen Ämtern und seinen Austritt aus der FAC. Der vorgelegte Vertrag mit der Stadt wurde auf Antrag von Cramer gebilligt.

Nach längeren Verhandlungen mit der Kurdirektion in Pörtschach kam es zu einer erträglichen Gebührenregelung für Deutsche und Österreicher, die dort die von Blume (Bingen) und A. Cramer (Hamburg) alljährlich im September abgehaltenen D-Kurse besuchten. Diese Tätigkeit sollte sich später als hilfreich für die Gründung der österreichischen Schwestergesellschaft erweisen. Dietrich Cramer hielt im Frühjahr 1956 den D-Kurs in Bad Pyrmont ab. Wenn sein Engagement für die FAC geringer erscheint, als das seines Bruders Albert, so muß erwähnt werden, daß er Anfang der 50er Jahre sowohl die „Wirtschaftsvereinigung nordwestdeutscher Ärzte" als auch – mit Dr. med. dent. Honko zusammen – die „Kraftfahrvereinigung deutscher Ärzte und Zahnärzte" gründete. Er bekleidete in beiden Körperschaften Ämter in Vorstand und Aufsichtsrat. Anläßlich seines Todes 1982 gedachte auch der Stadtrat seines stellvertretenden Bürgermeisters und der Kirchenvorstand des stellvertretenden Vorsitzenden. In der FAC-Geschäftsstelle in Hamm hat er sich durch seine Karikaturen zur Chiropraktik verewigt, von denen hier einige wiedergegeben sind (Abb. 2.9).

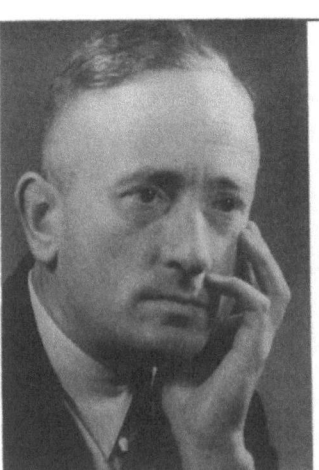

Abb. 2.9. D. Cramer: Porträt, Todesanzeige; Auswahl der von ihm gezeichneten Karikaturen

Entstehung der FAC – von der Gründung bis zur Arbeitsgemeinschaft mit der MWE

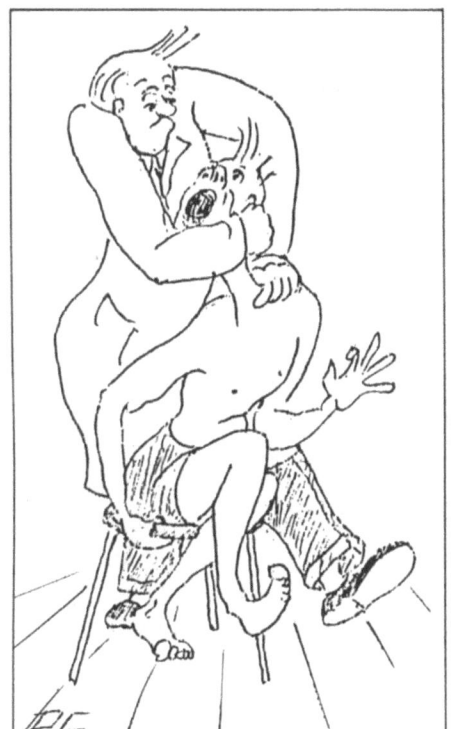

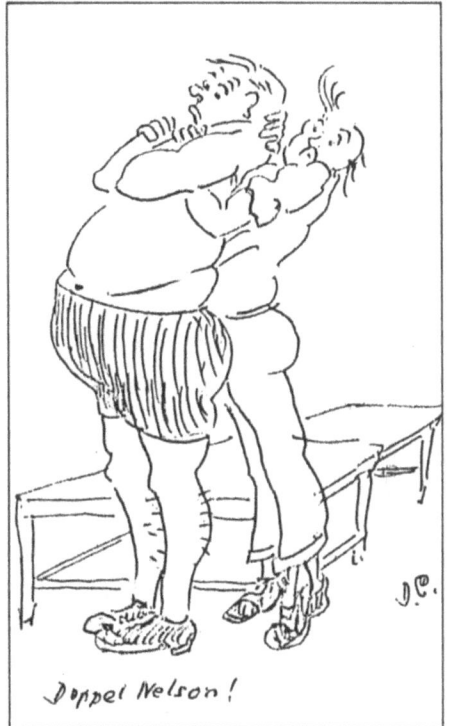

Doppel Nelson!

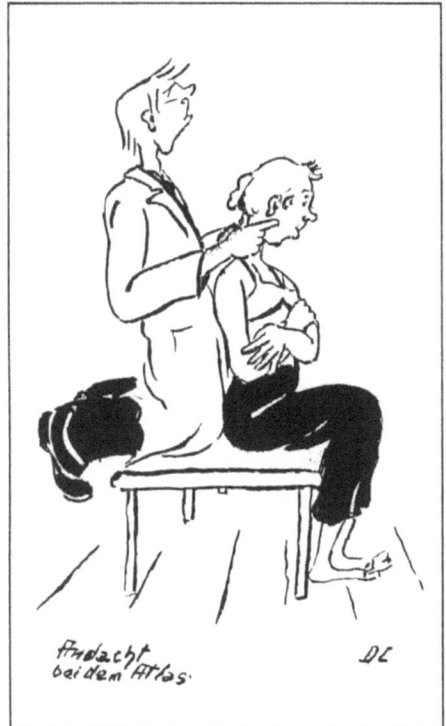

Andacht bei dem Atlas.

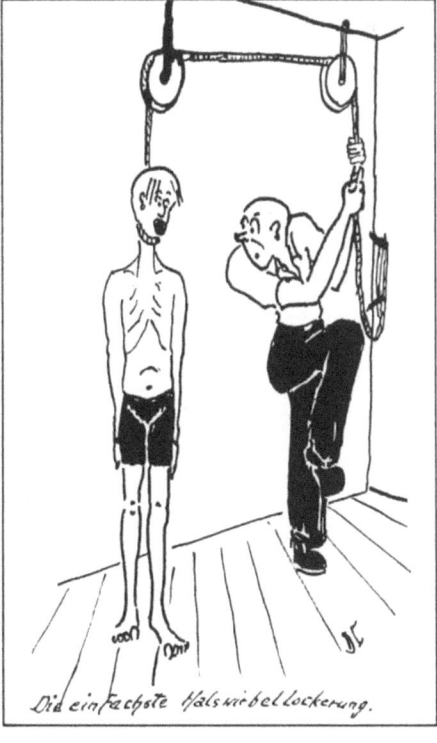

Die einfachste Halswirbellockerung.

1957 erlebte die FAC durch Abhaltung weiterer C-Kurse einen Zustrom an „ordentlichen Mitgliedern", mit dem sie zunächst nichts anzufangen wußte. Da nun einmal der Ausbildungsgang an die „außerordentliche" Mitgliedschaft geknüpft war, entfiel für viele dieser nun „ordentlich" gewordenen Mitglieder die Notwendigkeit weiterer Mitgliedschaft. Und wenn sie trotzdem weiter Beitrag zahlten (wenn auch zögernd), dann oft nur deshalb, weil sie zu faul gewesen waren, ihre Mitgliedschaft aufzukündigen.

Um sie zu halten, mußte man ihnen etwas bieten. Der FAC mußte als ärztlicher Gesellschaft durchaus etwas an einem großen Mitgliedsstamm liegen.

So brachte denn A. Cramer die Idee der „E-Kurse" („Ergänzungskurse") ein. Diese konnten einerseits als zusätzlicher Ausbildungsnachweis gegenüber den Ärztekammern nützlich sein, waren aber auch geeignet, einen gewissen „Corpsgeist" zu erzeugen, wenn ein ansprechendes Programm geboten wurde. Ein Heilbad in der Vorsaison – zu Himmelfahrt – schien der rechte Ort für solch ein Vorhaben.

Im Vorstand einigte man sich auf Bad Zwischenahn und überließ mit einer gewissen Skepsis die gesamte Organisation ihrem Initiator. Der lud im Namen der FAC die ordentlichen Mitglieder *mit Damen* am 15.–18.05.1958 zu jeweils halbtägigem „wissenschaftlichen" Programm, während die 2. Tageshälfte dem gemeinsamen gesellschaftlichen Programm vorbehalten blieb. Das Kraftwerk Wiesmoor wurde besichtigt, dessen Abwärme in großflächigen Treibhäusern Frühgemüse hervorbringt. Alljährlich zu Weihnachten werden dem schwedischen Königshaus von hier frische Erdbeeren eingeflogen. Verdienstvollen Anteil an den Vorbereitungen hatten die Kollegen Hutruw (ein schwedischer Name) und Doz. Walther aus dem nahen Westerstede. Bad Zwischenahn ist eines der wenigen Naturmoorbäder Deutschlands. Das Zwischenahner Meer lud zu einem Spaziergang um sein Ufer im kalten, steifen Küsten-Nordwest des späten Frühlings. Das traditionelle „Smört-Aal-Essen im Spieker", wo die Schinken und Würste zum Räuchern hängen, fordert das geschickte Abziehen eines frischen, halbpfündigen Aales mit der Hand. Nach seiner Vertilgung mit Dornkaat aus dem Zinnlöffel gibt es einen Schuß Schnaps über die Finger – gegen den Fischgeruch.

Der Einladung folgten gut 50 „ordentliche" Mitglieder mit ihren Damen (s. Abb. 2.10 a, b). Dieser E-Kurs wurde ein so großer Erfolg, daß er als ständige Einrichtung zu Himmelfahrt beschlossen wurde. Zu dem Erfolg trugen auch bei: Frisch, der hier seinen ersten Vortrag für die FAC hielt (er ist ihr derzeitiger Präsident) und Freddy Kaltenborn mit seinen Demonstrationen osteopathischer Extremitätentechnik. Von ihm wird noch die Rede sein. Auch 2 Holländer besuchten den E-Kurs, Gaymanns und Mejer, die später eine Schwesterngesellschaft in Holland mitbegründeten.

Schwerdtner, Orthopäde in Wiesbaden, erbot sich in Bad Zwischenahn, den nächsten E-Kurs in Wiesbaden auszurichten. Auf diese Weise konnten wir nach und nach auch die Heilbäder kennenlernen, denen wir unsere Patienten anver-

Entstehung der FAC – von der Gründung bis zur Arbeitsgemeinschaft mit der MWE

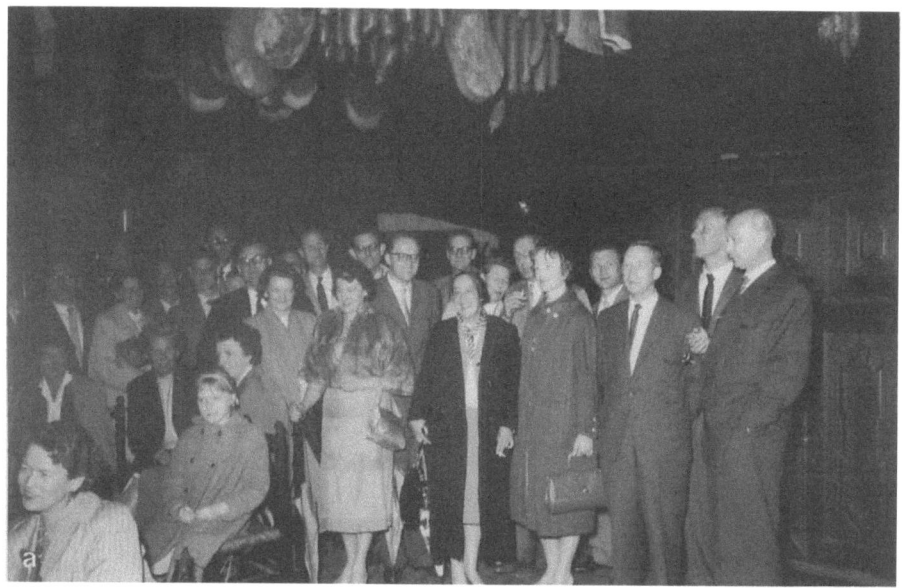

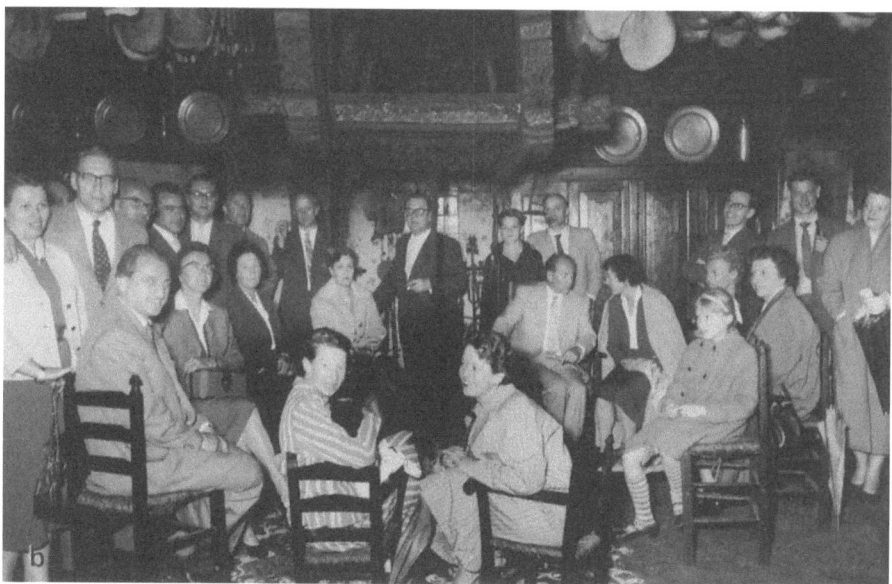

Abb. 2.10 a, b. Gruppenfotos vom ersten E-Kurs in Bad Zwischenahn, Mai 1958
(in a ganz *rechts:* Dr. Trenkler, daneben – halb verdeckt – Dr. Keck;
4. *von rechts:* Frau Dr. Kolligs (†); in b ganz *links:* Dr. v. Ohlen (†) und Frau,
ganz *rechts:* Frau Dr. Neuhaus)

trauten. Schwerdtners Sohn ist einer der Nachfolger von Gutmann als Chefarzt der Klinik in Hamm.

Kurz vor dem E-Kurs in Bad Zwischenahn hatte Terrier (Baden/Schweiz) vom 01.–04.05.1958 zu einem „Internationalen Kongress für manuelle Therapie" eingeladen. Sell hatte ihn dazu animiert, bei dem Terrier auch einen Kurs absolvierte. Terrier holte sich Anregungen von vielen Seiten; so von Illi in Genf, Dolto (dem Osteopathen) in Paris und auch von der FAC.

Es gibt über diesen Kongreß einen Bericht aus der Feder des „unbeteiligten" Bäker (*Medizinische Wochenschrift* 1958, 31/32: S. 1212–1214) – jenes Hamburger Klinikassistenten, dem es vorbehalten war, die ersten beiden Todesfälle in Deutschland mit manueller Atlastherapie in Narkose zu produzieren:

Terrier, Chefarzt der Rheumaheilstätte Baden/Schweiz, hatte sich gute Referenten aus Frankreich, England, Deutschland, Österreich und der Schweiz zusammengeholt, von denen einige nicht mehr unter uns weilen, – so Prof. Moritz (Hannover), der die FAC mit seinen interessanten Arbeiten aus seinem HNO-Fachgebiet im Hinblick auf die manuelle Therapie bereicherte. Cyriax aus London trat mit seiner recht handfesten Manipulationsmethode auf, Lavezari (Präsident der französischen Osteopathenvereinigung) produzierte sich ebenso wie sein Kollege Piédalu. Strohal (Österreich) und Thierry-Mieg (Paris) referierten beide über Manualtherapie bei Gesichtsschmerzen. Wörtliches Zitat Bäker:

„Für die deutschen Verhältnisse wäre es wünschenswert, wenn Ausbildungsmöglichkeiten in der Theorie und Praxis manueller Behandlungsmethoden geschaffen werden könnten ..."

Offensichtlich hatte Herr Bäker von den seit 1953 regelmäßig stattfindenden Kursen K. Sells ebensowenig Notiz genommen, wie von denen der FAC, deren zu dieser Zeit schon etwa 100 gelaufen waren.

Der Bericht enthielt außer der Schilderung des offiziellen Programms Bemerkungen über jene Vorführungen der aktuellen Techniken, die nach den Vorträgen vor allem die aktiven Mitglieder von FAC und MWE untereinander demonstrierten. Hierbei taten sich Stoddard und Strohal ebenso hervor wie der gleichfalls anwesende Norweger Kaltenborn-Bruun. Bäker sah „keine wesentlichen Unterschiede in den gezeigten Techniken ...". Die grundsätzliche Differenz im Griffansatz zwischen z.B. Osteopathen und den damals noch vorwiegend im deutschen Lager üblichen Impulstechniken war ihm also entgangen.

Ein anderer Teilnehmer dieses Kongresses, der damalige Schatzmeister der MWE, Medizinaldirektor Ewald, schreibt dazu:

„Um diese Spannungen [zwischen FAC und MWE] abzubauen, habe ich insgesamt 9 Kurse bei der FAC besucht ... Ich konnte 1968 auch Karl Sell dazu bewegen, als mein Partner an einem C-Kurs der FAC teilzunehmen. Wir sind 1969 in Neutrauchburg zusammengekommen, um die Techniken nach Möglichkeit einander anzugleichen. Kaltenborn, Hiensen, Sell und Kaganas (Basel) waren dabei. – Die jüngeren Nachfolger haben unsere Bemühungen nicht weitergeführt."

Terriers Versuch, hier eine „internationale Gesellschaft" zu gründen, scheiterte daran, daß er keine korporativen Mitgliedschaften (z. B. der FAC) zulassen wollte, sondern nur Einzelmitglieder – am liebsten natürlich die der FAC. So winkte die FAC mit guten Gründen ab. Zuviel eigene, ernsthafte Arbeit hatte sie in die Entwicklung der manuellen Therapie gesteckt. Hätte sie nun ihren eigenen Mitgliederstamm verschenken sollen?

Statt dessen kam es anläßlich der Herbsttagung des ZÄN in Freudenstadt am 20.09.1958 zu folgendem Vertrag (aus der Originalakte):

„‚Die ärztliche Forschungs- und Arbeitsgemeinschaft für Chiropraktik (FAC) e. V.' mit Sitz in Hamm und
‚Die Gesellschaft für manuelle Wirbelsäulen- und Extremitätentherapie (MWE)' mit Sitz in Neutrauchburg bei Isny
geben sich folgende Satzung:
FAC und MWE geben sich eine gemeinsame Dachorganisation mit dem Namen: *‚Arbeitsgemeinschaft der ärztlichen Gesellschaften für manuelle Therapie'*. Die Arbeitsgemeinschaft soll keine juristische Person sein und erhält einen Jahresetat von DM 2000." ... (Es folgt die Satzung.)

Es handelt sich hier um den Vorläufer der DGMM.

Dazu Gutmann: „Es waren im wesentlichen Junghanns für die FAC und Prof. Moritz, Hannover, für die MWE, die Sell und Gutmann zusammenbrachten und den Grundstein für die spätere Arbeitsgemeinschaft zu legen halfen.
Man einigte sich damals in Baden. Der Zusammenschluß erfolgte dann in Freudenstadt.
Die erste offizielle Sitzung der Arbeitsgemeinschaft fand am 31.01.1959 in Mainz statt. Hier wurden die Tätigkeitsbereiche abgegrenzt und Ausschüsse gebildet.

Zur Namensänderung und zur Einführung des Begriffes „Chirotherapie": Die Weichenstellung erfolgte in der Vorstandssitzung vom 8.5.59 im Hotel Schwarzer Bock in Wiesbaden. Aus dem Protokoll im Wortlaut:

2. Namensänderung FAC: Herr Dr. Gutmann las einen Brief der dänischen Ärztegruppe vor, die mit uns zusammenarbeiten möchte. Diese Gruppe tritt mit der Bitte an uns heran, den Namen „Chiropraktik" durch eine international medizinisch annehmbare Nomenklatur zu ersetzen. Weiter hatte sich eine französische, nicht-ärztliche Gesellschaft brieflich wegen Zusammenarbeit an Dr. Gutmann gewandt. Eine Zusammenarbeit kommt aufgrund der Satzung nicht infrage.
Dr. Gutmann referierte diese schon öfter gemachten Vorschläge zur Namensänderung, stellte das Für und Wider dar. Dr. Urban gab zu bedenken, daß wir im Zusammenhang mit dem Namen „Chiropraktik" eine Tradition zu wahren hätten und daß eine Namensänderung nach außen hin den Rückschluß zulassen würde, daß wir durch Firmenschildänderung gesellschaftsfähig werden wollen.
Dr. Wolff meinte, daß die Anregungen zur Namensänderung im wesentlichen nur im Interesse des Auslandes gegeben würde, indem die Chiropraktik durch die Entwicklung

in Amerika sehr belastet sei. Für Deutschland bestünden nach seiner Meinung keine wesentlichen Impulse zur Namensänderung.

Dr. Gutmann schlug nach einer eingehenden Diskussion die Bezeichnung „Chiro-Therapie" vor. Der Begriff „Manuell" sei nicht zu verwenden, da er schon von der MWE belegt sei und die Übernahme durch uns zu falschen Rückschlüssen von dieser Gesellschaft Anlaß geben würde.

Dr. Gutmann stellte den Antrag, die Namensänderung in der nächsten Mitgliederversammlung anzuregen. Es müsse eine Satzungsänderung durchgeführt werden. In der Bezeichnung „ärztliche Forschungs- und Arbeitsgemeinschaft für Chiropraktik" solle das Wort „Chiropraktik" durch „Chiro-Therapie" ersetzt werden. In dieser Form solle die Eintragung ins Vereinsregister erfolgen. Abstimmung: Mit 1 Enthaltung angenommen.

Anwesend: Gutmann, Biedermann, Rohfleisch, Andresen, A. Cramer, H. D. Wolff, Wilinski, Urban.

Eine Mitgliederversammlung hat dann 1961 diesem Vorschlag des Vorstandes zugestimmt. Es erfolgte die Umbenennung in „Forschungsgemeinschaft für Arthrologie [auf Vorschlag von Derbolowsky] und Chiro-Therapie (FAC) e. V.", eingetragen im Vereinsregister in Hamm am 22.12.1962.

Entsprechend den Vereinbarungen der MWE und nach Gründung der Deutschen Gesellschaft für Manuelle Medizin erfolgte eine erneute Umbenennung in „Deutsche Gesellschaft für Manuelle Medizin – Ärzteseminar Hamm (FAC) e. V.", eingetragen in das Vereinsregister in Hamm am 18.11.1978. Dies ist der derzeitige Stand, was Satzung und Namen betrifft."

Die FAC hatte 1958 eine starke Position, für die eine zum 16.11.1957 einberufene außerordentliche Mitgliederversammlung in Hamm die Erklärung liefert: Die Architektenentwürfe für die Klinik lagen vor – mit geschätzten 1 188 000 DM Baukosten, sowie die Wirtschaftlichkeitsberechnung des Krankenhausfachmannes Dr. Söhn, dessen Schätzung für die Gesamtinvestition sich auf 1 360 000 DM belief. Gutmann legte die Zusagen zu Landeszuschüssen vor, die in Verhandlungen mit Vertretern des Landeswirtschaftsministeriums gegeben worden waren.

Wieder wurden Satzungsänderungen notwendig. Ein eigener Trägerverein für die Klinik – getrennt von der FAC – schien zweckmäßig, die gegenseitigen Haftungsverhältnisse waren zu klären und festzulegen. Ein „Fördererkreis" wurde gebildet. Von jetzt ab zählte jede „müde eigene Mark" Eigenkapital. Manchmal wurde es hektisch. Brief von Gutmann an A. Cramer (09.09.1958):

„Lieber Albert, in der Anlage der Vertrag zwischen FAC und Klinikverein. Bitte, unterschreibe ihn sofort und schicke ihn weiter an Biedermann..."

Es handelte sich um jenen Vertrag, in dem die FAC dem Klinikverein ihre liquiden Mittel solange zur Verfügung stellte, bis die Klinik angelaufen war.

Dieses zinslose Darlehn entdeckte A. Cramer zufällig auf einer Sitzung des Klinkvereins 1982 in der Bilanz. Niemand wußte mehr, *wem* das Darlehn *wann* zurückzuzahlen wäre.

Von den hochherzigen Worten im Rundschreiben vom 10.09.1958

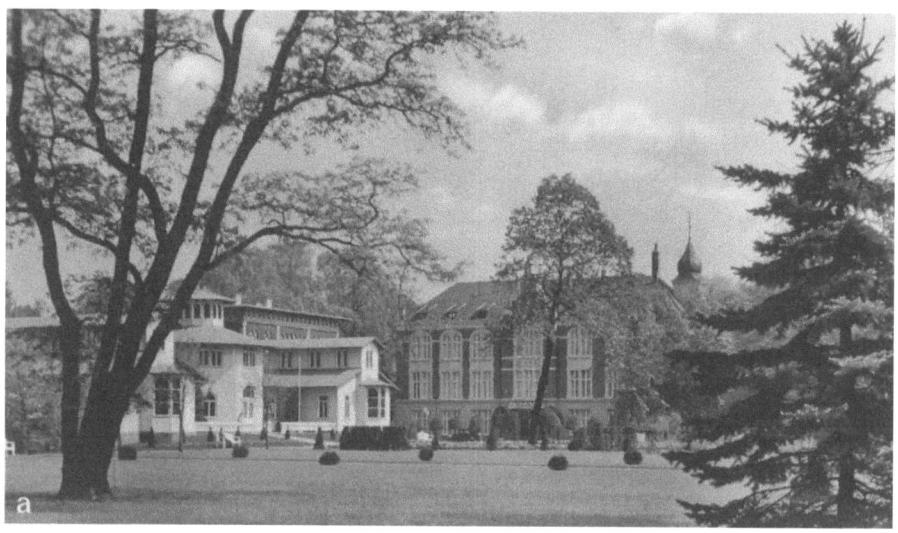

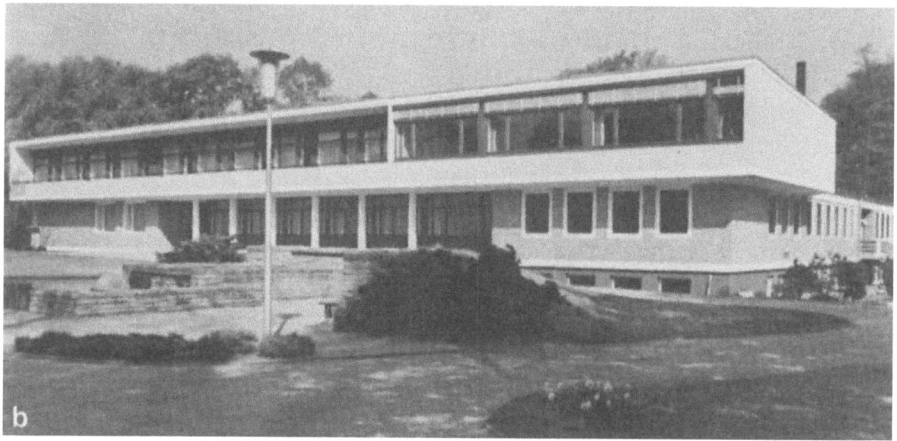

Abb. 2.11. *a Links* das alte Badehaus in Hamm;
b die heute an dieser Stelle stehende Klinik der FAC

„Dieser Klinik wird daher ein Institut für *funktionelle Wirbelsäulenleiden* angegliedert und der FAC für ihre Ausbildungszwecke zur Verfügung gestellt."

ist nichts übrig geblieben. Dem ersten Vorstand des „Klinikvereins" („Klinik für manuelle Therapie e. V.") gehörten am 16.10.1958 an: Rohfleisch, A. Cramer, Müller, v. Ohlen, Schüssler, Obst. Mitglied „kraft Amtes" als Chefarzt war Gutmann.

Auf einer gemeinsamen Sitzung beider Vorstände am 05.09.1959 in Hamm wurde der Beginn des ersten Bauabschnitts beschlossen, des Thermalbewegungsbades, das den Badebetrieb – gemäß dem Wunsch der Stadt – fortführte. Die Montagausgabe des *Westfälischen Anzeigers* vom 07.11.1960 berichtete mit

Bild über dessen feierliche Eröffnung (Abb. 2.11 a, b). Im Erbbauvertrag mit der Stadt vom 15./27.10.1959 wurde dem „Klinikverein" ein Bauareal im Kurpark für symbolische DM 1,- überlassen.

Ein Verein praktizierender Ärzte baut sich eine Klinik in einem Kurheilbad: ein modernes Märchen!

Doch zurück zum E-Kurs an Himmelfahrt in Wiesbaden 1959. Es war der letzte, den die FAC in eigener Regie ausrichtete; die späteren richtete die „Arbeitsgemeinschaft" (s. oben) aus. Schwerdtner hatte im Dachrestaurant des Hotels „Schwarzer Bock" Tagungsräume mit schönem Blick über die Stadt reservieren lassen. Das nahe Schlangenbad mit seiner Thermalpiscine im Park lockte zu einem Besuch – abends das Spielkasino. Sell dokumentierte durch seine Beteiligung am Programm die „Arbeitsgemeinschaft". Neu als Gast der FAC erschien Allan Stoddard, Lehrer am London Osteopathic College und „Professor für physikalische Medizin". A. Cramer hatte ihn in Oslo anläßlich eines Demonstrationskurses kennengelernt und eingeladen. Sein Buch *Manual of osteopathic technique* (Hutchinson Medical Publication, London, 1959) übersetzte Erdmann 1961 als Bd. 19 der Schriftenreihe „Wirbelsäule in Forschung und Praxis" unter dem Titel *Lehrbuch der osteopathischen Technik* (Hippokrates-Verlag) ins Deutsche.

Im gleichen Jahr – 1961 – erschien das von Frau Dr. Junghanns aus dem Französischen übersetzte Lehrbuch von Maigne (*Die manuelle Wirbelsäulentherapie;* Bd. 22 der gleichen Schriftenreihe).

Sieht man die FAC in vorwärtsdrängender Entwicklung im Jahre 1959, so entgeht dem Blick leicht, daß sich um eben diese Zeit Kollegen von ihr abwandten, die an ihrem Aufbau maßgeblichen Anteil und ihr als Kurslehrer gedient hatten.

G. Blume*, Internist in Bingen, hatte schon 1953 an jenem Sell-Kurs teilgenommen, den auch die Brüder Cramer besucht hatten. (Blume lernte die Methode manueller Wirbelsäulentherapie 1952 bei einem Kollegen in Recklinghausen kennen.) Als Mitbegründer des „Internationalen Fortbildungsseminars Pörtschach" (am Wörther See in Kärnten) übernahm Blume 1954 den Themenkreis „Chiropraktik" und zog A. Cramer hinzu, der ab 1955 für einige Jahre regelmäßig in Pörtschach einen D-Kurs abhielt. Mitte der 60er Jahre übernahm Blume auch diese Kurse wieder selbst, bis ans Ende der 70er Jahre. Dazu seine eigenen Worte:

> Schon nach 1 Jahr vertrat ich dort (Pörtschach) und in der FAC die begründete Ansicht, daß es nicht Ziel der Methode sein kann, „dislozierte Wirbel" einzuränken, – daß somit Kraftakte unnötig seien und daß reflektorisch-funktionelle Mechanismen den therapeutischen Effekt bewirken ...

---

* Siehe Abb. 2.12 (FAC-Kurslehrer) am Ende dieses Kapitels.

Entstehung der FAC – von der Gründung bis zur Arbeitsgemeinschaft mit der MWE

Blume veröffentlichte seine: *„Manuelle Wirbelfunktionstherapie"* u.a. in *Äpra* No. 42 (1959) und begab sich damit in Gegensatz zur bei der FAC vorherrschenden Lehrmeinung (Biedermann, Wolff u.a.). Blume besuchte im gleichen Jahr auch Terrier (Baden/Schweiz), der aus ähnlichen Überlegungen heraus zu einer impulsfreien, pendelnden Mobilisierungstechnik gekommen war.

Auf Blumes Tätigkeit in Pörtschach wirkten sich seine Erkenntnisse in einer modifizierten Manualtherapie aus, die er bis zu seinem Rücktritt aus der Leitung und zur Übergabe seines Werkes an den „Berufsverband deutscher Internisten" lehrte.

Blume erhielt als 17. deutscher Arzt die „Ernst-von-Bergmann-Plakette" 1971 für „Verdienste um die ärztliche Fortbildung". Die *Ärztezeitung* vom 4./5. Oktober 1985 schrieb auf S. 35 über den Malerarzt Blume: „Mit Pinsel und Farbe dem ‚Wesentlichen' auf der Spur." Der damals 68jährige präsentierte seine Gemälde in zahlreichen Ausstellungen (u.a. Therapiewoche „Artes medicorum"). Er gehörte zu den Gründern der FAC im Dezember 1953 in Hamburg.

Damit schließt das Kapitel über die eigenständige Entwicklung der „FAC e.V.", wenngleich diese noch keineswegs beendet war. Noch war die Klinik nicht fertig, in der die FAC eigene Räume beziehen (und leider nur für kurze Zeit behalten) sollte.

Aber alles, was nun kommt, muß unter dem Blickwinkel der „Arbeitsgemeinschaft" betrachtet werden.

Abb. 2.12. FAC-Kurslehrer s. S. 48/49

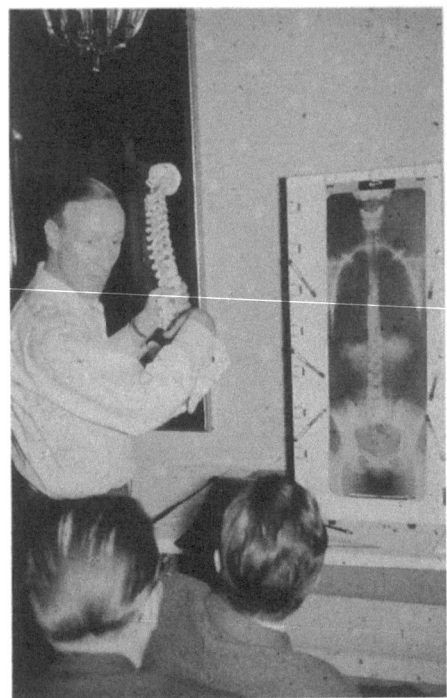
Joachim Keck (*1916)

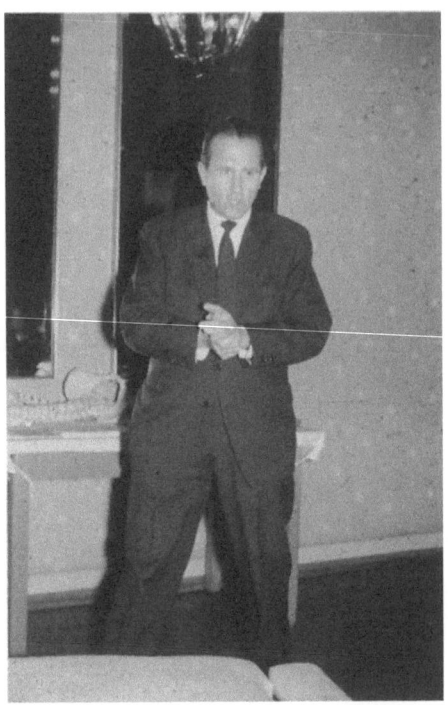
Freimut Biedermann (1915–1985)

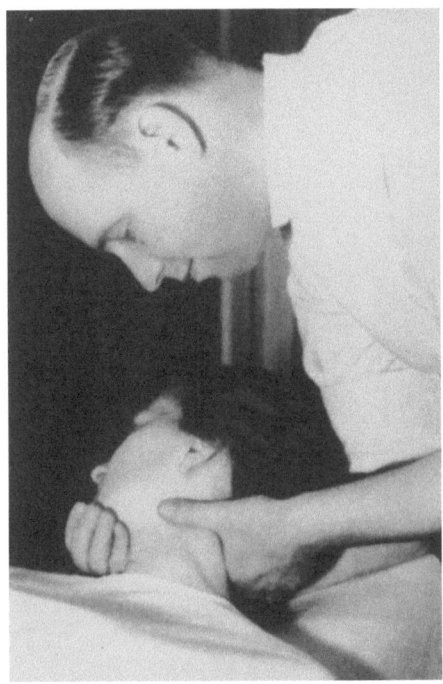
Werner Peper und Frau

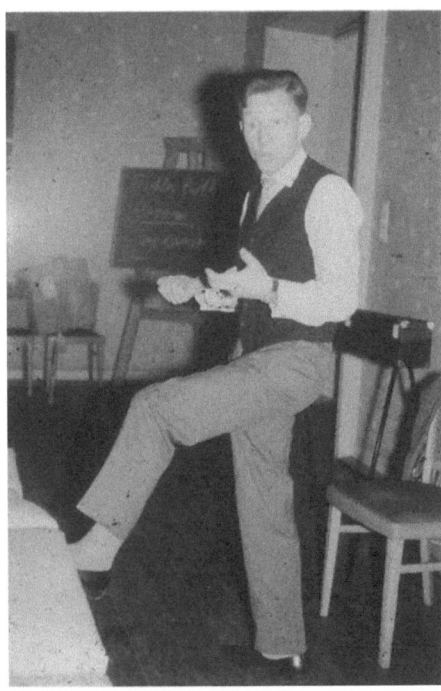
Hans Dieter Wolff (*1919)

Entstehung der FAC – von der Gründung bis zur Arbeitsgemeinschaft mit der MWE

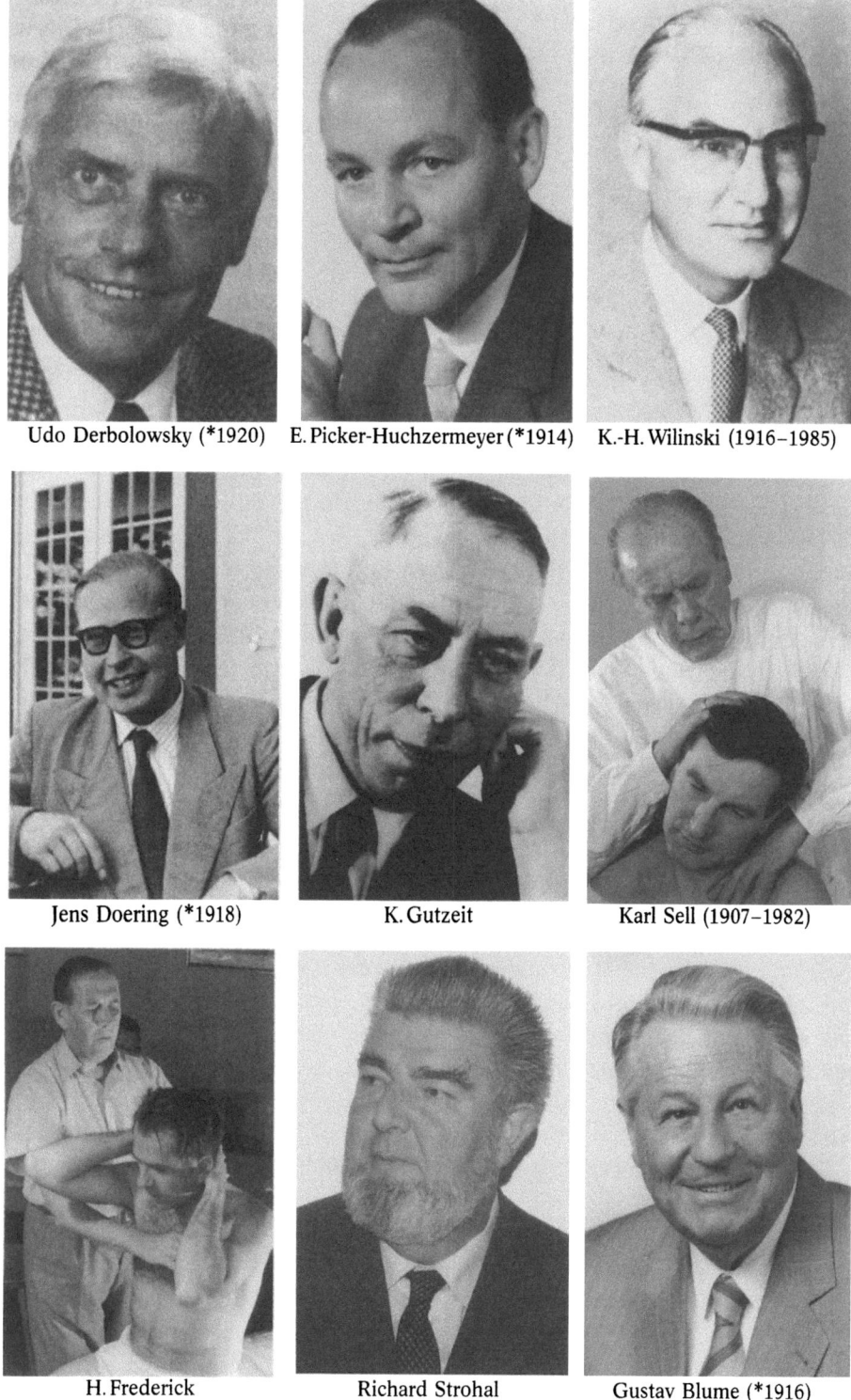

Udo Derbolowsky (*1920)   E. Picker-Huchzermeyer (*1914)   K.-H. Wilinski (1916–1985)

Jens Doering (*1918)   K. Gutzeit   Karl Sell (1907–1982)

H. Frederick   Richard Strohal   Gustav Blume (*1916)

KAPITEL 3

„Mein Beitrag zur Geschichte der manuellen Medizin"

Gottfried Gutmann

Kein medizinisches Fachgebiet, aber eine unsterbliche Heilmethode

Die manuelle Medizin ist heute ein fest umrissener Begriff. Sie wird in der Bundesrepublik Deutschland getragen von einer wissenschaftlichen Gesellschaft, der 2 Ausbildungsstätten zur Verfügung stehen. Sie ist mehr oder weniger integriert in den Rahmen der offiziellen Medizin und der medizinisch wissenschaftlichen Gesellschaften. Die Orthopädie ist, zumindest in der BRD und wohl auch in Österreich, ihre engere Heimat geworden. Dies scheint mehr oder weniger Zufall zu sein, denn in anderen Ländern ist sie anders beheimatet, z. B. im Fachbereich der physikalischen Medizin und Rehabilitation sowie Rheumatologie (Frankreich, Schweiz, Spanien, Italien, Deutsche Demokratische Republik, Skandinavien), der Neurologie (ČSSR), während sie sich in Großbritannien noch ungebundener Freiheit zwischen allen medizinischen Fachgebieten erfreut.

Man sieht, sie ist überall zu Hause. Kein Wunder, denn ihr Hauptobjekt, die Wirbelsäule, spielt überall im Krankheitsgeschehen des Menschen gelegentlich, ja sehr häufig, mit.

Die manuelle Medizin „tanzt meist gleichzeitig auf mehreren Hochzeiten", ein Umstand, der ihr anfangs sehr übelgenommen worden ist (vgl. Polemik Reischauer, S. 56, 67).

Die manuelle Medizin ist ein interdisziplinäres Problem. Davon wußten der Arzt und die offizielle Medizin vor 40 Jahren recht wenig, obwohl sie es hätten wissen können. Denn es gab genügend Ärzte, deren Wort Gewicht hatte und die angesichts der Beobachtungen und der Erfolge der manuellen Laienheilkunde hellhörig geworden waren.

Die manuelle Behandlungsmethodik als solche dürfte so alt sein wie die Menschheit selbst. Denn was liegt näher als Hand anzulegen, zu „behandeln" immer dort, wo schmerzhafter Verlust von Bewegung und Beweglichkeit eingetreten ist. Man kann mit Recht vermuten, daß der für den Laien spektakuläre und oft ans Wunderbare grenzende Erfolg manueller Behandlung dem Behandler in den Augen des Volkes göttliche Kräfte verlieh. Daher gehörte in vielen alten Kulturen die Zeremonie manueller Behandlung zum kultischen Ritual.

Mit dem Entstehen medizinischer Schulen wurde die manuelle Therapie als eine selbstverständliche Behandlungsform in die offizielle ärztliche Heilkunde übernommen.

So gilt heute Hippokrates (460–375 v. Chr.), der über diese Behandlungsform sehr ausführlich berichtet hat, als der eigentliche Schöpfer der schulmedizinischen manuellen Therapie.

Ihm wird der Ausspruch nachgesagt: „Kümmere dich sorgfältig um die Wirbelsäule, wenn du nach den Ursachen eines Leidens suchen willst."

Auf Hippokrates gehen die ersten genau beschriebenen und illustrierten Manipulationstechniken zurück. Die von ihm so genannte Rachiotherapie stellte er gleichberechtigt und gleichgewichtig neben Arzneitherapie und Chirurgie. Die manuelle Therapie gehörte von da an zum medizinischen Schulwissen. Wir finden sie bei Claudius Galen (gestorben 200 n. Chr.), bei Gilbertus Anglikus (12. Jahrhundert), dem arabischen Arzt Avizenna in Isfahan (980–1037 n. Chr.), ebenso viel später bei dem französischen Chirurgen Ambroise Paree (1510–1590).

In England hat sich die 3fache Überlieferung der manuellen Therapie durch Volksheilkunde, Vertreter der Kirche und Schulmedizin am längsten und ausgeprägtesten erhalten und scheint noch heute ihre besondere Vielgestaltigkeit in diesem Lande zu beeinflussen. Hier wurde die manuelle Therapie nicht nur durch die „bonesetter" („Knochen-/Gliedsetzer") im Volke betrieben, sondern auch in den frühen Hospitälern, besonders auch in einigen religiösen Orden.

Einer dieser religiösen Knochensetzer Friar Moulton vom Augustiner-Orden schrieb hierüber das Buch *The complete bonesetter*, das 1656 von dem englischen Arzt Robert Turner neu herausgegeben wurde und heute im Royal College of Surgeons of England aufbewahrt ist.

Eine der berühmtesten Bonesetterinnen war Sally Mapp (Abb. 1 h), die gegen Ende des 18. Jahrhunderts solche Berühmtheit erlangte, daß sie am Hofe behandeln durfte.

Herbert Parker, der berühmteste Bonesetter, wurde geadelt. Kein geringerer als der englische Chirurg Sir James Paget veröffentlichte im *British Medical Journal* am 05.01.1867 eine Abhandlung über „Cases that bonesetters cure". Er empfahl seinen Lesern schließlich: „Darum lerne nachzuahmen, was gut und zu vermeiden, was schlecht ist in der Arbeit der Bonesetter."

Unser verstorbener Freund James Cyriax, bis zu seiner Pensionierung Leiter der orthopädischen Abteilung des St.-Thomas-Hospitals in London, ist vermutlich einer der letzten in dieser unterbrochenen Kette bekannter und berühmter englischer Ärzte, die manuelle Therapie gekannt, gekonnt und gelehrt haben. Er widmete in seinem *Textbook of orthopaedic medicine* einen großen Abschnitt den manuellen Untersuchungs- und Behandlungstechniken. Cyriax beklagte im *British Medical Journal* vom 04.11.1972 den bisherigen Mißerfolg seines Lebens; insofern, als es ihm nicht gelungen sei, die Hochschule davon zu überzeugen, manuelle Diagnostik und Therapie wieder in ihren Lehrbereich aufzunehmen. Dies schrieb er im übrigen zur gleichen Zeit, als mir am 29.11.1972 der erste Lehrauftrag für manuelle Medizin an einer deutschen Universität, und zwar in Münster/Westfalen, erteilt wurde.

Cyriax wies darauf hin, daß dieser Mangel an medizinischer Ausbildung zur Ausbreitung aller Arten von Laienbehandlern geführt habe, die glücklich seien, dort einspringen zu können, wo die Ärzte versagen.

Nicht anders äußerte sich Freund Karel Lewitt, seinerzeit Neurologe an der Universität Prag, im Schlußwort seines 1973 erschienenen Buches *Manuelle Therapie:*

> Nur dann, wenn der Student schon an der Universität über diese wichtige und sehr attraktive Behandlungsmethode informiert wird, können wir den Nachwuchs junger und aktiver Ärzte sichern, die dann auch Träger des weiteren Fortschrittes sein werden. Und nur dann, wenn wir den enormen Bedarf für diese schlichten und physiologischen Behandlungsmethoden mit gut ausgebildeten Ärzten decken können, wird es möglich sein, die pfuschenden Laienpraktiker auf die Dauer auszuschließen und dieses Gebiet, wie es seiner Bedeutung entspricht, in die offizielle Medizin einzugliedern.

Man verzeihe mir diese kurze geschichtliche Rückerinnerung. Sie möge einen Eindruck vermitteln von der ungeheuren Spannweite zwischen Unkenntnis, Verachtung und Verdammung dieser Heilmethode über mehrere Jahrhunderte und ihrer heutzutage erfolgenden und z.T. schon vollzogenen wissenschaftlichen Anerkennung im Lauf von wenigen Jahrzehnten.

Mein Weg zur manuellen Medizin: die Verbindung mit Lars Björn Sandberg

Nun ist mir als Gründer der ersten Klinik für manuelle Therapie (in Hamm/NRW) die Aufgabe zugefallen, einen Beitrag zur Geschichte der manuellen Medizin in Deutschland zu liefern.

Ein solcher Beitrag – ohne historische Distanz – kann nur stark biographisch unterfüttert sein. Es geht mir hier wie meinem zu früh verstorbenen Freund und langjährigen Mitstreiter Freimut Biedermann:

> Wenn auch die Geschichte unserer Vereinigung keine „große" Historie ist, so ist sie doch für uns alle, besonders für die, die von Anfang an dabei waren, ein Stück unseres eigenen Lebens (Biedermann 1974).

So werde ich manches berichten, was für die Geschichte der manuellen Medizin in Deutschland sicherlich unwichtig ist. Doch der Leser wird kaum eine nüchterne Aufreihung von Daten erwarten. Ich möchte daher behilflich sein, immer wieder den Hintergrund zu erhellen, um das mühsame, ja zu Beginn äußerst riskante, und oft überschießende persönliche Engagement nachvollziehbar und schließlich als das erkennbar zu machen, was zum Erreichen des Zieles notwendig war.

Hatte ich zunächst überhaupt ein Ziel?

Nein, wenn es nicht das Verlangen war, meinem Mangel an therapeutischer Effizienz und der darin begründeten Unzufriedenheit abzuhelfen. So abonnierte ich schon als Student in München die Zeitschrift *Hippokrates*, seinerzeit ein naturheilkundlich orientiertes Blatt, und bezog seit meinem medizinischen Staatsexamen vom 1. Erscheinen an das *Biologisch-medizinische Taschenbuch* (1. Auflage 1936, herausgegeben von Prof. Dr. Martin Vogel in Dresden, Hippokrates, Stuttgart). Es war eine Fundgrube für den schulmedizinisch ausgebildeten jungen Arzt. Und hier hatte ich mir einen Beitrag über Chiropraktik von Alice Schaarschuch, Heilgymnastin (!) in Dresden rot angestrichen. Die Autorin vermerkte damals schon, wenn auch mit anderen Worten, vertebroviszerale, wie umgekehrt viszerovertebrale Zusammenhänge. Hierzu bemerkte der Herausgeber M. Vogel in einer vorsichtig distanzierenden Anmerkung, daß diese Theorien „in ärztlichen Kreisen verständlicherweise den größten Bedenken begegnen werden", daß aber „ein berechtigter Kern dahinterzustecken" scheine, „der einer ernsthaften vorurteilslosen Nachprüfung wert ist".

Aufgrund angeborener Begeisterungsfähigkeit und Neugierde war ich sofort gefesselt und nahm mir vor, diese Methodik irgendwann einmal kennenzulernen. Aber wie und wo?

Deutschland war von aller Welt abgeschlossen, und dann kam der Krieg, aus dem ich schließlich als englischer Kriegsgefangener nach Velbert verschlagen wurde. Hier lief ich fast täglich an einem Praxisschild vorbei: „W. Peper, Chiropraktor".

Der Zufall hatte mir wieder einen Wink gegeben. Schließlich landete ich als Kriegsgefangener in Hamm, das mir kaum dem Namen nach bekannt war. Hier hatte ich in der Argonner Kaserne die unglücklichen Angehörigen einer in den Diensten der ehemaligen deutschen Wehrmacht stehenden polnischen Truppe sowie Arbeitskompanien deutscher Kriegsgefangener als Arzt zu betreuen. Mehr und mehr suchten mich auch deutsche Zivilisten als Patienten in der Kaserne auf, und dabei hatte ich das erste ärztliche Schlüsselerlebnis.

Ein junger Mann erschien mit allen Symptomen einer schweren Gallenkolik. Als ich ihm eine Morphiumspritze geben wollte – etwas anderes stand mir nicht zur Verfügung – wehrte er sich mit größter Hartnäckigkeit, denn kein Arzt wisse etwas anderes als diese Betäubungsspritzen.

Dadurch werde es auf die Dauer nur immer schlimmer.

Ich solle mir „etwas anderes einfallen lassen". Ich war zunächst ratlos. Doch da besann ich mich auf eine Notiz, die ich wohl irgendwo in der Kriegsgefangenschaft gelesen hatte. Es handelte sich um den russischen Forscher Wischnewski, der Novocain an den Grenzstrang injizierte. Ich tastete bei dem Patienten den Rücken ab, fand ein hoch schmerzhaftes Segment im mittleren Brustwirbelsäulenbereich rechts und injizierte hier paravertebral Novocain. Ich erlebte einen geradezu dramatischen sekundenschnellen Zusammenbruch des gesamten Krankheitsbildes. Der Patient selbst war fassungslos und in seiner Physiognomie kaum wiederzuerkennen. Er hat nie wieder eine Kolik bekommen, und er blieb anhänglich über Jahrzehnte. Denn er litt außerdem seit einem schweren Schädeltrauma an intensiven Kopfschmerzen und häufigen synkopalen Ohnmachten. Das jahrelange fast verzweifelte Suchen nach der Ursache verhalf mir schließlich zu weiteren wesentlichen Erkenntnissen und dem Patienten zur Befreiung von seinen Schmerzen (Gutmann u. Tiwisina, 1959, Hippokrates).

Doch in diesem soeben geschilderten Augenblick hatte ich ahnungslos mein erstes „Sekundenphänomen" entdeckt. Als mir wenige Tage später mein Zahnarzt das Büchlein *Krankheit und Heilung anders gesehen* von Ferdinand Huneke ins Wartezimmer reichte, war ich wie elektrisiert. Ich begab mich in meiner inzwischen etwas zerfledderten Uniform auf schnellstem Wege zu Huneke, der in Düsseldorf in einer halb zerstörten Werksanlage sein Impletol spritzte. Um seine Techniken kennenzulernen, ließ ich mir von ihm wegen meines während des Wehrdienstes erworbenen Ohrensausens unzählige Injektionen verabfolgen – ohne Wirkung. Es verblieben viele Jahre der freundschaftlichen Verbundenheit. Nach seinem allzu frühen Tod dankte ich Ferdinand Huneke an seinem Grabe im Namen des ZAN.

Die Neuraltherapie oder Heilanästhesie entwickelte sich zu einem unentbehrlichen Bestandteil meines therapeutischen Rüstzeugs, wenngleich sie mich in manch einem Falle im Stich ließ.

Ich muß dies hier deshalb kurz erwähnen, weil kurze Zeit später mein „Intimfeind", Prof. Reischauer, Chirurgische Klinik Essen, in seiner ungezügelten Polemik immer wieder behauptete, daß ich alle Krankheiten aus der laienhaften Sicht der Chiropraktoren behandle.

Es kam zum zweiten ärztlichen Schlüsselerlebnis auf eine höchst eigenartige Weise. An einem Fortbildungsabend des Ärztevereins in Hamm (1949) hielt ein gewisser „Professor" Johannes Velten einen Vortrag über den „Ausdruck menschlichen Leidens in der Kunst".

Dieser Herr Velten war eine sehr bemerkenswerte Erscheinung mit einem wild nach allen Seiten strebenden weißen Haarschopf, wettergebräuntem Antlitz, bekleidet mit Jacke und Pelzmütze der finnischen Armee. Er bekannte sich als Philanthrop und schwedischer Staatsbürger, der schon nach dem 1. Weltkrieg in seiner Heimat eine Hilfsaktion für notleidende Angehörige der geistigen Berufe in Deutschland ins Leben gerufen hatte. Wie sich in unseren späteren Begegnungen herausstellte, war er der Sohn eines General-Arztes der K.-u.-K.-Armee in Prag. Er hatte auf Wunsch seines Vaters einige Semester Medizin studiert, dann aber das Musikstudium aufgenommen.

„Professor" war er von Volkes Gnaden. Er war also ein medizinisch angeschulter Laie. Kurz und gut, am Ende jenes Vortrags in Hamm kam er auf die menschliche Haltung, die Wirbelsäule und unvermittelt auf die Chiropraktik zu sprechen. Seine Diademonstration aus den Museen der Welt endete mit a.-p.-Röntgenaufnahmen der Halswirbelsäule, wie ich sie noch nie gesehen hatte. Sie zeigten in beeindruckender Klarheit die Kopfgelenke in ihrer gesamten Ausdehnung. Velten geriet nun ins Schwärmen über die Heilerfolge eines schwedischen Chiropraktors namens Lars Björn Sandberg, denn von ihm stammten diese Röntgenaufnahmen, und sie seien die entscheidende Grundlage für seine oft ans Wunderbare grenzenden chiropraktischen Heilerfolge.

Velten beendete seinen Vortrag mit einer weiteren Überraschung, nämlich einem virtuos vorgetragenem Violinsolo von Bach.

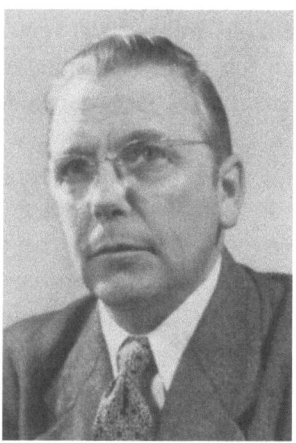

Abb. 3.1. Lars Björn Sandberg († 17.08.1956), Stockholm; Chiropraktor aus der Palmer School in Davenport, dort zeitweilig Privatassistent von B.J. Palmer

Die Reaktion im Kollegenkreise entsprach am ehesten teils einer Art amüsierter Akzeptanz, teils einer irritierten Ablehnung dieser reichlich originellen und schließlich recht verworren werdenden Darbietung. Was bewog mich als einzigen, diese „Sternstunde" wahrzunehmen, als ich Herrn Velten nach seinem Vortrag ansprach und nach Herrn Sandberg und der Herkunft dieser einzigartigen Röntgenaufnahmen fragte? Nichts anderes als mein altes Suchen nach Information zur Chiropraktik. So erfuhr ich, daß Herr Sandberg in Stockholm nach der Methode eines gewissen Palmer jr. aus den USA praktiziere und wegen seiner großen Erfolge gelegentlich von Patienten nach Deutschland gerufen werde. Er, Velten, habe ausgerechnet in Hamm eine zentrale Behandlungsmöglichkeit für Herrn Sandberg organisiert. Ich könne Sandberg also durchaus kennenlernen. Und so kam es, daß einige Monate später Sandberg an die Tür meiner Allgemeinpraxis in Hamm (Markt 12) klopfte und um eine Besprechung bat. Er war von kleiner Gestalt, kein schwedischer Typ, wie man ihn sich vorstellt, hatte ein äußerst fröhliches Gesicht, aus dem mich braune, lebhafte, sehr intelligente Augen offen anblickten (Abb. 3.1).

Er sprach ein sehr gutes, ich ein miserables Englisch. Er wollte von mir weiter nichts als die Erlaubnis, in meinen Praxisräumen „seine" Patienten behandeln zu dürfen. Ich erfaßte rasch die berufspolitische Gefahr einer solchen Abmachung und lehnte ab, fragte Sandberg jedoch, ob er bereit wäre, von mir ausgewählte Patienten meiner Praxis nach meiner Untersuchung und Indikationsstellung und unter meiner Verantwortung chiropraktisch zu behandeln. Er war dazu bereit, und so nahm eine Entwicklung ihren Anfang mit damals für mich unabsehbaren Folgen. Bei dem gemeinsamen Mittagessen im Hotel Buschkühle versuchte ich dann, von Sandberg etwas über Grundlagen und Methodik seiner chiropraktischen Untersuchung und Behandlung zu erfahren. Seine Erklärung, daß er nur den 1. oder 2. Halswirbel behandle und gleichwohl Erfolge im Bereich der übrigen Wirbelsäule und des Beckens erziele, war für mich völlig unverständlich, so sehr, daß ich eine Zusammenarbeit abgelehnt hätte, wenn nicht Neugierde und Wissensdrang überwogen hätten. Ich bat um eine Erklärung dieses Phänomens. Als wir uns nun in diesem schwierigen Terrain sprachlich kaum noch zu verständigen wußten, nahm Sandberg seinen Taschenkamm, lehnte ihn schräg an eine Streichholzschachtel und legte darauf quer einige Streichhölzer hintereinander. Sie sollten die Wirbel und die Wirbelsäule darstellen. Er schnippte leicht mit dem Finger gegen das höhere Ende des Kammes, und siehe da, die Streichholzwirbel gerieten alle in Bewegung. So wurde mir die über die Kopfgelenke ausgelöste Fernwirkung zum ersten Male demonstriert, nicht gerade überzeugend. Aber ich war „wild" entschlossen, dem „berechtigten Kern, der dahinter stecken" mochte (M. Vogel), auf die Spur zu kommen.

Mit einem schriftlichen Vertrag wurde Sandberg ein in meiner Praxis angestellter Chiropraktor, der unter meiner Verantwortung tätig werden sollte. Alle 6–8 Wochen erschien er aus Stockholm und behandelte meine Patienten, die von zahlreichen Ärzten, auch von mir, erfolglos behandelt worden waren und bei denen mir eine chiropraktische Behandlung aufgrund des klinischen Bildes angezeigt erschien. Die geradezu kriminalistische Sorgfalt, mit der Sandberg die Röntgenbilder analysierte, und die Exaktheit und Feinheit seiner darauf abgestimmten Behandlungstechnik waren eindrucksvoll. Kein Wunder, war er doch früher Kriminalkommissar in Stockholm gewesen.

B. J. Palmer (Davenport, USA) hatte ihn von seiner unheilbaren ophthalmoplegischen Migräne befreit. Dieses Selbsterlebnis hatte ihn veranlaßt, unmittelbar danach seinen Beruf an den Nagel zu hängen und Palmers Schüler zu werden, einer der besten, vielleicht der beste. Denn sein geschulter kritischer Verstand sagte ihm, daß hinter dieser Heilmethode sehr viel mehr steckte als das, was Palmer und er anzubieten hatten. Jahre später, als wir Freunde geworden waren und ich in der funktionsanalytischen Röntgendiagnostik der Kopfgelenke sattelfest erschien, vertraute er mir an, daß diese Methode in die Hand der Ärzte gehöre und daß sich dann eine gewaltige Entwicklung anbahnen werde, von der ich mir heute noch keine Vorstellung machen könne. Er wies mich nur in die Analyse des Röntgenbildes ein. Seine Behandlungstechnik durfte er mir nicht erklären. Ich bestand aber auf meiner Anwesenheit während Untersuchung und Behandlung und erlernte so die manuelle Impulstechnik an Atlas und Axis nach der sog. HIO-Methode. Seine Verschwiegenheit bewahrte Sandberg allerdings nicht davor, wegen Verrates mit Schimpf und Schande aus der ECU (Europ. Chiropr. Union) ausgeschlossen zu werden (vgl. Schriftwechsel Dreyer–Gutmann, S. 89 ff.).

Ich konnte einem ähnlichen Schicksal, nämlich dem Entzug der ärztlichen Approbation, die seinerzeit – wohl auch aufgrund der pausenlosen Attacken durch Reischauer – im Ärzteverein erwogen und diskutiert wurde, nur entgehen, weil ich mit dem Laien Sandberg nicht „zusammengearbeitet", sondern ihn als meinen Angestellten, wie etwa einen Masseur, mit allen Konsequenzen beschäftigt hatte.

Zwei Kollegen gaben mir damals Rückendeckung: der Internist Weber überraschte in der hitzigen Auseinandersetzung mich und meine Gegner mit dem Hinweis, man solle mich doch gewähren lassen, ich würde mir meine Hörner schon abstoßen oder aber vielleicht etwas Brauchbares dabei zustande bringen. Der Röntgenologe Lothar Bamberg am Knappschafts-Krankenhaus in Hamm hatte keinerlei Bedenken, Sandberg in dem von ihm geleiteten Institut röntgen zu lassen. Im Gegenteil, er war außerordentlich beeindruckt von der unbekannten Aufnahmetechnik und den damit erzielten hervorragenden Röntgenbildern. Ohne diese Bilder hätten wir nicht behandeln können. Als Dank verlieh das Ärzteseminar Hamm (FAC) der DGMM 1973 zu ihrem 20jährigen Gründungsjubiläum die goldene Ehrennadel an L. Bamberg.

Sandberg konnte in seiner schwedischen Heimat keinen Röntgenologen finden, der bereit gewesen wäre, für ihn nach der Palmer-Technik zu röntgen. Er beschaffte sich daher insgeheim eine Siemens-Röntgenkugel und stellte damit erstaunlich gute Röntgenbilder selbst her. Er tat dies verbotenerweise und wurde dafür mehrfach mit zunehmend höheren Geldbeträgen bestraft. Dies war einer der Gründe, die ihn bewogen, dem Ruf nach Deutschland immer wieder zu folgen.

Er wußte aber auch, was seine Therapie wert war, und er verlangte schließlich von meinen Patienten ein für die damalige Zeit ungewöhnlich hohes Honorar. So erinnere ich mich, daß ich in einem Jahr meinem Angestellten Sandberg mehr Honorar zahlten mußte, als ich in diesem Jahr in meiner Praxis selbst verdient hatte.

Ich erwähne dies hier deshalb, weil – wie wir noch sehen werden – in dem „Krieg", den Reischauer gegen mich führte und schürte, diese Honorarsätze für ihn eine höchst willkommene Munition darstellten.

Lars Björn Sandberg und Lothar Bamberg leben nicht mehr. Ihre Verdienste um die Entwicklung und somit die Geschichte der manuellen Medizin sollen hiermit anerkannt werden und unvergessen bleiben.

Die Verbindung mit Freimut Biedermann und ihre Initialzündung in der Entstehung der FAC

Freimut Biedermann, geb. 1915 in Saulgau in Württemberg, Facharzt für Chirurgie, u.a. auch Schüler von Sauerbruch und Zukschwerdt, war Anfang der 50er Jahre Assistenzarzt am Kreiskrankenhaus in Waldsee (Württemberg), später in einer Allgemeinpraxis in Stuttgart niedergelassen. Er ist am 16.01.1983 gestorben. In einem Nachruf der DGMM und in seiner eigenen Darstellung der „Entstehung, Entwicklung und wissenschaftlichen Arbeit der FAC" (heutiges Ärzteseminar Hamm der DGMM) (*Manuelle Medizin* 1974/5) soll versucht werden, dem entscheidenden Beitrag Biedermanns zur Geschichte der manuellen Medizin (seinem Lebenswerk) annähernd gerecht zu werden.

Aus dem Nachruf der DGMM*

Durch Zufall lernte der junge Chirurg Biedermann im Krieg durch W. Peper die Chiropraktik kennen. Auch sein späterer Chef Zukschwerdt war in der Gefangenschaft auf diese Heilmethode aufmerksam geworden. Es entwickelte sich eine Zusammenarbeit – ergänzt durch Emminger und Zettel – die in der Monographie *Wirbelgelenke und Bandscheibe* (1955, 1960) ihren Niederschlag fand.

Aus dieser Zeit stammt von Biedermann der Begriff „Blockierung". Sein Aufsatz „Grundsätzliches zur Chiropraktik vom ärztlichen Standpunkt aus" (1954, 7 Auflagen) markierte den Ausgangspunkt der Bemühungen, die außermedizinische Handgriffmedizin medizinisch-wissenschaftlich zu erforschen und sie integrierfähig für ärztliches Handeln zu machen. Biedermann hat diese Entwicklung wesentlich mitgeprägt. Er spielte eine maßgebliche Rolle bei der Gründung der FAC und gehörte ihrem Vorstand für Jahrzehnte an. 1967 übernahm er die Schriftleitung der *FAC-Informationen* und ließ aus einem kleinen verbandsinternen Mitteilungsblatt die Zeitschrift *Manuelle Medizin* werden. Die „Wirbelsäulenreihe" des Hippokrates-Verlages mit den Referatebänden hat er auf den Weg gebracht und vieles mehr.

(Es war 1957 während einer wissenschaftlichen Arbeitstagung der FAC in Freudenstadt, als wir – Biedermann, Gutmann, Heine und Junghanns – uns über Publikationsmöglichkeiten zur Wirbelsäulenforschung unterhielten. Wir faßten den Plan, die Reihe *Die Wirbelsäule in Forschung und Praxis* zu gründen.

In dieser Reihe sollten Monographien, wichtige Kongreßvorträge und Referate des internationalen Schrifttums erscheinen.

Junghanns übernahm die Organisation und Herausgeberschaft.

Biedermann wurde der erste Schriftleiter und blieb es bis 1981. Der 1. Band erschien 1956. Inzwischen sind über 100 Bände veröffentlicht worden. Die FAC hat mit jeweils 7000–8000 DM Zuschuß das Erscheinen der ersten beiden Bände, und somit den Start dieses inzwischen international anerkannten Standardwerkes überhaupt erst ermöglicht.)

„Es gibt nichts Gutes, es sei denn man tut es", war Biedermanns Devise. Aus dieser Nüchternheit stammt seine rauhbeinige Abwehr gegenüber jedweder Ehrung oder sonstigen „Sprüchen". Er brauchte das Rampenlicht nicht und

---

* H. D. Wolff in *Manuelle Medizin* 1983; meine ergänzenden Bermerkungen hierzu sind in Klammern eingefügt.

mied eher die Öffentlichkeit. Daher kennt die jüngere Generation ihn fast schon nicht mehr.

Nicht anders erging es den Pionieren der manuellen Medizin, den Brüdern Dietrich und Albert Cramer in Hamburg, deren Verdienste in schon beschämender Weise heute vergessen sind.

Freimut Biedermann: sein Rückblick auf 20 Jahre FAC

Freimut Biedermann hätte nun sehr viel zur Geschichte der manuellen Medizin selbst zu sagen, denn er gehört zu ihren frühen Pionieren. Wir müssen uns leider auf seinen Beitrag zum 20jährigen Jubiläum der FAC vom 01.12. 1973 in Auszügen beschränken.*

Die Thematik verlangt aber wohl, die Geschichte der FAC im Zusammenhang mit der Entwicklung der Heilkunde unserer Zeit zu sehen, also aus einem gewissen Abstand, und dabei jene Persönlichkeiten gebührend zu würdigen, die die Geschichte verschoben haben, weil sie Wegbereiter und Initiatoren, auch für die FAC, waren. Eigentlich verdienen alle, die an der Entwicklung der manuellen Medizin teil hatten, sei es theoretisch oder praktisch, in diesem Zusammenhang genannt zu werden. Da die Entstehung der FAC die Entwicklung und die wissenschaftliche Arbeit der manuellen Medizin in Deutschland widerspiegelt, sollten wir, anstatt zu fragen, wer schon „ab ovo" dabei war, zunächst lieber formulieren: Wer hat den Boden vorbereitet, daß die FAC überhaupt initiiert werden konnte? Aber auch wenn man diese Frage stellt, müßte man weit in die Medizingeschichte zurückgreifen: ist es aber nicht wie bei vielen Dingen unseres Lebens und Strebens, daß sie in der Luft liegen und sich eines Tages kondensieren, erst mit wenigen Tropfen, denen schließlich viele nachfolgen, daß sie dann zu einem Fluß werden, oder auf eine kurze Formel gebracht: Auch die Zeit zur Gründung der FAC war vor 20 (heute vor 35) Jahren einfach reif. Bevor ich skizziere, wie es zur FAC kam, eine Rückblende in Form einer „Rahmengeschichte":

Der 2. Weltkrieg führte auch in der Medizin Menschen aus verschiedenen Bereichen zusammen. Die manuelle Medizin, die unter dem Namen „Chiropraktik" und „Osteopathie" jeweils von Nichtmedizinern ausgeübt wurde, erhielt durch die besonderen Konstellationen – ich nenne nur die von Mixter und Barr beschriebene Operation des Diskusprolapses – in dieser Zeit neue Aspekte. Deutsche Ärzte bekamen im beruflichen Einsatz aber nicht nur Kontakt mit den Chirurgen, die diese Entdeckung über den Atlantik gebracht hatten, sondern sie erhielten auch von der Chiropraktik genauere Kenntnis. Zukschwerdt erinnerte sich an eine Begegnung mit einem Chiropraktor in Frankreich, als er 1947 in Göppingen viele Patienten mit Diskusprolaps zu behandeln hatte. Ein Patient hatte sich vor der schon angesetzten Operation von einem Chiropraktor behandeln lassen und wurde wesentlich gebessert. Ein anderer, der ebenfalls schon zur Operation anstand, fiel vom Fahrrad und erhob sich schmerzfrei. Dies gab Zukschwerdt den Impuls, sich nun mit der Chiropraktik zu beschäftigen. Auch ich bekam schon Mitte 1944 mit der Chiropraktik Tuchfühlung. Auf einem Hauptverbandsplatz vor Leningrad war Peper in meiner Operationsgruppe Narkotiseur. Er zeigte mir ex juvantibus die Chiropraktik. Auf Anre-

---

* Meine ergänzenden Bemerkungen sind in Klammern eingefügt.

gung Zukschwerdts haben Peper und ich dann später die *Technik der Chiropraktik* verfaßt. Mit einem Vorwort von Zukschwerdt war es das erste Buch über dieses Neuland in deutscher Sprache.

In den Anfangszeiten der FAC spielte es eine große Rolle. Es war auch wesentlich mitbeteiligt an der Aufbereitung des Bodens, der zur Gründung der FAC geführt hat. Es konzentrierte sich nämlich Anfang 1953 um Peper (in USA ausgebildeter Chiropraktor, eben jener Werner Peper, dessen Praxisschild ich in Velbert, Rheinland, begegnet bin, der jetzt in Hamburg niedergelassen war) herum der Kreis der „12 Apostel", die hier in alphabetischer Reihenfolge genannt seien:

Addicks (Oldenburg), Dieckmann (Melle i. W.), Doering (Hamburg), Geiger (Vaihingen), Heine (Berlin), Heineke (Bargteheide), Keck (Stuttgart), Obst (Köln), Schäfer (Bonn), Wilinski (Hamburg), Wolff (Trier), Zimmer (Darmstadt).

(Es waren dies ausnahmslos praktische Ärzte, die unter der Schirmherrschaft des Zentralverbandes der Ärzte für Naturheilverfahren mehrere Kurse absolvierten.) Die meisten von ihnen hatten schon ihre Erfahrungen, entweder mit einem Chiropraktiker oder mit einem Knochensetzer oder gar durch persönliche Erlebnisse mit einer Diskusoperation hinter sich. Zum Teil hatten sich die Genannten schon 1952 (anläßlich der Tagung in Hamm) gefunden und gegenseitig ihre Erfahrungen ausgetauscht, um dann schließlich bei Peper einen Kurs in der Grifftechnik zu machen, auf dem übrigens Jens Doering über die Röntgendiagnostik der Halswirbelsäule berichtet hat.

Es gab aber in der Nachkriegszeit auch noch andere Gruppen, die dieses Vorfeld beakkerten. Albert Cramer berichtet, daß der Schwede Swalöff in Hamburg-Friedrichsberg praktizierte und demonstrierte. Er berichtete auch, daß das Pendant zu den „12 Aposteln" in Norddeutschland ein „Kreis der ersten Stunde" war, dem Prof. Litzner (Wolfenbüttel) sowie die Doktoren Karess (Wolfenbüttel), Hey (Bückeburg), Lehmpfuhl (Hannover), Blume (Bingen) und Prisma (Lübeck) angehörten.

Karl Sell, nach dem Kriege Oberarzt an der Orthopädischen Klinik in Gießen, hatte Griffe den Chiropraktoren abgeschaut. Gutmann bekam 1950 Verbindung mit dem unvergessenen Sandberg, der aus der HIO-Schule des B. J. Palmer stammte. Sicherlich ist damit nur ein Teil derjenigen benannt, die in der Pionierzeit nach dem Kriege sich mit Handgriffen beschäftigten. Meist haben sich die Kollegen ihr berufliches Leben nicht leicht gemacht. Sie sind, wie es Nietzsche einmal in einem anderen Zusammenhang treffend formulierte, „nicht immer bei der Horde geblieben". Die meisten von ihnen nahmen das Odium des Außenseitertums auf sich.

An dieser Stelle sei auch gesagt, daß das Verdienst jener Chiropraktoren, die uns, meist uneigennützig, und deshalb oft im eigenen Lager heftig befehdet, in die Grifftechnik und ihre Gedankengänge eingeführt haben, keineswegs dadurch geschmälert wird, daß wir Ärzte uns mit der Zeit von ihnen abnabelten und die Handgrifftechnik systematisch nach medizinischen Gesichtspunkten durchforschten.

Schon vor dem allgemeinen Aufbruch zeigten aber so profilierte ärztliche Persönlichkeiten wie Gutzeit (Professor für innere Medizin, früher Breslau, jetzt Bayreuth, später Bad Wildungen), Zukschwerdt (Professor für Chirurgie, früher Göppingen, später Hamburg-Eppendorf) und v. Roques (paktischer Arzt in Berlin, nach dem Krieg wegen seiner russischen Sprachkenntnisse kurze Zeit Bürgermeister von Berlin-Lichterfelde, Übersetzer des Buches von Speransky *Grundlagen der Theorie der Medizin*, 1950, Sänger, Berlin) ein ausgesprochenes Gespür dafür, daß in der Chiropraktik eine erfolgversprechende Therapie auf die Entdeckung durch die Medizin wartete. Dies um so mehr, als durch steigende Zahlen von Diskusoperationen die Erkenntnisse über die Diskopathie vertieft wurden. Dies war auch der Grund, warum damals, parallel zu der überschäumenden Begeisterung, in der operativen Therapie des Diskusprolapses endlich eine kausale Therapie treiben zu können, gleichzeitig die kritische, konservative Therapie entstand, und das oftmals „im selben Hause":

Ich habe das in der Zukschwerdt-Klinik selbst erlebt, und wir haben es in dem Buch *Wirbelgelenk und Bandscheibe* (1955, Hippokrates-Verlag, Stuttgart) beschrieben (vgl. S. 26). Gutzeit und v. Roques hatten sich schon sehr früh mit der Handgrifftherapie und deren pathologisch-anatomischen Konsequenzen beschäftigt und – weit vorausschauend – ihren richtigen Kern erkannt. Gutzeit war übrigens der erste Kliniker im deutschen Sprachraum, der auf die entscheidende Bedeutung der Wirbelsäule als Krankheitsfaktor, und zwar in einem damals für absurd gehaltenen Ausmaß, hingewiesen hat (Gutzeit: *Die Wirbelsäule als Krankheitsfaktor*, 1951.) Von Roques publizierte bereits 1939 in Deutschland über die Chiropraktik.

Das Jahr 1952 war das Jahr der dichter werdenden Kontakte zwischen den Ärzten, die sich mit Chiropraktik befaßten. Zwei „Kondensationspunkte" seien hier besonders hervorgehoben: Im März 1952 hielt ich in Plochingen im Rahmen der „Erfahrungsheilkunde" den ersten Vortrag über Chiropraktik. In der Diskussion lernte ich Gutmann kennen. Er berichtete über seine Erfahrungen mit der HIO-Methode. Obwohl ich selbst, beeinflußt durch meine Bekanntschaft mit Illi in Genf, dem ich übrigens sehr viele Einsichten über die Dynamik und Mechanik der Wirbelsäule verdanke, sozusagen „von unten her", nämlich vom Übergang Wirbelsäule–Becken als dem Schwerpunkt der Behandlung ausging. Gutmann und ich also, wenn man so sagen darf, diametrale Gegensätze bildeten, merkten wir rasch, daß wir „am gleichen Strang zogen" und eines Sinnes waren.

Dieses nun schon historische Zusammentreffen von Biedermann und mir kam folgendermaßen zustande:

Im März 1952 machten mich meine Patienten in Hamm darauf aufmerksam, daß am gleichen Abend der Heilpraktiker Heintze aus Wuppertal einen Vortrag über Chiropraktik halten werde. Ich besuchte diesen Vortrag als einziger Arzt und glaubte, Herrn Heintze in einem anschließenden Gespräch klarmachen zu müssen, daß die Chiropraktik doch wohl nur von Ärzten ausgeübt werden sollte. Er machte mich auf eine Tagung der Gesellschaft für „Erfahrungsheilkunde" aufmerksam, die 8 Tage später in Plochingen stattfinden und auf der ein Schüler Zukschwerdts zu diesem Thema sprechen werde. Ich fuhr hin, fand mich in einem Massenforum von Heilpraktikern wieder und hörte mir diesen Vortrag an. Ich war mehr oder weniger bestürzt darüber, daß der Vortragende, Herr Dr. Biedermann, kein Wort über die Notwendigkeit einer Röntgenuntersuchung, zumindest der Kopfgelenke verlor; war ich doch ein bis dahin einseitig geschulter Manualtherapeut der oberen HWS.

Ich sprach des längeren zur Diskussion, gebläht von meinen jungen Kenntnissen und schonte den Redner nicht. Als ich den Wirtshaussaal verlassen wollte, rief mich Biedermann an seinen Tisch etwa mit den Worten: „He, Sie, woher kommen Sie eigentlich?"

Wir tranken ein Bier, diskutierten und wurden von Stund an Freunde. Es kam zu mancherlei weiteren Begegnungen, u.a. in der Anwesenheit von Sandberg (Stockholm), ein andermal von Illi (Genf), den beiden profiliertesten Antipoden der damaligen Laienchiropraktik. Wir kannten keine Berührungsängste; denn was wir von diesen beiden menschlich integeren und sachlich hochqualifizierten Männern erfuhren und mit ihnen als Therapeuten erlebten, war so neu, so aufregend, ja gelegentlich so dramatisch, daß Wissensdrang und ärztliches

Gewissen etwaige berufspolitische Bedenken gar nicht erst hochkommen ließen. Es waren Sternstunden, die nie wiederkehren würden. Statt vieler Worte mögen dem Leser die folgenden Krankengeschichten Eindruck von der geradezu erschütternden Eröffnung völlig neuer Einblicke in das menschliche Krankheitsgeschehen vermitteln.

R. C., weiblich, 4 Jahre.
Familienanamnese: Geburt ohne Besonderheiten, Laufen verspätet mit 2 Jahren.
Bei Grippeinfekt Initialkrampf.
EEG o. B. Mit $3\frac{1}{2}$ Jahren weitere Anfälle, die sich schnell häufen. Mit großen Tridionedosen gelegentlich anfallsfrei.
Vor Beginn der Atlasbehandlung täglich 6–12 Salaamanfälle und mindestens 100 Petitmal-Anfälle, Kind kaum ansprechbar, fast stuporös. Röntgen: Atlas dorsal flektiert (superior), links rotiert, links disloziert. Maximale Lordose.
Erste manuelle Behandlung 30.04.1953: Danach keinerlei Medikamente mehr. Wenige Tage nach der ersten Behandlung wesentlich verändertes Aussehen. Das Kind ist lebhaft, interessiert, fröhlich und spielt. Am 1. Tag nach Behandlung Anfälle wesentlich geringer.
Nach 2 Wochen keinerlei kleine, noch 4–6 große Anfälle pro Tag, schließlich 2 Wochen anfallsfrei.
Nach Sturz auf Gesäß sofort Einsetzen der Anfälle und eines Dauersingultus. Erneute Behandlung am 01.06.1953: Danach wochenlang ohne jeden Anfall. Dann einige Tage sehr wenige Anfälle, darauf wieder anfallsfrei. Das Kind ist in 6 Wochen um 10–12 cm „gewachsen". Es ist jetzt lebhaft, spielt und erzählt. Die Familie blüht auf. Röntgenkontrolle am 03.06.1953 zeigt Normalisierung der Atlasposition, völlige Aufrichtung der Lordose nach knapp 5 Wochen, die als Symptom der Streckung der ganzen Wirbelsäule das „Wachsen" um 12 cm in 6 Wochen erklärt, darüber hinaus aber auch das Ausmaß der Kopfhalteschwäche bei der ersten Untersuchung erkennen läßt, wo der Kopf nur in leichter Extensionshaltung balanciert gehalten werden konnte.
Die Patientin war zum Zeitpunkt der 2. Publikation 18 Jahre alt, seither ohne Beschwerden (1. Veröffentlichung 1953/54: *Therapiewoche* 19/20).

G. A., weiblich, $10\frac{1}{2}$ Jahre. Eigene Tochter.
Außer leichten Kinderkrankheiten bisher gesund.
1949 aus der oberen Etage eines 2stöckigen Bettes gefallen. Etwa 1 Jahr später zunehmende Veränderung, ständiges Kränkeln, Stillstand des Wachstums, blaß, mager, Appetitlosigkeit, nervös, sehr schlechte Haltung, Kollapsneigung, Kopfschmerzen morgens und in den letzten Schulstunden, Magenschmerzen, Übelkeit, öfter Erbrechen, schlechtes Einschlafen, unruhiger Schlaf, Kopfhaar geht büschelweise aus, und zwar nur an der rechten Hinterkopfseite.
Bestürzung in der Familie entsteht, als das Kind plötzlich unter starken Gleichgewichtsstörungen zu leiden beginnt.
Röntgenaufnahmen HWS: Atlasverschiebung nach anterior, superior und rechts.
November 1951: erste manuelle Behandlung durch Sandberg. Danach leichte Besserung, jedoch nicht durchgreifend.
Februar 1952: heftige Stürze beim Rodeln, danach auffallende Verschlimmerung: abendliche Temperaturerhöhungen, die nicht zu erklären sind, Zunahme der Gleichgewichtsstörung, Übelkeit, sehr starke Kopfschmerzen, Leibschmerzen, gelegentlich leicht blutige Stühle. Zunehmende „Lahmheit" im Rücken, kann sich eines Tages nur mit fremder Hilfe erheben, muß beim Laufen gestützt werden.
Für die Familie äußerst alarmierender Zustand.

Am 27.02.1952: Röntgenaufnahmen zeigen Atlas noch stärker verschoben. Zweite Behandlung: noch am selben Tag fühlt sich das Kind frisch, Lahmheit und Schwäche und Gleichgewichtsstörungen sind völlig verschwunden.

März 1952: 3wöchiger Kuraufenthalt; gute Erholung, aber immer noch Kopfschmerzen. Dritte Behandlung. Danach schnell zunehmende Besserung bis zur völligen Beschwerdefreiheit. Kein Haarausfall mehr. Das Kind wächst stark, hat einen enormen Appetit. Die letzten Röntgenkontrollen zeigen eine weitgehende Normalisierung der Atlasposition und der zuvor hyperlordotischen HWS-Statik (1. Publikation 1953/54, *Therapiewoche* 19/20).

K.R., weiblich, 29 Jahre.

Trauma: 1944 Einsatz bei der Wehrmacht. Eine eiserne Falltür ist ihr auf den Kopf geschlagen. Einen Tag bewußtlos.

Brückensymptome: Schwindel, Kopfschmerzen.

Jetziges Syndrom:
a) zervikal: Nackenschmerzen, Armneuralgien, Parästhesien der Finger, Neuralgie Trigeminus II rechts.
b) statisch: geringe intermittierende Kreuzschmerzen.
c) dienzephal: Anorexie, Abmagerung, ständiges Frieren, Wetterempfindlichkeit, Menorrhagie, Dysmenorrhoe, Polydipsie, Depressionen, Angstzustände, Minderwertigkeitsgefühle, schwere Gedächtnis- und Konzentrationsstörungen, Neurodystrophie: Zahnverfall, Haarausfall, Fingernägel brechen, andauernder Kopfschmerz, Schlaflosigkeit.

Bisherige Therapie erfolglos, einschließlich einer seit 7 Monaten durchgeführten neurologisch-psychotherapeutischen Behandlung.

Röntgen der HWS: Atlas superior und links verschoben bei gleichzeitiger Rotation nach links.

Einmalige manuelle Impulsbehandlung des Atlas nach der HIO-Methode am 20.04.1954. Danach sofortiges Aufhören der Kopfschmerzen und der Schlaflosigkeit. In der nächsten Woche verschwinden alle Symptome, einschließlich der dystrophischen Störungen. Nimmt Arbeit an. Lediglich Gedächtnis und Konzentration lassen noch zu wünschen übrig (1. Publikation *Deutsche Medizinische Wochenschrift* 1955, 80/41).

Wen wundert es, daß man angesichts solcher Erlebnisse anhaltender Heilungen durch nur wenige gezielte Handgriffe nicht schweigen konnte, ja nicht schweigen durfte.

„Suggestionen" und „zufällige Selbstheilungstendenz" waren damals die Schlagworte, mit denen die Kritiker ihre zunehmende Beunruhigung abzublocken pflegten. Naturgemäß stand aufgrund unserer unterschiedlichen ersten „Impfung" bei Biedermann das Becken mit den Iliosakralgelenken, bei mir der Bereich der Kopfgelenke im Vordergrund unseres Eindringens in die noch unerschlossenen Geheimnisse der Wirbelsäulenfunktionsstörungen.

Die Gründung einer ärztlichen wissenschaftlichen Gesellschaft

Wir beschlossen, eine ärztliche wissenschaftliche Gesellschaft zu gründen. Seinerzeit konnten wir kein anders Forum finden als das der „Gesellschaft für Erfahrungsheilkunde" unter der rührigen Unterstützung des unvergessenen

Verlegers Karl Friedrich Haug (damals in Saulgau, der Geburtsstadt von Freimut Biedermann). So kam es – veranstaltet von der Gesellschaft für Erfahrungsheilkunde – am 01.11.1952 in Hamm zur ersten Tagung, die fast ausschließlich der Chiropraktik gewidmet war. An sie erinnerten sich die Teilnehmer – mit dem unterschwelligen Ton des Dabeigewesenseins – bald als die „Durchbruchsschlacht der Chiropraktik".

Über 300 Teilnehmer waren anwesend. Darunter – zum letzten Male – viele Heilpraktiker, jedoch viele Ärzte, die von hier aus untereinander Verbindung aufnahmen und die zu den Gründungsmitgliedern der späteren FAC zählten; so auch die Brüder Dietrich und Albert Cramer aus Hamburg. A. Cramer ergriff die Initiative und organisierte schließlich die Gründungsversammlung am 03.12.1953 in Hamburg im Rot-Kreuz-Krankenhaus (s. Kap.1).

Biedermanns Vortrag in Hamm „Grundsätzliches zur Chiropraktik vom ärztlichen Standpunkt aus" wurde vom Haug-Verlag als Broschüre herausgegeben und erlebte mehrere Auflagen, u.a. auch in englischer Übersetzung. Meinen damals in Hamm gehaltenen ersten Vortrag „Die obere Halswirbelsäule im Krankheitsgeschehen", in dem ich über die Erfahrungen mit der HIO-Technik bei 600 Patienten berichtet hatte, bot ich Prof. Nonnenbruch in der Weserbergland-Klinik Höxter zur Veröffentlichung an. Nonnenbruch hatte 1953 gemeinsam mit seinem Oberarzt Dr. Groß die Zeitschrift *Neuralmedizin* im Hippokrates-Verlag gegründet. Dies war wohl 30 Jahre zu früh, wie sich zeigen sollte. Die allgemeinen medizinischen Kenntnisse und die Akzeptanz auf diesem Gebiet waren noch nicht reif genug. Außerdem existierte als eine Art Konkurrenz die Zeitschrift *Acta Neurovegetativa*. Die Annahme meines Vortrags war eine mutige Tat der Herausgeber, auch wenn sie sich in einer Fußnote vorsichtig distanzierten:

> Das Herausgeber-Kollegium und die Schriftleitung sind sich der Problematik in diesem Falle völlig bewußt. Sie halten sich aber für verpflichtet, auch diese Methode zur Kenntnis ihrer Leser zu bringen, um eine kritische Überprüfung zu ermöglichen.

Das Impressum dieser Zeitschrift mit den berühmten Namen seiner Herausgeber und Schriftleiter verdient es, hier im Originaldruck wiedergegeben zu werden.

Neuralmedizin

Zeitschrift für Theorie und Praxis neuraltherapeutischer Verfahren

Herausgeber: F. Dittmar, Glotterbad b/Freiburg; F. Huneke, Düsseldorf; W. Huneke, Balingen; M. Kibler, Heilbronn a. N.; W. Kohlrausch, Marburg; H. Lampert, Höxter; W. Nonnenbruch, Höxter; K. R. v. Roques, Berlin; H. Siegmund, Münster; A. Slauck, Aachen; L. Zukschwerdt, Bad Oeynhausen.

Schriftleitung: W. Nonnenbruch, Höxter, und D. Gross, Höxter

HIPPOKRATES-VERLAG MARQUARDT & CIE., STUTTGART-S

| 1. Jahrgang | Mai 1953 | Heft 1 |

Dieser Vortrag und seine Veröffentlichung waren ein Bekenntnis zur Chiropraktik und ihren Vätern. Dies mußte um so provozierender wirken, als ich mich zunächst zur exponiertesten Spielart der Chiropraktik, der sog. HIO-Methode bekannte. Ihr lag die Auffassung zugrunde, daß biomechanische Störungen im Bereich der Kopfgelenke von einer geradezu beherrschenden klinischen Bedeutung seien, von der wir Mediziner bislang überhaupt keine Vorstellung hatten.

HIO („hole in one") ist übernommen aus der Spitzenleistung im Golfspiel, mit einem Schlag ins Loch zu treffen. In englischer Lautmalerei wurde daraus gerne ein „whole in one" gedeutet, d.h. das Ganze (Krankheitsgeschehen) an einem Punkt, mit einem Handgriff zu bewältigen; dazu der Titel von B.J. Palmers Monographie (1934) *The subluxation specific – the adjustment specific. An exposition of the cause of all disease.*

Die Beobachtung der überraschenden Erfolge bei meinen ersten 600 von Sandberg behandelten Patienten verpflichtete mich, den utopischen und jeden Arzt abschreckenden Anspruch Palmers auf seinen echten Kern, den Wahrheitsgehalt, der darin verborgen sein mußte, zu überprüfen.

Mir schwebte dabei vor, wenn sie der Überprüfung auch nur einigermaßen standhalten sollte, die manuelle Therapie nicht nur endgültig in meine ärztliche Tätigkeit zu übernehmen, sondern sie irgendwann in ferner Zukunft in die medizinische Wissenschaft zu integrieren.

Als ich die Diagnostik und manuelle Therapie der Kopfgelenke begriffen hatte und beherrschte, sagte mir Sandberg eines Tages, daß dies Folgen haben werde für die Medizin, die ich heute noch nicht abzuschätzen vermöge. Er hat recht behalten. Doch bis dahin war noch ein langer und beschwerlicher Weg.

Die ersten 20 Jahre: 1952–1972

Die Beschwernisse auf dem Wege durch diese ersten 20 Jahre rüttelten infolge geradezu infamer Anfeindungen an der eigenen Überzeugung, Standhaftigkeit und Durchsetzungsfähigkeit. Zum anderen betrafen sie die innere Konsolidierung der FAC.

Schließlich galt es, die manuelle Medizin zu integrieren in das ärztliche Bewußtsein, die ärztliche Praxis und die medizinische Wissenschaft.

Der eigene Weg: persönliche Anfeindung und Gefährdung, Auseinandersetzungen mit der offiziellen Medizin

Die durch Sandberg erzielten Heilerfolge waren immer wieder erstaunlich und gelegentlich dramatisch. Waren sie vielleicht ein suggestiver Effekt, weil ein Therapeut aus dem Ausland, den die Aura großer Erfolge umgab, behandelte?

Doch als ich die röntgendiagnostische Methodik und die darauf abgestellte manuelle HIO-Technik einwandfrei beherrschte (seit 1953), waren die Erfolge die gleichen. Sie stellten für mich eine Herausforderung dar, nicht nur als Arzt, sondern auch als naturwissenschaftlich erzogener Mediziner.

Ihr hatte ich mich zu stellen. Dazu kam wohl Veranlagung und familiäre Tradition. Denn sowohl mein Großvater mütterlicherseits als auch mein Vater hatten die Grenzen ihres eigentlichen Fachgebietes weit überschritten und dabei gegen alle „fachkompetente" Kritik heute noch wirksame Pionierarbeit geleistet, der eine für die wirtschaftliche Entwicklung am Kilimandjaro, der andere für die ethnologische Erforschung der dortigen Bevölkerung. Beiden habe ich wohl das Beispiel von freier Denkungsart und den Mut nicht nur zu eigener Meinungsbildung, sondern auch zu ihrer Vertretung nach außen hin zu verdanken.

Denn eines war mir klar, wir durften uns mit unseren Beobachtungen, Erfahrungen, neugewonnenen Erkenntnissen nicht verstecken. Das waren wir alle, die wir uns damals mit Chiropraktik, wie wir das noch nannten, befaßten, zuallererst uns selber, d.h. der Achtung vor unserem eigenen Tun, schuldig. Natürlich meinte auch ich, in erster Linie zum viel beredeten „Wohl der Kranken" zu handeln und für die Verbesserung der ärztlichen Heilkunde kämpfen zu müssen.

Dies begann mit der offenen Beschäftigung des Chiropraktors Sandberg in meiner Praxis. Sie löste in der Ärzteschaft die ernsthafte Absicht aus, mir die ärztliche Approbation zu entziehen (vgl. S.56). Heute nehme ich an, daß auch die infamen persönlichen Angriffe des seinerzeit berühmten und als Gegner gefürchteten Prof. Reischauer diese Bestrebungen angeheizt haben. Ich hielt nun mehr und mehr Vorträge vor ärztlichem Publikum, z.B. 1953 auf dem Therapiekongreß in Karlsruhe. Diese Vorträge wurden meistens publiziert, nicht nur in der wohlgesonnenen Fachpresse wie den Zeitschriften *Erfahrungsheilkunde* (Haug-Verlag), *Hippokrates* und *Neuralmedizin*, sondern auch in schulmedizinischen Journalen *(Therapiewoche, Deutsche Medizinische Wochenschrift, Zeitschrift für Orthopädie und Grenzgebiete, Medizinische Klinik)*. Unbeirrbar stellte ich dabei die *besondere Rolle der Kopfgelenke*, ihre funktionsanalytische Röntgendiagnostik und ihre darauf abgestellte klinisch so außerordentlich vielseitig wirksame manuelle Behandlung heraus. Sicherlich war ich in meiner ursprünglichen Begeisterung publizistisch wenig geschickt, war wenig einfühlsam in die Bereitschaft der völlig unvorbereiteten Hörer und Leser, diesen damals revolutionären, besser gesagt „unausgegorenen", ja „unzumutbaren" Überlegungen zu folgen.

Ich schoß über das Ziel hinaus. Wie konnte ich bei meinem ersten Vortrag in Hamm (1952) allerdings vor einem bereitwilligen Publikum, dann aber bei dem zweiten in Hamburg (1953) vor einem bis zum äußersten ablehnenden Zuhörerkreis so töricht sein und mit der Tür ins Haus fallen; denn ich berichtete von meinem ersten Schlüsselerlebnis mit dem epileptischen Kind (vgl. S.62). War es da verwunderlich, als der Neurologe und Psychiater Pette mit größter Verachtung und Erregung in der Diskussion nur bemerkte: „Wenn das stimmt, was der da sagt, dann können wir unsere Irrenanstalten gleich schließen."

Doch mein geradezu intimer Gegner wurde schließlich Reischauer. Er heftete sich an meine Fersen wie ein unbeirrbarer Jagdhund. Denn nicht nur, daß ich immer wieder bei unterschiedlichsten Symptomen, die seinerzeit als höchst heterogen galten, Atlas und Axis behandelte („Atlasrummel"), besaß ich auch noch die Dreistigkeit, mich in die Begutachtung von posttraumatischen Syndromen einzumischen. Ich verstieg mich schließlich in einem Gutachten an das Sozialgericht Dortmund (1955) zu folgendem Satz:

„Es kann nicht im Sinne der Rechtsprechung liegen, daß durch sie Ansichten sanktioniert werden, die von einem großen und ständig wachsenden Anteil der Wissenschaftler und Ärzte heute nicht mehr als alleinige Grundlage zur Beurteilung anerkannt werden."

Reischauer entgegnete hierauf (19.10.1955), daß hier die Anhänger der Chiropraktik gemeint seien:

> Die Mehrzahl der Anwender der Chiropraxis, eines an sich höchst primitiven Behandlungsverfahrens, versteht unter ihr aber nicht nur ein Behandlungsverfahren, sondern geradezu eine eigene Wissenschaft über ursächliche (pathogenetische) Zusammenhänge einer unbegrenzten Fülle von Erkrankungen mit vermeintlichen Wirbelverschiebungen, welche von den übrigen ärztlichen Untersuchern nicht bestätigt werden können ... Die Abwehr der wissenschaftlichen Medizin gegen die derzeitige Entwicklung der Chiropraxis richtet sich nicht dagegen, bei bestimmten Schmerzkrankheiten, neben vielen anderen allgemeinen und örtlichen Behandlungsmaßnahmen, auch eine chiropraktische Lockerung reflektorischer Muskelverspannungen bei bestimmten Erkrankungen der Wirbelsäule anzuwenden, sondern gegen die vielerorts aufblühende Pflanze des Chiropraktikers von Beruf mit der Approbation als Arzt.

Reischauer hatte mit dieser von ihm beabsichtigten Bloßstellung des chiropraktisch tätigen Arztes den Kern des Problems freigelegt. Natürlich wollten und mußten wir eine „eigene Wissenschaft" über ursächliche (pathogenetische) Zusammenhänge in Angriff nehmen, wenn wir mit unseren Ansprüchen auf Dauer bestehen wollten. Und für mich gab es darüber hinaus überhaupt keinen Zweifel, daß wir gerade in der Unfallbegutachtung gefordert waren. Denn hier hieß es: Hic Rhodus, hic salta!

Natürlich begab ich mich damit auf den Kriegspfad. Nach und nach schloß sich der eine oder andere aus unseren Reihen an. Auf diesem Kriegspfad befindet sich die manuelle Medizin, trotz zunehmender wissenschaftlicher Anerkennung, auch heute noch und vermutlich für lange Zeit, wenn nicht immer. Dies belebt die bislang und immer noch weitgehend auf die Morphologie eingeengte offizielle Begutachtung von Wirbelsäulenschäden, zwingt uns Manualmediziner zu sorgfältigster Untersuchung, Beweisführung und an fundierter Kenntnis des Schrifttums orientierter Beurteilung, zwingt andererseits den Gegner zur sachlichen Stellungnahme. Denn er wird sich nicht für alle Zeiten erlauben können, unsere Argumente ohne jede Analysierung als die Ausgeburt eines „Nur-Chiropraktikers" ad absurdum führen zu wollen.

Wir müssen uns mit dem Privatkrieg Reischauers gegen die „Chiropraxis" und gegen mich persönlich aus historischen Gründen noch etwas befassen. Denn er ist sehr einseitig in die Literatur eingegangen, ebenso in die Archive der Gerichte. Er hat ein Jahrzehnt lang die Atmosphäre sachlicher Auseinandersetzung vergiftet und endete erst mit dem Tode Reischauers (1963). Es wäre zu billig, posthum den Kriegsschauplatz wieder zu betreten, um die Konfrontation einseitig fortzusetzen.

Aber gerade in dieser damaligen Konfrontation sind die Gegensätze zwischen „Schulmedizin" und der „paramedizinischen" Chiropraktik besonders deutlich artikuliert und wie in einem Brennglas gebündelt worden. Dies ging soweit, daß ich gegen Reischauer wegen Ehrabschneiderei und Verleumdung die Einleitung eines Berufsgerichtsverfahrens beantragt hatte. Mein Antrag wurde nach mehrjähriger Bearbeitung und „vorübergehendem Verlust" der Akten von der Ärztekammer abgelehnt mit der lapidaren Feststellung, daß die Angriffe Reischauers die Grenzen des Erlaubten zwar knapp erreichten und gelegentlich überschritten, daß ich mir als Vertreter einer solch umstrittenen Außenseitermethode dies allerdings gefallen lassen müsse.

Lassen wir die Tatsachen sprechen: Reischauer schrieb 1956 in der Zeitschrift *Deutsches Medizinisches Journal* 7:15 zur Chiropraktik:

> Der akademische Arzt übernimmt erkennbar, wo er sich zum Chiropraktor degradiert, eine nur dem Laienbehandler zu Gesicht stehende diagnostische und therapeutische Eingleisigkeit, seine Privat-Nomenklatur, seine für den Hausgebrauch geschaffene Pathogenese und Privat-Röntgenologie ... Schon der Atlas-Rummel zwingt den kritischen Arzt zur Distanzierung.
>
> Das Schweigen der Mehrheit der Ärzte wird zu Unrecht von denen, die hinter der Zeit zu bleiben wähnen, wenn sie den Rummel nicht mitmachen, als Zustimmung angesehen ...
>
> Diskussionsmöglichkeit und Unterstellung guten Glaubens wird schwer, wenn der gleiche Kollege auf der anderen Seite als Hauptvortragender und als Organisator repräsentativ aufgezogener vieltägiger Kongresse und Lehrgänge für Chiropraktik mit Zulauf aus dem ganzen Bundesgebiet wirkt und ebenso bekannte wie ahnungslose Mediziner von Ruf und Experten der Wirbelsäule als Ehrenvorsitzende oder Vortragende zum wissenschaftlichen Aushängeschild eines Unternehmens so unärztlichen Beigeschmacks macht.

Aus einem Schreiben Reischauers vom 27.06.1957 an einen anfragenden Kollegen:

> Es ist für den Arzt unwürdig, von Aufnahmen nach Sandberg zu sprechen, denn dieser ist ein Nicht-Arzt und völliger Dilettant, dessen Lehre und dessen Atlas von den Atlas-Verschiebungen mit schizophrenen Linien und Einzeichnungen auf Märchen beruht und von allen ärztlichen Sachkennern vernichtend beurteilt wird.

Immer wieder bezogen sich Gutachter und Versicherungen auf die Polemik Reischauers. Es kommt soweit, daß Leser der Gutachten von Reischauer als Rechtsvertreter der Kläger mich in meiner Ehre angegriffen sehen. Ein Anwalt aus Essen, unter dem 17.10.1957: „..., daß im übrigen aus der Form und den Umständen der Äußerungen hervorgeht, daß eine Herabsetzung Ihrer medizinischen Ehre beabsichtigt ist."

Aus einem Schreiben des Verbandes der Kriegsbeschädigten, Kriegshinterbliebenen und Sozialrentner Deutschlands (VdK) vom 02.10.1957 an das Landessozialgericht in Essen: „... muß einerseits beantragt werden, Herrn Dr. Gutmann Gelegenheit zu geben, zu den Ausführungen des Herrn Prof. Dr. Reischauer, welche zweifelsohne für die Berufsehre des Herrn Dr. Gutmann verletzend sind, Stellung zu nehmen."

Ein Ausgangspunkt der persönlichen Kontroverse war wohl auch eine gutachterliche Auseinandersetzung (1954/55), in der Reischauer vor Gericht unterlag.

Ein älterer Beamtenanwärter im Polizeidienst litt nach einem Unfall beim Kampfsport unter einem schweren Zervikozephalsyndrom, das monatelangen ambulanten und klinischen Behandlungsversuchen, z.T. massivster Art, trotzte.

Reischauer hatte den Beamten als schweren Neurotiker, ja Simulanten, begutachtet. Dies führte zur Androhung seiner Entlassung, die schließlich zum 01.01.1955 wirksam wurde. Dieser Mann hatte in einer Klinik Einrenkungsmanöver ungewöhnlicher Art über sich ergehen lassen, nach deren Mißerfolg 31 Tage im Streckbett verbracht, sich schließlich in einer anderen Klinik einer mehr als ungewöhnlichen Operation im Bereich der Brustwirbelsäule (ohne Befund und ohne Effekt) unterziehen müssen.

Als ich diesen Mann, nicht in der ersten und zweiten Sitzung, sondern erst beim dritten Male, wegen einer Atlasblockierung in signifikanter Fehlstellung erfolgreich behandelte, so daß er wieder arbeitsfähig wurde, äußerte Reischauer in einer angeforderten Stellungnahme gegenüber dem Generalstaatsanwalt vom 30.03.1955, daß diese angebliche Heilung des Klägers letztendlich beweise, daß er simuliert habe. Sei er doch genau zu dem Zeitpunkt wieder arbeitsfähig und gesund geworden, als es für ihn existentiell notwendig geworden sei. Der Patient war durch seinen Hausarzt auf Veranlassung eines begutachtenden Neurologen an mich verwiesen worden.

Ich hatte es in den folgenden Jahren als Gutachter immer schwerer. Eine durch Reischauers publizistische und forensische Polemik wesentlich initiierte Verfehmung schien u.a. zu „nun-erst-recht"-versteiften gutachterlichen Gegenäußerungen herauszufordern. Dies führte in einem Falle zu einer wahrhaft grotesken, ja kriminellen Fehlbeurteilung seitens einer Universitätsklinik. Sie erhellt in peinlicher, ja brutaler Offenheit die geradezu verächtliche Einstellung gegenüber uns Chirotherapeuten seitens mancher Gutachter. Bei einem Kriegsversehrten hatte ich durch Röntgenaufnahmen in 3 Ebenen (frontal, sagittal, axial) und durch Schichtaufnahmen einen Granatsplitter innerhalb des Foramen magnum mit labiler Befestigung an der unteren Spitze der linken Okzipitalkondyle nachgewiesen, entgegen den Vorgutachtern, die lediglich aufgrund der üblichen Aufnahmen in 2 Ebenen den Splitter in die Weichteile des Nackens lokalisiert hatten.

Von den gleichen Gutachtern wurde nun in einer Stellungnahme zu meinem Gutachten, ohne daß sie sich mit meinen ihnen vorliegenden Röntgenaufnahmen auch nur befaßt hätten, kategorisch festgestellt, daß der Splitter eben „doch in den Weichteilen des Nackens" säße.

Übrigens konnte man diesen Splitter vom Rachen aus mit dem Finger tasten. Der Kläger, der an unerträglichen Ménière-Anfällen und Kopfschmerzen litt, wurde abgewiesen (publiziert in Gutmann u. Tiwisina 1950). Der Otologe, Prof. Moritz (Hannover), selbst manueller Therapeut, bestätigte meine Diagnose und war bereit, mit einem kleinen Eingriff vom Rachen aus den Splitter zu entfernen.

Doch er konnte bei dem Papienten das verlorene Vertrauen in die Medizin nicht wieder herstellen. Der Mann starb später an einem Darmkarzinom.

So begann meine Tätigkeit als Gutachter vielleicht ein wenig unter dem Motto „nun erst recht" bezüglich meiner Gegner, mehr und mehr aber auch aus eigener Motivierung. Die Fehde zwischen Reischauer und mir entbehrte nicht einer gewissen Tragik, ja grotesken und überflüssigen Fehleinschätzung.

Dies hätte vermieden werden können, wenn ich mich Reischauer in meinem ärztlichen Denken und Handeln erklärt und eröffnet hätte, statt immer wieder zum frontalen Gegenangriff überzugehen, nicht zuletzt auch in persönlichen Anfragen und Briefen, und wenn Reischauer den mehrmaligen Einladungen zu unseren wissenschaftlichen Arbeitstagungen Folge geleistet hätte, wie dies viele „Ahnungslose" (Reischauer) unter den Universitätsprofessoren und Dozenten getan haben, um sich kundig zu machen und um uns in kritischer Distanz in der wissenschaftlichen Wahrheitsfindung behilflich zu sein.

Reischauer wußte nicht, daß ich – wie er – im wesentlichen Neuraltherapeut war (vgl. S. 54), daß ich die von ihm propagierte Novocaintherapie, einschließlich von Stellatumblockaden sowie periduralen, epiduralen und endosakralen Injektionen, beherrschte und fast täglich anwendete, daß mir allerdings die gelegentlichen Mißerfolge bei solchen Syndromen, v. a. zervikozephal-dienzephaler Art, die er als Chirurg und Kliniker sehr viel seltener zu sehen bekam, die Chance der manuellen Therapie gerade der Kopfgelenke förmlich aufzwang.

Eine meiner wesentlichen fruchtbaren und frühen Lektüren galt Reischauers Büchlein über den zervikalen und lumbalen Wirbelbandscheibenvorfall (1949), einem Geschenk von Biedermann. Reichlich zerlesen und mit vielen handschriftlichen Zustimmungen versehen liegt es vor mir. Reischauer hat dagegen meine erste Publikation über die obere Halswirbelsäule im Krankheitsgeschehen (1953) mit Sicherheit nicht gelesen, hätte er doch sonst die grundsätzlich weitgehende Übereinstimmung unserer pathogenetischen Vorstellungen erkennen müssen.

Reischauer (1949): „Zur Auslösung klinischer Zeichen müssen daher andere bestimmende Umstände außer dem Prolaps selbst hinzutreten." Hier brauchen wir das Wort „Prolaps" nur durch das Wort „Wirbelblockierung" zu ersetzen.

Reischauer (1949): „Die Ischialgie ist offenbar eine Resultante aus der Größe des mechanischen Reizes und dem Grad der Reizbarkeit der Nerven." Reischauer hat immer wieder darauf hingewiesen, daß die Reizbarkeit entweder von den peripheren Nerven selbst ausgehen kann oder durch andere periphere oder zentrale Einflüsse bewirkt wird. Nehmen wir statt des peripheren Nerven und seiner Wurzel die Rezeptoren und Nozizeptoren im Bereich des Bewegungssegments, insbesondere der Kopfgelenke, so haben wir es mit der gleichen Situation zu tun. Ich habe dies in einem Schema (s. Abb. 4.10, S. 193) 1984 festgehalten und erkenne erst jetzt in der posthumen Auseinandersetzung mit Reischauer, wie identisch unsere Auffassungen gewesen sind. Reischauer erkannte, daß auch die vermehrte Längsdehnung einer der die Reizbarkeit verstärkenden Faktoren ist.

Reischauer (1949):

> Die zum Ring geschlossene Kette der Ursachen, deren verschieden starke Glieder alle Möglichkeiten einer mechanischen Reizung der „unruhigen" unter den Spinalwurzeln einerseits und alle Möglichkeiten der Beeinflussung der Reizbeantwortung durch den Nerv andererseits umfassen, kann von vielen ihrer Glieder aus verstärkt oder unterbrochen werden. Es wird auf die Erkennung der Bedeutung der Einzelfaktoren im speziellen Fall ankommen, von welcher Seite man am wirksamsten den Ring sprengt.

Genau dies haben wir als „pathogenetische Aktualitätsdiagnose" (1956, 1974, 1984) bezeichnet. Der folgende bekannte Satz Reischauers ist ohne Einschränkung auf die manuelle Medizin übertragbar:*

> Daß aber ein mechanischer (funktioneller) Faktor auch bei endogen oder exogen, also aus ganz anderen Ursachen gesteigerter Reizempfindlichkeit das Alles oder Nichts der Neuralgie erzeugenden Reaktion (des vertebragenen Syndroms) an der Spinalwurzel (im gestörten Segment) lokalisierend bestimmt, ist nicht Ausnahme sondern eher Regel.

Hierzu ein Satz von mir (1953):

> Das vom betroffenen Individuum diesen Störungen entgegengesetzte Anpassungsbestreben und schließlich von ihm erreichbare Anpassungsvermögen erscheint weitgehend definiert durch die jeweilige (konstitutionelle, psychische, vegetative) Ausgangslage und alle zusätzlich früher oder später auftretenden Belastungen sowie durch Grad und Schnelligkeit der in veränderter Statik erfolgenden Fixierung der Wirbelsäule ... Trotz der somit ausdrücklich als relativ gekennzeichneten Wertigkeit des genannten Störungsfeldes ließ sich ein ihm irgendwie wesentlich zugehöriges Krankheitsgeschehen in folgenden Richtungen herausschälen.

Es ist das große Verdienst Reischauers, zur Zeit einer euphorischen Diskotomieära („Bandscheibenrummel", v. Roques 1956) die mechanistisch dogmatische Orientierung der Dinge zurechtgerückt und die multifaktoriell bedingte jeweilige klinische Aktualisierung eines mechanischen Schadens als pathogenetische Vielfalt und therapeutische Orientierung aufgezeigt zu haben.

Ich habe im gleichen Sinne dies als „multifaktorielle Konditionierung" des pathogenetischen Milieus bezeichnet und die darauf aufbauende „pathogenetische Aktualitätsdiagnostik" als Schlüssel zur differenzierten gezielten Therapie gefordert.

---

* Die entsprechenden Begriffe der manuellen Medizin sind jeweils in Klammern angegeben.

Vor allem waren wir uns völlig einig in der Kritik an der röntgenologischen Überbewertung morphologischer, v. a. traumatischer oder degenerativer Veränderungen der Wirbelsäule. Aber gerade hier wurzelte der große Dissens, der bis heute, wenngleich in abgeschwächter Form, die Diskussion immer noch belastet. Die Tatsache, daß selbst gröbste Veränderungen, z. B. im Bereich der HWS völlig bedeutungslos sein können und meistens auch sind, gilt als Argument gegen die Auffassung innerhalb der manuellen Medizin, daß relativ unauffällige funktionelle Störungen und äußerst geringfügige Relations- und Koordinationsstörungen im Röntgenbild Hinweis auf hier wurzelnde, zumindest aktuell ausgelöste unverhältnismäßig lästige bis schwere klinische Symptome sein können.

Reischauer in einem Gutachten (1957):

> Wer täglich gröbsten krankhaften Deformationen ... sowie schweren angeborenen Mißbildungen gegenübersteht, welche von diesen vegetativ-nervösen Symptomen nichts aufweisen..., kann der Beziehung der zahlreichen Beschwerden des T. auf einen Befund wie den hier an den Zwischengelenken C2/3 vorgetragenen nicht folgen.

Diese Auseinandersetzung wirkt bis heute fort, selbst in den Reihen der Manualmediziner. Die einen halten nichts von den Röntgendiagnostik der Wirbelsäule, die anderen erkennen ihr allenfalls eine Alibifunktion zu, für die dritte Gruppe, die kleinste, ist die funktionsanalytische Röntgendiagnostik, besonders und hier ohne jeden Abstrich im Bereich der Kopfgelenke, die Conditio sine qua non zur Indikation der jeweiligen Therapie und, gegebenenfalls, der jeweils zweckmäßigen und gefahrlosen manuellen Behandlungstechnik.

Doch schließen wir hier das Kapitel Reischauer. Es gehörte als eine exemplarische zeitgeschichtliche Situationserhellung in die geschichtliche Entwicklung der manuellen Medizin.

Natürlich baute sich Skepsis, Kritik und breiter Widerstand v. a. im Fachbereich der klinischen Orthopädie auf. Sehr früh kam es hier zu Auseinandersetzungen und vernichtenden Kritiken (1953 in Hamburg, 1955 erneut in Hamburg).

1955 waren es Karl Sell und Albert Cramer, die sich als Manualtherapeuten der Kritik stellten. Allerdings gab es damals schon nachdenkliche Referenten der anderen Seite. So erkannte Exner die „Möglichkeit (an), die sog. Wirbelblockierung und ihre chiropraktische Beseitigung röntgenologisch zu erfassen". Er beendete sein Referat mit den folgenden Worten:

> Neben den heute gesicherten Tatsachen der degenerativen Bandscheiben-Wirbel-Veränderungen sind die neugewonnenen Erkenntnisse von den Zwischenwirbelgelenken und den Veränderungen der Okzipitozervikalregion wertvolle Bausteine zur Ausfüllung noch bestehender Lücken. Sie dürfen aber nicht zu einer neuen Einseitigkeit in der Deutung vertebragener Krankheitsbilder verleiten.

Doch der Schlußsatz in Lindemanns Grundsatzreferat entsprach wohl der allgemeinen Ansicht:

> Ich würde es für einen falschen Weg halten, unser Bemühen darauf zu richten, die Lehre von der „Wissenschaft der Chiropraktik" etwa durch Beweispunkte festigen zu wollen.

"Mein Beitrag zur Geschichte der manuellen Medizin"

Denn diese Lehre ist und bleibt eine Pseudowissenschaft. Forderungen etwa, die darum laut wurden, Lehrstühle für die Chiropraktik einzurichten, sind ganz und gar unberechtigt.

Genausowenig wäre es angängig, daß eine Fachdisziplin innerhalb der Heilkunde die sog. Chiropraktik als ureigenes Gebiet betrachtet und etwa redressierende Maßnahmen an der Wirbelsäule von Ausbildungsnachweisen abhängig macht. Das widerspricht doch der Freiheit und der Eigenverantwortung ärztlichen Handelns.

Doch die ersten Ausbildungskurse für manuelle Therapie waren bereits angelaufen (1955 in Bad Salzuflen, der 1. Lehrauftrag für manuelle Medizin wurde allerdings erst 1972 an der Universität Münster erteilt, vgl. S. 51).

Professor Hepp in Münster war wohl der erste orthopädische Ordinarius, der die Chirotherapie anerkannte und mir auch Patienten überwies. Professor Matthiaß, sein Schüler und Nachfolger, setzte diesen Kurs unbeirrt fort, bis er schließlich den ersten Lehrauftrag für manuelle Medizin an einer deutschen Universität durchgesetzt hatte.

Das Blatt begann sich ganz allmählich zu wenden. Waren es anfangs fast ausschließlich praktische Ärzte innerhalb der FAC, die sich der manuellen Medizin zuwandten, ihre diagnostischen und therapeutischen Techniken erlernten und in Kursen weitergaben, so sind es heute weit überwiegend Ärzte für Orthopädie, welche diese Methode in den Lehrgängen der DGMM erlernen, als Dozenten in Kursen lehren; denn inzwischen ist klargeworden, daß gerade in der Orthopädie, im Umgang mit den Erkrankungen des Bewegungssystems die manuelle Diagnostik und Therapie ein wesentliches, ja in vielen Fällen ein entscheidendes Element des Erfolgs ist. Warum dauern solche Entwicklungen in der Medizin, auch in der heutigen schnellebigen Zeit, so lange, v.a. wenn sie von außerhalb (den Außenseitern) an die Inhaber der Fachkompetenzen herangetragen werden?

Dies hängt sicherlich mit der Selbstsicherheit und Respektlosigkeit der reinen Empiriker zusammen. Sicherlich habe auch ich allzu überzeugt und respektlos eine durch Erfahrung gewonnene ärztlich-wissenschaftliche Alternative vertreten, die ohne Vorbild seinerzeit allzu uneinsehbar und mit dem zeitgemäßen Erkenntnisstand nur schwer, wenn überhaupt nachvollziehbar war. Es war eben fast nicht möglich, der Maxime meines Freundes Freimut Biedermann (1954) aus Goethes *Wilhelm Meister* zu folgen:

„Nichts aber ist nötiger, als daß man lerne, eigenes Tun und Vollbringen an das anzuschließen, was andere getan und gedacht haben; das Produktive mit dem Historischen zu verbinden."

Die „anderen" waren leider Chiropraktoren. Doch auch diese hatten ihre Quellen verleugnet, so der ältere Palmer, der – wie heute allgemein bekannt – von dem Arzt Atkinson, dieser wiederum von dem Arzt Still gelernt hatte. Das funktionelle, dynamische Denken, die Entdeckung des Neuralen im Ablauf aller somatischen und vegetativen Funktionen, der Einzug kybernetischer Vorstellungen in die Medizin, die Entmachtung reiner Morphologie, statischen Beharrens und organgebundener Abläufe bestimmten u.a. das Klima, in dem die manuelle

Medizin gedeihen konnte. Das war eine Aufbruchstimmung, von der unsere heutigen jungen Schüler kaum noch eine Vorstellung haben. Ein wenig davon möge dieses Kapitel festhalten.

Der Aufbau: Konsolidierung und Integrierung

Die chiropraktisch tätigen Einzelgänger der ärztlichen Praxis hatten eines mit aller Deutlichkeit erkannt: Die Chiropraktik, und das hieß für sie die „Behandlungsmöglichkeit" der „Wirbelsäule als Krankheitsfaktor", mußte medizinisch-wissenschaftlich verstanden in das Repertoire der Schulmedizin übernommen und dem Arzt als Bereicherung seiner diagnostischen und therapeutischen Möglichkeiten an die Hand gegeben werden können. Ein solches Bestreben sollte man in heutiger Sicht weniger als missionarischen Eifer verallgemeinern, vielmehr als das sehen, was es letztlich war, nämlich das Bedürfnis des Einzelnen, dieses Tun nicht nur vor sich selbst und seinem ärztlichen Gewissen verantworten, sondern es darüber hinaus mit der medizinischen Wissenschaft und seiner schulmedizinischen Ausbildung vereinbaren zu können.

So wurden denn auch Forschung und Ausbildung die erklärten Ziele der ersten Gesellschaft, der FAC.

Doch zugleich oder zuvor galt es, das Terrain, die Zielsetzung und Methodik gemeinsamer Arbeit festzulegen, zu bereinigen. Entbehrliches und Falsches mußten ausgesondert werden. Es galt, sich mit ähnlichen Bestrebungen im In- und Ausland zu verständigen und den Weg zur Schulmedizin zu suchen, und dies unbeirrt von allen Anfeindungen und Verdächtigungen.

Soll diese Epoche der Konsolidierung historisch analysiert und in ihren Grundzügen beschrieben werden, so läßt sich dies nicht ganz einfach in einem übersichtlichen Raster unterbringen. Ich will es daher unter folgenden Gesichtspunkten aus meiner persönlichen und daher subjektiven Perspektive versuchen und an einschlägiger Stelle auf den Beitrag von A. Cramer verweisen.

1) Epoche der Vorläufer und Gründer;
2) Koordinierung der Pioniere, Gründung und Entwicklung der Gesellschaften für manuelle Medizin;
3) Abnabelung von den Laienchiropraktoren; Berührungsängste der Mediziner und Berufsängste der Chiropraktoren;
4) Kontakte und Zusammenschluß auf internationaler Basis (vgl. Kap. 7);
5) Gründung der Klinik für manuelle Therapie (vgl. Kap. 4 und 5);
6) wissenschaftliche Arbeit in einer langwierigen, noch keineswegs beendeten Phase der Integrierung (vgl. Kap. 4).

Epoche der Vorläufer und Gründer

Die Anwendung chiropraktischer Handgriffe war für den Arzt mehr oder weniger verpönt. Ohne daß dem einzelnen Arzt dies bekannt sein mußte, bestanden doch markante Barrieren, über die hinweg ein Gespräch mit den manuellen Laienbehandlern für Wissenschaft und Klinik gar nicht zur Diskussion stehen konnte. Erinnert sei an das in England 1858 erlassene Gesetz „Medical Register". Es verbot den Ärzten die Zusammenarbeit mit Laien. Es kam zu tragischen Konflikten, z.B. in der Familie Thomas. Der berühmte englische Arzt Hugh Oven Thomas (1843–1899) hatte die manuelle Therapie bei seinem Vater, dem Bonesetter Evan Thomas (1804–1884), erlernt und übte sie mit seinem Bruder und seinem Vater in gemeinsamer Praxis aus. Es kam zum Prozeß gegen seinen Vater, in dessen Verlauf H.O. Thomas gezwungen wurde, sich von seinem Vater zu trennen, dem er doch sein „überragendes Können und sein praktisches Geschick" (nach Valentin) verdankte.

Der Arzt Hood hatte 1865 den Bonesetter Richard Hutton kostenlos erfolgreich behandelt. Als Dank lehrte dieser seinen Sohn, den späteren Arzt Peter Wharton Hood (1833–1916), die manuelle Therapie, und zwar unter der Bedingung, daß die Technik erst nach seinem Tode publiziert werden dürfe. Dies tat Hood im Hinblick auf die genannten gesetzlichen Bestimmungen wahrscheinlich gar nicht so ungern. Man kann dieses Buch als das erste moderne Buch über die manuelle Therapie bezeichnen (*On bone-setting, so called*, 1871).

Erwähnt werden muß in diesem Zusammenhang die Familie Cyriax. Der Vater Edgar Ferdinand Cyriax (1875–1955) publizierte bereits 1916 in der Zeitschrift *Practitioner* eine Arbeit über „Minor displacement of the vertebrae and ilia".

Von seinem Sohn James Henry Cyriax haben wir bereits berichtet (vgl. S. 52).

Eine schier unüberwindliche Barriere bedeutete das Schweizer Fakultätsgutachten, erstellt von einer 7köpfigen Züricher Klinikerkommission (Seiler/Klaesi/Decoppet 1937).

Hier wird die Chiropraktik als Scharlatanerie und reine Suggestion verurteilt. Hierzu ein zeitgeschichtliches Dokument von hohem Interesse. Es handelt sich um den Brief von Herrn Dr. med. Franklin E. Bircher, dem Sohn des berühmten biologisch-orientierten Arztes Bircher-Benner, aus Zürich, datiert vom 20.02.1955 (s. S. 76–78).

A b s c h r i f t.

Dr. med. Franklin   Zürich, den 20.II.55
E. Bircher
Z ü r i c h

An den Vorstand der FAC der
Dr. med. G. Gutmann
und Prof. Litzner.

Sehr geehrte Herren Kollegen,

        mit größtem Interesse und Freude habe ich die Entwicklung der deutschen Medizin i.B. auf die Aufnahme der Chiropraktik in den ärztlichen Heilschatz verfolgt und begrüße die Gründung der F.A.C. aufs wärmste.

        1931 habe ich als Hausarzt der Klinik Bircher-Benner auf Wunsch meines Vaters 2000 Fälle mit dem Chiropraktor Siegrist zusammen untersucht und die Behandlungsresultate studiert. Auf meine Veranlassung wurde dann die Studienkommission mit 9 Akademikern gebildet (statt daß weiterhin alle Chiropraktiker ins Gefängnis wanderten). Diese Kommission hat jedoch keinen einzigen Fall von Behandlung nachgeprüft. Nur auf Grund von Literaturangaben und anatomischen Studien an Leichenpräparaten kam diese Kommission zu dem Urteil, daß Wirbelsubluxationen unmöglich und eine Reposition Unsinn sei und daß innere Krankheiten in keinem Zusammenhang stehen könnten mit neuralen Reizen von den Wirbeln aus.

        1934 habe ich im Hippokrates über "Statische Störungen der Wirbelsäule und deren Auswirkung auf die inneren Organe" geschrieben. Damals blieb leider jedes Echo aus. Die Gegner der Chiropraktik verfügten allerdings über gar keine eigenen Erfahrungen, sodaß sie auch gar nicht Stellung nehmen konnten!

        1938 trug ich eine Expertise im Züricher Kantonsrat vor und bezeichnete die Wirbelsäule als Stiefkind der Medizin. Für die Chiropraktik forderte ich die gesetzliche Anerkennung unter der sogen. passiven Kontrollen durch Ärzte, d.h. daß die Chiropraktiker keine Fälle behandeln dürfen sollten, bei denen ärztlicherseits

eine Kontraindikation vorliege. Das Parlament ließ sich
jedoch durch andere Voten beeinflussen und es fehlten 2
Stimmen zu einer Mehrheit. Dann kam die Volksabstimmung
in welcher mein Votum vor dem Parlament durch die breite
Presse großen Einfluss ausübte. Das Züricher Volk stimmte
mit 72000 Ja gegen 56000 Nein für völlige Freigabe der
Praxis für Chiropraktoren.
Dies ist das Resultat der starren Politik unserer Verbands-
spitzen, insbesondere von W.W. Wiber, dem Präsidenten.
Er hatte von Anfang an erklärt, daß er dafür sorgen werde,
daß das Volk die Chiropraktik Initiative ablehne und wollte
keine Diskussion im Schoße der Ärztegesellschaft. 4 x habe
ich trotzdem das Wort ergriffen.
Nach der Abstimmung versuchte Dr. Wiber aus Rache und
Resentiment meinen Ausschluß aus der Ges. der Ärzte zu
erreichen, was ihm jedoch nicht gelang. Er ließ dann einen
§ 5 in die Standesordnung aufnehmen. Jede Zusammenarbeit
eines Arztes mit einem Chiropraktiker ist grobe Standesun-
würdigkeit und hat sofortigen Ausschluß aus der Gesellschaft
zur Folge. Dieser § besteht heute noch, trotzdem 1939
die Chiropraktiker gesetzlich anerkannt sind.
Der einzige Offizielle, der seinerzeit auf meine Veranlassung 3 Wochen mit Herrn Siegrist zusammen Fälle über-
prüfte, war Prof. Veraguth (+) Er veröffentlichte dann das
Buch: Der Rücken des Menschen.
1940 ein Jahr nach der Abstimmung.
In diesem Buch anerkennt er die Chiropraktik unter dem
Namen: "Passive Bewegungs-Therapie."
Vor der Volksabstimmung hat jedoch als Mitglied der 9 er
Kommission einen gegenteiligen Standpunkt vertreten, als wie
später in seinem Buch.
In den Tagen vor der Abstimmung (22.1.39) lag mein Vater im
Sterben (24.1.39 gestorben). Ich war der einzige Schwei-
zerarzt, der zu dieser Heilmethode öffentlich stand und sie
verteidigte, und zwar weil ich es nicht zugeben konnte, daß
all die Menschen, die tatsächlich von jahrelangem Siechtum
und unsäglichen Schmerzen befreit waren, daß sie alle
Simulanten, Betrüger und Schwindler gewesen seien. Ich
wußte, daß die Behauptungen der 9 falsch waren und stand
dazu – allein.
Nach der Abstimmung quittierte der sterbende Dr. Bircher-
Benner seine Haltung mit einem zufriedenen

> Bl. 2
>
> Lächeln.
> Daß ich unter dem Ressentiment aller Zweifler und Unwissenden noch immer zu leiden habe, und seit Jahren der Kampf gegen mich, auch wegen der Zellulartherapie geführt wird, ist Nebensache. Die Wahrheit dringt nun in Deutschland durch und wir d auch einmal, dank der Arbeit der F.A.C. in der Schweiz den Leidenden zu der Hilfe verhelfen, die ihnen die Chiropraktik geben kann.
>
> Mit meinen Wünschen zum Erfolg Ihrer Arbeit bin ich hochachtungsvoll
> Dr. med. Franklin e. Bircher

Selbst H. Junghanns, später der manuellen Medizin gegenüber sehr aufgeschlossen, der dies in der letzten Auflage des *Schmorl-Junghanns* auch bekundet hat, äußerte sich in der 3. Auflage dieses Werkes (1953) über die Chiropraktik folgendermaßen:

> Wer sich mit Wirbelverschiebungen beschäftigt, wird auch auf die aus Amerika kommende Sekte der Chiropraktiker (Illi) stoßen, nach deren Ansicht alle Krankheiten durch Wirbelverschiebungen entstehen und durch Wiedereinrenkung der Verschiebungen (mit chiropraktischem Ruck) geheilt werden können. Die medizinische Fakultät Zürich hat die Grundlagen und Arbeitsweise dieser Sekte in einem ausführlichen Gutachten beurteilt und darauf hingewiesen, daß die Chiropraktiker die Forschungen Schmorls und seiner Schule zu Unrecht als Beweis für ihre Ansichten anführen.

Schließlich spielte die „Todfeindschaft" zwischen Ärzteschaft und Chiropraktikern in den USA, dem Geburtsland der modernen Chiropraktik, eine große Rolle. Noch bis vor kurzem war dem amerikanischen Arzt die Ausübung der Chiropraktik verboten. So war es kein Wunder, daß innerhalb der später gegründeten FIMM (vgl. S. 280) die amerikanische Gesellschaft für manuelle Medizin (USA mit Kanada) für längere Zeit die kleinste Gruppe war. Erst seit der offiziellen Anerkennung der Osteopathie als ärztliche Heilmethode hat die amerikanische Gesellschaft für manuelle Medizin an Aktivität und Mitgliederzahl erheblich gewonnen.

Doch zurück zu unseren, den deutschen und deutschsprachigen Wegbereitern. Hier ist zu erwähnen Otto Naegeli, um 1900 einer der bekanntesten Ärzte der Ostschweiz, der 1893 das Büchlein *Nervenleiden und Nervenschmerzen. Ihre*

Behandlung und Heilung durch Handgriffe geschrieben hat (3. Auflage 1954 bei Haug).

K. R. von Roques publizierte Ende der 30er Jahre erstmalig über chiropraktische Erfolge. Er wurde ein engagierter Mitbegründer der FAC und ihr erster Vorsitzender.

1935 war in deutscher Übersetzung (Verlag Volksheilkunde-Bittner, Dresden) die Monographie des angelsächsischen Arztes Prof. Dr. A. S. Forster *Die wissenschaftlichen Grundlagen der Chiropraktik* (vgl. auch A. Cramer, Kap. 1, S. 8) erschienen.

Ein Wegbereiter der jüngeren Zeit war v. a. Prof. Gutzeit. In seiner berühmten Veröffentlichung in der *Deutschen Medizinischen Wochenschrift* (1951) „Die Wirbelsäule als Krankheitsfaktor" listete er aufgrund klinischer Beobachtungen eine solche Unzahl vertebragen beeinflußbarer Krankheitsbilder auf, wie es selbst heute noch kaum jemand von uns wagen würde. Gutzeit schloß sich schon frühzeitig und als erster medizinischer und weithin bekannter Hochschullehrer der FAC an und wurde ihr erstes Ehrenmitglied.

Ein anderer angesehener Kliniker und Hochschullehrer, der die ärztlichen Bemühungen um den Kern der Chiropraktik ganz wesentlich gefördert hat, war Professor Ludwig Zukschwerdt (Straßburg, Göppingen, später Hamburg-Eppendorf).

Er äußerte sich hierzu erstmals in den Zeitschriften *Hippokrates* (1951) und *Therapiewoche* (1951/1952).

Zukschwerdt gab schließlich in Zusammenarbeit mit Biedermann, Emminger und Zettel das Buch *Wirbelgelenk und Bandscheibe* (1955) heraus. In diesem klassischen schulmedizinischen Buch wird erstmals die Chiropraktik zwar kritisch, aber durchaus positiv und ausführlich abgehandelt. Hier erscheint zum ersten Male der von Freimut Biedermann inaugurierte Begriff der Wirbelgelenkblockierung.

In die Reihe der zeitgenössischen Mitstreiter und Mitbegründer der manuellen Medizin in Deutschland müßten hier noch viele Namen einfließen. Denn in der ärztlichen Praxis wurde die manuelle Therapie in mehr oder weniger zureichender Form sicherlich häufiger angewendet als allgemein bekannt ist.

Auf jeden Fall war das Interesse sehr groß, wie die Teilnehmerzahlen der Tagungen der FAC von Anfang an bewiesen.

Genannt sei hier aber doch als einer der führenden Wegbereiter und Gründer der Orthopäde Karl Sell (vgl. eingehende Würdigung S. 219), ferner der niedergelassene Chirurg Arno Sollmann (Tegernsee, später München; † 1982). Von ihm stammt der äußerst fruchtbare und stark befehdete Begriff des „Wirbelsäulenmiktrotraumas".

Sollmann beeinflußte entscheidend die Entwicklung des Röntgengerätes für die Herstellung von Wirbelsäulenganzaufnahmen (Fa. Siemens) von Edinger.

Schließlich hat er große private Summen in aufwendige kinematographische Röntgenuntersuchungen der Wirbelsäulenbewegungen und -haltungen unter den Bedingungen verschiedener beruflicher Beanspruchung investiert. Er war ein beliebter Dozent und Lehrer der manuellen Therapie in Österreich.

Erwähnt sei der sehr bekannte praktische Arzt Dr. Lehmphuhl (Hannover), dessen Vorträge und Publikationen über den „Subluxationskopfschmerz" sehr beachtet wurden.

Ein früher Manualtherapeut und einer der ersten Lehrer in der FAC war der Bückeburger Arzt Hey. Die erfolgreiche manuelle Tätigkeit des praktischen Arztes Billenkamp in Recklinghausen sollte bei der Gründung der Klinik für manuelle Therapie besonders fruchtbar werden (s. S.147).

Zu den frühen Kennern der Materie und zu ihren Wegbereitern gehören vor allem die praktischen Ärzte und Brüder Albert und Dietrich Cramer.

A. Cramer war der Gründer der FAC (1953) in Hamburg. Vom ihm haben wir erfahren, daß der schwedische Chiropraktiker Swalloff auf Einladung eines Hamburger Großkrankenhauses mit Genehmigung der Gesundheitsbehörde monatelang bei Prof. Happel tätig gewesen ist. Auch hier also hatte sich eine Keimzelle der ersten Stunde gebildet.*

Durch den Zentralverband der Ärzte für Naturheilverfahren, unter dem Vorsitzenden Dr. Haferkamp aus Mainz, wurde schließlich einer Gruppe von 12 interessierten und engagierten praktischen Ärzten (den sog. 12 Aposteln, vgl. S.9) eine Ausbildung in der chiropraktischen Grifftechnik durch den in Amerika ausgebildeten Chiropraktiker Werner Peper in Hamburg vermittelt. Diese 12 Ärzte bildeten schließlich die geschlossenste Gruppe und das verläßliche Rückgrat in den ersten oft turbulenten Entwicklungsjahren der FAC.

Koordinierung der Pioniere, Gründung und Entwicklung der Gesellschaften für manuelle Medizin

Denn was sich hier zu gemeinsamem Tun zusammengeschlossen hatte, war eine Ansammlung von Individualisten, Idealisten und auch Eigenbrödlern mit recht unterschiedlicher manualtherapeutischer Schulung und stark geprägten Charakteren.

Während sich im Süden der Bundesrepublik, in Neutrauchburg, unter der Führung von Karl Sell (zur Entwicklung der Carl-Sell-Schule s. Kap.5) sehr frühzeitig ein eher monolithisches Lehr- und Ausbildungssystem der manuellen Therapie entwickelte, ergab sich in Hamm, dem erklärten Sitz der FAC, eine im wesentlichen pluralistische und daher zwangsläufig kompliziertere Situation in Gestalt eines „Lehrerkollegiums".

---

* Anm. von A.Cramer: Nicht alle „Ärzte der ersten Stunde" waren „Chiropraktorenschüler". Die Gebrüder Cramer schöpften vorwiegend aus anderen Quellen und eigenen, funktionell-anatomischen Studien.

Die Exponenten, A. Cramer und G. Gutmann, lieferten sich in den ersten Jahren in Vorstandssitzungen und in der Zeitschrift *Erfahrungsheilkunde* oft bitterste Gefechte. Immer wieder war es der Geschlossenheit des übrigen Vorstands, der sich fast ausschließlich aus dem Kreise der 12 Apostel rekrutierte, und Cramers Loyalität zu verdanken, daß das frisch gezimmerte Gefüge der FAC zusammenhielt und sich schließlich zu einer geachteten und schlagkräftigen Einheit entwickelte.

Abnabelung von den Laienchiropraktoren, Berührungsängste der Mediziner und Berufsängste der Chiropraktoren

Wir Ärzte waren von Anfang an darauf angewiesen, die manuelle Behandlungstechnik von den Chiropraktoren zu erlernen. Das bedeutete stets einen Sprung über den eigenen, von dem harten Licht der Schulmedizin geworfenen Schatten. Dies war damals nicht so einfach, wie es heute aussieht, und nicht ohne berufspolitisches Risiko für diejenigen Ärzte, die sich zu diesem Schritt aus Gründen des menschlichen Anstands und urheberrechtlicher Ehrlichkeit bekannten.

Dieses Bekenntnis zu seinem „Lehrer" war für den Arzt um so riskanter, als sein Bemühen um die Erlernung einer einwandfreien manuellen Technik gleichgesetzt wurde mit einer Anerkennung der pathogenetischen Vorstellungen der Chiropraktoren.

Die Kritik Reischauers belegt exemplarisch diese simplifizierende, ja unfaire Verdammung.

Man schloß sich ihr im schulmedizinischen Lager auf breitester Ebene nur zu gerne an, ersparte sie doch eigenes Bemühen um objektive Prüfung.

Doch auch unsere Lehrer, die Chiropraktoren, gingen ein hohes Risiko ein; mußten sie sich doch aus ihrem eigenen Lager – hier insbesondere der ECU – den Vorwurf des Verrats um eines schnöden Mammons willen gefallen lassen.

Ich erinnere an das traurige Schicksal Sandbergs (vgl. S. 56). Es herrschte an den Brennpunkten der Kommunikation eine fast unbeschreibliche Situation des Aufeinanderzugehens in dem unterschwelligen Bewußtsein, sich so rasch wie möglich wieder voneinander trennen zu müssen. Zum Beleg mögen die folgenden Dokumente dienen, die in der Geschichte der manuellen Medizin wohl einmalig sind.

Zunächst ein Rundschreiben aus dem Präsidium der ECU vom 30. April 1953, das die Handschrift ihres Präsidenten, des Genfer Chiropraktors Alfred Illi trägt. In diesem Schreiben kommt unverhohlen die Sorge zum Ausdruck, durch die ärztlichen Manualtherapeuten als Berufsstand überflüssig zu werden.

Gottfried Gutmann

EUROPEAN CHIROPRACTIC UNION

Geneva, April 30 1953

President:
Dr. F.W. Illi
44, boul. des Tranchées
Genf/Switzerland
Tel. ad.: Illichiro
Teleph. 5'13 21

Vicepresident and Treasurer:
Dr. H.A. Simonsen
181, Vesterport
Copenhagen V.
Denmark
Teleph. Palae 5100
and 5109

Secretary:
Dr. W.J.C. Cleave
15, Royal Terrace
Glasgow C 3
Scotland
Teleph. Douglas 7837

PRESIDENTIAL LETTER
TO ALL EUROPEAN CHIROPRACTIC ASSOCIATIONS AND MEMBERS

The chiropractic profession at a crossroad, such is the title we might give to all the pesent happenings relating to our profession.

Our results are so much appreciated that the medical profession can no longer consider it as quackery, but looks at it as an eligible asset to the medical profession.

All over the world, not only in Europe, chiropractors ought to disappear from the map and chiropractic admitted by the medical profession under another name, such is the propositon of the world organised M.D. profession.

Every local M.D. Association does it in a different way, but the aim is the same.

In the States, chiropractic and medicine are still fighting. In France, Schwing is betraying us in wanting to teach chiropractic to M.Ds. In Germany, a Swedish chiropractor is already teaching it, and another chiropractor, W. Pepper, has just published a book describing chiropractic technic very thoroughly. In Switzerland, some M.Ds. have taken short courses of osteophathy and call it chiropractic.

The country where chiropractic gatherings are most frequent is Germany but these meetings are not held by chiropractors, but by M.Ds., so help me God.

These M.Ds. have made extensive researches along the line of chiropractic. The researches of the M.Ds. are not in the sphere of modalities, but deal with straight chiropractic. Their researches are facilitated by the Universities and money from the States, as for us, we have no facilities at all for our researches. There exists a research Fund in the U.S.A., but so far nobody can use it. Why don't we wait until the M.Ds. tell us how to get out of empiric chiropractic ! Pretty soon, they will be able to speak of "medical chiropractic". Must we wait until we are given the possibility to learn medical chiropractic or shall we be going ahead of them ?

I enclose a translation of an article which is to appear in a first class German medical paper in May 1953.

A group of these German M.Ds. has informed the Swiss chiropractors that they would be willing to cooperate with them.

I have been asked if I would give them (the German M.Ds.) the authorisation to translate my books. As they contain only theory of no practical value (nobody can make use of them in practice), and as they are already sold on the market in two or three languages, I saw no harm in this considering that their contents is of no help to them for their practice.

In view of this development, the Swiss Chiropractors Association got in touch with some of the German

„Mein Beitrag zur Geschichte der manuellen Medizin"

M.Ds. "spokesmen". (Dr. Freimut ~idermann is one of them.) We found out that :

I. They wanted chiropractic taught to every M.D.
II. Chiropractors like us were not wanted any more.
III. They wanted their own chiropractic school in Germany.
IV. We would have nothing to say in this school.

On behalf of the Swiss Chiropractors Assiciation, I was then asked to give a talk to these M.Ds.

The talk was the one I had proposed to our E.C.U. Committee (our session in Paris) for a meeting in Geneva before a big Body, including European M.Ds. For this purpose, the E.C.U. meeting was to be held in Geneva instead of Paris. The French agreed to this for the sake of chiropractic (the Danish were opposed to this, and as they are the majority, it was no use insisting). This speech was purposely made to prove them that there is much more in modern chiropractic, including statics and dynamica, that they know of. This in order to discourage them from crowding into our profession.

It was a success and they understood what I meant. They agreed :

I. That Chiropractic ought to be a strict speciality
II. That a chiropractor with a High school grade, premedical, three years of chiropractic and one year of assistance, would be considered on the same level as a dentist.
III. That there would be a school in Switzerland, and that it would be under the scope of chiropractors.
IV. That an M.D. wanting to take up chiropractic has to do two years' study in this school and then may call himself a specialist.
V. That no M.D., or any other person, could practice chiropractic without such a degree.

They have seen such results as never before, wich made a deep impression on them and they felt - with German + thorough spirit - that they ought to know much more about chiropractic (that is what we wanted).

These M.Ds. seemed honest and according to the enclosed article it looks as if they were so. They are not trying to give chiropractic another name, as M.Ds. try to in Switzerland, they do give us credit.

This was the closest shave chiropractic ever had, much worse that the first we had when we fought for its recognition .

So far, I have succeeded in achieving three actions :

I. Gained time if we can act fast with our own school, without the M.Ds.
II. Fall back on the above propostion if we fail, so as not to be cut out.
III. As far as researches are concerned, we are still leading, but without help (fast material help), we can't last very long. Research funds exist. We still have time, but for God's sake let us act before we are overtaken.

Gottfried Gutmann

```
It is now up to the profession to say what they wish.
All petty questions - jealousy - technical questions -
money and national prestige must be put aside if we
don't want to lose our own professional prestige.
At the Oslo meeting, the fees were brought down from
15 % a year to 7.1/2 %. We cannot go on without funds.
The Secretary and the President cannot be expected to
give all their time for the E.C.U. They must, in case of
necessity, be able to pay for extra help.
If a chiropractor achieves something for his fellow-
men - finds out new methods - he must not be held back
by petty jealousy and questions of interest, or natio-
nal prestige. He ought to be helped by all means, and
this for the sake of the profession.
Meetings ought to be more frequent. In other words
to get more, we must give more.
It is high time for us to realise : more researches so
as not
```

Übersetzung s. S. 85–87

Wir werden später sehen, daß diese Sorge um die eigene Existenzberechtigung auf seiten der Chiropraktoren und die Sorge um das heilkundliche Prestige und Privileg auf seiten der Ärzte die gegenseitige Annäherung bereits in statu nascendi scheitern lassen mußten.

Nach meiner persönlichen Ansicht ist durch diese, auf beiden Seiten tief verwurzelte Hemmung eine Chance ungenutzt geblieben.

Nach dem deutschen Muster der Integrierung des Dentistenberufs in das Berufsbild des Zahnarztes lag damals eine ähnliche Verschmelzung zwischen Chiropraktoren und Ärztestand in der Luft, aber nicht im Bereich des Möglichen.

"Mein Beitrag zur Geschichte der manuellen Medizin"

EUROPÄISCHE CHIROPRAKTISCHE UNION

Präsident:
Dr. F.W. Illi
44, Boul. des Tranchées
Genf/Schweiz
Telegr. Adr.: Illichiro
Tel. 5 13 21

Vizepräsident u. Kassenwart:
Dr. H.A. Simonsen
181, Vesterport
Copenhagen V
Dänemark
Tel. Palae 5100
u. 5109

Sekretär:
Dr. W.J.C. Cleave
15, Royal Terrace
Glasgow C.3
Scotland
Tel. Douglas 7837

Genf, 30. April 1953

BRIEF DES PRÄSIDENTEN

AN ALLE EUROPÄISCHEN CHIROPRAKTISCHEN VEREINIGUNGEN UND MITGLIEDER.

Der chiropraktische Beruf am Kreuzweg. Dies ist der Titel, den wir allen gegenwärtigen Geschehnissen, die unseren Beruf betreffen, geben könnten.

Unsere Erfolge werden so hoch eingeschätzt, dass die Medizin sie nicht länger als Kurpfuscherei betrachten kann, sondern sie als eine wünschenswerte Bereicherung des medizinischen Berufes betrachtet.

In der ganzen Welt, nicht nur in Europa, sollen Chiropraktoren von der Bildfläche verschwinden und die Chiropraxis unter anderem Namen durch die Mediziner betrieben werden, so lautet der Vorschlag der Weltorganisation der Mediziner.

Jede örtliche Ärztevereinigung handelt verschieden, aber das Ziel ist das gleiche.

In den Vereinigten Staaten kämpfen Schulmedizin und Chiropraxis immer noch miteinander. In Frankreich verrät uns Schwing durch seinen Wunsch, Ärzte Chiropraxis zu lehren. In Deutschland wird sie bereits von einem schwedischen Chiropraktor gelehrt, und ein anderer Chiropraktor, W. Pepper, hat gerade ein Buch veröffentlicht, in dem er die Technik der Chiropraxis sehr eingehend beschreibt. In der Schweiz haben einige Ärzte Kurzkurse der Osteopathie absolviert und nennen das Chiropraxis.

Das Land, wo am häufigsten chiropraktische Tagungen stattfinden, ist Deutschland, aber diese werden nicht von Chiropraktoren veranstaltet, sondern von Ärzten, so wahr mir Gott helfe!

Diese Ärzte haben ausgedehnte Forschungen auf dem Gebiet der Chiropraxis durchgeführt. Diese Forschungen sind nicht zufällig, sondern beschäftigen sich einzig und allein mit der Chiropraxis. Ihre Forschungen werden ihnen durch die Universitäten und Geld aus den Vereinigten Staaten erleichtert, während wir überhaupt keine Hilfe für unsere Forschungen haben. Es existiert ein Fonds für Forschungen in den U.S.A., aber bisher hat noch keiner davon Gebrauch machen können. Warum warten wir nicht, bis die Ärzte uns zeigen, wie wir über die reine "Erfahrungs-Chiropraxis" hinaus weiterkommen können! Bald genug werden sie in der Lage sein, von "medizinischer Chiropraxis" zu sprechen ! <u>Müssen wir warten, bis uns die Möglichkeit gegeben wird, medizinische Chiropraxis zu lernen, oder sollen wir ihnen nicht zuvorkommen ?</u>

Ich füge die Übersetzung eines Artikels bei, der in einer erstklassigen deutschen medizinischen Zeitschrift im Mai 1953 erscheinen soll.

Eine Gruppe dieser deutschen Ärzte hat die Schweizer Chiropraktoren davon in Kenntnis gesetzt, dass sie bereit sind, mit ihnen zusammenzuarbeiten.

Ich bin gefragt worden, ob ich ihnen (den deutschen Ärzten) die Erlaubnis geben würde, meine Bücher zu übersetzen. Da sie nur Theorie ohne praktischen Wert enthalten (niemand kann daraus irgendwelchen Nutzen für die Praxis ziehen) und da sie bereits in zwei oder drei Sprachen auf dem Markt sind, habe ich dies nicht für schädlich gehalten, da der Inhalt meiner Bücher keine Hilfe für ihre Praxis darstellt.

Im Hinblick auf diese Entwicklung ist die Vereinigung der Schweizer Chiropraktoren mit einigen der "Sprecher" der deutschen Ärzteschaft in Verbindung getreten (Dr. Freimut Biedermann ist einer davon). Wir fanden heraus dass

I. jeder Mediziner Chiropraxis lernen soll

II. Chiropraktoren wie wir nicht mehr gebraucht würden

III. sie ihre eigene chiropraktische Schule in Deutschland haben wollten

IV. wir in dieser Schule nichts zu sagen haben würden.

Ich wurde dann gebeten, für die Vereinigung der Schweizer Chiropraktoren zu diesen Ärzten zu sprechen. Dieser Vortrag war der gleiche, den ich unserem E.C.U. Komitee (unsere Tagung in Paris) für die Tagung einer grossen Körperschaft in Genf vorgeschlagen hatte, zu der auch europäische Ärzte hinzugezogen werden sollten. Aus diesem Grunde sollte die Tagung der E.C.U. in Genf anstatt in Paris durchgeführt werden. Die Franzosen stimmten diesem Vorschlag um der Sache der Chiropraktik willen zu (Die Dänen stimmten dagen und da sie in der Mehrzahl sind, hatte es keinen Zweck, darauf zu bestehen). Dieser Vortrag wurde absichtlich gehalten, um ihnen zu beweisen, dass die moderne Chiropraxis einschliesslich Statik und Dynamik viel umfassender ist, als ihnen bekannt ist. Dies geschah, um sie davon abzuhalten, in Scharen unserem Beruf zuzuströmen.

Dieser Vortrag war ein Erfolg und sie verstanden, was ich wollte. Sie stimmten zu, dass

I. dass Chiropraxis ganz strikt als Spezialfach behandelt werden sollte,

II. dass ein Chiropraktor mit einem vormedizinischen Hochschulgrad, drei Jahren Praxis und einem Assistentenjahr als einem Dentisten gleichgestellt angesehen werden sollte.

III. Dass es eine chiropraktische Schule in der Schweiz geben sollte und dass diese unter dem Einflussbereich der Chiropraktoren stehen sollte.

IV. dass ein Arzt, der Chriopraxis ausüben will,

zwei Jahre an dieser Schule studieren muss und
sich dann Spezialist nennen darf,
V. dass kein Arzt oder irgendjemand Chiropraxis
ohne eine solchen Grad ausüben darf.

Sie haben Erfolg gesehen, wie nie zuvor, die sie
tief beeindruckt haben und sie fühlten - mit deutscher
Gründlichkeit - dass sie viel mehr über Chiropraxis
wissen sollten (das ist es, was wir wollten).

Diese Ärzte schienen aufrichtig zu sein und nach dem
hier beigefügten Artikel sieht es so aus, als ob sie
es wirklich wären. Sie versuchen nicht, der Chiropraxis
einen anderen Namen zu geben, wie es die Ärzte in
der Schweiz versuchen, sie erkennen uns an.

Dies war der grösste Kampf, den die Chiropraxis jemals
durchzustehen hatte, viel schlimmer als der erste, den
wir für ihre Anerkennung kämpften.

Bis jetzt ist es mir gelungen, drei Dinge zu erreichen :

I. Zeitgewinn, wenn wir nicht schnell handeln können
  bezüglich unserer Schule ohne die Ärzte.
II. Wir können immer noch zurückkommen auf diesen
  Vorschlag, wenn uns das misslingt, um nicht
  ausgebotet zu werden.
III. Was die Forschungen betrifft, so sind wir noch
  immer führend, aber ohne Hilfe (schnelle materielle
  Hilfe) können wir den Vorsprung nicht lange halten.
  Es besteht ein Fonds für Forschungen. Wir haben noch
  Zeit, aber um Gottes Willen, lasst uns handeln,
  bevor wir überholt sind.

Es ist nun Sache der Angehörigen des Berufes, zu sagen
was sie wollen.

Alle kleinlichen Fragen - Eifersucht, technische Fragen,
Geld und nationales Prestige müssen jetzt beiseite gelassen
werden, wenn wir nicht unser berufliches Prestige
verlieren wollen.

Auf der Osloer Tagung wurde der Beitrag von 15 Dollar
jährlich auf 7,5 Dollar jährlich herabgesetzt. Ohne
Fonds können wir aber nicht weiterkommen. Man kann vom
Sekretär und vom Präsidenten nicht verlangen, dass sie
ihre ganze Zeit für die E.C.U. opfern. Sie müssen im
Notfall in der Lage sein, Hilfskräfte zu bezahlen.

Wenn ein Chiropraktor irgendetwas für seine Mitmenschen
tut - neue Methoden findet - muss er nicht durch kleinliche
Eifersucht und Interessenfragen oder nationales
Prestige gehindert werden. Ihm sollte mit allen Mitteln
geholfen werden, und zwar nur um der Sache des Berufes
willen.

Die Versammlungen sollten häufiger sein. Mit anderen
Worten : Um mehr zu bekommen, müssen wir mehr geben.

> Dear Lars Sandberg
>
> I am surprised to see you are betraying chiropractic and accepting the Silver $ like Juda. I don't see what makes you do thing like that, when you know the M.Ds. have done all they can to destroy chiropractic and now you are helping them.
>
> As I understood you, and alsways have that you had all you could do in Stockholm so why do start the thing you have.
>
> I have many a time wondered why you made so many things to Germany, but now I see and feel stump, to see a man like you do a such a dirty trick as to betray chiropract which have done more for you then anything else, and I am still wondering why.
>
> If you are making M.Ds. as good chiropractors as you made me then we will not exist longer than the M.Ds. wishes.
>
> I am hoping to hear from you explainign the suspicion that is put on you.
>
> Thanks for what you have done for me. But I am very sorry to see what is happening.
>
> Greetings,
>
> x) Brief von Herrn Henrik Dreyer D.C.
> 12 Olav Tryggv. St
> Trondheim Norwegen
> v. 2. Juni 1953

Als ein weiteres Dokument, das die damalige Gärungsphase nacherleben läßt, möge der Brief des norwegischen Chiropraktors Dreyer aus Trondheim folgen. Er nennt sich einen Schüler Sandbergs und fordert in diesem Brief (s. unten) von seinem Lehrer Rechenschaft wegen seines „Verrates".

Sandberg hatte mir sehr erschüttert diese Dokumente übergeben und mich gebeten zu antworten. Denn ihm war klar, daß wir beide in gemeinsamer Verantwortung standen. So möge meine damalige Antwort an Herrn Dreyer (aus dem Englischen übersetzt) zugleich ein Zeugnis meiner eigenen moralischen Rechtfertigung sein (vgl. auch S. 90).

„Mein Beitrag zur Geschichte der manuellen Medizin"

Übersetzung des vorstehenden Briefes

Lieber Lars Sandberg,

ich bin überrascht zu sehen, daß Du die Chiropraktik verrätst und den Silberdollar annimmst wie Judas. Ich kann nicht einsehen, was Dich veranlaßt, so etwas zu tun, wo Du weißt, daß die Ärzte alles getan haben, was sie können, um die Chiropraktik zu vernichten, und nun hilfst Du ihnen.

Wie ich Dich verstanden habe, hattest Du alles, was Du tun konntest, in Stockholm. Warum also fängst Du so etwas an?

Viele Male habe ich mich gefragt, warum Du so viele Dinge für Deutschland tust. Aber nun sehe ich es und bin entsetzt, daß ein Mann wie Du so einen schmutzigen Streich macht und die Chiropraktoren verrät, die mehr für Dich getan haben als sonst etwas, und ich wundere mich immer noch, warum Du das tust.

Wenn Du die Ärzte zu so guten Chiropraktoren machst, wie Du es bei mir getan hast, dann werden wir nicht länger existieren, als die Ärzte es wünschen. Ich hoffe von Dir zu hören und eine Erklärung zu bekommen für den Verdacht, der auf Dir lastet.

Vielen Dank für Das, was Du für mich getan hast, aber es tut mir sehr leid zu sehen, was jetzt geschieht.

Grüße

Dreyer

Dr. med. G. Gutmann   Hamm i.W., 11.6.53
prakt. Arzt   Markt 12

Mr. Henrik Dreyer D.C.
12, Olav Tryggv Gt.
T r o n d h e i m / Norway

Dear Sir,

    Mr. Lars Sandberg, Stockholm, informed me about the contents of your letter which you wrote him on June 2nd, 1953. Mr. Sandberg has asked me to answer this letter. He authorised me to do this, as I have been connected with him for two years in our common scientific work and, more than that, in personal friendship, so that at present it is presumably only I who is in a position to speak of my freind Sandberg's doings in recent years in Germany and of the manner and motives of his actions.

    But before I come to speak of this I shall try to find a common basis of thinking and feeling, to find out what we have in common, both, the chiropractor and the M.D., which is or should be the leading their actions in their work for humanity. Salus aegroti suprema lex, i.e. the weal of the sick is above all. Not only the weal of the patient whom we give treatment, but also the weal of suffering humanity, of those who do not find the way to you or me, to the chiropractor or the M.D., and who rely upon the help of others, may this be M.Ds. or not. This is an unwritten law and he who is suppressing a valuable healing art or making it a secret, is sinning against this divine law. There have always been errors, presumption, tyrany and blindness in human history and always victims and martyrs in religion, politics and medical science. Are we not guilty of the same tyrany, if we try to prevent sombbody from the good he knows to all people ? Does not B.J. Palmer say in his book "The Subluxation Specific – the Adjustment Specific" that this work belongs to humanity immediately, especially to the sick, for whom it was done and whose possession it righteously should be ? Does he say anything that this knowledge should be given to mankind only as a secret art by previliged artists ? Are you quite sure that your judgement and that of any chiropractor's professional association on Sandberg's actions is right and authoritative before history and the question of the sick ? Or could it not be possible that other authorities than you and I, than you and my professional generation, have the only right to form an opinion of Sandberg's actions, authorities, to whom Sandberg probably feels obliged in the strongest possible way ?

    Besides, what has Sandberg done in Germany up to now ? Has he done anything different from what B.J. Palmer or Mr. Illi do ? No. It is true that he has not written anything about his knowledge and about the meaning of chiropractic, as B.J. Palmer and Mr. Illi do and have done for years – for everybody and also for the M.Ds. – but he has spoken about it, explained, he has shown, what HIO means, what HIO principles are, how to take radiographies. And as in Sweden nobody was willing to listen to him, not even his colleagues, he came to Germany when he was asked. Will you blame him for having helped hundreds of hopeless people, for having shown me, an M.D., a new way of gaining victory over sickness ? Should he be called a Juda, because he broke through the walls of professional interests in order to make the blessing intended for all in truth accessible for all ?

    And yet he has acted in full responsibility, and has nobody, not even me, his closest co-operator, thaught how to adjust, for

                                                                       p.t.o.

„Mein Beitrag zur Geschichte der manuellen Medizin"

> the HIO.technician only be learnt in a chiropractic school.
> For this, we M.Ds. give credit to him. We, a few, are grateful that we are nearer to the cause of many an illness which was unapplicable before, and for being able to give our patients an effective treatment by Sandberg. And what about the Silvers? Not one $ he could take into his county. Until now there is no possibility for him to get an equivalent for his financial losses in Sweden. During the first years, he gave his help without receiving more than just enough to cover his expenses. He could live in Sweden without any troubles with his family, without any financial and professional troubles, without working all night long, without overstrained nerves, without exhausting his health, if he did not come to Germany and if he did not have the feeling of fulfilling a great task which cannot be limited, neither by his family nor by any organisation, a feeling which you scarcely find any more nowadays.
>
> We, both, believe, that we serve a good cause, difficult as it is made for us and little as one believes us, Sandberg from the side of his colleagues, me on part of my colleagues.
>
> You have asked Sandberg to defend himself against the "suspicion" that is put on him. Please, take this answer of his friend and make use of it, if you feel that you can trust it and act according to your conscience.
>
> Yours sincerely,

Herrn
Henrik Dreyer

Olav-Tryggv. Gt 12
Trondheim/Norwegen

Hamm, i.W., 11.6.53
Markt 12

Sehr geehrter Herr Dreyer,

Herr Lars Sandberg, Stockholm, informierte mich über den Inhalt Ihres Briefes, den Sie am 2.6.53 an ihn gerichtet haben. Herr Sandberg hat mich gebeten, Ihnen zu antworten. Er bevollmächtigt mich zu diesem Schreiben offensichtlich deshalb, weil ich seit 2 Jahren in gemeinsamer wissenschaftlicher Arbeit mit ihm verbunden bin und ihm in persönlicher Freundschaft nahestehe, so daß ich zur Zeit wohl allein in der Lage bin zu sagen, was mein Freund Sandberg in den vergangenen Jahren in Deutschland getan hat, wie er es getan hat und welche Motive sein Handeln bestimmten.

Bevor ich jedoch davon spreche, möchte ich versuchen, mich mit Ihnen auf eine gemeinsame Ebene des Denkens und Fühlens zu begeben und das Gemeinsame herauszufinden, was Sie – ebenso wie mich, den Chiropraktor, ebenso wie den medizinischen Doktor – in der Arbeit für die kranke Menschheit bestimmt oder bestimmen sollte.

Salus aegrotum suprema lex, d.h. Das Wohl der Kranken steht über allem. Nicht nur das Wohl des einzelnen Kranken, den wir gerade behandeln, sondern das Wohl der leidenden Menschheit, also auch der Menschen, die den Weg zu Ihnen und mir, zum Chiropraktor oder dem medizinischen Doktor nicht finden können und die auf die Hilfe anderer Heilkundiger, seien es Ärzte oder nicht, angewiesen sind. Dies ist ein ungeschriebenes Gesetz. An diesem göttlichen Gesetz versündigt sich derjenige, der eine wertvolle Heilkunst unterdrückt, ebensosehr wie derjenige, der eine solche Kunst geheimhält.

Gottfried Gutmann

Es hat in der Geschichte der Menschheit immer Irrtümer, Überheblichkeit, Tyrannei und Blindheit gegeben, und überall gab es Opfer und Märtyrer in der Religion, der Politik und der Heilkunde.

Sind wir nicht der gleichen Tyrannei schuldig, wenn wir einen Menschen hindern, das Gute, das er kann und weiß, allen Menschen zu schenken? Sagt nicht B.J.Palmer in seinem Buch *The subluxation specific, the adjustment specific*, daß diese Arbeit der Menschheit unmittelbar gehört, insbesondere den Kranken, für die sie geleistet wurde und deren Eigentum sie gerechterweise sein muß? Sagt er etwas davon, daß dieses Gut der Menschheit nur in geheimer Kunst von privilegierten Künstlern vermittelt werden soll?

Sind Sie dessen ganz sicher, daß Ihr Urteil und das irgendeiner Chiropraktorenberufsorganisation über Sandbergs Tun vor der Geschichte und vor der Frage der kranken Menschen richtig und maßgeblich ist?

Oder wäre es nicht möglich, daß andere Autoritäten als Sie und ich, als Ihre und meine Berufsorganisation, das allein maßgebliche Urteil über Sandbergs Verhalten zu fällen haben, Autoritäten, denen Sandberg vermutlich sich am stärksten verpflichtet fühlt?

Im übrigen, was hat Sandberg bisher in Deutschland getan? Hat er irgend etwas anderes getan als P.J.Palmer oder Herr Illi?

Nein! Er hat zwar nichts über seine Kenntnisse von oder über das, was Chiropraktik bedeutet, geschrieben wie es B.J.Palmer und Herr Illi schon seit Jahren tun und getan haben, für jedermann lesbar und erkennbar, auch für die medizinischen Doktoren. Aber er hat davon gesprochen, hat es erklärt, hat gezeigt, was *HIO* bedeutet, was HIO-Grundsätze sind, wie man HIO-Röntgenaufnahmen macht. Und da ihn in Schweden niemand hören wollte, auch nicht seine Berufskollegen, ist er nach Deutschland gegangen, als man ihn nach Deutschland rief. Wollen Sie ihn dafür tadeln, daß er Hunderten von Hoffnungslosen geholfen hat, daß er mir, einem Arzt, neue Wege gezeigt hat, die Krankheiten zu besiegen? Soll er ein Judas sein, weil er die Mauern eines Berufsinteresses durchbrach um den Segen, der allen bestimmt ist, auch allen zugänglich zu machen?

Dabei hat er voll verantwortlich gehandelt und bisher keinen, auch nicht mich, seinen engsten Mitarbeiter, ein chiropraktisches Adjustment gelehrt. Denn die HIO-Technik kann nur in einer Chiropraktorenschulung erlernt werden.

Dies wissen wir Ärzte auch zu würdigen. Wir, einige wenige, sind dankbar, der Ursache mancher ungeklärter Leiden näher gekommen zu sein und unsere Kranken einer wirksamen Behandlung durch Sandberg zuführen zu können. Und wie ist es mit den Dollar-Silberlingen? Nicht einen Silberling konnte Sandberg in seine Heimat bringen. Er hat bisher keine Möglichkeit, einen Ausgleich für seine wirtschaftlichen Verluste in Schweden zu bekommen. Er brachte seine Hilfe in den ersten Jahren ohne Lohn, gerade für soviel, daß er seine Unkosten bestreiten konnte. Er könnte ohne familiäre, ohne wirtschaftliche, ohne berufliche Sorgen, ohne Tag- und Nachtarbeit, ohne überanstrengte Nerven, ohne Raubbau an seiner Gesundheit in Schweden leben, wenn er nicht nach Deutschland fahren würde und wenn er nicht das in der Welt immer seltenere Gefühl hätte, daß er eine höhere Aufgabe zu erfüllen hat, die ihm weder die Familie noch eine Organisation begrenzen können.

Wir beide glauben, daß wir einer guten Sache dienen, so schwer uns dies auch gemacht und so wenig uns dies auch geglaubt wird, Sandberg von *seiner* Berufsorganisation und mir bisher in gleicher Weise von der meinigen.

Sie haben Sandberg aufgefordert, sich gegenüber dem Verdacht, der auf ihm lastet, zu verteidigen. Bitte nehmen Sie diese Antwort seines Freundes zur Kenntnis und machen Sie von ihr Gebrauch ganz nach dem Vertrauen, daß Sie ihr schenken wollen und nach Ihrem eigenen Gewissen.

Doch zunächst hatten die Dinge ihren Lauf genommen, und zwar aufeinander zu. Der Hamburger Chiropraktor Werner Peper war bereit, 12 Ärzte (benannt vom Zentralverband der Ärzte für Naturheilverfahren, vgl. S. 60) in der chiropraktischen Technik in Kursen auszubilden. Bei der Unterweisung dieser 12 „Apostel" ist es geblieben. Auf Anregung von Zukschwerdt und Biedermann verfaßte Peper schließlich das bekannte Buch über die Technik der Chiropraktik. Es war für Hunderte von Ärzten vermutlich die chiropraktische Fibel schlechthin und leider auch die einzige Lektüre auf diesem Gebiet. So hat Pepers Buch, das sehr viele Auflagen erreicht hat, Segen, aber auch viel Schaden gebracht. Denn es hat dazu verleitet, ohne fundiertes Grundlagenwissen die relativ leicht zu erlernenden Griffe anzuwenden, wodurch nicht nur mancher Nachteil für die jeweiligen Patienten, sondern auch ein großer Flurschaden zu ungunsten der manuellen Medizin angerichtet worden ist.

Doch Peper zog sich von der Ausbildung der Ärzte zurück. Dem Vorstand der FAC lag in seiner Sitzung im Februar 1955 eine Erklärung Pepers vor, daß er „grundsätzlich keine Ärzte mehr annehme".

Die Abnabelung war in diesem Punkte erfolgt, nicht zuletzt auch infolge erheblicher Anfeindungen Pepers von seiten der ECU.

Doch Freimut Biedermann hatte auch Verbindung zu dem bekannten Chiropraktor Alfred Illi in Genf aufgenommen. Wenngleich Illi trotz aller aufkommenden freundschaftlichen Verbundenheit mit Biedermann sein statisch-dynamisches Lehrgebäude darlegte und publizierte (1953), so hat er doch niemals seine Behandlungsmethodik preisgegeben.

Illi war ein erbitterter Gegner von Palmer. Die durch Illi an Biedermann schon sehr frühzeitig erteilte Warnung vor Palmer hatte Biedermann veranlaßt, in seiner ersten großen Veröffentlichung (*Grundsätzliches zur Chiropraktik*, 1952), diese Warnung zu übernehmen. Biedermann verstand sich als Mittler zwischen Chiropraktik und Schulmedizin. Doch auch Biedermann konnte die Brücke nicht schlagen. Auch hier erfolgte die Trennung, ausgehend von unzumutbaren Forderungen der Chiropraktiker. Dies zeigen die im folgenden geschilderten Ereignisse und wiedergegebenen Dokumente.

Dr. v. Roques war seit der Gründungsversammlung (03./04.11.1953) der 1. Präsident der FAC. Als unerschrockener namhafter Kämpfer für die Würdigung paramedizinischer Heilverfahren war es ihm ein selbstverständliches Anliegen, die Chiropraktik in die medizinische Wissenschaft und Ausbildung zu integrieren. Als ehemaliger Offizier suchte er den direkten Weg ohne „Wenn und Aber".

So schwebte ihm eine gesetzliche Regelung, zumindest eine Unterstützung durch die Bundesregierung vor, zu keinem anderen Zweck als zu gemeinsamer Forschung und Lehre von Chiropraktoren und Ärzten.

Es kam auf sein Betreiben, unterstützt durch Biedermann und mich, zu einer ersten und letzten Besprechung mit dem Präsidium der ECU am 14.03.1954 in Brüssel. Hierzu einige Dokumente:

Gottfried Gutmann

den 28.2.54

Herrn Dr.Fr.Biedermann, Stuttgart
und
Herrn Dr.Gutmann, Hamm

Liebe Kollegen,

an Biedermann schicke ich einen Durchschlag des Briefes, den ich soeben an Prof.Neuffer gerichtet habe. Wir können nicht ohne Fühlungnahme mit den zentralen Gremien der Medizin vorgehen. Das ändert natürlich nichts an der Tatsache, daß wir unter allen Umständen anhören müssen, was die Chiropraktoren uns vorschlagen. Wollen Sie so freundlich sein, lieber Herr Biedermann, die Kopie an Gutmann weiter zu leiten.

Nach reiflicher Überlegung bin ich zu den Überzeugung gekommen, daß man in Deutschland zunächst nur e i n e n Ort zu Forschung und Lehre ausstatten kann. Daß da am besten eine Universitätsklinik zu nehmen ist, scheint mir klar zu sein. Ich persönlich habe den Eindruck, daß wir keinen des Triumvirats Gut-Soll-und Biedermann dabei entbehren können. Dazu brauchen wir noch ein bis zwei gelernte Chiropraktoren. Dabei ist m.E. selbstverständlich, daß wir die Chiropraktik der Gesamten Wirbelsäule diagnostisch wie therapeutisch betreiben und lehren. Eine Spezialisierung nach der HIO-Thechnik ist nach Reifegrad zu gestatten. Sie ist es wohl, die die strengsten Anforderungen stellt. Ihr Revier ist aber auch therapeutisch und klinisch am wichtigsten. M.E. sollte man die Mediziner und Chiropraktikstudenten (selbstredend nur Abiturienten) die üblichen propädeutischen Fächer gemeinsam studieren lassen, wobei ich die Röntgenologie sowohl bei der Physik wie bei der Anatomie gleich stark in den Vordergrund stellen möchte. Keine Osteologie ohne Röntgenologie. Und keine Knochenkunde ohne plastischen Unterricht.

Nach dem Physikum sind Innere Medizin und Neurologie noch gemeinsam. Und erst nach dem 6.-7. Semester würde ich die Entscheidung fällen, wer sich zur Wirbelsäulentherapie eignet. Dabei ist den plastisch Begabtesten der Vorzug zu geben. Als Ergänzung zu den inneren Fächern ist eine Allgemeine Pathologie zu lesen.

Nur e i n e Lehrstätte läßt sich mit genügenden Mitteln ausstatten. Einigkeit des Lehrkörpers ist ebenso wichtig wie wissenschaftliche Grundhaltung.

Das Telegramm, das mir Illi am 24.2. sandte, hat den Wortlaut:
"Konferenz Sonntag, 14.März bei Dr Gillet,131 Avenue Louise, Brüssel. Unser Komite einverstanden für Dr.Gutmann und Biedermann. Beginn Morgens 8 45.Bitte um telegrafische Bestätigung".

Ich bitte nun um I h r e Meinungen, daß wir auch dem Bundesministerium gegenüber mit konkreten Vorschlägen auftreten können.

Mit besten Grüßen bin ich der Ihre

Abschrift F A C 1

den 27.2.54

Dem Präsidenten des Deutschen Ärztetages
Herrn Professor Dr.med. N e u f f e r
S t u t t g a r t-Degerloch
Jahnstr. 12

Sehr verehrter Herr Professor Neuffer,
wie mir der Ehrenpräsident der Europäischen Chiropraktoren-Union, Fr.W.Illi,DC, Genf mitteilt, hat seine Union mit großer Mehrheit beschlossen, eine Chiropraktorenschule in Deutschland zu gründen. Ich selbst werde als Vorsitzender der "Ärztlichen Forschungs-und Arbeitsgemeinschaft für Chiropraktik" die im Dez. 53 in Hamburg von 70 deutschen Ärzten gegründet wurde, zu einer Besprechung nach Brüssel am 14.3.54 aufgefordert. Aufgefordert werden weiterhin der 2. Vorsitzende, Herr Dr.Fr.Biedermann in Stuttgart, Hohenheimerstr. 9. und Herr Dr. Gutmann in Hamm, Am Markt 12. Beide sind die besten Kenner der Materie, auch in röntgenologischer Richtung.

Zur Orientierung meines Belangs zur Chiropraktik lege ich einen Sonderdruck bei. Ich stehe bereits seit dem Sommer des vorigen Jahres mit dem Bundesministerium des Inneren, Prof.Dr.Klose, in Verhandlung über einen "Forschungsauftrag", der die Grundfragen zu klären geplant ist: was ist die Chiropraktik was die Osteopatie? DM 500.- sind mir zugesagt worden. Sie sind dringend erforderlich, um wenigstens ein Minimum an Literatur und Instrumentarium zu erwerben und um die wichtigsten Vertreter beider Richtungen kennen zu lernen. Das Thema selbst ist überreif. Es ist nicht mehr zu verantworten, daß sich die Medizin in ihren obersten Gremien der Erkenntnis verschließt: hier droht ein Prestigeverlust.

Andererseits wollen die wissenschaftlich geschulten Chiropraktoren auch nicht den (vom DGB geplanten) Anschluß an die Heilpraktiker und Masseure. Sie wollen lediglich eine Eigenständigkeit im Sinne der Zahnmediziner. Ich halte diese Entwicklung innerhalb der offiziellen Medizin für dringend geboten. Ich könnte mir nochmalige Entwicklung denken, die eine Art Doppelspezialistentum ermöglichte- etwa gleich dem Dr.med et med.dent.
Als Referenzen sind zu nennen: Prof.Gutzeit in Bayreuth, Prof.Ferd.Hoff in Frankfurt, Prof.Junghanns in Oldenburg und Prof. Zuckschwerdt in Bad Oeynhausen. Letztere gehören dem Forschungsbeirat dem Forschungsbeirat der Ärztl. Forschungs-und Arbeitsgemeinschaft f.Chiropr.an. Prof.Kollath interessiert sich -nach einer persönlichen Mitteilung vom Jahre 1938- schon seit Jahren für die Sache. H.Siegmund ist leider gestorben, der sich seit Jahren für die Klärung der Fragen als Allgemeinpathologische Probleme interessierte. Schon 1949 hat er mich auf dem Wiesbadener Kongreß

darauf angeredet. Sein Bekenntnis zur "Neuralpathologie"-
für einen Rickerschüler ein Schritt- wird Ihnen noch in
den Ohren sein.

Was ich nun wissen muß, ist Folgendes: wie stellen
sich die Ärztekammern zu der Frage? Welche Unterstützung
kann man der Sache in materieller Hinsicht verschaffen?
Ich kann mir lediglich e i n e Ausbildungsstätte in Deutschland vorstellen, die an eine Universitätsklinik- oder
-Poliklinik anzuschließen wäre. Ein Ansatz ist in der
Chirurgischen Universitätsklinik in Göttingen zu bemerken.
Ferd. Hoff teilte mir mit, daß er einen Assistenten habe,
der sich "chiropraktisch" betätigt.

Wie stehen die Dinge rechtlich? Sind Sie dafür, daß wir
verhandeln? Können Sie uns in gewissen Umfang mit irgend-
welchem Mittel unterstützen?

Dies sind meine Fragen und meine Anliegen.

Zu betonen ist nochmals, daß es sich um eine wertvolle
Ergänzung der Medizin handelt und daß eine Entscheidung
nicht mehr lange zu umgehen ist.

Mit den besten Empfehlungen zeichne ich als Ihr
ergebenster

Ergebnis der ersten Besprechung deutscher Ärzte mit Chiropraktoren am 14.3.54 in Brüssel
(ausgefertigt von den Vertretern der ECU):

A. Erklärung der Vertreter der "Ärztlichen Forschungs- und Arbeitgemeinschaft für Chiropraktik", Dr. v. Roques, Dr. Biedermann und Dr. Gutmann (FAC) vor den Vertretern der "Europäischen Chiropraktoren-Union" (E C U), Dr. Gillet, Dr. Cleve, Dr. Illi, Dr. Destrée.

1. Unter dem zwingenden Eindruck der Notwendigkeit, die Wirbelsäulentherapie in die Medizin einzubauen, haben sich deutsche Ärzte als Vertreter der FAC entschlossen, sich mit Vertretern der ECU an einen Tisch zu setzen, um über die Möglichkeit einer loyalen Zusammenarbeit zu beraten.

2. Leitend für den Entschluß zu dieser Zusammenarbeit und Zusammenkunft ist für die deutschen Ärzte die Erkenntnis der nicht zu leugnenden Verdienste der Chiropraktoren um Diagnostik und Therapie der Wirbelsäule.

3. Ziel ist:
a. Anerkennung der diplomierten Chiropraktoren in Deutschland.
b. Schaffung einer Schule für die Chiropraktik unter ärztlicher Führung unter gleichberechtigter Mitarbeit der Chiropraktoren.
c. Ausbildung von Ärzten in der Chiropraktik nach Abschluß des medizinischen Studiums.

B. Erklärung der Vertreter der ECU:
Nach dem dem Executivrat der ECU durch die Mitglieder ausgedrückten Stellungnahme und entsprechend den Unterredungen dieses Rats mit Dr. v. Roques und seinen Mitarbeitern, Dr. Biedermann und Dr. Gutmann, wurden folgende Punkte als Basis für Verhandlungen der ECU mit der Bonner Regierung über die Errichtung einer Chiropraktorenschule in Deutschland aufgestellt:

Als Voraussetzungen sind anzunehmen:
1. daß wir gewisse Sicherheiten dafür erhalten, daß die chiropraktische Wissenschaft geschützt wird, als Sonderfach weitergeführt und nicht etwa nur in die Medizin vereinnahmt werde.
2. daß der von einer solchen Schule verliehene Grad durch Gesetz legalisiert werde.
3. daß diese Schule in der Chiropraktik unterrichtet
a. voll approbierte Ärzte. Dabei ist zu betonen, daß für einen Zeitraum von 15 Jahren kein Arzt als Studierender angenommen wird, der aus einem Land stammt, in dem die Chiropraktik nicht als selbständiger Beruf anerkannt wird.
b. Studierende, die, ohne voll approbierte Ärzte zu werden, Chiropraktoren zu werden beabsichtigen.
4. daß die Prüfungskommission sich zumindest aus 50% Chiropraktoren ohne Arztapprobation zusammenzusetzen habe.

Unter diesen Bedingungen ist die ECU bereit zu stellen:
1. die Fakultätsmitglieder für sämtliche chiropraktischen Fächer
2. einen Teil der zu Errichtung der Schule notwendigen Mittel.

Voraussetzung ist schließlich, daß diese besonderen Bedingungen durch den Mitgliedern der ECU zur Bestätigung vorgelegt werden.

gez. H. Gillet, Brüssel   W.C. Cleave, Glasgow   L. Destrée, Brüssel
     Pres.   Sec.   V. Pres.

Herrn Kollegen Gutmann
    mit Gruß

den 18.3.54

Dem Bundesministerium des Inneren
z.H.des Herrn Professor Dr.med.Klose
B o n n
Rheindorferstr.198

Sehr verehrter Herr Professor,

als Ergebnis der ersten Zusammenkunft der "Europäischen Chiropraktoren-Union" (E C U) und der Vertreter der "Aerztlichen Forschungs-und Arbeitsgemeinschaft für Chiropraktik" (F A C) in Brüssel am 14.3.54 ist beiliegendes Communiqué herausgekommen.

Ich unterbreite es Ihnen zur eigenen Beurteilung und zur Weiterleitung an in Frage kommende Stellen.

Ich glaube, damit der deutschen Medizin einen Dienst erwiesen zu haben. Ich halte es für nicht mehr möglich, daß sich die Wissenschaft bei dem großen allgemeinen Interesse der Beachtung des Gebietes weiterhin entzieht.

Andererseits sind meine Mitarbeiter und ich der Ueberzeugung, daß es ratsam sei, sich frontal mit der Materie zu befassen. Jeden Versuch, sie von hinten zu erbohren, halten wir mit dem Prestige der Medizin für nicht vereinbar.

Ich darf noch einmal meine Definition des Sachverhaltes wiederholen:"die Chiropraktik ist -wie die ihr sehr ähnliche Osteopathie-in vielen Fällen sehr nützlich, weil Zeit sparend, in manchen Fällen aber unentbehrlich, weil allein zum Ziel führend."

Mit den besten Empfehlungen bin ich Ihr
                    ergebenster

„Mein Beitrag zur Geschichte der manuellen Medizin"

Abschrift

ÄRZTLICHE FORSCHUNGS- UND ARBEITSGEMEINSCHAFT FÜR CHIROPRAKTIK F.A.C.
BERLIN-LICHTERFELDE · WILHELMSTRASSE 3 · FERNRUF: 73 18 65

VORSITZENDER: DR. K. R. v. ROQUES

den 10. 6. 1954
Dr. v. R/R.

Dem Wissenschaftlichen Beirat der F A C
Herrn Professor Dr. Gutzeit
    Professor Dr. Junghanns
    Professor Dr. Litzner
    Professor Dr. Zukschwerdt

möchte ich den Vorschlag unterbreiten, ein Wochenendtreffen der F A C am 2. und 3. Oktober d. Js. in einem westdeutschen Bad mitzumachen und zu betreuen.

Nachdem es dem Vorstand möglich war, im März d. Js. in Brüssel mit dem Präsidium der Europäischen Chiropraktoren Union ein Abkommen zu treffen, in Deutschland eine Chiropraktorenschule aufzuziehen, bei der Ärzte und Chiropraktoren als Lehrkräfte auftreten, steht jetzt die Frage zur Diskussion, wo diese Schule zu errichten sei und - vor allen Dingen - welche staatlichen Stellen zur Unterstützung in Frage kommen.

Ich möchte daher sowohl die Länder wie den Bund einladen, sich an dieser Tagung zu beteiligen. Das Bundesministerium des Inneren hat mir erneut einige Mittel zur Unterstützung der Grundlagenforschung zugesagt.

Das Thema hat daher ungefähr zu lauten: "Über die Notwendigkeit und über die Form des Einbaues der osteopathisch-chiropraktorischen Methodik in die wissenschaftliche Medizin".

Ich selbst hatte an Bad Oeynhausen gedacht, wobei ich mir die Bitte an Herrn Zukschwerdt zu richten erlaube, mir zu schreiben, ob ihm Ort und Zeit genehm und ob es ihm möglich sei, einen Tagungsort zu benennen, der an 200 Hörern Platz bietet.

Für baldige Stellungnahme wäre ich dankbar.

                            Mit dem Ausdruck meiner Verehrung
                            gez. Dr. K. R. v. Roques

Den Herren Dr. Biedermann, Stuttgart,
        Dr. Cramer, Hamburg,
        Dr. Gutmann, Hamm,
        Dr. Sollmann, München
zur gefl. Kenntnisnahme übersandt.

Läßt man diese Dokumente heute auf sich wirken, so ist man erschrocken oder amüsiert angesichts eines derartigen Optimismus, einer derartigen Fehleinschätzung der Realitäten. Es wurde gleichsam versucht, zwei starke Festungen gleichzeitig im Sturm zu erobern. Die mit Sicherheit bewußt überzogenen Forderungen der Chiropraktoren haben diesen stürmisch eingeleiteten „Liebesbeziehungen" ein rasches Ende bereitet. Als sinniges persönliches Dokument besitze ich eine Ansichtskarte des berühmten Brüsseler „Manneken Pis" mit den Unterschriften der Teilnehmer an der damaligen Brüsseler Sitzung. Dieser etwas realitätsferne Parforceritt unseres damaligen Präsidenten trug unterschwellig dazu bei, daß v. Roques bei der ersten eigentlich konstituierenden Versammlung der FAC in Bayreuth am 30./31. Oktober 1954 wohl zum Schriftführer, aber nicht zum Ersten Vorsitzenden gewählt worden ist.

Sandbergs Engagement nahm einen völlig anderen Verlauf als ihn die offiziellen Kontakte mit den Vertretern der ECU in Brüssel hatten erwarten lassen. War er doch viel zu sehr davon überzeugt, daß gerade die von ihm beherrschte Technik zur manuellen Behandlung der Kopfgelenke nur Ärzten vorbehalten sein sollte. Ich hatte meinen Diskussionsvortrag im März 1952 in Plochingen kaum beendet (vgl. S. 61), als sich ein Herr mit fliegender Mähne stürmisch seinen Weg durch die Zuhörer zum Podium bahnte. Er stellte sich vor als Alfred Eble aus Basel.

Er habe schon lange auf diesen Augenblick gewartet, um Sandberg kennenzulernen. Er wollte wissen, wann und wo er ihn am ehesten treffen könne. So landete er 2 Wochen später in einem riesigen amerikanischen Wagen in Hamm.

Eble war, wie sich jetzt herausstellte, in den „goldenen 20er Jahren" der von der High-Society meistkonsultierte Heilpraktiker in Berlin, nicht zuletzt aufgrund seiner manualtherapeutischen Erfolge. Er war kurz vor Kriegsausbruch in die Schweiz zurückgekehrt und hatte sich in Basel-Terwiel als Naturarzt niedergelassen. Denn damals – wahrscheinlich auch heute noch – gab und gibt es in der Schweiz die Möglichkeit, vom Heilpraktiker nach Überstehen einer rigorosen medizinischen Sonderprüfung zum „Naturarzt" umzusatteln. Eble war ein Draufgänger und wollte Sandberg sofort nach Basel entführen. Noch fühlte ich mich in der HIO-Technik nicht sattelfest genug. Ich bangte also um meinen Lehrer und fuhr kurz entschlossen mit. In meinem altertümlichen Rucksack nahm ich eine Serie von HWS-Röntgenaufnahmen und einen primitiven selbstgebastelten Röntgenschaukasten (24 × 36 cm) mit.

In Waldsee wurde Freimut Biedermann, in Konstanz Erich Stiefvater, der damalige „Papst" der Akupunktur, hinzugeladen.

Im Insel-Hotel in Konstanz übernachteten wir. Von der Umwelt sahen und hörten wir kaum etwas, drehte sich doch die Unterhaltung fast nur um das eine: die Wirbelsäule und die Chiropraktik, insbesondere die HIO-Röntgen- und -Behandlungstechnik. Im meinem Zimmer im Insel-Hotel veranstaltete ich den ersten „Röntgenkurs", mehr oder weniger als Dolmetscher für Sandberg. Wir saßen vor dem kleinen Röntgenschaukasten, bestellten eine Flasche Rotwein nach der anderen, und als wir nachts um 3.00 Uhr immer noch vor dem Kasten saßen, konnte der Zimmerkellner nur den Kopf schütteln. Dies war die Geburtsstunde unserer gemeinsam zu bestreitenden Tagung, die dann im November 1952 in Hamm stattfinden sollte mit den Referenten Biedermann, Gutmann, Sandberg, Stiefvater (vgl. S. 13).

Wir wollten die Dinge festhalten, sie nicht unseren Händen entgleiten lassen. Wir wollten dranbleiben wie junge Jagdhunde an der frischen Fährte.

So drängten wir Sandberg, sein Wissen in deutscher Sprache in einem Buche zu Papier zu bringen. Dabei dachten wir allerdings daran, das Lehrgebäude Palmers von seinen abwegigen Theorien zu entkleiden, um es auf eine medizinisch wissenschaftlich tragfähige Basis zu stellen. Auch hier begannen wir sofort mit der Arbeit, und zwar als Gäste in Ebles wunderschöner Villa in Basel-Terwiel.

Im Teamwork sollte möglichst rasch eine Kurzfassung erstellt werden. Wir saßen auf dem Balkon. Sandberg gab in Englisch seine Sentenzen von sich, ich übersetzte sie relativ grob, Biedermann kleidete sie in ein brauchbares Medizinerdeutsch und diktierte es Erich Stiefvater, der es im Zweifingersystem mit der alten Schreibmaschine zu Papier brachte. Dieses Gemeinschaftswerk ist jedoch nie vollendet worden. Lediglich der 1. Teil in der Sandberg-Monographie *Atlas und Axis*, der sich mit der speziellen Röntgenaufnahmetechnik befaßt, entspricht fast wörtlich unserer damaligen gemeinsam erarbeiteten Formulierung. Ich hatte es übernommen, Sandberg weiterhin bei der Arbeit an dem geplanten Buch behilflich zu sein. Allerdings hatte ich Bedenken gegen eine kritiklose Übernahme von Palmers pathogenetischen Vorstellungen (vgl. meine Arbeit *Die obere Halswirbelsäule im Krankheitsgeschehen*, 1953).

Mißtrauen schlich sich zwischen unsere Freundschaft. Sandberg argwöhnte, daß ich ihm die alleinige Autorenschaft streitig machen wolle. Schließlich nahm sich der Frankfurter Röntgenologe Alfred Vogt der Übersetzung Sandbergs ins Deutsche an.

Die pathogenetischen wissenschaftlichen Details schienen Sandbergs technisch röntgenologisch orientiertes Denken nicht zu belasten. So wurde das Buch, das 1955 erschien, leider kein Erfolg. Denn fast niemand vermochte den von Palmer übernommenen „wissenschaftlichen" Gedankengängen und den röntgenologischen Analyseregeln zu folgen. Unsere Wege hatten sich getrennt, zumal ich seit 1953, nach 3jährigem systematischem Studium der röntgenologischen Analyse der Kopfgelenke, diese Diagnostik und die darauf abgestellte manuelle Impulstechnik nach der HIO-Methode beherrschte.

Sandberg, der ein durchtrainierter Sportler war, kam am 17. August 1956 tragisch ums Leben. Er ertrank beim Schwimmen in einem stehenden Gewässer.

Doch auch mit B. J. Palmer hatte ich Verbindung aufgenommen. Er war der Sohn von D. Palmer, dem „Entdecker" der Chiropraktik, dem Gründer der Palmer-School of Chiropractic in Davenport in Iowa (USA) und war damals selbst Präsident dieser Schule. Er nahm mit Recht für sich in Anspruch, die große Bedeutung der Kopfgelenke im Krankheitsgeschehen entdeckt und eine zuverlässige manuelle Behandlungstechnik, eben die HIO-Methode für diese Region entwickelt zu haben. Ich hatte ihm eine in New York lebende Patientin zur Weiterbehandlung überwiesen. Diese Frau hatte jahrzehntelang unter unerträglichen Kopfschmerzen gelitten, die im weiteren Verlauf den Charakter einer Migräne annahmen und in den letzten Jahren auch noch mit einer klassischen Trigeminusneuralgie kombiniert waren. Bei ihr fand sich eine in diesem Ausmaß höchst selten anzutreffende Fehlstellung zwischen Okziput, Atlas und Axis. Nach 2 Behandlungen hatten sich diese Beschwerden fast vollständig verloren. Die Frau, die im Krieg ihren ersten und ihren zweiten Mann verloren hatte und inzwischen zum dritten Mal kinderlos verheiratet war, brachte im Anschluß an diese Behandlung noch 2mal ein gesundes Kind zur Welt.

Palmer beantwortete mein Begleitschreiben vom 12.09.1954 unmittelbar (am 23.09.1954, s. S.103) und bot sich zu einem Gespräch mit interessierten Ärzten in Deutschland an.

Ich teilte Palmer am 14.10.1954 (s. S.104) zunächst meine persönliche Auffassung, am 26.11.1954 (s. S.105) die Bereitschaft seitens der FAC zu einem Gespräch mit.

In einem Schreiben vom 26.12.1954 (s. S.106) wünschte dann Palmer nähere Informationen. Palmers Fragen ließen uns aber auch seine Bedingungen erkennen.

Ich faßte meine Antwort (04.01.1955) auf Palmers Brief vom 26.12.1954 in folgenden Punkten zusammen:

1) Es sollte eine 2- bis 3tägige Tagung mit Palmer im Knappschaftskrankenhaus in Hamm veranstaltet werden.
2) Höchstens 50 in der Anwendung der Chiropraktik bereits erfahrene Ärzte sollten eingeladen werden.
3) Palmer sollte röntgenologische Demonstrationen und praktische Vorführungen der von ihm gelehrten Methodik geben.

Palmer teilte daraufhin mit (22.01.1955), daß dieses Seminar ein sehr wichtiger Schritt für alle Beteiligten sein werde, daß sich dieses Vorhaben aber leider unter den europäischen Chiropraktoren herumgesprochen und große Differenzen ausgelöst habe. Die einen forderten ihn auf zu gehen, die anderen dagegen, es nicht zu tun.

Palmer beorderte daher seinen persönlichen Rechtsberater Mr. Rus Turner zur Rücksprache nach Hamm. Er selbst stellte sein Kommen für Ende Juni 1955 in Aussicht.

Unter dem 13.02.1955 teilte mir Palmer mit, daß er inzwischen an 8 Zusammenkünften der US-Chiropraktoren in den verschiedenen Staaten teilgenommen habe. Er fuhr fort: „Darf ich Ihnen als Ersatz vorschlagen, daß eine Gruppe Ihrer interessierten Ärzte nach Davenport kommt, um hier Untersuchungen und Studien durchzuführen?"

So hatte sich der allmächtige Palmer von einer selbst angebotenen und zugesagten Fühlungnahme auf Druck der Chiropraktoren der USA und Europas

„Mein Beitrag zur Geschichte der manuellen Medizin"

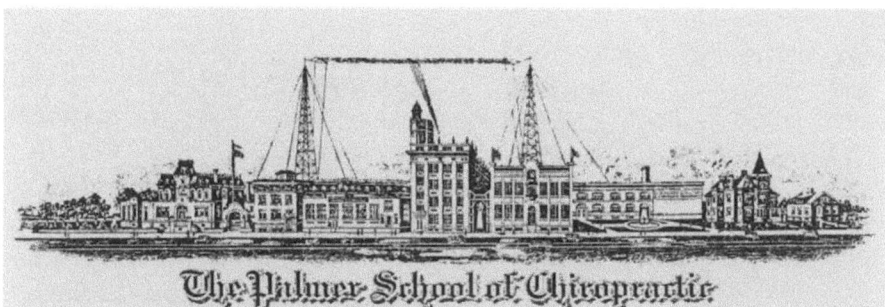

September 23, 1954.

Dr. Gottfried Gutmann,
Hamm in Westfallen,
Markt 1, Germany.

Dear Dr. Gutmann:

Thanks very kindly for your letter of September 12th.

A movement is on foot whereby Dr. Clay Thompson of our Faculty here, and myself, may be invited to a European convention of Chiropractors to be held in Brussels in May. If such should come about, it is very possible I could be induced to to to Germany and speak to some of the medical men to enlighten them more about Chiropractic as we have developed and proven it to be accurate and sound, here in our Research Clinic.

I think such information, elaborated for their edification, would be very valuable to them in their service to the sick.

I would be glad to hear from you further as to the advisability of such service being rendered.

Very truly yours,

Dr. B. J. Palmer,
President.

BJP/m

Gottfried Gutmann

Hamm, den 14.X.54

Kopi

Herrn
B.J. Palmer
Präsident der Palmer School
of Chiropractic
D a v e n p o r t
U. S. A.

Hochverehrter Herr Dr. Palmer!

Für Ihre freundlichen Zeilen vom 23.9.54 danke ich Ihnen
herzlichst. Ich habe mich außerordentlich gefreut, daß Sie
sich meiner Pat. Frau K∎∎∎∎ so liebenswürdig angenommen
haben und daß es mir auf diese Weise vergönnt war, mit Ihnen
persönlichen Kontakt aufzunehmen.
Ich freue mich ganz besonders, daß Sie in Erwägung ziehen,
im Mai Europa aufzusuchen und unter Umständen bereit sind,
vor deutschen Ärzten zu sprechen. Obwohl ich Ihnen hierüber
naturgemäß noch keine bindende Zusage machen kann, glaube
ich doch, Ihnen jetzt schon versichern zu dürfen, daß in
ärztlichen Kreisen in Deutschland die Möglichkeit, Sie selbst
zu sehen und sprechen zu hören, mit großer Freude aufgenommen werden wird, und das sicherlich die Möglichkeit bestehen
wird, im Anschluß an Ihren Kongress in Brüssel, Sie zu
einem Kongress deutscher Ärzte zu bitten.
Sobald ich in dieser Angelegenheit Ihnen mit exakten Nach-
richten dienen kann, werde ich mir erlauben, Ihnen dies
mitzuteilen.
Gleichzeitig erlaube ich mir, Ihnen einige Sonderdrucke
meiner Veröffentlichungen über die HIO- Methode zu über-
reichen, die im deutschen medizinischen Schrifttum, und so
viel ich weiß, auch im europäischen Schrifttum, erstmalig
auf die Bedeutung dieser Methode hingewiesen haben.

Indem ich Ihnen für Ihre freundlichen Bemühungen betr.
Frau Ketels, herzlich danke,

                    verbleibe ich mit vorzüglicher
                          Hochachtung

                      Ihr sehr ergebener

26.XI.54

Herrn
Dr. B.J. Palmer
Palmer School of Chiropractic
Davenport
U. S. A.

Hochverehrter Herr Dr. Palmer!
Ich komme zurück auf mein Schreiben vom 14.X.54, in welchem ich Ihnen mitteilte, daß ich wieder von mir hören lassen würde, sobald ich Ihnen exaktere Angaben für Ihren Besuch in Deutschland vermitteln kann.
Die ärztliche Forschungs- und Arbeitsgemeinschaft für Chiropraktik, deren 2. Vorsitzender ich bin, begrüßt es außerordentlich, daß Sie in Erwägung ziehen, vor deutschen Ärzten zu sprechen. Da ein entsprechender Kongress rechtzeitig vorbereitet werden muß, darf ich Sie im Auftrage unserer Arbeitsgemeinschaft höflichst bitten, uns mitteilen zu wollen, sobald Sie dazu in der Lage sind, zu welchem genauen Termin Sie in Deutschland sein können.
Wir wären dankbar, von Ihnen zu erfahren, über welches Thema Sie sprechen wollen, und wie lange Zeit Ihr Vortrag etwa in Anspruch nehmen wird.
Wir glauben annehmen zu dürfen, daß Sie Ihren Vortrag in englischer Sprache halten werden. Da jedoch die Kenntnisse der englischen Sprache bei der Mehrzahl der Zuhörer nicht ausreichend genug sind, um Ihren Vortrag sofort zu verstehen, und da wir sehr daran interessiert sind, daß Ihre Ausführungen von allen Zuhörern verfolgt und verstanden werden können, möchten wir um Ihren Vorschlag bitten, ob Sie wünschen, daß Ihr Vortrag unmittelbar nach der Beendigung verdolmetscht wird, oder daß er vorher übersetzt, gedruckt und an die Zuhörer verteilt wird.
Ich erlaube mir vorzuschlagen, daß Frau K━━━, New York, die beide Sprachen ausgezeichnet spricht, Ihnen in dieser Angelegenheit zur Verfügung steht.
Ich wäre Ihnen, hochverehrter Herr Dr. Palmer, außerordentlich dankbar, wenn Sie mir Ihre Stellungnahme zu vorstehender Anfrage sobald es Ihnen möglich ist, mitteilen könnten, und verbleibe
                mit vorzüglicher Hochachtung

Gottfried Gutmann

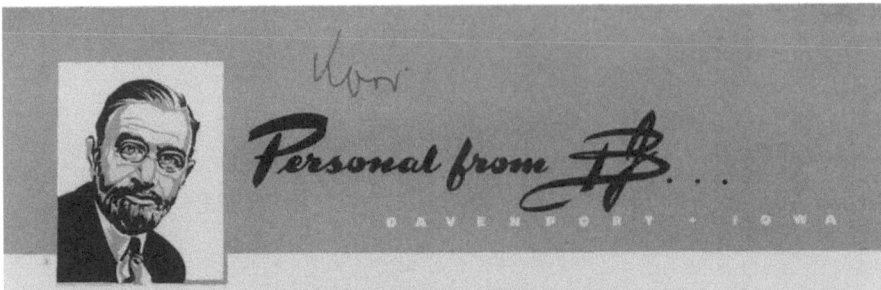

Personal from BJ...
DAVENPORT · IOWA

Sarasota, Florida, United States of America.
Dec 26 '54.

Dear Dt. Guttman:

Answering your letter of Nov 29 re our proposed visit to Germany to disucss CHIROPRACTIC with German physicians.

Before accepting, or rejecting, such a visit, for such a purpose, may we suggest some pertinent information we should like to have first.

1. We would like to present our work fully and thoroughly.
2. There should be a sufficient large enough group of reliable and `ncere physicians present who would be interested to make it worth our while.
3. To this end, HOW MANY do you think would be in attendance?
4. We should hold a symposium or seminar of not less than two days with morning, afternoon and evening sessions.
5. We would want correct abd complete x-ray equippement ready at the place of our meeting to take, expose, develop and interpret such films of all who would want such so we could prove the value and need of the kind of service we wouldd demonstrate.
6. We would want cases, regardless of whether physicians or other patients to demonstrate on.
7. This x-ray equippement to be installed at and in the hotel for ready use.
8. This would make it possible to prove whether adjustments were needed or not, before and after, how it was done, why it was done, and prove that adjustments accomplish our claims.
9. We suggest such a seminar be heald at Weisbaden for better hotel facilities.
10. We would bring with us at least two of our Professors from our Institution to assist us in our work.
11. Please give me information on the voltage and wattage of electrical _rrent which would be adaptable to our instruments.
12. A german born chiropractor here would be present to interpret our work from English to German. He is thoroly versed in our work.

Please be explicit in giving me information as requested above.

BJPalmer

COLONEL B. J. PALMER
800-1100 BRADY STREET
DAVENPORT, IOWA

President, The Palmer School of Chiropractic, Inc., Phone 2-3521
President, Tri-City Broadcasting Co., Inc., Station WOC-AM-FM-TV, Davenport, Iowa, Phone Davenport 2-3661-2-3
President, Central Broadcasting Co., Station WHO, Des Moines, Iowa 50,000 Watts, National Cleared Channel, AM-FM-TV, Phone Des Moines, Iowa 3-7147
Director, The B. J. Palmer Chiropractic Research Clinic, Davenport, Iowa
Owner, Clear View Mental Sanitarium, Davenport, Iowa
President, International Chiropractors Association, 838 Brady Street, Davenport, Iowa, Phone 2-9515
President, Stereocolor, Inc., Davenport, Iowa, 3-D, Color Process Davenport, Iowa, Phone 2-3521

„Mein Beitrag zur Geschichte der manuellen Medizin"

wieder zurückziehen müssen, noch bevor sie so recht in Gang gekommen war. Er übersandte mir dann 3 seiner Bücher, gewissermaßen als „Trostpflaster", immerhin für mich eine bibliophile Rarität. Turner, sein Berater, suchte mich gleichwohl Anfang Mai 1955 in Hamm auf. In Anwesenheit von Dr. Heine, Berlin, informierte er sich über die Entwicklung der Chiropraktik innerhalb der deutschen Ärzteschaft. Er beabsichtigte, hierüber einen großen Bericht in der amerikanischen Presse zu veröffentlichen, und bat um meine Unterstützung. Der Vorstand der FAC war grundsätzlich damit einverstanden, wünschte aber von Herrn Turner eine schriftliche Präzisierung seines Anliegens. Die Antwort Turners geht aus dem folgenden Brief vom 24.06.1955 hervor:

```
                                American Express
                                Copenhagen, Denmark
                                  June 24th, 1955

Dear Dr. Gutmann:

            Yesterday, I received your letter of June
20th upon my return to Copenhagen after a short holiday in the
country.

            It seems to me that somewheres along the line
of our contemplated cooperation a misunderstanding of aims and
purposes has arisen. I hope I can clarify things for you so that
it may still be possible for us to accomplish beneficial results
for all concerned.

            When I visited with you several weeks ago, I
pointed out that I had come to learn from you something about the
Chiropractic program, which you are advancing. I had been greatly
impressed by the "movement" developing and I indicated to you that
I believed good opportunities existed to aid you and your group as
well as those in the United States.

            I suggested to you, that as a start, it would
be very helpful, if an appropriate article could be prepared and
published describing the "movement", which is growing in Germany.
It was my belief that such an article would help to inspire the
right persons and bring about the beginning of mutual aid and
cooperation.

            The organization, which you have created, is
unique in the history of Chiropractic. Never before have doctors
of medicine "organized" to investigate Chiropractic in the way
you have undertaken to do so. I look upon your program with great
enthusiasm.

            An entirely different situation exists in the
United States, because in America doctors of medicine are not "free"
to do the same thing. You know that in America the doctor of medicine
frowns upon all so-called "cultists"; he has no social relations
with them; and as a result it is impossible to do what you have
```

-2-

undertaken to do by means of your F.A.C.

I look upon your "movement" as a "free and open" movement among doctors of medicine to investigate Chiropractic; to learn all about it; to carry on intelligent research; to study its principles and even apply them in practise.

Therefore, I suggested an appropriate article to describe your "movement". The article would endeavor to show substantially the following "facts":-

1. That, in Germany to-day, the doctor of medicine is "organizing" for the purpose of investigating Chiropractic; for the purpose of conducting intelligent research; for the purpose of applying Chiropractic to aid the sick.

2. That about 200 doctors of medicine have already joined the new organization (F.A.C.); and that there are perhaps about 3,000 physicians in Germany, who may also be interested in joining such an organization.

3. That in Germany to-day there are those, who are inspired by the principles of Chiropractic; and see infinite value in some of these principles.

4. That they look upon Dr. B. J. Palmer with some esteem for the vital matters, which he has focused attention upon.

5. That they look upon the fundamental principles of Chiropractic as being generally sound; and that the different techniques, which have been developed over the years, merely represents normal "growth and development".

6. That nothing would be included in the article, which would would tend to appraise and assess any particular "technique".

7. That such article would be written without in any way causing embarassment to any doctor of medicine in the United States or in Germany, or anywheres else.

Dieser Brief ist ein weiteres interessantes zeitgenössisches Dokument, aus dem die ganze Erregung der US- und europäischen Chiropraktoren über das „deutsche Experiment" hervorgeht. Der FAC-Vorstand lehnte schließlich eine Unterstützung dieses Anliegens ab, „da es in Deutschland nicht üblich ist, daß Ärzte die Öffentlichkeit über ein ärztlich medizinisches Problem erstmals über die Laienpresse informieren".

> -3-
>
> Can you see anything in the suggested article, which would be inconsistent with the "facts"?
>
> Can you see anything, which would tend to injure your program?
>
> On the other hand, I can see unlimited possibilities for all concerned. I know from what you have told me about the "needs" of your organization; and I feel that a long step forward could be taken to help you in your program, if the vital facts were made known to those, who are in a position to furnish help.
>
> I am sure that upon reflection you will appreciate that I have merely suggested the proposed article in the hope that it would help to aid you and your group, as well as those in the United States, who have similar aims and purposes for the advancement of the Chiropractic cause.
>
> Won't you be good enough to write to me and let me know whether it is still possible for us to proceed as we had planned in order to accomplish our aims.
>
> The delay I am experiencing is due to the fact that I have submitted to my group in New York the plan I have outlined to you, and they are obliged, of course, to give consideration to the plan, and to work out with me the method of procedure, as well as the other details of execution. I hope you will not misinterpret the delay, therefore.
>
> With kind regards, and looking forward to hearing from you, I am
>
> Sincerely yours,
>
> Rus Turner

Wir ahnten nur zu gut, daß man hierzulande förmlich darauf lauerte, daß wir uns durch eine damals noch sehr verpönte „Werbeaktion" in der Laienpresse desavouierten.

Turner, der sich übrigens als Biograph von B. J. Palmer eingeführt hatte, war über unsere Ablehnung außerordentlich enttäuscht und versuchte in einem 7seitigen Handschreiben, mich umzustimmen.

Jetzt war ganz offensichtlich, welche Bedeutung die Öffentlichkeit der USA seinem Bericht beimessen würde. Denn in seinen Augen war es eine historische Sensation, daß in Deutschland nicht nur einzelne Ärzte, sondern ganze Gruppen seriöser Ärzte offen für die Integration der Chiropraktik in die medizinische Wissenschaft eintraten. Zudem wäre dieser Bericht eine riesige Werbung für die Chiropraktik in den USA gewesen. Doch wir befürchteten u. a., gerade dafür „mißbraucht" werden zu sollen.

Mr. Turner hatte schließlich selbst Palmer von dem geplanten Seminar in Deutschland abgeraten. Denn inzwischen war die gesamte Chiropraktorenwelt in helle Aufregung geraten. Dies geht aus mancherlei Schriftstücken hervor, die mich auf verschiedenen Wegen erreicht haben. So verteidigte Palmer in einem Schreiben (22. 08. 1955) an Mr. Cleave DC, Sekretär der ECU in Glasgow, seine geplante Deutschlandreise u. a. mit folgenden Worten:

> Die deutschen Ärzte werden zwangsläufig das finden, was sie suchen. Die entscheidende Frage ist: soll man sie das Beste in der richtigen Darbietung bekommen lassen; oder sollen sie sich mit einem Bastard, einem Chaos medizinischen Stoffes sogenannter Chiropraktik abfinden?
>
> Wir nahmen den Standpunkt ein, den wir noch für richtig halten, daß es besser sei, sie zur Unterscheidung zwischen richtig und falsch, gut und schlecht anzuleiten. Dann mögen sie zu uns kommen und an unserer vollen Ausbildung teilnehmen, um sich ein korrektes Bild von einem korrekten Beruf anzueignen. In den Staaten wird die AMA (American Medical Association) beherrscht von einer kleinen Gruppe politisch, legislativ und finanziell interessierter Politiker, denen es darum geht, die Chiropraktik zu zerstören.
>
> Dies mag auch für die Masse der deutschen Ärzte gelten. Dagegen waren und sind wir davon überzeugt, daß es Studienkreise innerhalb deutscher Gruppen gibt, die eine fundierte chiropraktische Ausbildung anstreben. Dies ist belegt durch ihre Veröffentlichungen in medizinischen Zeitschriften.
>
> Möglicherweise werden sie finden, was sie ernsthaft suchen. Sie hätten es lieber richtig als falsch. So, wie die Dinge jetzt laufen, sind sie auf der falschen Spur. Eure U.S.-Schelte wird sie nicht aufhalten.

Hierzu muß man wissen, daß B. J. Palmer, seinerzeit Präsident der ICA (International Chiropraktors Association), viele interne Feinde hatte, da er nach der Entdeckung der besonderen Rolle der Kopfgelenke und der Entwicklung der HIO-Technik die bis dahin üblichen Ansichten und Techniken der Chiropraktoren, z. B. aus der Schule des „National College" in Chicago für insuffizient hielt.

Sein erbittertster Gegner war der Genfer Chiropraktor Alfred Illi.

Es kam schließlich so weit, daß Palmer am 26. 04. 1955 vor dem „Club ausländischer Studenten an der Palmer School of Chiropractic" in Davenport eine Ansprache hielt, in der er sich mit den Gegnern seines deutschen Unternehmens scharf auseinandersetzte. Er veröffentlichte diese Aussprache in dem Pamphlet „The German issue" („Die deutsche Ausgabe", gemeint ist: ... „der Chiropraktik"; Abb. 3.2). Der unten folgende „bittere" Brief Illis an Palmer läßt die tiefe Schockwirkung und existenzielle Bedrohungsangst der Chiropraktoren erkennen, die Furcht, durch Verrat aus den eigenen Reihen die Festung der Chiropraktoren durch die Ärzte erobert zu sehen.

"Mein Beitrag zur Geschichte der manuellen Medizin"

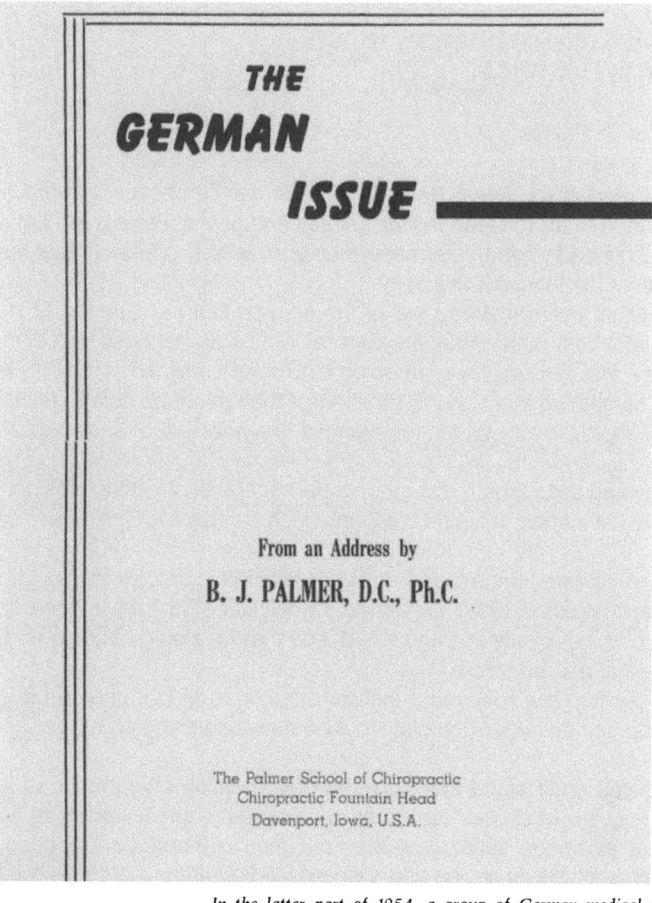

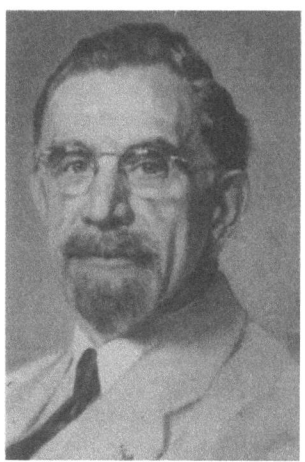

In the latter part of 1954, a group of German medical doctors issued an invitation to Dr. B. J. Palmer, president of the Palmer School of Chiropractic, to deliver a series of chiropractic lectures in Germany.

Before Dr. Palmer had arrived at a decision whether or not to visit Bonn, the German medical center, a small number of members of the chiropractic profession became embroiled in a controversy over the proposed visit.

This booklet contains a transcription of an address, "The German Issue," by Dr. Palmer, made on April 26, 1955, to the Foreign Students Club of the Palmer School of Chiropractic at Davenport, Iowa.

The reference to "we," "us," and "our," throughout the talk implies the speaker to be Dr. Palmer and Innate. Where Dr. Palmer quotes from letters – taken from a voluminous dessier he has compiled on "The German Issue" – the words are in quotation marks. All other words are Dr. Palmer's personal comments.

Abb. 3.2. B. J. Palmers Schrift *The German issue*

Gottfried Gutmann

Der „bittere Brief" Illis an Palmer:

Geneva, Switzerland, February 16, 1955
signed by Fred W. H. Illi:

Dearest Dr. Palmer:

I have read in the latest News-Bulletin of the European Chiropractic Association that you intend to go to Germany with a staff and give courses. I am not surprised, because when I refused to go to Germany, the German M.D.s told me that they would ask you. I myself refused to be a Quisling.

"It would seem that you are of the opinion that the German M.D.s will learn something from you. Believe me, the German M.D.s do not need you to instruct them how to treat the first cervical, they are doing it quite well now. What they do want is to see if you know something that they do not, so that they might be able to lay claim that they practice chiropractic as well as, for example, the principal of an American Chiropractic College.

"Have no delusions, these people do not speak of Innate Intelligence. They think with it. They have nerve reflexes working which can be explained very easily without mysticism.

"I can very well understand that your inferiority complex incites you to go to Germany playing the 'Great Man'. Dr. Janse, Dr. Weiant, and I have been solicited to play the same role, but Innate Intelligence told us that we would be fools to do so. We would be laughed at and ridiculed.

"Thus, stupidly, you would sell chiropractic to M.D.s only to be the 'Great Man.' Do you see that your betrayal would be the beginning of the end of chiropractic in the States?

"Do you understand that from the day in which chiropractic is taught at a German University any M.D., even an American, would be able to obtain an academic degree?

"Your illustrious father was the first man to introduce Chiropractic into the world, against all and everything; and you are the first man to be selling it for dirty money, so you are also the first in something.

"You are convinced that you have done very much for chiropractic (I do not concur in your opinion) – you will do even more; you will dig its grave. You have already once before nearly succeeded in doing it, when you put forth your hole-in-one.

"The worst feature is that you did it all only for dirty money, you will never have enough – you never lose an occasion to get money, it does not matter how. You ought to sell your body for dissection. It would pay for ridiculous tie, they would be admiring you in Germany.

"You are right to have whiskers and a long beard so that people cannot see your real face. Fortunately, you are not young, and this story will soon come to an end, I hope. Chiropractic will be thankful and you, poor devil, you will not be able to take anything along with you to the grave. If you want golden monument, you should hurry to have it erected now, after your death, nobody will do it for you!

"You are right, go to Germany and betray us, and in spite of your beard hiding your real face, your actions will show everybody the man you really are. Your graduates will know the kind of man with whom they have been associated all their life long. The truth will at last burst out. The whole profession will pay for it, but, at least, we shall know who and what you are.

„Mein Beitrag zur Geschichte der manuellen Medizin"

Ich füge hier eine deutsche Übersetzung bei.

Verehrtester Dr. Palmer:

Ich habe in den letzten Mitteilungen der Europäischen Chiropraktoren Union gelesen, daß Sie beabsichtigen, nach Deutschland zu fahren mit einem Stab, um dort Kurse zu geben. Ich bin nicht überrascht. Denn als ich mich weigerte nach Deutschland zu gehen, ließen mich die deutschen Ärzte wissen, daß sie Sie bitten würden. Ich meinerseits lehnte es ab, ein Quisling zu sein.

Sie scheinen zu glauben, daß die deutschen Doktoren von Ihnen etwas lernen könnten. Glauben Sie mir, die deutschen Ärzte haben es nicht nötig, von Ihnen gelehrt zu werden, wie man den 1. Halswirbel behandelt. Sie tun dies jetzt schon recht gut. Zu wünschen ist, von Ihnen etwas zu erfahren, was sie noch nicht können, so daß sie in Anspruch nehmen können, die Chiropraktik genau so gut auszuüben wie z.B. der Direktor eines amerikanischen Chiropraktoren-Colleges. Täuschen Sie sich nicht, diese Leute sprechen nicht von „eingeborener Intelligenz". Sie benutzen diese zum Denken. Sie haben nervale Reflexe, deren Wirkungsmechanismus sehr leicht zu erklären ist, ohne Mystizismus. Ich kann sehr gut verstehen, daß Sie durch Ihren Minderwertigkeitskomplex angetrieben werden nach Deutschland zu gehen, um dort den Großen Mann zu spielen.

Dr. Janse, Dr. Weiant und ich sollten die gleiche Rolle spielen. Aber „eingeborene Intelligenz" sagte uns, daß wir Schufte wären, wenn wir dies täten. Wir würden ausgelacht werden und uns lächerlich machen. So, stupiderweise, würden Sie die Chiropraktik an die Ärzte verkaufen, einzig und allein, um der Große Mann zu sein. Sehen Sie denn nicht, daß Ihr Verrat der Anfang vom Ende der Chiropraktik in den Staaten sein würde. Verstehen Sie, daß von dem Tage an, an dem die Chiropraktik an deutschen Universitäten gelehrt wird, jeder Arzt, selbst ein Amerikaner, einen akademischen Grad erwerben könnte. Ihr großartiger Vater war der erste, der die Chiropraktik in der Welt eingeführt hat, gegen Jeden und Jedes. Sie sind der erste, der sich anschickt, sie für schmutziges Geld zu verkaufen. Sie sind überzeugt, daß Sie viel für die Chiropraktik getan haben (ich will nicht in Konkurrenz mit ihrer Meinung treten). Sie werden noch mehr tun. Denn Sie werden Ihr Grab schaufeln.

Denn einmal ist es Ihnen beinahe geglückt, dies zu tun, als Sie Ihr „Hole-in-one" einführten. Das schlimmste ist, daß Sie all dies für schmutziges Geld getan haben. Sie werden nie genug bekommen, Sie versäumen keine Gelegenheit Geld zu schaufeln, gleichgültig auf welche Weise. Sie sollten Ihren Körper zur Sektion verkaufen. Es würde die Kosten aufbringen für Ihre lächerliche Fliege (Schlips). Man würde Sie in Deutschland bewundern. Es ist gut, daß Sie einen Schnäutzer und einen langen Bart tragen, so daß man Ihr wirkliches Gesicht nicht sehen kann. Glücklicherweise sind Sie nicht mehr jung, so daß diese Geschichte bald zu einem Ende kommen wird, hoffe ich. Die Chiropraktik wird dann dankbar sein und Sie armer Teufel werden nichts mitnehmen können in das Grab. Und wenn Sie ein goldenes Monument wünschen, sollten Sie sich beeilen es bauen zu lassen. Denn nach Ihrem Tode wird niemand dies für Sie tun. Sie tun Recht nach Deutschland zu gehen und uns zu verraten. Trotz Ihres Bartes, der Ihr wirkliches Antlitz verbirgt, werden Ihre Taten jedem zeigen, welcher Mensch Sie wirklich sind.

Ihre Schüler werden erkennen, welcher Art Mann es ist, mit dem sie ihr ganzes Leben lang verbunden waren. Die Wahrheit wird letztenendes siegen. Der ganze Beruf wird dafür bezahlen. Doch zumindest werden wir wissen, wer und welcher Art Sie sind.

KAPITEL 4
Geschichte der Klinik für manuelle Therapie in Hamm/NRW

Gottfried Gutmann

Das erste Konzept

Die Chiropraktik, manuelle Therapie, später Chirotherapie (seit 1961) hatte ihre Anerkennung in der ärztlichen Allgemeinpraxis – und zwar des praktischen Arztes – in einem überraschenden Ausmaß gefunden, gegen die Ablehnung und gegen den Widerstand der offiziellen klinischen Medizin. Aus den wenigen Kliniken, in denen sie nach dem Kriege eine kurze Gastrolle gespielt hatte, ist sie mit den dort engagierten jungen Assistenten (z. B. Biedermann und Sell) oder mit dem Tod der jeweiligen Chefs (Gutzeit, Zukschwerdt) wieder ausgewandert. Die manuelle Therapie ist bis heute eine Domäne des frei praktizierenden Arztes der unterschiedlichsten Fachrichtungen geblieben. In der Klinik, selbst dort, wo Lehraufträge vergeben worden sind, ist sie mehr oder weniger ein Stiefkind geblieben, ein Kind, das zwar wächst und leidlich gedeiht, das aber nie so recht an das Mutterherz der Alma mater genommen wird.

Man sollte um eine solche Akzeptanz auch nicht buhlen; denn wie die Dinge in der akademischen „Hackordnung" nun einmal liegen, könnte die manuelle Therapie nur in einem Fachbereich Unterschlupf finden, z. B. in der Orthopädie. Doch in diesem Augenblick wäre sie auch schon ihrer vielfältigen ganzheitlichen, d. h. interdisziplinären Wirkungsmöglichkeiten entkleidet.

Gedeon (1986) bemerkte hierzu in seiner auf hohem Niveau konzipierten Monographie *Empirische Heilmethoden in der Allgemeinmedizin*:

> „Die Chirotherapie hat von allen empirischen Heilmethoden die weitestgehende schulmedizinische Anerkennung erlangt..."
>
> Freilich kann man an diesem Beispiel auch die Probleme sehen, die einer empirischen Methode aus der schulmedizinischen Umarmung erwachsen.
>
> Obwohl sie die Chirotherapie jahrelang auf das heftigste abgelehnt hat und diese jahrelang fast ausschließlich in allgemeinmedizinischen Praxen betrieben worden ist, entdeckt sich die Orthopädie selbst nun als ureigene Heimat der Chirotherapie.
>
> Ohne ihre primär mechanische, dementsprechend auch vorwiegend operativ ausgerichtete Grundeinstellung durch eine mehr funktionelle Denkweise zu erweitern, will sie die Chirotherapie vielmehr unter den Begriff *physikalische Therapie und Krankengymnastik* als eines unter vielen Verfahren summieren.
>
> *Die Chirotherapie stellt aber einen ungleich intensiveren therapeutischen Eingriff dar als irgendeine Massage oder Krankengymnastik.*
>
> Jeder, der z. B. die segensreiche Auswirkung einer Atlas-Korrektur erlebt hat, wird hierüber gar nicht mehr diskutieren.

Nichts gegen Mobilisations- und Weichteiltechnik, aber *nicht als Alternative, sondern als Ergänzung* zur Manipulation!

Außerdem geht der Chirotherapie durch die versuchte Integrierung in die Orthopädie ihr *Charakter als allgemeinmedizinische Basistherapie* verloren.

Beides, der organübergreifende (Ganzheits-) wie auch der funktionelle Aspekt, machen sie zu einem ureigenen Verfahren der allgemeinen Medizin.

Auch die differentialtherapeutischen Abwägungen („pathogenetische Aktualitätsdiagnostik", nach Gutmann) können vom Allgemeinarzt kompetenter als von Fachgebietskollegen getroffen werden.

In der Einleitung zu seinem Buch sagt Gedeon unter anderem:

Meines Erachtens spielt die Praxis für die Erneuerung der Gesamtmedizin die entscheidende Rolle. Man sollte hier ruhig mehr Selbstbewußtsein zeigen und aufhören, ständig um die Gunst der Universitätsanerkennung zu buhlen. Dies ist nicht nur unwürdig, sondern führt auch zu nichts, allenfalls zu faulen Kompromissen.

So weit dachten wir in den ersten Gründerjahren natürlich noch nicht. Selbstverständlich „buhlten" wir um die schulmedizinische Anerkennung. Aber wir wußten ebensogut, daß wir zunächst eigenständige Institutionen für Ausbildung und Forschung, entsprechend dem ausdrücklichen Auftrag unserer Satzung, schaffen mußten. In dem Aufsatz „Aufgaben der ärztlichen Forschungs- und Arbeitsgemeinschaft für Chiropraktik (FAC) und Möglichkeiten zu ihrer Lösung" (1955, Hippokrates-Verlag) faßte ich zusammen:

1. Die Chiropraktik ist von der medizinischen Wissenschaft in Deutschland noch nicht genügend anerkannt. Es gibt keine wissenschaftlich oder staatlich überwachte chiropraktische Ausbildung und Prüfung. Aber es gibt tausend chiropraktisch tätiger Laien und Ärzte.
2. Die Forderung nach chiropraktischer Schulung wird von der Ärzteschaft dringend erhoben.
3. Sie muß als berechtigt angesehen werden, und zwar nicht nur für den ärztlichen Nachwuchs.
4. Die Gefahren der Chiropraktik ohne Wissen und Können sind groß. Die Schäden nach chiropraktischer Behandlung häufen sich und gefährden die weitere Entwicklung einer ärztlichen Chiropraktik, ohne deshalb die uferlose Ausdehnung der Laienchiropraktik zu hemmen. Sie besteht darin, ein von Laienbehandlern übernommenes eingreifendes Behandlungsverfahren unter dem Zwange einer stürmischen unkontrollierten Entwicklung und der drängenden Forderung der Ärzteschaft einerseits wissenschaftlich zu untermauern und andererseits zugleich aber verantwortungsbewußt der Ärzteschaft zugänglich zu machen, um schließlich seine Ausübung unter Kontrolle zu bringen und auf dem Wege der berufsständigen Regelung und Gesetzgebung der unkontrollierbaren Betätigung zu entziehen. Es ist die Frage zu stellen, ob die FAC dies als ihre Aufgabe ansehen kann und darf. Die Beschränkung auf nur einen Teil dieser Aufgabe würde bedeuten, einer drängenden Forderung der Zeit und der praktizierenden Ärzteschaft auszuweichen, um ihre Erfüllung auf der einen Seite der Klinik und Hochschule und damit dem Faktor Zeit und dem ärztlichen Nachwuchs, auf der anderen Seite der äußerst aktiven Laienwelt und damit einer nichtärztlichen Entwicklung und letzten Endes sachunkundigen, arztfeindlichen gesetzlichen Regelung zu überlassen. Die FAC als eine Willensbildung aus dem Raume der praktizierenden Ärzteschaft muß daher diese Aufgabe in vollem Umfange bejahen.

Gottfried Gutmann

Wie kann sie ihre Aufgabe meistern?

A. Grundlagenforschung:
Organe und Möglichkeiten zur Grundlagenforschung sind:

1. Der wissenschaftliche Beirat (z. Z. die Professoren Gutzeit, Junghanns, Zukschwerdt) als eine Vereinigung von Wissenschaftlern, deren Forderungen geeignet sind, die wissenschaftlichen Grundlagen der Chiropraktik zu sichern.
2. Materialsammelstelle: Hier sollen alle wesentlichen kasuistischen Einzelheiten gesammelt, gesichert und statistisch ausgewertet werden (z. B. Begutachtung, Schadensfälle,).
3. Literatursammelreferat
4. Hochschulreferat
5. Kleine Arbeitsgemeinschaften zur Bearbeitung bestimmter wissenschaftlicher oder technischer Fragen, zur Abstimmung der Terminologie, zur freiwilligen Selbstkontrolle von Veröffentlichungen.

B. Schulung

Ziel der Schulung:
1. Ausbildung der freipraktizierenden Ärzte aller Fachgebiete in der Chiropraktik (kleine Chiropraktik und Osteopathie),
2. Sonderausbildung von Spezialisten und Gutachtern in der Chiropraktik (große Chiropraktik),
3. Sonderausbildung von Röntgenologen und Gutachtern in der funktionellen Röntgendiagnostik der Wirbelsäule für die Zwecke der Chiropraktik,
4. Sonderausbildung von klinischen Assistenten und Lehrkräften.

Schulungsstoff:
1. Grundlagen (anatomische/physiologische),
2. Diagnostik und Differential-Diagnostik (Inspektion/Palpation, Bewegung, Röntgenologie und Neurologie),
3. Indikationen, Kontraindikationen der Chiropraktik,
4. chiropraktische Technik.

Schulungsorgane:
1. Ausbildungsleiter der FAC,
2. Ausbildungskollegium,
3. Ausbildungskurse der FAC (Assistentenverhältnisse),
4. Prüfungskollegium (auch bei klinischer Ausbildung),
5. Rundbrief (Literaturdienst, Zeitschriftenbeilage).

C. Kontrolle der chiropraktischen Tätigkeit

1. Ausstellung eines Ausbildungsnachweises durch FAC,
2. Anerkennung dieses Nachweises durch Ärztekammer,
3. Zulassung der chiropraktischen Tätigkeit durch Ärztekammer,
4. Nichtanerkennung (d. h. Nichthonorierung) chiropraktischer Tätigkeit ohne diesen Ausbildungsnachweis,
5. Gesetzliche Regelung der Ausübung der Chiropraktik durch Nichtärzte.

D. Honorierung der chiropraktischen Leistung

1. Differenzierung der chiropraktischen Leistung,
2. gestaffelte Honorierung (Osteopathie, kleine und große Chiropraktik),

3. Nebenleistungen (Röntgen, einfache medikomechanische Therapie, wie Streckungen apparativ, maschinell),
4. Einbau in private und soziale Gebührenordnung unter Anerkennung des Ausbildungsnachweises durch die Versicherungsträger.

E. Aktive Aufklärungspolitik in Fach- und Laienpresse

Um diese Aufgabe erfüllen und die gesteckten Ziele erreichen zu können, bedarf es der Sammlung aller Ärzte, die auf dem Gebiete der Chiropraktik Pionierarbeit bereits geleistet haben, bedarf es sauberer und kritischer Arbeit im Aufbau eines lehrbaren Systems und bedarf es nicht zuletzt verantwortungsbewußter Mäßigung und selbstkritischer Disziplin in der Anwendung dieser Kunst.
Die FAC will und kann nichts anderes sein, als ein aus der praktizierenden Ärzteschaft heraus geborener Versuch, eine notwendige Entwicklung rechtzeitig aktiv zu gestalten.
In diesem Sinne mag sie ein Provisorium, ein Übergang sein, immer bereit, einer besseren und endgültigen Lösung das Feld zu räumen.

In einem weiteren Referat „Ausbildung in der Chiropraktik" (*Ärztliche Praxis* vom 10.09.1955) hatte ich darauf hingewiesen, „daß die FAC nicht für sich in Anspruch nimmt, klinische Forschung und Ausbildung betreiben zu können. Ihr Bemühen entspricht allein der Notwendigkeit, dem praktizierenden Arzt in seinem Bemühen um eine Erlernung der Chiropraktik behilflich zu sein".

Eine Klinik für manuelle Therapie zu bauen und zu betreiben, dies war mit Sicherheit nicht das Ziel der Pioniere der manuellen Therapie in Deutschland und der von ihnen gegründeten FAC. In der ersten Satzung der FAC gibt es daher auch keinen Hinweis auf derartige Absichten. Utopisch war daher der sehr frühzeitige Vorschlag unseres ersten Präsidenten v. Roques in seinem Brief vom 28.02.1954 an die Mitglieder des Vorstandes gewesen:

Nach reiflicher Überlegung bin ich zu der Überzeugung gekommen, daß man in Deutschland zunächst nur einen Ort zur Forschung und Lehre ausstatten kann. Daß da am besten eine Universitätsklinik zu nehmen ist, scheint mir klar zu sein. Ich persönlich habe den Eindruck, daß wir keinen des Triumvirats Gutmann-Sollmann-Biedermann dabei entbehren können. Dazu brauchen wir noch ein bis zwei gelernte Chiropraktoren. Dabei ist m. E. selbstverständlich, daß wir die Chiropraktik der gesamten Wirbelsäule diagnostisch wie therapeutisch betreiben und lehren.
Eine Spezialisierung nach der HIO-Technik ist nach Reifegrad zu gestatten. Sie ist es wohl, die die strengsten Anforderungen stellt. Ihre Revier ist aber auch therapeutisch und klinisch am wichtigsten. Meines Erachtens sollte man die Mediziner und Chiropraktikstudenten (selbstredend nur Abiturienten) die üblichen propädeutischen Fächer gemeinsam studieren lassen, wobei ich die Röntgenologie, sowohl bei der Physik wie bei der Anatomie, gleichstark in den Vordergrund stellen möchte. Keine Osteologie ohne Röntgenologie. Und keine Knochenkunde ohne plastischen Unterricht. Nach dem Physikum sind innere Medizin und Neurologie noch gemeinsam. Erst nach dem 6.–7. Semester würde ich die Entscheidung fällen, wer sich zur Wirbelsäulentherapie eignet. Dabei ist dem plastisch begabtesten der Vorzug zu geben. Als Ergänzung zu den inneren Fächern ist eine allgemeine Pathologie zu lesen.
Nur *eine* Lehrstätte läßt sich mit genügenden Mitteln ausstatten. Einigkeit des Lehrkörpers ist ebenso wichtig wie wissenschaftliche Grundhaltung.

Von Roques war ein temperamentvoller Idealist und Optimist, der nur allzusehr die zeitgeschichtliche Situation verkannte. Seine Visionen verzauberten die augenblicklichen Fakten in ein Zukunftsszenario, in dem all unsere Träume verwirklicht werden sollten. Wie weit sind wir heute noch davon entfernt.

Aber wir wußten, daß wir eine Zentrale für Forschung und Ausbildung brauchten. Ein erster Hinweis findet sich in der Protokollniederschrift (Gutmann an Litzner vom 03.03.1955) über die Vorstandssitzung vom 27.02.1955 in Wolfenbüttel. Hier heißt es unter Punkt 7:

> Ob die Ausbildungskurse jeweils im Rahmen der Tagung des Zentralverbandes der Ärzte für Naturheilverfahren abgehalten werden, darauf konnten wir uns noch nicht festlegen. Geplant ist, sie an einer *zentralen Ausbildungsstätte, die hier irgendwo im Norden* zu schaffen wäre, abzuhalten. In diesem Sinne wurde bereits von Herrn Kollegen Hey (Bückeburg) der Vorschlag gemacht, sich mit dem „Bochumer Verein" ins Benehmen zu setzen, der Bad Essen aufkaufen und dort die ehemalige Klinik von Tippelskirch einrichten will. Ich habe Herrn Kollegen Hey gebeten, sich in dieser Angelegenheit mit mir in Verbindung zu setzen.

Soweit die Protokollnotiz. Dies wäre eine ideale Lösung gewesen, wenn wir im Bochumer Verein unseren fürstlichen Gönner gefunden hätten. Herr Hey hat sich nicht mehr gemeldet. Heute gehört diese Klinik zu den Anstalten von Bethel-Bielefeld.

Inzwischen war die FAC auch als eingetragener Verein mit Sitz in Hamm (12.12.1955) registriert und somit rechtsfähig geworden. Ihr Sekretariat war in den Räumen meiner Praxis, Hamm, Markt 1, untergebracht. Die ersten Röntgensymposien fanden 1955 im Kurhaus von Bad Hamm statt, ebenso die meisten A- und B-Kurse und alle Abschlußkurse. Die ersten C-Kurse, ebenfalls auch mit in den Räumen meiner Praxis, erfolgten damals sogar mit Patientenvorstellung und Abschlußprüfung. Dieses *klinische* Ausbildungs- und Prüfungsziel ist bis heute nicht wieder erreicht worden.

Kurzum, Hamm begann eine Zentrale der ärztlichen Chiropraktik zu werden. Und so enthielt die später revidierte Satzung der FAC vom 16.11.1957 folgerichtig im § 4 den Passus:

> Zur Verwirklichung seiner Zwecke unterhält der Verein ein Institut in *Bad Hamm* (Westfalen).
> Dieses Institut ist dazu bestimmt, für die klinische und außerklinische Praxis eigenes Material zu sammeln, dieses und das von Mitgliedern des Vereins, anderen in- und ausländischen Ärzten und Arbeitskreisen zur Verfügung gestellte Material zu bearbeiten und als Aus- und Fortbildungsstätte zu dienen.

Daß sich der Vorstand der FAC bewußt und konsequent in seinen Aktivitäten auf Hamm konzentrierte, geht aus einer Übersicht 1962 hervor. Demnach fanden in Hamm statt

- 16 A-Kurse (von insgesamt 21),
- 16 B-Kurse (von insgesamt 18),
- 8 C-Kurse (von insgesamt 8),

- 8 Extremitätenkurse (von insgesamt 8),
- 1 wissenschaftliche Tagung der Arbeitsgemeinschaft für manuelle Therapie (FAC und MWE; von insgesamt 3),
- sämtliche Röntgensymposien

(aus Gutmann: „10 Jahre FAC und ihr medizin-geschichtlicher Aspekt". FAC-Information 1/1964).

Am 16.9.55 hatte mich die Mitgliederversammlung zum 1. Vorsitzenden gewählt. Der großen Verantwortung dieses Amtes zu jener Zeit des Aufbruchs, der Konsolidierung, der Expansion und der Zukunftsorientierung war ich mir voll bewußt. Es ging um die Ausbildung der niedergelassenen Ärzte und gleichzeitig (!) um die Heranbildung eines qualifizierten Dozentenstammes. Es ging um die Konfrontation mit der offiziellen Wissenschaft und um das Bemühen, ihr Vertrauen und ihre Mitarbeit zu gewinnen. Hierbei war die Organisation wissenschaftlicher Arbeitstagungen in Zusammenarbeit mit namhaften Klinikern das Gebot der Stunde (vgl. hierzu die Polemik Reischauers über die mißbrauchten „ahnungslosen" Träger großer Namen). Es ging um die Zusammenarbeit mit anderen ärztlichen und wissenschaftlichen Gesellschaften. Es ging aber auch um Berufspolitik und um den Versuch, die Ausübung der Chirotherapie gesetzlich zu regeln.

Es ging darüber hinaus um die Verankerung der Chirodiagnostik und -Therapie in der Krankenversicherung und ihrer Gebührenordnung und schließlich und zunächst vor allem um die Schaffung des Ausbildungszentrums.

So tauchte nur folgerichtig in vielen privaten Gesprächen und in Vorstandsdiskussionen sehr frühzeitig der Gedanke auf, im damaligen „Bad Hamm", einem östlichen Ortsteil der Stadt Hamm, eine bleibende Zentrale für die FAC ins Leben zu rufen.

Was war eigentlich dieses zuvor keinem von uns bekannte „Bad Hamm" (Abb. 4.1)?

Über eine der ersten Urkunden informiert uns E. Raabe in seinem Buch *Geschichte van diär Stadt Hamm. Plässeierlik vertallt von E. Raabe.* (Otto-Lenz-Verlag, Leipzig, 1904).

Dieser in westfälischem Platt geschriebenen Schrift entnehmen wir, ins Hochdeutsche übertragen, folgendes: Im Jahre 1517 hat Herzog Johann v. Cleve eine Stiftungsurkunde aufsetzen lassen, in der er bestimmte, wie die Geschenke an Flachs, Wachs und Geld, die der Kapelle auf dem Sandbrink (im heutigen Ostewennemar, einem Ort, etwa 3 km ostwärts von Hamm) zugewandt wurden, verteilt werden sollen.

Es hieß darin also:

> Weil da selbst viele Mirakel geschehen, dadurch viele Menschen erwogen, daher zu gehen, auch durch Zuschuß Vieler, endlich eine Kapelle und Altar da selbst gebauet und zu Ehren aller Heiligen eingeweihet worden: sollen künftig alle Opfer an Flachs, Wachs und Geldern in den ersten 10 Jahren solange gesammelt werden, bis der Kapellan 30 Goldgulden genießen könne...

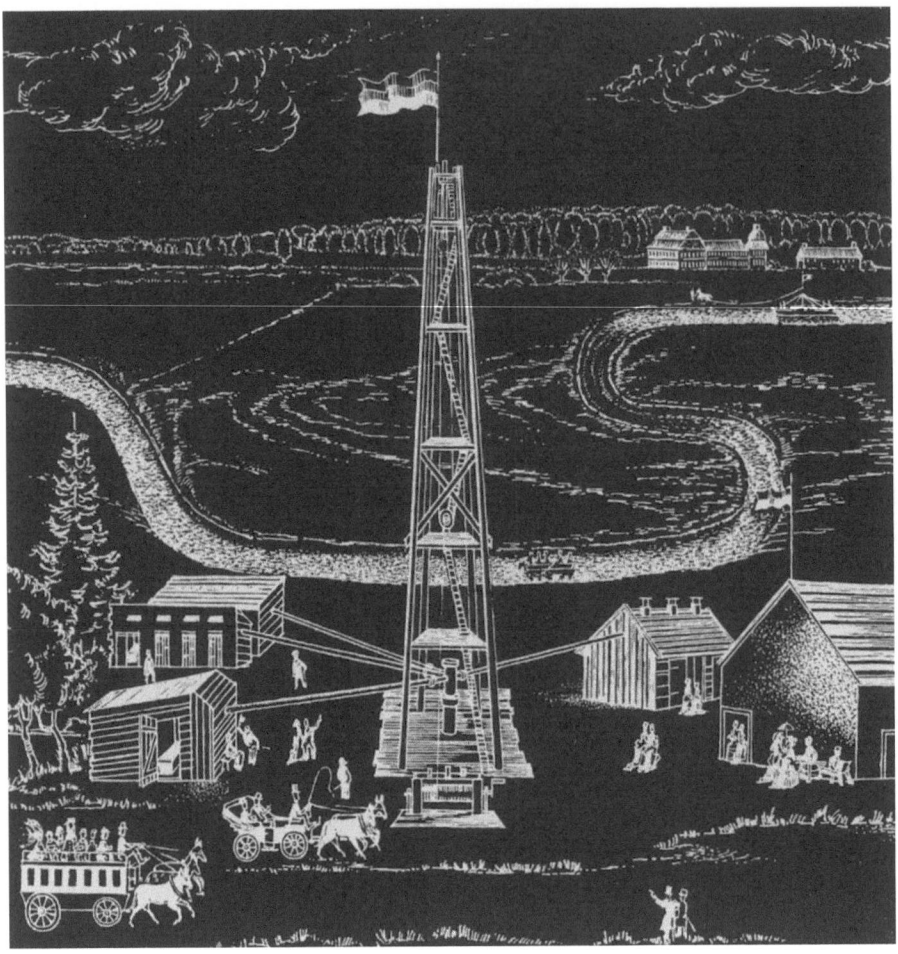

Abb. 4.1. Die älteste Anlage von Bad Hamm, direkt an der Quelle.
Im Hintergrund Lippe und schloß Oberwerries

Wir zitieren weiter aus dem obengenannten Büchlein:

> Aus dieser umständlichen Bestimmung kann man sehen, daß der Zulauf von Leuten und ihrer Opfergaben schon recht groß sein mußte, daß aber auch noch mit einer Zunahme zu rechnen war.
> Eine Kapelle auf dem Sandbrink stand an einer Landstraße im Kirchspiel Mark, genauer hat man es vor 150 Jahren nicht anzugeben gewußt. Es war da ein Marienbild und ein Gesundbrunnen, auch von diesem Brunnen weiß man nichts mehr, er muß versiegt und versandet sein. Wollen wir nun in diesem Gesundbrunnen nicht einen Vorgeher von unserer warmen Solquelle bei Werries entnehmen dürfen ...

Zur weiteren Geschichte ein kurzer Beitrag aus einem Manuskript an die Redaktion des *Westfalenspiegel* vom 06.01.1983 von der Hammer Bibliothekarin I. v. Scheven:

Was tun mit einer salzhaltigen Warmquelle, die ungerufen plötzlich 10 m hoch aus Kartoffeläckern schießt?
Ganz so dramatisch dürfte im frühen 16. Jahrhundert die Sole im Kirchspiel Mark bei Hamm nicht ausgetreten sein. Damals pilgerten Bresthafte zur historisch ersten Wunderquelle im Hammer Raum. Ihren Dank an einen barmherzigen Gott drückten Geheilte dadurch aus, daß sie eine Kapelle samt Altar stifteten.
Anders nach jenem 4. Mai 1875: Da erschien, aus 720 m Tiefe, gespeist sicherlich aus demselben unterirdischen Reservoir, das Springbrunnenwunder in Werries, östlich von Hamm. Sofort entbrannten Diskussionen um die Verwertbarkeit des Bodenschatzes. Man rechnete in Zahlenkolonnen und Goldmark. Rein praktisch handelte derweil Bohrtechniker Rüth: er pachtete den „Hammer Brunnen", nachdem sein erster Auftrag, eine Steinkohlenlagerstätte zu erkunden, durchkreuzt worden war. Kein Mensch würde hier eine Zeche bauen! Im Schatten des Bohrgestänges zimmerte Rüth Umkleidehütten und stellte Holzzuber [Abb. 4.2 d] auf, die er mit Hilfe von Holzröhren voll Sole laufen ließ. Bereitwillig stiegen Heilungssuchende in die braune Brühe. Alles war ein bißchen primitiv, auch die Sandwege nach Werries erwiesen sich als schlecht passierbar. Aber die Sole: ganz hervorragend! So jedenfalls stufte der Hammer Kreisphysikus sie ein. Experten bestätigten seine Analyse.
97 Jahre lang ist in Werries die Sole nie versiegt, – im Gegensatz zu dem Born in Mark, der eines Tages, allen frommen Wünschen zum Trotz, trocken dalag. Auch für den neuen Solequell hatte der städtische Beigeordnete Apotheker Dr. von der Marck ähnliches nicht ausschließen wollen. Im Magistrat diskutierte man gerade teure Wasserleitungspläne für Hamm, ließ sich also willig vom Ankauf der unsicheren Quelle abraten, die samt dem visionären Kurbad niemand bestellt hatte.
Gebildet hatte sich unterdes eine Hammer Badegesellschaft. Privat stockte sie ein gewisses Aktienkapital auf, wurde aber unversehens überrundet von einem Superfinanzier: blanke 100 000 Mark bot Friedrich Grillo den Brunneneignern für die Werries-Sole! Der Industrielle besaß Bergwerk und Saline in Königsborn bei Unna. Infolge von Bergschäden war hier die Sole versackt; nun gedachte Grillo, „Fernsole" aus Werries einzusetzen und plante eine 24 km lange Holzrohrleitung nach Königsborn (eiserne Rohre hätten die Sole zerfressen).
Eine Trassenführung unter der Hauptstraße der Stadt Hamm wurde ausgehandelt. Grillo gestattete dafür die Entnahme eines gewissen Solequantums für Badezwecke in Hamm.
Fortan lief also die Werries-Sole zweigleisig: im Fernverkehr nach Königsborn, im Nahverkehr nach Hamm-Osten (und ab 1930 auch per Abzweig in den Badetrakt des Knappschaftskrankenhauses). Die Überlandpipeline erwies schon am Eröffnungstage am 12.05.1882 ihren Risikocharakter: sie produzierte den ersten Rohrbruch und blieb dieser Gewohnheit ein Menschenalter hindurch treu. Mit Vorliebe sonntags stand auf Hamms Hauptstraße plötzlich eine braune Pfütze; knurrende Männer durften den Defekt suchen und die Stelle flicken. In manchen Jahren passierte dies zwischen 100- und 200mal! Auch Straßenbahnschienen hätte man besser nicht über die Soleleitung geführt... Angestauter Dauerärger machte sich in Sprüchen Luft:
„Zwischen Unna und Wesel gibt's viele Esel, aber der Hauptstamm: der liegt in Hamm!"
Allzu gerecht, was die Vertragsentscheidung von 1881 angeht, war dieses „Urteil der Geschichte" sicher nicht.
Keinen Ärger, eher Erfolgserlebnisse verzeichnete die Hammer Badegesellschaft am Abzweig der Werries-Leitung. Für sie hatte Architekt Sültenfuß ein reizendes Badehaus im Hammer Osten gebaut. Dem altmodischen Charme des „Bauwerkchens", das 1960 abgerissen wurde, trauern Hamms Bürger noch heute nach [Abb. 4.2 a, b].
Idyllisch erhob sich das alte Badehaus inmitten der „Eremitage" (heute Kurpark) westlich des Bürgerschützenhofs. Die umgebenden Anlagen stattete man liebevoll mit künstlichen Teichen, Brückchen, Beeten und baldachingeschmückten Aussichtsplätzen aus.

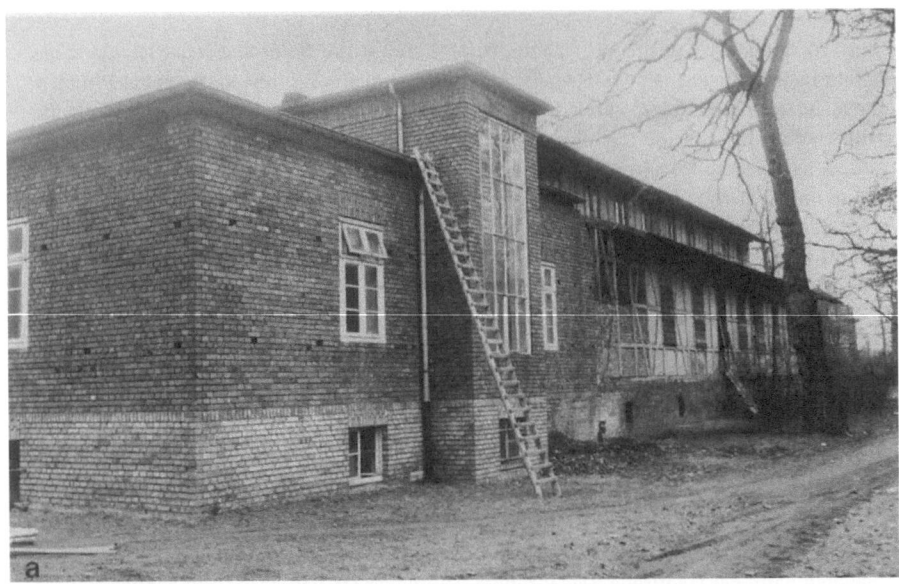
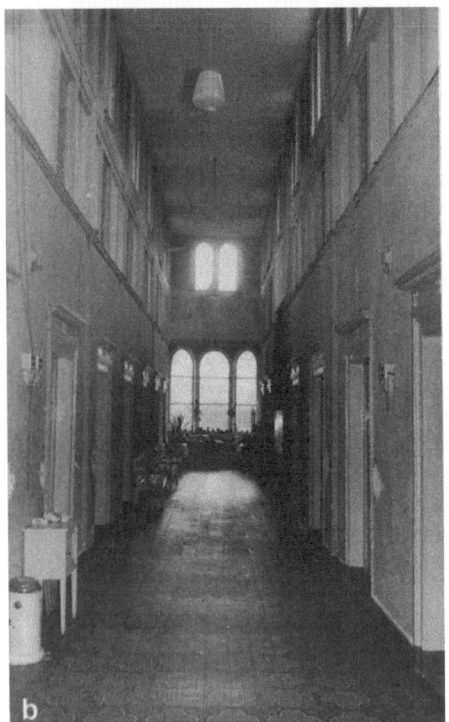
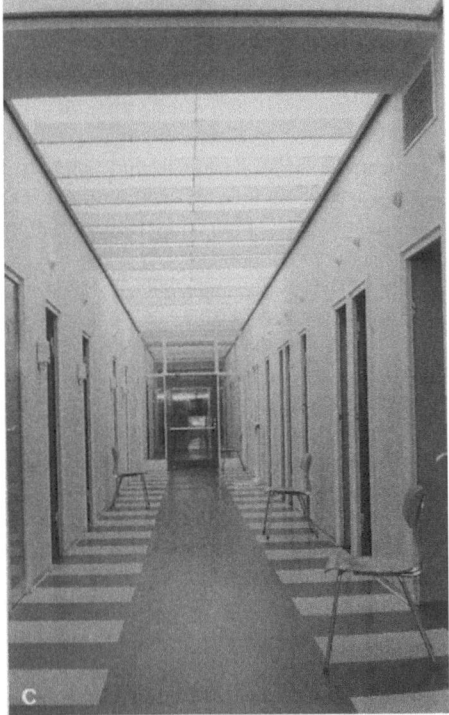

Abb. 4.2. a, b Bädertrakt im alten Badehaus: *a* von außen, *b* von innen; *c* Trakt der Badekabinen heute; *d, e* s. S.123

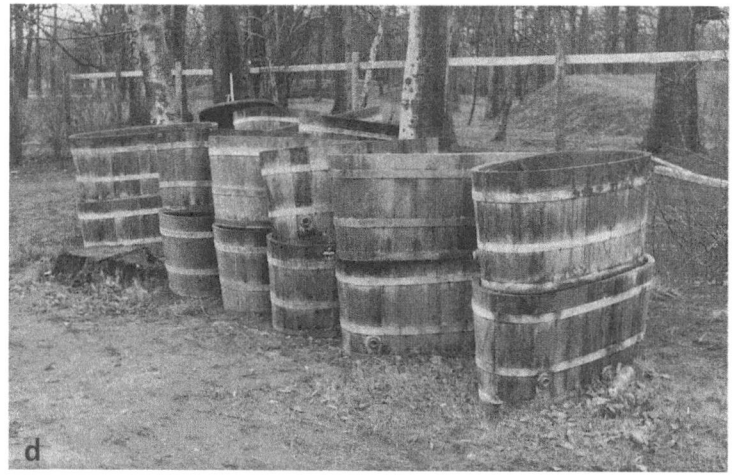

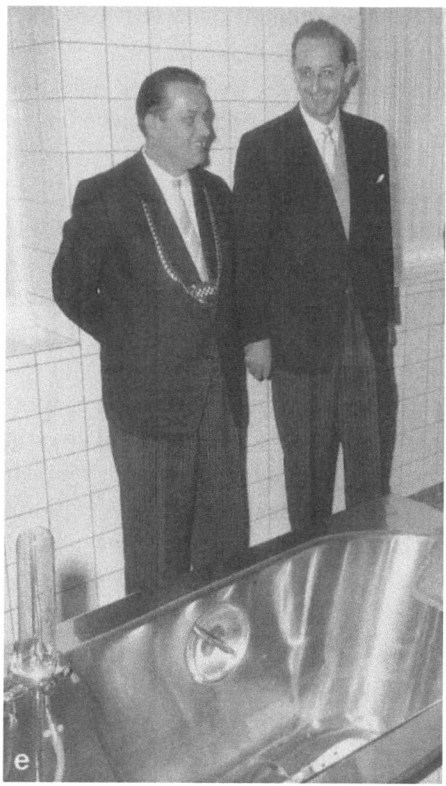

Abb. 4.2. **d** Abschiedsparade der alten Badezuber im Kurpark Hamm;
e Oberbürgermeister Figgen *(links)* und Dr. Gutmann im neuen Bad (05.11.1960)

Ansichtskartenhersteller schwelgten in Hamm-Motiven, und vor allem gefiel die Szenerie den Gästen!

Dauerbenutzer schworen bald auf eine Badekur in Hamm. Privatunterkünfte gab es anfangs schon ab 3 Mark. Später etablierten sich Hotels und Fremdenheime. Im engeren Kurbereich schuf Baurat Paul Boner ein ansehnliches Logierhaus mit dekorativer Fassade (1885). Auch warb man anhaltend und mit Erfolg in der Regionalpresse. Sehr früh schon erklangen, mit berühmten Gastdirigenten und exzellentem Programm, die später so beliebten Kurkonzerte. Seit 1898 verband die Straßenbahn Hamms Bahnhofsgegend mit dem grünen Osten. Neben Auswärtigen gebrauchten auch Einheimische die Sole, Ärzte verschrieben sie ihren Kassenpatienten, allerlei modernere Zusatzeinrichtungen vervollständigten das Kurangebot.

Die Aktien der frühen Badegesellschaft übernahm nach und nach die Stadt Hamm. Seit 1923 fungierte sie als Besitzerin des Bades, einige Jahre darauf auch als die des Bürgerschützenhofs (heute: Kurhaus). Badedirektor Otto Seewald („Sole-Otto") leitete als städtischer Beamter den Betrieb und erwies sich als „Idealbesetzung".

Daß trotz des Beitritts zum neugegründeten Bäderverband anno 1947 Hamm mit berühmten Heilbädern nicht mithalten konnte, ist eine zeitbedingte Entwicklung, die auch andere Solebäder in Reviernähe betraf.

Ebenfalls von Frau v. Scheven stammt der kurze Überblick über die historische Entwicklung von Bad Hamm (s. S. 125–128).

Bad Hamm konnte nicht leben, wollte aber auch nicht sterben. Dies war unsere Chance. Die Stadt Hamm besaß also ein altehrwürdiges in Leichtbauweise, ursprünglich nur für den Sommerbetrieb gedachtes Badehaus mit einem ausgedehnten, sehr schönen Kurpark, ein sehr einfaches bewirtschaftetes Kurhaus und zwischen beiden Gebäudekomplexen ein größeres 1885 als „Logierhaus" im klassizistischen Stil errichtetes Gebäude, das sog. Gästehaus, ein heruntergekommener nicht mehr bewirtschafteter, seinerzeit als Notquartier vermieteter Bau.

Das Badehaus war zwar in seinem Westteil durch Kriegseinwirkungen beschädigt, im übrigen aber noch voll betriebsfähig, wenn auch mit gelegentlichen „Überraschungen" (als eine mir bekannte Patientin eines Tages in einer der uralten Holzwannen ein Bad nahm, brach der Wannenboden durch, und die Patientin fand sich in dem darunter gelegenen Versorgungskeller wieder).

Doch diesem Bad Hamm fehlte das Kurklima und alles, was an sonstiger Infrastruktur zum Milieu und zur Anerkennung als Kurort gehört. Bad Hamm war für die Stadt ein reiner Zuschußbetrieb geworden (z. B. 1958/59 in Höhe von 130 000).

Kurzum, die Stadt Hamm wollte ihr „Bad Hamm" erhalten wissen, ohne es behalten zu müssen. Ein Interessent würde dankbar aufgenommen werden.

Der Vorstand der FAC stand in jener Zeit (1956–1958) immer wieder vor schwierigen Erörterungen und Entscheidungen. Als Vorsitzender hatte ich das Vorfeld unserer Überlegungen abzutasten, Planungen zu formulieren, Informationen einzuholen und unverbindliche Verhandlungen anzubahnen.

Der Vorstand hatte Ende 1955/Anfang 1956 Herrn Dr. W. Laabs (prakt. Arzt in Kiel) als Organisationsleiter innerhalb des Vorstands zu meiner Unterstützung mit der rein organisatorischen Vorbereitung unseres Vorhabens beauftragt.

Geschichte der Klinik für manuelle Therapie in Hamm/NRW

10.02.198?/8.9

Historische Entwicklung von Bad Hamm

1517	Aus einer Stiftungsurkunde des Herzogs von Cleve vom Jahre 1517 geht hervor, daß im Kirchspiel Mark bei Hamm ein Gesundbrunnen bestanden haben muß. Dieser Gesundbrunnen ist jedoch im Laufe der Zeit in Vergessenheit geraten.
1876	Die Quelle wird von der Bochumer Gewerkschaft "Schlaegel und Eisen, Fortsetzung", die nach Kohlevorkommen suchte, angebohrt. Der Besitzer dieser Quelle, Bergwerksdirektor Gustav Engelhardt zu Bochum, gibt ihr den Namen "Hammer Brunnen"
1877	Polizeiliche Verfügung, daß das Bohrloch verstopft werden muß, um eine Verunreinigung bzw. Versalzung der Lippe zu verhindern. Der königliche Kreisphysikus in Hamm, Sanitätsrat Dr. John, widerlegt, daß die Lippe durch die Quelle versalzen wird. Er erkennt die Heilkraft der Quelle. Beschluß, die Quelle verstopfen zu lassen, wird zurückgenommen.
1877	Bohrmeister G. Rüth pachtet die Quelle und errichtet ein paar kleine Badehütten.
1877	Die Stadt Hamm bietet für die Quelle bare 20.000,-- M oder 10.000,-- M in bar und 15.000,-- M in Aktien einer Badegesellschaft, die noch gegründet werden soll. Der Besitzer verlangt 60.000,-- M. Aufgrund des Urteils des städtischen Beigeordneten und Apothekers Dr. Wilhelm von der Marck, die Quelle könne versiegen, sieht die Stadt vom Kauf der Quelle ab.

KOPIE STADT HAMM

1881	Königsborn kauft die Quelle für 100.000,-- M. Eine Solleitung wird von Werries durch Hamm nach Königsborn (27 km) verlegt. Hamm erhält ein Mitbenutzungsrecht.
1882	Die Aktiengesellschaft Bad Hamm mit einem Kapital von 99.000,-- M wird gegründet. Die Stadt lehnt eine Beteiligung an der Aktiengesellschaft ab, denn mit Aktien für 1.500,-- M, die ihr angeboten wurden, wäre für die Stadt eine Minderheit ohne jeden Einfluß gewesen. Die Aktiengesellschaft erwirbt ein Gelände von 8 Morgen und errichtet darauf ein Badehaus. Ferner wird ein Kurpark angelegt.
1895	"Bad Hamm" wird als solches im "Bäder-Almanach" vom April 1895 aufgeführt. U.a. heißt es darin: " Es ist mithin die im Bade Hamm zur Verwendung kommende Soole eine der gehaltreichesten Thermalsoolen, die berühmten Kreuznacher, Oeynhausener und Neuheimer Soolen an Salzgehalt wesentlich übertreffend."
1923	Die Stadt Hamm wird Eigentümerin der Badeanlagen. Schon in den vorausgegangenen Jahren hatte die Stadt immer wieder einzelne Aktien aufgekauft. In der Inflationszeit, als die Aktiengesellschaft sich auflöste, ging das Bad in die Verwaltung der Stadt über.
1931	Die Stadt erwirbt das vom Hammer Schützenverein erbaute Vereinshaus. Das Vereinshaus wird als Kurhaus ausgebaut. Ferner wird der Heessener Wald gekauft, der mit den Kuranlagen verbunden wird. Dadurch entsteht eine zusammenhängende Grünfläche von über 1.000 Morgen.

KOPIE STADT HAMM

- 3 -

1941 Um eine etwaige Stillegung der Quelle zu verhindern, entschließt sich die Stadt Hamm, die Quelle für 44.200,-- RM zu kaufen. Im Verlauf des Krieges wird das Badehaus zweckentfremdet und schließlich der ganze Betrieb stillgelegt. Badehaus und Gästehaus werden für die Unterbringung der Obdachlosen beansprucht.

1945 Die englische Besatzung besetzt das Badehaus und das Gästehaus.

1945 Durch Kriegseinwirkungen waren zerstört
      6 Kabinen (Rauminhalation
      der Gesellschaftsraum für 20 Personen
      2 Gurgelräume
      die Fangobteilung für Damen
      7 Ruheräume
      der Duschraum mit Raum für Sitzbäder
      20 Kinderwannen

1945/1946 Schon bald nach dem Kriege waren wieder benutzungsfähig
      23 Wannen - Heilbäder
      5 Betten für Fangobehandlung von Herren
      1 Inhalationsraum mit 8 Tischen
      1 Schwitzabteilung
      15 Wanne-Reinigungsbäder

1949 gründliche Überholung des Ostflügels

1952 Neuer Badeflügel mit modernen medizinischen Bädern wird in Betrieb genommen

> 1957   Die Verwaltung des Solbades wird den Stadtwerken übertragen
>
> 1960   Ab 1.1.1960 Übertragung des Grundstücks des Solbades im Kurpark im Erbrechtswege an die Klinik für manuelle Therapie mit der Verpflichtung, der Hammer Bevölkerung weiterhin die Benutzung des Solbades im bisherigen Umfang zu gewährleisten. Zum Zwecke der Errichtung der Klinik wurden die überalterten Teile des Badehauses abgebrochen. Der neue Nordflügel blieb jedoch erhalten, so daß der Badebetrieb notdürftig aufrecht erhalten werden konnte.
>
> 1963   Eröffnung der Klinik für manuelle Therapie, der die Badeabteilung angeschlossen ist. Damit besteht Bad Hamm eigentlich nur noch im Rahmen der Klinik für manuelle Therapie
>
> 1972   Am 26.8.1972 endet die Soleförderung

KOPIE STADT HAMM

Infolge der damals noch unvollkommen ausgegorenen gemeinsamen Vorstellungen fühlte sich Herr Laabs an keine Marschroute gebunden und versuchte ohne Absprache mit dem Vorstand, in Verhandlungen mit Organen der Stadt, insbesondere dem Leiter des Gesundheitsamtes, seine persönlichen Vorstellungen zu realisieren.

In der Mitgliederversammlung der FAC vom 22.09.1956 in Freudenstadt „trug Herr Kollege Laabs den Stand der Verhandlungen mit der Stadt Hamm über FAC-eigene Räumlichkeiten zur Ausbildung in Bad Hamm vor. Es ist anzunehmen, daß die Verhandlungen demnächst in einem uns befriedigenden Sinne abgeschlossen werden können" (aus dem 12. Rundschreiben des damaligen Schriftführers Dr. Wilinski an die Mitglieder). Zu diesem Zeitpunkt war noch nicht klargeworden, welche Absichten Herr Laabs verfolgte.

Erst in einer persönlichen Besprechung, zu der mich der damalige Oberbürgermeister der Stadt Hamm, Herr Werner Figgen, der spätere Arbeitsminister des Landes Nordrhein-Westfalen, gebeten hatte, wurde ich zu meiner Überraschung gefragt, ob denn der Vorstand der FAC und ich persönlich damit einverstanden seien, daß Herr Laabs „ärztlicher Kurdirektor" von Bad Hamm werde mit eigener Privatpraxis, während Dr. Gutmann die kassenärztliche Betreuung übernehmen solle. – Eine solche Lösung entsprach natürlich weder den Zielen des Vorstands, noch dem von ihm erteilten Auftrag einer organisatorischen Hilfestellung für den 1. Vorsitzenden.

In der Vorstandssitzung vom 17.11.1956 (Anwesende: Biedermann, A. Cramer, Laabs, Schulze, Wilinski) kam es dann nach einer stürmischen Auseinandersetzung zum Rücktritt von Laabs. Der Vorstand beschloß, „die weitere Verhandlungsführung der FAC in Sachen Schule Hamm mit der Stadt Hamm ab sofort dem 1. Vorsitzenden Herrn Gutmann zu übertragen und die Stadt davon zu unterrichten".

Auf der gleichen Sitzung wurde der erste Vertragsentwurf der Stadt Hamm gebilligt, zugleich der Stadt mitgeteilt, „daß die persönlichen Interessen des Herrn Laabs von den Belangen der FAC vollständig unabhängig sind". Wie notwendig im Interesse der FAC diese Klarstellung war, ergab sich später in einem Gespräch (12.01.1957) mit dem Vorsitzenden des Zentralverbandes der Ärzte für Naturheilverfahren Dr. Kusche, Hamburg, in Anwesenheit von A. Cramer. Herr Kusche berichtete, daß er auf Einladung von Herrn Laabs bereits im Sommer 1955 Bad Hamm besichtigt habe, da Herr Laabs vorgeschlagen habe, das gesamte Bad in die Regie des Zentralverbandes der Ärzte für Naturheilverfahren zu übernehmen.

Er habe diesen Vorschlag glatt abgelehnt, da das Bad in klimatischer und räumlicher Beziehung ungeeignet sei und da er Herrn Laabs habe fragen müssen, wie er sich die Reaktion der FAC und von Herrn Gutmann vorstelle, da doch bekannt sei, daß die FAC beabsichtige, das Bad für ihre Zwecke zu nutzen.

Diese erste ernsthafte Gefährdung unseres Vorhabens war dank des Mißtrauens des Oberbürgermeisters gegenüber den Verhandlungen seiner Gesundheitsverwaltung und dank der Geschlossenheit des Vorstands ausgestanden. Diese Angelegenheit kostete mich allerdings noch einen (verlorenen) Beleidigungsprozeß, da ich das Verhalten unseres Organisationsleiters als Vertrauensbruch bezeichnet hatte.

Die FAC konnte nun also zwar nicht über Bad Hamm, aber über sein Badehaus und die zugeführte Sole auf der Basis einer Erbpacht verfügen.

Aber wie sollte das geschehen, wie sollte es finanziert werden, und wie konnten wir hier unser Vorhaben „Forschung und Ausbildung" realisieren?

Bislang dachten selbst die größten Optimisten in unseren Reihen nicht im Traum an eine eigene Klinik.

Es hätte ja an allem gefehlt, was zur Verwirklichung eines solchen Traumes zum damaligen Zeitpunkt erforderlich gewesen wäre:

- Es fehlte an Eigenkapital (damals knapp DM 60 000 vorhanden).
- Eine Klinik hätte nur mit Hilfe der Behörden, v.a. der Regierung von Nordrhein-Westfalen in Düsseldorf, geschaffen werden können.
- Doch dazu fehlte es uns noch an der erforderlichen Reputation und Glaubwürdigkeit. Kein medizinischer Gutachter hätte einen solchen Plan befürwortet.

- Die Unterstützung durch die Wissenschaft war zu jener Zeit nicht zu erwarten, eher das Gegenteil.
- Wir waren keinem karitativen Verband angeschlossen, um mit dessen Hilfe am Kuchen von Landeszuschüssen für die Krankenhäuser teilhaben zu können.
- Wir hatten keinen erfahrenen Kliniker, der zugleich ein führender Manualtherapeut gewesen wäre.
- Ebenso fehlte uns ein klinisch versierter Organisator und Wirtschaftsberater.
- Vor allem aber stand uns kein Pfennig Betriebskapital für die Bauperiode und Anlaufzeit einer Klinik zur Verfügung.
- Auch waren wir unsicher, ob, in welchem Umfange und wie schnell die Klinik von der Ärzteschaft akzeptiert werden würde.
- Schon gar nicht war an eine vertragliche Regelung mit einem Versicherungsträger zwecks garantierter Belegung eines festen Bettenkontingents zu denken.

Ein später von mir bei einer LVA in dieser Richtung unternommener Versuch scheiterte kläglich. Unvergeßlich haften bildhaft in meiner Erinnerung Statur und Attitude ihres Direktors, als er Bericht und Anliegen von mir mit Pokermiene entgegennahm, um mir dann mit herablassender Güte anzuempfehlen, erst einmal etwas „auf die Beine zu stellen". Später war ich ihm für diesen Korb dankbar. Denn eine vertragliche Bereitstellung eines Bettenkontingents für Kurpatienten hätte die Klinik für ihre eigentlichen Aufgaben stark blockiert und ihren rein klinischen Charakter gegenüber den Krankenkassen und Privatversicherungen in Frage gestellt.

- Schließlich bestand in unseren eigenen Reihen keine felsenfest übereinstimmende Meinung, daß gerade Hamm die Zentrale sein müsse.

Doch zurück zum Jahr 1957: *Wir brauchten ein Institut für Forschung und Ausbildung.*

Dafür könnte man doch die Regierung von Nordrhein-Westfalen gewinnen, dachten wir. So begaben wir uns auf den Instanzenweg zur Regierung in Düsseldorf. Als seinerzeit in solchen Dingen noch unbedarfte Zeitgenossen dachten wir natürlich, Geld bekommt man am ehesten vom Wirtschaftsminister. Hinzu kam, daß durch irgendeinen Patienten eine Beziehung zum damaligen Wirtschaftsminister Dr. Kohlhase (FDP) bestand. Wir reichten dort im April 1957 die Denkschrift „Aufbau einer ärztlichen Forschungs- und Ausbildungs-Zentrale für Chiropraktik in Bad Hamm/Westfalen" ein, unterzeichnet von Gutmann (Hamm), Biedermann (Stuttgart), Wilinski (Hamburg), Doering (Hamburg), A. Cramer (Hamburg) und Schulze (Braunschweig).

Diese Denkschrift wurde von dem Herrn Sachbearbeiter am 10.05.1957 – über den Herrn Ministerialrat Speicher über den Herrn Ministerialdirigent Arnold über den Staatssekretär Prof. Dr. med. Brandt – dem Minister zugeleitet.

Der Sachbearbeiter, Herr Haefeker, vermerkte hierzu,

daß die in der Denkschrift dargelegten Probleme ausschließlich in den Zuständigkeitsbereich der Gesundheitsabteilung des Innenministeriums fallen und möchte daher vorschlagen, den Herrn Innenminister um eine entsprechende Stellungnahme zu bitten, mit der gleichzeitigen Anfrage, inwieweit es zweckmäßig und notwendig erscheint, die Forschungsarbeiten der ärztlichen Forschungs- und Arbeitsgemeinschaft für Chiropraktik durch Gewährung von Zuschüssen aus Forschungsmitteln des Landes zu fördern.

Am 14.05.1957 „opferte" ich einen ganzen Tag meiner Praxis, um in Düsseldorf „von Ministerium zu Ministerium zu eilen".
Aus meinem Schreiben an den Vorstand vom selben Tag:

Immerhin ist es jetzt soweit, daß vom Kultusministerium unser Projekt dem medizinischen Fachbearbeiter im Innenministerium einerseits und der medizinischen Fakultät in Münster andererseits zur Stellungnahme überreicht worden ist. Die Antwort und die Stellungnahme können wir uns ja vorstellen. Trotzdem habe ich es gewagt, mich ins Innenministerium, Gesundheitsabteilung, d.h. also „in die Höhle des Löwen" zu begeben. Was ich dabei erreicht habe, entzieht sich in Anbetracht der undurchdringlichen Miene des Sachbearbeiters meiner Kenntnis...
Doch müssen wir ohne Unterstützung von offizieller Seite, die doch sehr fraglich ist, und wenn sie gegeben wird, wahrscheinlich erst im nächsten Etatjahr, also 1958 zum Zuge kommt, ein gewisses Mindestprogramm mit eigenen Mitteln auf die Beine zu stellen versuchen.

Ich hatte mir *den ersten realisierbaren Plan für unser Institut* folgendermaßen vorgestellt:

a) Herrichtung der 1. Etage des Gästehauses (in Bad Hamm) aus Mitteln der FAC. Hierzu gehören also nur Tapezierungsarbeiten, Versetzung einer Wand, Ausstattung mit einigem Lehrmaterial und Mobiliar. Dazu dürften unsere Mittel ausreichen, ohne daß wir sie völlig zu erschöpfen brauchen.
b) Herrichtung der 1. Etage durch die daran interessierten Ärzte in eigener Regie aus eigenen Mitteln (hier war an die Einrichtung der Praxen gedacht).
c) *Einstellung eines Kollegen als Geschäftsführer*, hauptamtlicher Ausbilder und Vorstandsmitglied in der Funktion des Schriftwartes. Diese letzte Regelung halte ich für dringend erforderlich... Ich mache daher folgenden Vorschlag, über den wir irgendwann einmal definitiv Beschluß fassen sollten:
Berufung des Kollegen Andresen (Neurologe an den Wahrendorff'schen Krankenanstalten Ilten/Hannover) nach Hamm.
Dortige Verwendung: Leiter der Geschäftsstelle im Auftrag der FAC in dem zu gründenden Ausschuß zur Erweiterung unserer Forschungs- und Ausbildungszentrale, Schriftführer im Vorstand der FAC, hauptamtlich angestellter Ausbilder und Lehrer der FAC für die theoretischen Fächer, einschließlich der Abhaltung der Diagnostikkurse, Beteiligung an der immer stärker werdenden gutachtlichen Tätigkeit in Hamm, Ausübung der eigenen neurologischen Fachpraxis. Ganz abgesehen davon ist es gut und nützlich, eine neutrale routinierte Funktion in unseren Organisationsbetrieb einzubauen, welche Gewähr dafür bietet, daß allen persönlichen Erschütterungen zum Trotz der Betrieb weiterläuft, wie es in der Politik eben auch nicht anders ist...
Ich selbst bin gerne bereit, mich aus dem Rampenlicht zurückzuziehen und sehe die Einarbeitung des Kollegen Andresen weitgehend als Vorbereitung zu diesem Schritte schon an (aus dem Schreiben an den Vorstand vom 14.05.1957).

Ich fühlte mich damals überlastet und weit über meine Kapazität und fachliche Qualifikation in Anspruch genommen. Doch es war immer schwer, auf schriftlichem Wege Meinungen der Vorstandsmitglieder einzuholen:

> Der einizige, der immer prompt und sofort reagiert, ist A. Cramer. Dies muß endlich einmal laut und deutlich ausgesprochen werden!!! Genauso, wie es beim wissenschaftlichen Beirat Herr Kuhlendahl ist.

Im gleichen Schreiben schlug ich erneut die Gründung „irgendeiner Form von Gesellschaft zur Förderung oder zur Inbetriebnahme unserer Ausbildungs- und Forschungszentrale bzw. der Verwertung von Bad Hamm" vor (vgl. S. 145).

Alle 3 Vorschläge sind nie realisiert worden. Das Gästehaus wurde 1960 von der Stadt Hamm abgerissen.

Ein hauptamtlicher Arzt für die Leitung der Ausbildungszentrale in Hamm wurde nie berufen, da Herr Kollege Andresen sich in München als Neurologe niederließ und der später für diese Position in Aussicht genommene und auch dazu bereite Kollege Dr. Müller-Hepburn, Werksarzt beim Eisenwerk Theodor Wuppermann in Leverkusen, sich letztlich nicht entschließen konnte, ebensowenig wie der dritte in Aussicht genommene Arzt, Dr. v. Mauch.

Wäre eine solche ärztlich besetzte Institution an der Hammer Zentrale für die weitere Entwicklung erforderlich gewesen? Ich meine, ja. Viele werden jedoch gegenteiliger Ansicht sein.

Der Fördererkreis wurde schließlich gegründet (S. 145), und doch sind nie auch nur entfernt nennenswerte Beträge unserem Baukapital zugeflossen.

Am 31.05.1957 wurde zunächst ein formloser „Antrag zur Finanzierung eines Forschungsvorhabens" an das Ministerium für Wirtschaft und Verkehr von Nordrhein-Westfalen, Abt. Forschung, eingereicht.

Gegenstand des Forschungsvorhabens waren „die funktionellen Wirbelsäulenschäden: ihre Verursachung, Möglichkeiten ihrer objektiven Erkennung, zweckmäßigen Behandlung und Vorbeugung". In diesem Antrag hieß es:

> Unseres Wissens gibt es in Europa überhaupt nur ein Institut ähnlicher Art, auf rein privater Basis, das jedoch von Laien betrieben wird. Es handelt sich um das von Dr. A. Illi, Genf, Boulevard de Tranches 44 ...
> Die volkswirtschaftliche Bedeutung der richtigen und rechtzeitigen Erkennung, Behandlung und Vorbeugung der funktionellen Wirbelsäulenschäden als eine typische Aufgabe des durch seine aufrechte Haltung und seine Zivilisationslebensgewohnheiten gefährdeten Menschen soll durch dieses geplante Forschungsvorhaben erwiesen werden.

Als Verwendungszwecke der beantragten Geldmittel gaben wir an:

1. Anschaffung leistungsfähiger Röntgenapparaturen mit Spezialeinrichtungen für Wirbelsäulenganzaufnahmen sowie Funktionsaufnahmen.
2. Beschaffung verschiedener Meßgeräte.
3. Beschaffung des Filmmaterials zur Durchführung kostenloser Kontroll- und Reihenuntersuchungen sowie von röntgenologischen Experimentaluntersuchungen zur Ermittlung der besten diagnostischen Röntgenverfahren und der zweckmäßigsten Bearbeitung gewisser Möbel usw.

4. Personalkosten für ärztliche und technische Assistenten.
5. Unkosten für wissenschaftliche Publikationen.
6. Kosten für Modell- und sonstige technische Experimentierarbeiten.
7. Beschaffung von Behandlungsgeräten von funktionellen Wirbelsäulenschäden.

Nach einer weiteren persönlichen Besprechung mit dem Minister in Gegenwart unseres Vorstandsmitglieds Schulze (29.06.1957) wurde im Auftrag des Vorstands der FAC ein stärker spezifizierter Antrag eingereicht, überschrieben mit: „Gesamtthema des Forschungsvorhabens: Der objektive röntgenologische Nachweis funktioneller Störungen im Bereich der Wirbelsäule".

Prof. Köhnle, Röntgenologe an der Medizinischen Akademie Düsseldorf, hatte die wissenschaftliche Beratung und Oberaufsicht übernommen. (Er hatte die Röntgentechnik für Aufnahmen des ganzen Menschen entwickelt, die u.a. in dem berühmten Atlas von R. Janker 1924 veröffentlicht worden waren. Ihm war es darüber hinaus gelungen, schon 1932 stereoskopische Röntgenaufnahmen des ganzen Menschen im Stehen herzustellen. Sein Verfahren wurde soweit verbessert, daß Stereoröntgenaufnahmen des ganzen Menschen im Format 7 × 7 bzw. 10 × 10 cm in Reihenuntersuchungen angefertigt werden konnten. Leider wurde durch den Tod von Köhnle unsere bereits eingeleitete Zusammenarbeit abgebrochen.)

In meinem Begleitschreiben an den Minister hieß es unter anderem:

Das Problem der Wirbelsäulenleiden ist in unserer zivilisierten Zeit ein Faktor ersten Ranges geworden. Die neuen Erkenntnisse über die Bedeutung des funktionellen Faktors innerhalb dieses Problems greifen hinein in sämtliche medizinischen Fachdisziplinen. Aus ihrer gründlichen Bearbeitung auf dem Gebiet der Diagnostik, Behandlung und Begutachtung sind, belegt durch die bisherigen Erfahrungen, wertvolle Impulse für die Allgemeinheit zu erwarten, deren Auswirkungen, nicht zuletzt in ihrer volkswirtschaftlichen Bedeutung, noch gar nicht abzusehen sind.

Der Antrag war nach Einrichtungsmaterial, Personal- und Baukosten (Umbau des Gästehauses in Bad Hamm) auf DM 260 000 kalkuliert. Auf Ersuchen des Ministers und nach einer persönlichen Besprechung mit Herrn v. Burski im Ministerium (05.09.1957) wurde unser Antrag am 06.09.1957 enger eingegrenzt auf das Thema:

„Röntgenuntersuchungen der Wirbelsäulenform und Wirbelsäulenfunktion unter normalen und krankhaften Verhältnissen".

Gleichzeitige Bemühungen um Förderung und Finanzierung

Herr Legationsrat Dr. Lehmann (Krefeld und Bonn), Vater einer jungen Patientin von mir, hatte sich mit mir mehrmals über Chiropraktik, FAC und unsere Probleme unterhalten. Über ihn und seine guten Verbindungen zu allen wichtigen Finanziers von Forschungsvorhaben versuchte ich ebenfalls, für unser Projekt Hamm Geld locker zu machen (14.05.1957).

Dr. Lehmann teilte mir am 16.07.1957 mit, daß er sowohl mit dem Generalsekretär der Deutschen Forschungsgemeinschaft Dr. Zierold als auch mit dem Direktor des Stifterverbandes der Deutschen Wissenschaft, Herrn Nord, Besprechungen in unserer Angelegenheit geführt habe.

> Während Herr Nord über die Ihnen am Herzen liegende Forschungsgemeinschaft für Chiropraktik unterrichtet und der Ansicht war, daß hier von seiten zuständiger Stellen, insbesondere auch von seiten des Spendenausschusses, schon in der Vergangenheit Maßnahmen gelaufen seien, zeigte sich Herr Dr. Zierold von der Deutschen Forschungsgemeinschaft besonders aufgeschlossen. Er erklärte sich mit einem Besuch einverstanden...
> Er stehe allen Bemühungen Ihrer Forschungs- und Arbeitsgemeinschaft für Chiropraktik und den Arbeiten in dieser Richtung nicht nur aufgeschlossen gegenüber, er zählt vielmehr zu jenen Menschen, die es sich besonders angelegen sein lassen, neuen Disziplinen zum Durchbruch zu verhelfen, und hat speziell auf dem hier anstehenden Gebiet Beobachtungen und Erfahrungen gesammelt, die ihn recht förderungsbereit sein lassen.

Am 27.08.1957 wurden Dr. Zierold die in Düsseldorf eingereichten Antragsunterlagen zugeschickt.

Am 18.12.1957 fand die persönliche Besprechung zwischen ihm und mir in Bad Godesberg statt.

Diese Unterhaltung hat dann unsere Hoffnungen auf das übliche Minimum heruntergeschraubt.

Das Wirtschaftsministerium in Düsseldorf hatte unseren Antrag ohne Stellungnahme und ohne Befürwortung bereits an die Deutsche Forschungsgemeinschaft weitergereicht. So konnte mir Dr. Zierold allenfalls DM 25 000 in Aussicht stellen, die jedoch noch die Hürden des Gutachterausschusses überspringen mußten. Dies war jedoch nicht gelungen, weder in Godesberg, noch später in Düsseldorf.

Dort teilte mir das Wirtschaftsministerium unter dem 03.06.1958 mit, daß von 3 medizinischen Fachstellen ausführliche Gutachten eingeholt worden seien und daß die eingehend begründeten Gutachten durchaus den Ernst der Bemühungen um die Lösung der angegebenen Probleme anerkennen, jedoch übereinstimmend zum Ausdruck brächten, daß das Gesamtthema eine Lebensarbeit darstelle, die, wenn überhaupt, nur durch ein Team bewältigt werden könne.

Somit war unser erstes mit unendlich viel Mühe, Fleiß und Engagement angepeilte Projekt bereits „gestorben". Daran konnte auch der Vermittlungsversuch des FAC-Mitglieds Dr. Eduard Eichenlaub, Düsseldorf, nichts ändern, der von dem Syndikus der Deutschen Forschungsgemeinschaft, Dr. Graf von der Goltz, eine freundliche Erklärung zur Hilfsbereitschaft mit Empfehlung an den Präsidenten der Forschungsgemeinschaft, Prof. Hess, erhalten hatte.

Doch all unser Bemühen sollte nicht ganz umsonst gewesen sein. Wir waren zumindest eine aktenkundige Größe bei den Regierungsstellen geworden, was uns den späteren Klinikbau doch sehr erleichtert hat.

Aber ich hatte meine Schatzsuche noch nicht aufgegeben. Die folgende Aktennotiz vom 09.07.1958 möge dafür ein Beleg sein.

A k t e n n o t i z   Dr.G/Ke.
 =========================

über die am Mittwoch, den 9. Juli 1958, in Düsseldorf
geführten V e r h a n d l u n g e n.

Besprechung mit

I. Legationsrat Dr. L e h m a n n - Düsseldorf, Prinzipal-
   str. 79, (Bundesfachverband der Deutschen Industrie)
   15 - 16 Uhr.
   Grundsätzlich grosse Bereitschaft, in der Angelegenheit
   behilflich zu sein. Es handelt sich darum, ernsthafte
   Kreise überzeugend zu gewinnen. Zu diesem Zweck schlägt
   Herr Dr. L e h m a n n vor,
   einen <u>Vortrag vor der Arbeitsgemeinschaft für Forschung
   des Landes Nordrhein - Westfalen zu halten.</u>
   Herr Dr. L e h m a n n will sich dieser Angelegenheit
   mit Herrn Staatssekretär Professor B r a n d t, dem
   Verantwortlichen dieser Arbeitsgemeinschaft, in
   Verbindung setzen.

   (+ in)

II. Besprechung mit Herrn H e i d b e r g, Geschäftsführer
    der Wirtschaftsvereinigung Eisen und Stahl in Düsseldorf,
    Breitestr. 69,
    16 - 17 Uhr.
    Bei Herrn H e i d b e r g besteht ein ausgesprochenes
    Interesse an dem ganzen Projekt. Er hat von mir die Kurz-
    fassung und die vollständige Fassung meines Vortrages
    vor den Werksärzten der Eisen - und Stahlindustrie in
    Dortmund erhalten. Die Kurzfassung ist von ihm verviel-
    fältigt und an die Werksärzte verschickt worden.
    Wegen des Projektes will er bei führenden Herren der
    Eisen - und Stahlindustrie vorstellig werden, zunächst
    bei Herrn Generaldirektor W a g n e r - Bochum, Stahl -
    werke Bochum, Castroper Str., (Werksarzt Dr. K n i e b).

    (7.5.1958)

III. Besprechung mit Dr. E i c h e n l a u b - Düsseldorf,
     Arnoldstr. 4,
     17 - 18.30 Uhr.
     Auf Grund einer Vorbesprechung 1957 hat jetzt zwischen
     Herrn Dr. E i c h e n l a u b und Bundesfinanz-
     minister E t z e l eine Erörterung des Projektes stattge-

                                                    - 2 -

- 2 -

funden.
Minister B. ist grundsätzlich an dem Projekt
interessiert und schlägt vor, das Ganze auf der
Ebene der Montan - Union , also europäisch - interna-
tional, in Szene zu setzen.
Es wird ein Gross - Projekt vorgeschlagen mit 300
Betten und zunächst 3 Abteilungen (Neuro-Chirurgie,
Orthopädie, Chiropraktik von je 100 Betten).
Schätzungskosten: 12 000.000,- DM.
Standort: jedenfalls n i c h t in H a m m, sondern
vor den Toren des Industrie - Gebietes in der
Nähe von H a l t e r n.
Hier besitzt Dr. E i c h e n l a u b grösseren
Grundbesitz und hat sich bereit erklärt, 26 000 qm
im Erbbaurecht zur Verfügung zu stellen.
Es wird erörtert, ob mit einer Realisierung dieses
Gross - Projektes überhaupt gerechnet werden kann
und in welcher Zeit.

A n t w o r t:

Selbst bei einer Realisierung,
bei einer grundsätzlichen Bereitschaft der Montanunion
und bei einer Bewilligung der Kosten
ist mit einer Fertigstellung mit Rücksicht auf die
hierzu erforderliche sehr sorgfältige Planung nicht
v o r Ablauf von 3 - 5 Jahren zu rechnen.
Die F A C. ist nach Ansicht von Dr. G u t m a n n
sicherlich bereit, dieses Projekt in ärztliche
Regie zu übernehmen.

F r a g e:

Was soll mit dem Projekt H a m m geschehen?

A n t w o r t:

Das Projekt H a m m muss weiter vorangetrieben
werden, da das Gross - Projekt zunächst eine
Planung und noch keinerlei Wirklichkeit darstellt

- 3 -

- 3 -

und da das Gross-Projekt, selbst wenn es Wirklichkeit wird, bis zu seiner Fertigstellung noch so viel Zeit in Anspruch nehmen wird, dass die Gefahr besteht, das von anderer Seite und an anderen Orten dem ganzen Unternehmen der F A C der Wind aus den Segeln genommen wird.

Es wird beschlossen, Anfang September im kleinsten Kreise eine Vorbesprechung durchzuführen zwischen Bundesfinanzminister E t z e l,
einigen Herren von der Gross - Industrie und Montan-Union,
Dr. E i c h e n l a u b   und
Dr. G u t m a n n.

Herr Dr. E i c h e n l a u b erbittet an Unterlagen:
a) die erste für das Projekt B a d H a m m von
   Dr. G u t m a n n herausgegebene Denkschrift,
   auf den neuesten Stand der Dinge ergänzt,
b) die Zusammenfassung des Werksärzte - Vortrages.

Eine gemeinsame Besichtigung (Dr. E i c h e n l a u
Dr. G u t m a n n) des vorgesehenen Baugeländes
soll demnächst stattfinden.

Das Projekt B a d H a m m wird in keiner Weise überflüssig werden. Seine Realisierung ist notwendig:
a) zur sofortigen Schaffung eines Ausbildungs -,
   Forschungs - und klinischen Zentrums für die
   funktionelle Wirbelsäulen - Therapie,
b) als Test - Objekt für das spätere Gross-Projekt,
c) als spätere Ergänzung des Gross - Projektes,
   da dieses, wie jetzt schon vorauszusehen ist,
   für den dann anfallenden Bedarf mit Sicherheit nicht
   ausreichen wird,
d) zur Ausnutzung der Hammer Sole für die speziellen
   Belange der Wirbelsäulen - Therapie.

- 4 -

- 4 -

IV. Besprechung mit Architekt G o n d r o m von
19 - 20.30 Uhr im Restaurant Kö.- Blick.
Herrn G o n d r o m war zuvor ein Vorschlag unterbreitet worden über die Art der Honorierung zur Erstellung der Bau - Eingabepläne. Es war ihm hierzu von
Dr. G u t m a n n ein Betrag von DM 8.600,- in
Aussicht gestellt worden, somit die Hälfte des von
Herr G o n d r o m in Rechnung zu stellenden Honorars.
Die Restzahlung sollte erfolgen, sobald die Finanzierung
und Erstellung des Projektes gesichert ist.
Falls das Ganze ins Wasser fällt, sollte Herr
G o n d r o m auf die Restzahlung verzichten.
Herr G o n d r o m erklärte sich grundsätzlich
bereit zu diesem Verfahren, bat jedoch, den Betrag
auf DM 10.000,- zu erhöhen.
Dr. G u t m a n n gab keine Zusage hierzu, sondern behielt sich die Zusage nach Befragung des Geschäftsführenden Vorstandes vor.
Es wurde die Frage erörtert, ob die Pläne für das
Projekt H a m m auf Grund der Möglichkeiten eines
Gross - Projektes geändert werden sollen oder nicht.

A n t w o r t :

Sie sollen in der jetzigen Form weiterverfolgt werden.

V o r s c h l a g Dr. G u t m a n n :

Das Fortbildungsinstitut in H a m m baulich so anzulegen, dass es ohne weiteres für klinische Zwecke
(Krankenzimmer) umgewandelt werden kann.

Herr G o n d r o m wird, sobald die Zusage des
Honorars vorliegt, die Bau - Eingabepläne fertigstellen
und zwar bis Anfang September.

Es wird vorgeschlagen,
Herrn Ministerialrat Dr. L o y vom Arbeitsministerium
in Düsseldorf über die beabsichtigte Einreichung zuvor
zu informieren.

Die nächsten Schritte:

Anschluss an caritativen Verband für die Vorlage beim

- 5 -

```
- 5 -

Ministerium.
Absolute klare vertragliche Absprache mit der Stadt H a m m
hinsichtlich Erbbaupacht,
Grundstückgrösse usw.,
Wegerechte,
Kanalbenutzungsrechte usw.,
Sole - und Energie - Lieferung.
```

So stand nun ein umfassendes Großprojekt zur Debatte, konzipiert auf einer weit vorausschauenden Vorstellung. Wäre es zustande gekommen, so hätte die manuelle Medizin heute ihr fest etabliertes klinisches und wissenschaftliches Zuhause.

Jahre später wurde versucht, der Klinik für manuelle Therapie in Hamm eine Abteilung für chirurgische Orthopädie und Neurochirurgie anzugliedern. Doch auch dieser Versuch schlug bedauerlicherweise fehl (vgl. S. 169).

Der damalige Bundesfinanzminister Etzel setzte sich tatsächlich für unser Großvorhaben bei der „Hohen Behörde der Europäischen Gemeinschaft für Kohle und Stahl" in Luxemburg ein, wie ein Schreiben ihres damaligen Präsidenten Paul Finet an Kollegen Eichenlaub bestätigte (03.10.1958):

Die Hohe Behörde und ihre Abteilung Sozialfragen interessiert sich natürlich lebhaft für diese Forschungen, die sehr eng mit unserer Tätigkeit auf dem Gebiet der Arbeits-Hygiene zusammenhängen. Ich halte es für zweckmäßig, daß Sie sich mit unserem Herrn Dr. Claass in Verbindung setzen, um mit ihm im Einzelnen die Art Ihrer Projekte und eine eventuelle Beihilfe, die die hohe Behörde dazu geben könnte, zu prüfen."

Wieder einmal arbeitete ich eine Denkschrift aus: „Zentralklinik für Wirbelsäulenleiden der Montanunion", die ich im Auftrag des Vorstands am 21.01.1959 an Dr. Claass – Abteilung für Sozialfragen bei der Hohen Behörde – einreichte.

Hier umriß ich unser Konzept folgendermaßen:

1) Schaffung einer klinischen Forschungs-, Behandlungs- und Ausbildungszentrale für funktionelle Wirbelsäulenleiden auf gemeinnütziger Basis in Hamm i. Westfalen.
2) Zentralklinik für Forschung und Behandlung sämtlicher Wirbelsäulenleiden mit folgenden Abteilungen:

- Orthopädie;
- manuelle Therapie und Physiotherapie (Osteopathie, Chiropraktik, Massagen, Bäder etc.);
- Neurochirurgie und Neurologie;
- innere Medizin;
- Röntgeninstitut, Rehabilitationszentrale, Ausbildungs- und Fortbildungsinstitut für Ärzte und medizinisches Hilfspersonal;
- Bibliothek für die Wirbelsäulenforschung.

Bereits am 04.02.1959 fand in Luxemburg die persönliche Besprechung zwischen Dr. Claass (Paris), Dr. Rossi (Referent für Forschungsaufgaben, Italien), Dr. Gutmann und Dr. Eichenlaub statt. Aus der protokollarischen Aktennotiz:

> Dr. Gutmann erörterte ganz kurz noch einmal die Absichten der FAC, wobei er aufgrund mehrerer Fragen von Herrn Dr. Claass sich über den Unterschied zwischen funktioneller Wirbelsäulentherapie und der üblichen Wirbelsäulenbehandlung ausließ.
> Hinweis auf die Bedeutung der funktionellen Pathologie und Therapie für die breite Masse der sogenannten rheumatischen Erkrankungen. Dr. Claass betonte, daß an diesem Fragenkomplex ein erhöhtes Interesse in der Industrie bestehe, da z.B. in Südfrankreich bis zu 25% der Belegschaften in den Bergwerken durch „Rheuma im Kreuz" zeitweilig ausfielen.
> Er gab jedoch zu verstehen, daß die Hohe Behörde nicht befugt sei, Gelder für die Errichtung von europäischen Instituten bereitzustellen, sie stelle aber Geldmittel zur Finanzierung von Forschungsaufgaben zur Verfügung.
> Wir sollten auf den vorgeschriebenen Formblättern einen entsprechenden Antrag einreichen. Die hohe Behörde habe gerade zur Zeit ein Rahmenprogramm aufgestellt für „Forschungen auf dem Gebiet der Wiederertüchtigung von Opfern von Arbeitsunfällen und Berufskrankheiten".

Ein entsprechender Antrag an die Hohe Behörde auf den Formblättern X und Y, unter Beifügung zahlreicher Unterlagen, so eines Schrifttumsverzeichnisses der FAC, der ersten 8 Bände der Reihe *Die Wirbelsäule in Forschung und Praxis*, wurde am 25.02.1959 eingereicht.

Im Zuge des nun laufenden Verfahrens hatte ich unser Anliegen einigen zuständigen Begutachtungsgremien zur Kenntnis gebracht, so Herrn Ministerialrat Dr. Dierkes, Leiter der ärztlichen Abteilung des Bundesministeriums für Arbeit und Sozialordnung, sodann über Herrn Dr. Kieb, Werksarzt der Stahlwerke Bochum, zur Weiterleitung an Herrn Heidberg, Direktor der Wirtschaftsvereinigung Eisen- und Stahlindustrie, ebenso an Herrn Direktor Wagner der Stahlwerke Bochum. Zudem war mein Vortrag „Krankheit durch Wirbelsäulenschaden. Häufigkeit, Wesen, Abhilfe" (gehalten am 07.05.1958 in Dortmund vor den Werksärzten der Eisen- und Stahlindustrie) in Kurzfassung sämtlichen Werksärzten der Eisen- und Stahlindustrie übermittelt worden.

Und das Resultat dieser Bemühungen? Vergeblich! Nach vielen Bestätigungen der Hohen Behörde in Luxemburg und nach der durch sie veranlaßten offiziellen Vorlage unseres Antrags (lfd. Nr. 40 R/II) bei den beratenden Gremien der Hohen Behörde (Ministerialrat Dierkes, Bonn, Prof. Bürkle de la Camp,

Bochum, Herr Siegfried Heidberg, Eisen- und Stahl-Industrie in Düsseldorf, Herrn Direktor Wagner, Stahlwerke Bochum) erhielten wir unter dem 07.03.1960 durch den Generaldirektor der Hohen Behörde Finck die folgende Mitteilung:

> Aufgrund der Stellungnahme der zuständigen Prüfungsausschüsse aus Wissenschaftlern, Regierungssachverständigen und Vertretern der Berufsverbände kann die Hohe Behörde Ihr Vorhaben im Rahmen des vorliegenden Forschungsprogramms leider nicht berücksichtigen. Sie hat jedoch von Ihrem Interesse für die wissenschaftlichen Probleme der Wiederertüchtigung Kenntnis genommen, und wir werden nicht verfehlen, Sie von der künftigen Tätigkeit der Hohen Behörde auf diesem Gebiet in Kenntnis zu setzen.

Im Nachhinein wird nur allzu verständlich, daß unsere verzweifelten Versuche, als „Nobodies" der medizinischen Wissenschaft über Forschungsgelder eine tragfähige Basis für unser Hammer Projekt unter die Füße zu bekommen, ins Leere laufen mußten.

Kein Gutachter konnte dies befürworten, und so sei allen, die nein gesagt haben, „verziehen", s. dazu S. 210–212.

Das vernünftige Großprojekt konnte von der Montanunion aus formalen Gründen nicht gefördert werden. Steuerbegünstigte Anlagegesellschaften zur Finanzierung solcher Projekte gab es damals noch nicht. So hatte jener Direktor einer Landesversicherungsanstalt doch recht, als er kurz angebunden meinte: „Stellt erst einmal etwas auf die Beine."

Erste realistische Planung

Doch eben diese Aufforderung schien inzwischen mehr und mehr einer Verwirklichung näherzukommen.

Denn da gab es einen Dr. Söhn in Hamburg. In einer unserer häufigen Vorstandssitzungen Anfang 1957, als wieder einmal das Projekt Hamm und seine Realisierbarkeit zur Diskussion anstand, gewannen die Zweifler mehr und mehr die Oberhand. Schließlich meinte Doering, ich solle mein Anliegen doch Herrn Söhn in Hamburg vortragen. Er würde mich schon auf den Boden der Realität zurückrufen. Söhn war Wirtschaftsberater und Betreuer gemeinnütziger Krankenanstalten in Hamburg und Wuppertal-Elberfeld. Er galt als äußerst erfolgreich, v.a. auch in Verhandlungen mit Behörden.

Die Begegnung mit Söhn in Hamburg im Juli 1957 gehört zu meinen unvergeßlichen Erinnerungen: A. Cramer und ich wurden von einem freundlichen Herrn, der ein wahres Energiebündel in seinem gedrungenen Körper kaum zu bändigen schien, empfangen. Mit gespanntem Interesse hörte er uns an und durchforstete unsere schriftlichen Vorlagen. Schließlich kam ohne Zögern sein Urteil: „Das ist interessant und hat durchaus Chancen, verwirklicht zu werden." Das Glücksgefühl, das mich jetzt überkam, will ich nicht verschweigen. Es kann dies keiner nachempfinden, der nicht selbst jahrelang einem immer noch als utopisch geltendem Ziele nachgejagt ist. Am 27.08.1957 teilte ich dem Vorstand als Ergebnis unseres Besuchs in Hamburg unter anderem mit, daß Dr. Söhn mit dem Architekten Gondrom in Köln, der im Krankenhausbau große Erfahrung habe, Verbindung aufnehme und mit ihm das ganze an Ort und Stelle in Hamm ansehen wolle, um dann bei den Ministerien vorzusprechen, um das dortige Interesse zu ergründen.

Falls es zu positiven Ergebnissen komme, werde er das Projekt mit dem Architekten skizzenhaft festlegen und hinsichtlich Kosten und Rentabilität durchkalkulieren.

Meine eigenen letzten Besprechungen bei den Düsseldorfer Ministerien, vor allem aber die Erkundungen von Dr. Söhn, sollten schließlich eines deutlich werden lassen: Für Forschung und Ausbildung konnten wir Außenseiter der Medizin keinen Pfennig erhalten. Aber man hatte durchblicken lassen, daß der Bau einer Klinik nicht nur von Interesse sei, sondern auch möglicherweise finanziell gefördert werden könne. Das Bundesland Nordrhein-Westfalen war damals ein reiches Land und unterstützte das Krankenhauswesen großzügig.

Inzwischen war eine Neunerbaukommission vom Vorstand berufen worden. Ihr gehörten an: die Dres. Urban (Berlin), Schulze (Braunschweig), Geisenbauer (Bremen), Ofner (Radiologe in Utrecht), Schirmer (Berlin), Zuller (Brambauer), Lederle (Augsburg), Derbolowsky (Hamburg) und Sollmann (München).

Man muß schon sagen, daß diese neun es nicht leicht hatten, regelmäßig zusammenzutreffen. Andererseits lag dem Vorstand daran, ein regional weit gestreutes Gremium zu beauftragen, um jede regional bedingte Begünstigung des Standorts Hamm zu vermeiden. Die Vorstellung der Kommission vor den Mitgliedern erfolgte in der Versammlung vom 21.09.1957 in Freudenstadt.

Die immer größer werdende Chance einer Realisierung unseres Projekts als Poliklinik oder Klinik wurde im Vorstand (Gutmann, Biedermann, Doering, Andresen, Cramer, Wilinski, Heine) am 16.11.1956 diskutiert.

Als einziger stemmte sich Heine gegen einen solchen Plan, nachdem er zuvor durch indiskrete Rückfragen und Warnungen bei der örtlichen Sparkasse und dem Vereinsregister sein Veto glaubte untermauern zu müssen. Er empfahl den Anschluß an eine größere Klinik. Doering hielt einen solchen Plan für völlig utopisch, da sich kein Klinikchef in Deutschland zur Zeit für ein derartiges Projekt gewinnen lasse.

Der Vorstand beschloß dann – bei einer Stimmenthaltung –, das Projekt einer klinischen Ambulanz an die Regierung heranzutragen, und – falls die Regierung dazu nein sagen sollte –, das Projekt mit Ausbau einer Klinik anzunehmen und der Mitgliederversammlung vorzuschlagen.

Am 16.11.1957 wurde in Hamm in einer außerordentlichen Mitgliederversammlung das „Projekt Hamm" durch den 1. Vorsitzenden und Dr. Söhn noch einmal in der vom Vorstand beschlossenen Konzeption vorgestellt. Im Falle eines von der Regierung geforderten Klinikbaues seien 30 Betten vorgesehen.

Herr Schulze berichtete im Auftrag des „Neunerausschusses":

Es hat einheitliche Meinung darüber geherrscht, daß das „Projekt Hamm" gestartet werden müsse, da sonst das Weiterbestehen der FAC in Frage gestellt sei. Eingehend wurde die Frage des Ortes diskutiert und Hamm als am günstigsten angesehen. Die Wahl einer Großstadt mit Bindung an eine große Klinik oder Universität wurde als nicht günstig betrachtet. Der Beginn einer Ambulanz wäre an einem anderen Orte schwierig. Für Hamm sei die gut eingelaufene Praxis von Herrn Dr. Gutmann als Start günstig. 6 Herren hatten für Hamm gestimmt, 2 Herrn waren dafür eingetreten, daß die Suche nach einem günstigen Ort mit Klinikanschluß weitergeführt werden sollte.

Kritisiert wurde die zu kleine Anlage der Ambulanz; die Ausbildungsräume der FAC könnten zum Zwecke der Raumersparnis in den Keller verlegt werden. Es wurde einstimmig beschlossen, das Objekt zu starten. Empfohlen wurde, die FAC als Träger dieses Unternehmens einzusetzen. Der leitende Arzt und Oberarzt sollte Angestellter der FAC sein. Es wurde die Ansicht vertreten, daß der leitende Arzt nicht 1. oder 2. Vorsitzender der FAC sein, sondern lediglich dem Vorstand als Beisitzer angehören dürfe.

Das vorgeschlagene Projekt beschränkte sich immer noch auf den Ausbau des sog. Gästehauses in Bad Hamm. Inzwischen lagen auch die Stellungnahmen des wissenschaftlichen Beirates vor.

Allen hatten die Planungsunterlagen vorgelegen.

Zukschwerdt gab seine volle Zustimmung; Junghanns stimmte gleichfalls zu, hatte allerdings Bedenken, wenn das Projekt zu sehr an eine Person gebunden werde, denn was geschehe, wenn diese Person ausfalle? Ihm wurde die Zusicherung gegeben, daß die Mitarbeit eines zweiten Arztes gesichert sei. Weiterhin gab Junghanns zu bedenken, daß die FAC noch nicht eine so geschlossene Gemeinschaft sei, um als Träger dieses großen Projektes auftreten zu können.

Kuhlendahl hatte grundsätzlich keine Bedenken; er hatte ausschließlich gegen die geplante Röntgenganzaufnahmetechnik Einwendungen.

Groß hatte sich positiv geäußert; Koehnle zeigte großes Interesse und sicherte seine eigene Mitarbeit zu.

R. v. Roques billigte das Projekt zwar grundsätzlich, trat aber nach wie vor für den Anschluß an eine große Klinik ein.

Es kam zu einer lebhaften Diskussion der Mitgliederversammlung:

Schüssler: Warum wichtig für den Fortbestand der FAC?

Mayer, Rotterdam: Wieso eine Klinik für manuelle Therapie erforderlich, da man doch in der Praxis mit wenigen Behandlungen auskomme?

Och: Planung mit 30 Betten unrentabel.

Hartkamp: Kalkulierter Selbstkostenpreis von 15–16 DM Tagessatz zu niedrig.

Zur Frage der Anerkennung der Gemeinnützigkeit:

Frisch: Vorherige Einigung mit den Kostenträgern der Krankenversicherung, da nur dann deren Interesse zu erwarten sei, wenn die erheblichen Fahrtkosten durch eine geringere Verweildauer in der Klinik aufgewogen würden.

Söhn: Es ist fraglich, ob man für die Klinik und Ambulanz die Kassenüberweisungen durchbekommen würde. Seine Schätzungen hätten ergeben, daß unter Zugrundelegung der Frequenz der Praxis Gutmanns die Frequenz der Ambulanz ca. 10% darunter liegen würde, was seines Erachtens für den Anfang die Rentabilität der Klinik sichern würde.

Als Vorsitzender schloß ich die Diskussion mit der grundsätzlichen Feststellung, daß das Ziel dieses Projekts nicht die Errichtung einer Klinik, einer Ambulanz oder eines Sanatoriums sei, sondern daß es einzig und allein dazu dienen solle, die Schule der FAC klinisch zu untermauern und der FAC zu erhalten.

Die Versammlung faßte dann folgende Beschlüsse:

a) Der Vorstand wird ermächtigt, das vorgelegte Projekt Bad Hamm in der vorgesehenen Größenordnung und Vorkalkulation durchzuführen und die entsprechenden Verhandlungen mit Rechtsverbindlichkeit zu führen.
Mit 5 Enthaltungen angenommen.

b) Der Vorstand wird beauftragt, das Projekt Hamm nach Abschluß aller Vorverhandlungen einschließlich der Finanzierung bis spätestens 01.10.1958 der Mitgliederversammlung zur endgültigen Beschlußfassung vorzulegen.
Mit 2 Enthaltungen angenommen.

c) Es wurde eine Satzungsänderung beschlossen, wobei als §4 folgender Passus aufgenommen wurde:
Zur Verwirklichung seiner Zwecke unterhält der Verein ein Institut in Bad Hamm (Westfalen). Dieses Institut ist dazu bestimmt, für die klinische und außerklinische Praxis eigenes Material zu sammeln, dieses und das von den Mitgliedern des Vereins, anderen in- und ausländischen Ärzten und Arbeitskreisen zur Verfügung gestellte Material zu bearbeiten und als Aus- und Fortbildungsstätte zu dienen.
Unter §8 „Einkünfte des Vereins" hieß es unter b:
Einkünfte aus Leistungsentgelten, die für klinische und außerklinische Leistungen seiner Einrichtungen erzielt werden.

Es wurde damals also immer noch davon ausgegangen, daß die FAC unmittelbarer Besitzer und Betreiber des Projekts sein werde.

Nun hatte der Vorstand Handlungsvollmacht bis zum 01.10.1958.

Folgende Aufgaben waren zu lösen:

1) Anschluß der FAC an einen anerkannten karitativen Verband;
2) Sicherung der Finanzierung mit Kalkulation der Vorauskosten und der Betriebskosten;
3) Bauplanung;
4) Anstellung eines ärztlichen Geschäftsführers.

Anschluß an den Deutschen Paritätischen Wohlfahrtsverband und Gründung des eingetragenen Vereins „Klinik für manuelle Therapie"

Die FAC ist eine weder konfessionell noch sozialpolitisch orientierte Gesellschaft. Als Anschlußpartner kam daher für sie nur der Deutsche Paritätische Wohlfahrtsverband in Frage. Er ist der kleinste Verband dieser Art, bei dem viele kleinere, aber auch größere gemeinnützige Institutionen aller Art ihr Unterkommen gefunden haben.

Bei der Regierung in Düsseldorf wurden, u. a. auch durch Dr. Söhn, weitere Informationen eingeholt. Zugleich war beim Deutschen Paritätischen Wohlfahrtsverband, Landesgruppe Nordrhein-Westfalen, der Antrag auf Mitgliedschaft der FAC gestellt worden.

In einem Rundschreiben an die Vorstandsmitglieder vom 27.08.1958 hieß es:

> Nach den neuesten Verhandlungen liegen wir bis jetzt gut im Rennen, sowohl bei der Regierung in Düsseldorf, als auch beim Deutschen Paritätischen Wohlfahrtsverband. In diesem Verband können jedoch nur Organisationen aufgenommen werden, die ausschließlich und unmittelbar Wohlfahrtspflege betreiben. Organisationen, die z. B. medizinischen Zwecken dienen, können nicht aufgenommen werden. Wenn solche Organisationen glauben, aus den sie tragenden Motiven heraus Wohlfahrtspflege treiben zu sollen, ist für diese Aufgabe eine spezielle juristische Person zu bilden.

Ich wies in meinem Schreiben darauf hin, daß schnellstens ein eingetragener Verein gegründet werden müsse – als Trägerorgan der Klinik. Interessant sind meine Vorschläge zur Namensgebung:

- Chiropraktische Zentralklinik,
- Klinik für Chiropraktik,
- Klinik für manuelle Heilweise,
- Klinik für Wirbelsäulenleiden,
- Klinik für funktionelle Wirbelsäulenleiden,
- Klinik für ärztliche Chiropraktik.

> Ich bin nicht dafür, daß das Wort „Chiropraktik" ganz und gar gestrichen wird. Im Schrifttum und gerade im schulmedizinischen Schrifttum wird dieses Wort eigentlich nur angewendet und zwar auch dort, wo es positiv bewertet wird. Dieses Wort ist nicht mehr zu streichen. Ich glaube es wenigstens nicht.

Zugleich gab ich meiner Hoffnung Ausdruck, „daß die Gründung eines solchen Vereins unseren anderen Bestreben, nämlich der Gründung eines Fördererkreises, entgegenkomme". Der Verein könne sich eine kleine Zeitschrift zur Aufklärung der Laienwelt schaffen. Diese Aufklärung sei nämlich dringend erforderlich. Sie sei gleichzeitig eine Werbung für den Verein und seine Ziele und wirke erzieherisch im Sinne einer Wirbelsäulenhygiene.

Dieser Vorschlag stammte übrigens von Reinhard Mohn, Besitzer des Bertelsmann-Verlags. Sein Interesse war – offensichtlich durch die Bekanntschaft mit A. Cramer – geweckt worden. Er hatte schon 1953 von mir einen gemeinverständlichen Artikel über Chiropraktik für seine neugegründete Zeitschrift *Bertelsmann* 3 angefordert.

In der ersten Nummer dieser Zeitschrift erschien diese Arbeit allerdings ohne mein Wissen, sehr verändert und journalistisch aufgemotzt. Wir hatten eine recht interessante Unterhaltung in Gütersloh, in der mich vor allem die sichere Aktualitätswitterung des Verlegers erstaunte. Wir konnten als FAC auf diesen Vorschlag damals nicht eingehen, ich meinte dies jedenfalls, da alle Berichte in der Laienpresse uns seinerzeit als standesunwürdige Propaganda- und Effekthascherei angelastet zu werden pflegten. Schade drum!

Dies erinnert mich an ein recht drastisches eigenes Eingreifen (vermutlich 1954). Aus Sorge um meine und der FAC saubere Weste (vgl. Reischauer 1954, S. 56) hatte ich im letzten Augenblick eine bereits fertige Bildreportage der Illustrierten *Quick* verhindern können. Sie war unter dem Tenor „Wunder der Chiropraktik" mit Sandberg in der Praxis von Dr. Sollmann in Tegernsee hergestellt worden. Meine Intervention war nur deshalb erfolgreich, weil Sandberg mein Angestellter war und ich Regreßansprüche wegen Schädigung meines Praxisrufs angedroht hatte.

Am 03.09.1958 wurde im Kurhaus Bad Hamm der Verein „Klinik für manuelle Therapie e. V., Bad Hamm/Westfalen" gegründet.

Gründungsmitglieder:
A. Cramer, Hamburg; Rohfleisch, Münster; Obst, Köln; Schüssler, Dahl; v. Ohlen, Blomberg; Müller, Wenningsen; Gutmann, Hamm.

Sein 1. Vorstand:
1. Vorsitzender: Gutmann, 2. Vorsitzender: Cramer, Schriftführer: Müller, Kassenwart: Rohfleisch.

Aus seiner Satzung:

> Der Verein hat sich zur Aufgabe gestellt, für die Erkennung und Behandlung funktioneller Schäden der Wirbelsäule und der übrigen Körpergelenke und ihrer Folgen eine Klinik in Bad Hamm i. W. zu errichten, zu unterhalten und zu betreiben ...
> Ordentliche Mitglieder:
> Ordentliche Mitglieder können nur solche approbierte Ärzte werden, welche die Gewähr bieten, daß sie mit der von der Klinik durchgeführten Heilweise fachlich völlig vertraut sind. Als Nachweis hierfür gilt die jetzige oder frühere Zugehörigkeit zum Vorstand der FAC, die Mitgliedschaft im wissenschaftlichen Beirat und Ausbildungskollegium.
> In allen Fragen ärztlich-medizinischer Art (einschließlich der ärztlich-personellen Stellenbesetzung) wird das grundsätzliche Weisungsrecht des FAC-Vorstandes bzw. der FAC-Mitgliederversammlung satzungsgemäß festgelegt und im einzelnen vertraglich geregelt".

Dieser Passus in der Satzung war besonders wichtig, um der wissenschaftlichen Gesellschaft, also der FAC, einen entscheidenden Einfluß auf die wissenschaftlich-fachliche Orientierung der Klinik zu sichern.

Die Verzahnung und Kompetenzverteilung zwischen FAC und Klinikverein wurde vertraglich geregelt und von dem seit dem 16.11.1957 auf 9 Personen erweiterten Vorstand (Gutmann, Biedermann, Rohfleisch, Andresen, A. Cramer, Wilinski, Wolff/Trier, Urban/Berlin, Doering) am 19.09.1958 beschlossen.

In diesem Vertrag wurde u. a. festgehalten, daß der Klinikchef nach Weisung des Vorstands der FAC und im Einvernehmen mit dem Ausbildungsgremium zu arbeiten habe. Ferner sei mit ihm ein Anstellungsvertrag abzuschließen.

Finanzierung

Inzwischen war bei den Verhandlungen mit den Behörden in Hamm und Düsseldorf klargeworden, daß eine Finanzierung möglich sein würde mit folgenden Beteiligungen:

1) Landesdarlehen und Zuschuß des Landes Nordrhein-Westfalen,
2) Zuschuß der Stadt Hamm mit Gewährung eines Erbbaurechts,
3) öffentlicher Kapitalmarkt (Sparkasse der Stadt Hamm),
4) Eigenmittel des Klinikvereins bzw. der FAC,
5) Spenden, Bürgschaften und Darlehen (s. S. 44, 221).

Zu 1): Die Regierung in Düsseldorf (Sozial- und Arbeitsministerium) war bereit, zu den üblichen vom Land für Krankenhausneubauten gewohnten Konditionen einzusteigen. Als Voraussetzung hierfür wurde allerdings der *Nachweis des öffentlichen Interesses* verlangt.

Wer weist so etwas nach, wenn nicht das Publikum? Dies wäre ein mühseliger Weg der Pressekampagne und der Unterschriftensammlung geworden.

Ich wurde zwecks Regelung der Formalitäten an die Gesundheitsabteilung im Innenministerium (heute Gesundheitsministerium) verwiesen. Es war für mich ein schwerer, besser gesagt ein banger Gang mit meinen Denkschriften und Planungsunterlagen unter dem Arm und einem Wust werbender und überzeugensollender Formulierungen im Kopf. Auch dieser Gang haftet mir unvergeßlich wie ein Film in Erinnerung. Ich wartete vor der Tür des leitenden Beamten: Ministerialdirektor Dr. Studt. Welch schulmedizinisch geprägter Routinier und beamteter Wächter der öffentlichen Gesundheit mochte mich dort wohl hinter seinem Schreibtisch sitzend empfangen? Wie konnte er auch nur die geringste Vorstellung von manueller Therapie, ihrem Gefolge und ihren Chancen haben? Mußte er nicht ganz andere Beweise fordern, als meine beschwörenden Vorstellungen?

Die Tür öffnete sich und ein hochgewachsener schlanker, jugendlich frisch wirkender Offizierstyp bat mich herein, Dr. Studt. Er erkundigte sich knapp, aber freundlich nach meinem Anliegen. Und ich hatte kaum mit aller mir gebotenen erschienenen Zurückhaltung etwas von Chiropraktik und manueller Therapie erwähnt, als er mich unterbrach und lachend in etwa äußerte:

„Ja, da kenn' ich was von. Das habe ich am eigenen Leibe erlebt. Da hat mich doch Ihr Kollege in Recklinghausen, wie heißt er noch?" – „Billenkamp", warf ich ein. – „Richtig, mit einem Ruck von meinen Kreuzschmerzen befreit, die mir zuvor kein Arzt, auch keine Kapazität hatte nehmen können. Das war originell, wie der mir ins Kreuz sprang. Ich sehe noch die schwarzen Streifen an der Wand neben der Behandlungsliege vor mir, die wohl von den Schuhen meiner strampelnden Vorgänger stammen mußten."

Der Herr Ministerialdirektor war „echt", wie man in Westfalen zu sagen pflegt, belustigt in seiner Erinnerung und angesichts des ihm soeben vorgetragenen Ansinnens.

Machte es ihn doch fast schicksalhaft zum Schiedsrichter in der gleichen Sache. Und er entschied sofort:

„Jawohl, das muß gemacht werden. Es wird Zeit, daß in dieser Richtung etwas geschieht. Meinen Segen haben Sie!"

Welch ein Augenblick! Von jetzt an war alles gelaufen. Das öffentliche Interesse am Projekt Hamm wurde vom leitenden Gesundheitsbeamten im Innenministerium bestätigt. Ohne diese bedingungslose Entscheidung eines verantwortlichen und verantwortungsfreudigen Mannes wäre aus der Klinik in Hamm nie, oder erst auf unsagbar mühevollen und zeitraubenden Umwegen etwas geworden.

Mit Recht wurde daher die goldene Ehrennadel der FAC für Verdienste um die manuelle Medizin Herrn Ministerialdirigent Dr. Studt zum 20jährigen Jubiläum unserer Gesellschaft 1973 in Hamburg als Dank und Anerkennung überreicht.

Zu 2): Die Stadt Hamm war bereit, uns mit ihren damals spärlichen Möglichkeiten unter die Arme zu greifen. Aus dem Jahre 1956 valutierte noch ein Zuschuß des Landes für die Rationalisierung von Bad Hamm. Er war, da bereits Verhandlungen mit der FAC angelaufen waren, von der Stadt noch nicht verbraucht und vom Lande nur unter der Bedingung in das nächste Fiskaljahr verlängert worden, daß die Stadt, wenn sie zu einem positiven Verhandlungsergebnis gelangen sollte, den Betrag aus dem eigenen Etat auf DM 140 000 aufstocken würde.

Diese Summe wurde uns schließlich neben einem Erbpachtrecht auf 90 Jahre vertraglich von der Stadt zugesichert.

Zu 3): Beim Kapitalmarkt galt es, die Landeszentralbank in Düsseldorf, zuständig für das vom Land zu verbürgende zinsbillige Darlehen, sowie die Sparkasse Hamm, zuständig für eine Hypothek zu auszuhandelnden Konditionen, von der Bonität unserer beiden Vereine und den Zukunftschancen der geplanten Klinik zu überzeugen.

Daß dies gelungen ist, war einzig und allein dem fachmännischen Auftreten und außerordentlichen Verhandlungsgeschick von Dr. Söhn zu verdanken.

So lag schließlich auch das grundsätzliche Plazet dieser beiden Geldgeber vor.

Zu 4): Die Eigenmittel waren das traurigste Kapitel.

Üblicherweise hätten 20 %, zumindest aber 10 % der gesamten Bausumme als

Eigenkapital nachweisbar sein müssen. Dabei waren jedoch die erforderlichen Vorlaufkosten für Baubüro, Verwaltung, etc. und die Betriebsanlaufkosten noch gar nicht berücksichtigt (s. S. 44 unten).

Der Klinikverein besaß keinen Pfennig. Die FAC verfügte 1958 über eine Rücklage von DM 80 000 (aus gesparten Kursgebühren bei niedrigen Honoraren der Kurslehrer und aus der ehrenamtlichen Tätigkeit des Vorstands, dessen Mitglieder damals für die vielen Reisen und Besprechungen immer wieder tief in die eigene Tasche greifen mußten, und aus einigen Fördererspenden).

Mit DM 80 000 Eigenkapital ein Millionenobjekt auf die Beine stellen zu wollen, mußte glatte Utopie sein. Daher unsere verzweifelten Bemühungen, über die Deutsche Forschungsgemeinschaft, die Montanunion, später auch die Fritz-Thyssen-Stiftung (1962) und die VW-Stiftung (1963) an Forschungsgelder zu kommen, um wenigstens die aufwendige Röntgeneinrichtung zu finanzieren.

Diese Bemühungen waren ergebnislos geblieben, wie bereits berichtet. Lediglich die VW-Stiftung stellte später der bereits eröffneten Klinik einen Betrag (DM 130 000) für eine Röntgenkinematographieeinrichtung und entsprechende Untersuchungen zur Verfügung.

Fördererkreis und Kuratorium

Am 29.03.1957 hatte ich dem Vorstand zum 1. Mal die Bildung eines Fördererkreises vorgeschlagen (vgl. S. 145) und wieder einmal eine Denkschrift hierzu verfaßt. Am 21.12.1957 erinnerte ich an diesen bisher nicht beantworteten Vorschlag; ich „dachte nicht daran, nach der ersten auftauchenden Schwierigkeit schon die Flinte ins Korn zu werfen, zumal noch mehr Schwierigkeiten überwunden werden müssen".

Soeben hatten wir die verschlüsselte Absage der Deutschen Forschungsgemeinschaft erfahren.

Ich begann mit den Vorarbeiten für einen Fördererkreis und schlug dem Vorstand vor, die entsprechenden Drucksachen im Patientenkreise zu verteilen.

Am 29.03.1958 beschloß der Vorstand, ein Kuratorium zu gründen. Am 17.05.1958 wurde ich auf Antrag von A. Cramer offiziell ermächtigt, „die Vorbereitungen für die Schaffung eines Fördererkreises in die Wege zu leiten".

Doch bereits am 05.03.1958 hatte ich dem Finanzminister Weyer unser Anliegen vorgetragen und ihn gebeten, den Vorsitz des zu bildenden Kuratoriums zu übernehmen. Denn zur gleichen Zeit hatte ich meine „Fühler" zum Deutschen Sportbund ausgestreckt.

Am 21.11.1958 bat ich die Mitglieder des wissenschaftlichen Beirates und des Vorstands um „Mitteilung der Anschriften, Titel usw. aller Persönlichkeiten aus Ihrem Bekannten- bzw. Patientenkreis, die Ihnen zur Einladung für die konstituierende Sitzung des Kuratoriums und des Fördererkreises geeignet erscheinen".

Im 22. Rundbrief vom 27.11.1958 an alle Mitglieder teilte Andresen mit, daß „wir soeben dabei sind, in großzügiger Weise einen Fördererkreis aufzubauen". Hierzu hatte sich Johannes Erler, Köln (später Lauf/Baden) zur Verfügung gestellt. Erler hatte sich aufgrund des Fördererrundbriefs gemeldet. Er war früher am Deutschen Hygienemuseum in Dresden jahrelang beschäftigt und hatte das Deutsche Gesundheitsmuseum in Köln mit aufgebaut. Er hatte angeboten, ehrenamtlich gegen Unkostenerstattung für uns tätig zu sein.

Gleichzeitig wurde um die Nominierung geeigneter Persönlichkeiten gebeten. Informationsblätter und Beitrittserklärungen wurden beigefügt.

Am 24.02.1959 mußte ich den Vorstand von dem geringen Ergebnis unserer Fördereraktivität unterrichten. Der Fördererkreis bestand bis jetzt fast ausschließlich aus Patienten meiner Praxis.

J. Erler hatte ich vergeblich gebeten, eine erste persönliche Testreise zu unternehmen. Vermutlich war er mit dem Aufbau seiner Firma (anatomische, insbesondere Wirbelsäulenmodelle), die u. a. durch die Aktivität und die Kurse der FAC einen enormen Auftrieb erfahren hatte, persönlich allzusehr in Anspruch genommen.

Spenden aus den eigenen Reihen

In dem gleichen Rundschreiben vom 27.11.1958 haben wir unsere Mitglieder gebeten, „durch eine Spende nach Ihrem Gutdünken und Vermögen zum Gelingen des gemeinsamen Werkes beizutragen".

Am 14.01.1959 erinnerte der Schatzmeister Rohfleisch an den Beschluß der Mitgliederversammlung vom 20.09.1958, wonach – wenn nötig – eine Umlage von DM 50–100 erhoben werden solle. Diese Zwangsmaßnahme sollte nachdrücklich vermieden werden. 43 Mitglieder hatten bisher „zum Teil namhafte" Beträge gespendet (insgesamt DM 12000 aus dem Kreise des Vorstands, des Ausbildungskollegiums und einiger weniger Mitglieder).

Auch mein Bemühen, über einen guten Freund, den Rektor i. R. Überhoff, Hamm, ein bislang führender Mann im Deutschen Sportbund, das Interesse der Sportgewaltigen zu wecken, schlug letztlich fehl. Am 05.03.1958 hatte im Finanzministerium eine Besprechung zwischen Finanzminister Weyer, zugleich Präsident des Deutschen Sportbundes, seinem Pressereferenten Conrady, Überhoff und mir stattgefunden. Minister Weyer „zeigte ein lebhaftes Interesse für die Bestrebungen der FAC und ließ sich eingehend informieren über die Bedeutung funktioneller Wirbelsäulenschäden für den Sport und für die Schule". Ich bat ihn, dem Gedanken eines Kuratoriums näherzutreten, um dort den Vorsitz zu übernehmen. Der Minister forderte mich auf, auf der nächsten Sitzung des Hauptausschusses des Sportbundes einen richtungsweisenden Vortrag zu halten, wozu die gesamte Presse geladen werden sollte. Wie schön! – Doch es ist nie etwas daraus geworden.

So blieb das Ergebnis all unserer Bemühungen recht bescheiden. Es reichte zu einem Eigenkapital in Höhe von DM 82 080. Mit diesem Pfund zu wuchern, war nun Aufgabe von Dr. Söhn. Am 11.02. 1958 wurde den Herren des geschäftsführenden Vorstands die vorläufig endgültige Bauplanung zur Überprüfung und für eventuelle Änderungsvorschläge zugeschickt. die Planung war in einer ausführlichen Besprechung von der Stadtverwaltung Hamm, insbesondere dem Bauamt, gebilligt worden.

Aus meinem Anschreiben:

> Wir werden jetzt als Nächstes das Angebot der Stadtverwaltung Hamm hinsichtlich Erbbaurecht, Lieferung von Wärme und Sole und eventuell finanzieller Unterstützung erhalten. Dann werden wir zu diesem Angebot in verbindlicher Weise Stellung zu nehmen haben. Daraufhin wird das Stadtparlament Hamm sich dazu entscheiden; erst dann ist es reif zur Ausarbeitung für die Ministerien und die Geldgeber.
>
> Als günstigste Generallösung wurde gestern beschlossen, den völligen Abriß des Gästehauses zu ermöglichen. Dadurch wäre natürlich eine ideale Lösung geschaffen, denn dieser Kasten stört alles.

Dieser „Kasten" war ja das bescheidene Objekt unserer frühesten Projektplanungen gewesen.

Vorgesehen war die Ausführung der Klinik eingeschossig im Atriumstil mit einer zweigeschossigen Vorderfront. Hier sollten die Räume für die FAC nebst einem Hör„saal" für 60–80 Teilnehmer, durch Ziehharmonikawände in 3 Übungsräume unterteilbar, untergebracht werden.

Damalige Kosten: Kalkulation DM 1 360 000. Die Stadtsparkasse Hamm glaubte damals, nur DM 200 000 zusagen zu können. So ernüchterte ich den Vorstand noch am 29.03. 1958 mit der Schreckensvorstellung einer Summe von DM 500 000 als Eigenleistung der FAC.

Vielleicht wollte ich auch ein wenig die Bemühungen um einen Fördererkreis anheizen.

In der Mitgliederversammlung vom 20.09. 1958 in Freudenstadt wurde der Vertrag zwischen der FAC und dem Klinikverein mit einer Stimmenthaltung gebilligt. In diesem Vertrag verpflichtete sich die FAC, ihre liquiden Mittel dem Klinikverein zur Verfügung zu stellen.

Darüber hinaus beauftragte die Mitgliederversammlung den Vorstand und den Klinikverein, mit dem Bau zu beginnen.

Inzwischen waren alle Vorarbeiten in mühseliger Kleinarbeit durch Dr. Söhn und den Architekten Gondrom sowie unendliche Schreib- und Vervielfältigungsarbeiten in dem wirklich unglaublich einfachen Büro (für FAC und Klinikverein gemeinsam) durch Fräulein E. Keßler erledigt worden. Ein umfangreicher Kofferinhalt mit Begründungen, Finanzierungsnachweis, Bauplänen, Zustimmung aller einschlägigen Behörden in mehrfachen Kopien war am 15.09. 1958 in Arnsberg beim Regierungspräsidenten abgeliefert worden.

Gemeinsam hatten wir (Fräulein E. Keßler, meine Sprechstundenhilfe, Herr Gondrom und ich) diesen historischen Akt mit Kaffee und Kuchen in einem kleinen Arnsberger Lokal gefeiert. Wir hatten mit unseren damals wirklich primitiven Hilfsmitteln ein Arbeitspensum geschafft, auf das wir *ehrlich* stolz waren und stolz sein durften.

Am 23.06.1959 wurden wir, Dr. Manecke, Hamm, als zukünftiger kaufmännischer Leiter, Architekt Gondrom und ich, vom Ausschuß des Landes Nordrhein-Westfalen für Landeskredit- und Landesbürgschaften in Düsseldorf vorgeladen.

Ministerialrat Dr. Loy vom Sozial- und Arbeitsministerium eröffnete uns, „daß der Ausschuß nach Überprüfung der Unterlagen und Anträge für die Klinik für Manuelle Therapie in Bad Hamm/Westfalen beschlossen habe, daß das Land Nordrhein-Westfalen die Bürgschaft für die beantragten Mittel übernehmen solle".

Die letzte Hürde war genommen!

Die initiale Weichenstellung seitens der Stadt Hamm war am 25.03.1957 erfolgt. Das Stadtparlament hatte der Verwaltung den Auftrag erteilt, „im Zuge dringend notwendiger Rationalisierungsmaßnahmen – u.a. auch für das Solbad Hamm – wegen seines hohen Zuschußbedarfes eine gesundere Grundlage zu geben".

Im Zuge der dann folgenden Verhandlungen mit der FAC, später dem Klinikverein, wurde vom Rat der Stadt Hamm am 17.12.1958 der Erbbauvertrag mit dem Klinikverein über das Solebad und am 09.03.1960 der zusätzliche Erbbauvertrag über das Grundstück mit der Solequelle und der etwa 3 km langen Soleleitung genehmigt.

Laut Erbpachtvertrag war der Klinikverein verpflichtet, den ursprünglichen Badebetrieb für die Öffentlichkeit und ihre überweisenden Ärzte offen zu halten, sogar während der Bauzeit, und zu diesem Zweck die vorhandenen Gebäudeteile in den Klinikneubau weitgehend einzubeziehen. Diese Verpflichtung wurde weitgehend eingehalten, allerdings um den Preis einer nicht unerheblichen Baukostensteigerung. Sie wurde in einer von uns beantragten Nachbewilligung des Landes ausgestanden.

Der *Baubewilligungsbescheid* des Regierungspräsidenten in Arnsberg wurde am 08.01.1960 erteilt.

Im Februar 1960 wurde mit den Bauarbeiten des ersten Abschnitts (Bäderabteilung) begonnen. Er wurde am 05.11.1960 fertiggestellt und in einem Festakt seiner Bestimmung übergeben. Am gleichen Tage wurde der *Grundstein zur Klinik für manuelle Therapie gelegt* (Abb. 4.3).

Aus einer Pressenotiz vom 07.11.1960:

> **Erster Abschnitt neuen Starts in Bad Hamm ist vollendet.** Das Badehaus wurde am Samstagmorgen seiner Bestimmung übergeben. Die neue Klinik für manuelle Therapie an der Stelle des alten Badehauses in Bad Hamm soll eine Heil- und Lehrstätte chiropraktischer

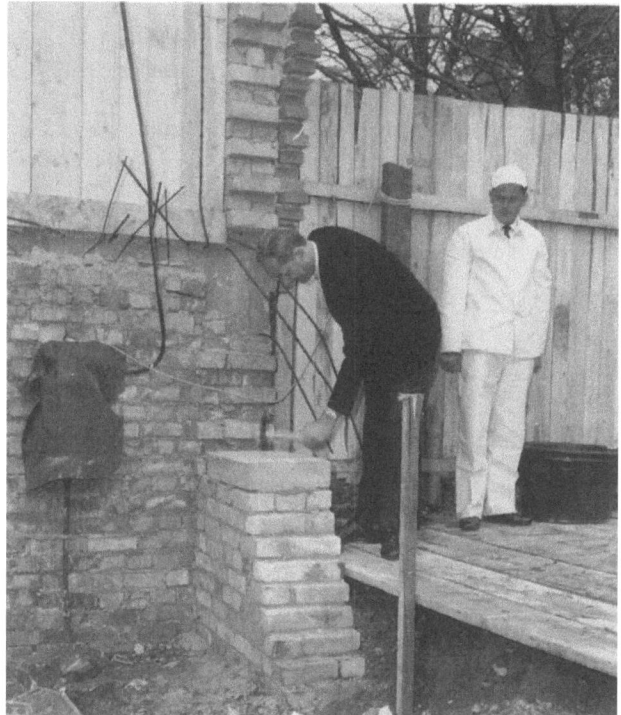

Abb. 4.3. G. Gutmann bei der Grundsteinlegung der Klinik für manuelle Therapie am 05.11.1960

Methoden werden, deren Bedeutung weit über Hamm hinausreicht, wurde am Samstag in einem Festakt im Ballsaal des Kurhauses zur Einweihung des neuen Badehauses und zur Grundsteinlegung der Klinik betont. Eingeladen hatte dazu der Verein „Klinik für manuelle Therapie", der in enger Zusammenarbeit mit der Forschungs- und Arbeitsgemeinschaft für Chiropraktik die Verwirklichung des Projekts in Bad Hamm betreibt.

Der Hammer Arzt Dr. Gutmann, sowohl Vorsitzender des Vereins „Klinik für manuelle Therapie" als auch der Initiator der Forschungs- und Arbeitsgemeinschaft, begrüßte einen Kreis bedeutender Gäste: Vertreter des Rates und der Verwaltung der Stadt Hamm, an ihrer spitze Oberbürgermeister Figgen und Oberstadtdirektor Dr. Tigges, Vertreter der Ärzteschaft, der Hammer Behörden, der Industrie und der Gewerkschaften, der Krankenkassen und des Bäderverbandes. Ein besonderer Gruß galt Stadtdirektor a. D. Dr. Hüster, dem es zu verdanken gewesen sei, daß die ersten intensiven Vorarbeiten geleistet werden konnten.

Früher ein Sorgenkind.

Humorvoll schilderte Dr. Gutmann die Bemühungen um Bad Hamm. Es sei viele Jahre ein Sorgenkind der Stadt gewesen. Ein Vertrag habe es in die Obhut eines ganzen Ärztevereins gegeben. Die Stadt sei so freundlich gewesen, das „Honorar" bereits vorweg zu zahlen.

Die Feierstunde biete Gelegenheit, das inzwischen gesunde Kind den Eltern vorzustellen. Nach außen sei es zwar noch etwas unscheinbar, aber die inneren Organe seien wieder voll und kräftig entwickelt.

> Die geleistete Arbeit sei ohne die verständnisvolle Mithilfe der Behörden nicht möglich gewesen, dankte Dr. Gutmann.
> Ein herzliches Dankeswort galt Direktor Berron vom Paritätischen Wohlfahrtsverband, der die Trägerschaft übernahm. Die Hammer Stadtwerke hätten alle Schwierigkeiten bei der Überführung des alten in das neue Badehaus bewältigt.
> Dr. Gutmann unterstrich, daß man mit der Einrichtung in Bad Hamm größeren Bädern keine Konkurrenz zu machen gedenke. Sie solle aber allen Kranken offenstehen, deren Leiden hier behoben werden könnten. Wie bisher stehe das Badehaus auch der Hammer Bevölkerung zur Verfügung. Das bleibe auch so, wenn es später mit in den Gesamtkomplex der Klinik einbezogen sei.

Dieses verpflichtende Versprechen wurde von uns stets eingehalten, obwohl es, wie erwähnt, die Baukosten nicht unwesentlich erhöhte. Denn wir mußten aus der alten Bausubstanz und völlig überalterten Einrichtung ein modernes, konkurrenzfähiges Bad entstehen lassen.

Dies machte eine Erhöhung des Landesdarlehens erforderlich. Aus dem Antragsbericht des Architekten Gondrom an den Regierungspräsidenten vom 15.05. 1962:

> So mußte eine mit den modernsten technischen und medizinisch-balneologischen Hilfsmitteln ausgestattete Anlage unter Ausnützung aller technischen Rationalisierungsmöglichkeiten geschaffen werden. Das ist geschehen, der Erfolg hat uns recht gegeben. Unsere Abteilung für physikalische Therapie wurde im November 1960 eröffnet. Was kaum möglich erschien, einen Zuschußbetrieb von DM 100 000–120 000 jährlich auf Pari zu bringen, ist bereits im ersten Betriebsjahr gelungen. Damit war das Risiko aus der Übernahme von Bad Hamm beseitigt.

Wie war das möglich geworden?

Waren wir doch alle keine Fachleute im Aufbauen, Organisieren und Führen eines Kurmittelhauses mit seinem Betrieb.

Hier war uns wieder einmal das Glück zur Hilfe gekommen in Gestalt eines kleinen, aber hellen Sachsen namens Norbert Herlinger. Mit Dank und Anerkennung muß dieses Mannes, der leider nicht mehr lebt, gedacht werden.

Nachdem in Hamm alle Verträge im wesentlichen standen und die FAC offiziell Bad Hamm und die Verpflichtung, es zu modernisieren und weiter zu betreiben übernommen hatte, überkam mich, ahnungslos wie ich in diesen Dingen war, nicht gerade Panik, aber so etwas wie Examens-Druck. Geld, um eine Fachfirma zu beauftragen, hatten wir nicht. So machte ich mich im Frühjahr 1959 auf den Weg, um geeignete Kurbäder, natürlich möglichst neue, unter die Lupe zu nehmen. Damals machte das neueröffnete Bad Dürrheim von sich reden. Ich besuchte es und bat den dortigen Verwalter des Kurmittelhauses um eine Führung und Erläuterung. Ich war begeistert von der Anlage und ihrer äußerst rationell durchdachten funktionellen Strukturierung.

Mein Führer, N. Herlinger, war der Konstrukteur dieses Musterbetriebes. Ich legte ihm unsere Probleme, d.h. die der FAC und von Bad Hamm dar und fragte ihn, ob er uns mit Rat und Tat gegen ein nicht allzu hohes Honorar behilflich sein könne. Es schien mir so, als ob wieder einmal unsere Schwierigkeiten einen dynamischen Experten gereizt hätten. Herlinger begann mehr und mehr Feuer zu fangen, zumal er seine Aufgabe in Bad Dürrheim, wie er meinte, eigentlich als erledigt ansah.

Wer war Norbert Herlinger? Er hatte das Medizinstudium begonnen und, da „jüdisch versippt", nicht weiterführen können. Nach dem Kriege konnte er, jetzt als Opfer des Faschismus, mit seiner Mutter ein einfaches Bad aufbauen, das bald als „Frankfurter Bad" in Leipzig bekannt und beliebt wurde. Von Beruf war er kaufmännischer Techniker und schließlich auch Masseur geworden.

1958 siedelte er nach Bad Dürrheim über. Hier hat er dann das neue Kurmittelhaus im Auftrag der Kurverwaltung aufgebaut.

Im Herbst 1959 ließ Herlinger mich wissen, daß er sich mit der Kurverwaltung überworfen habe und bereit sei, in Hamm das neue Badehaus zu konzipieren und aufzubauen. Da er noch 6 Monate Gehalt beziehe, stehe er uns für diese Zeit kostenlos zur Verfügung. Welch ein Glück! Wir hatten somit einen erstklassigen und in der Konstruktion eines modernen Kurmittelhauses erfahrenen Fachmann für 6 Monate umsonst.

Er „wohnte" in meiner Praxis, so daß hier gemeinsam mit dem Sekretariat von FAC und Klinikverein unser ganzer Arbeitsstab konzentriert war. Herlinger gelang es dann, mit geringem Raumbedarf ein äußerst geschickt funktional-rationell durchdachtes System für Balneologie und physikalische Therapie zu entwickeln. Es wies bei relativ geringem Personalbedarf eine erstaunlich große Kapazität auf.

Das, was der Hammer Sole fehlte, war ein ausreichend hoher Kohlensäuregehalt. Doch auch dieses Problem wurde gemeistert, indem wir gemeinsam „ein verbessertes Verfahren zur Herstellung künstlicher Kohlensäurebäder" (*Archiv für Physikalische Therapie* 1966, 18/3) entwickelten, mit dessen Hilfe wir während des gesamten Badevorgangs eine konstante Kohlensäurekonzentration in der erforderlichen Höhe aufrechterhalten konnten.

Während die Bauarbeiten an der eigentlichen Klinik weiterliefen, arbeitete unsere Badeabteilung also zufriedenstellend. Wir verfügten über 6 Wannenbäder (gegenüber 44 des alten Badehauses), die wahlweise mit Sole, normalem Wasser, mit und ohne Kohlensäure beschickt werden konnten. Es gab ein Solebewegungsbad von $8 \cdot 3$ m, von den Kabinen für Packungen, Massagen, Elektrotherapie etc. ganz zu schweigen.

Die Umsatzentwicklung, verglichen mit dem alten Badehaus, zeigt Tabelle 4.1 (s. S.156).

Gottfried Gutmann

Tabelle 4.1. Umsatzentwicklung der Badeabteilung seit Beginn (07.11. 1960) bis März 1962. Die Badeabteilung der Klinik unterhält 6 Wannen (altes Badehaus hatte 44 Wannen) auf einem Drittel der Fläche des alten Badehauses

Altes Badehaus 1958/59 [DM]	(Monat)	Badeabteilung Klinik		
		1960 [DM]	1961 [DM]	1962 [DM]
	Januar	–	8 447,12	9 688,38
	Februar	–	9 340,95	11 139,30
	März	–	11 329,20	12 585,94
	April	–	10 164,70	–
	Mai	–	13 791,28	
	Juni	–	16 029,27	
	Juli	–	18 461,30	
	August	–	19 044,38	
	September	–	18 398,90	
	Oktober	–	18 402,80	
	November	3 697,66	13 518,44	
	Dezember	7 797,22	6 009,81	
105 646,90		11 494,88	162 938,15	

Die Umsatzsteigerung gegenüber 1961 beträgt bis jetzt (März 1962) durchschnittlich 15%.

Bau der Klinik bis zu ihrer Eröffnung (November 1960 bis Februar 1962)

Am 05.11. 1960 hatten wir den Grundstein gelegt (s. Abb. 4.3). Während der Bauarbeiten gab es eine unangenehme Überraschung, als sich entgegen der vor Baubeginn eingeholten Auskunft ein erheblicher Grundwasserandrang einstellte. Die Fundierungsarbeiten konnten daher nur mit fortdauernder Wasserhaltung bewältigt werden.

Eine entsprechende nicht einkalkulierte Kostenüberschreitung war die Folge. Die Planung litt aber auch an einem grundsätzlichen konzeptionellen Fehler. Die Klinik war nämlich auf lediglich 26 (!) Krankenbetten angelegt. Dr. Söhn war bis zuletzt stillschweigend von der Annahme ausgegangen, daß für die FAC ein Ausbildungs- und Forschungszentrum geschaffen werden solle mit einer beschränkten Bettenzahl und laufenden Zuschüssen aus den Forschungsmitteln des Landes und den Einkünften der FAC. Doch davon konnte keine Rede sein. So drang ich nach Fertigstellung des Rohbaues im Dezember 1961 darauf, daß sämtliche für das Personal vorgesehenen Wohnungen, einschließlich der „Forschungszentrale", in Krankenzimmer umgewandelt würden. Wir hätten sonst noch nicht einmal das 1. Betriebsjahr überstanden. So hatten wir wenigstens 40 Betten zur Verfügung. – Gleichwohl ergab eine Vorausschätzung von Betriebskosten und Erlösen durch das Deutsche Krankenhausinstitut in Düsseldorf vom 04.06. 1962 eine jährliche Unterdeckung von DM 135 400. Der Bankrott schien der Klinik also in die Wiege gelegt zu sein. Mit einigen kühnen Voraussagen versuchte Dr. Söhn, das rechnerische Defizit auf Null zu bringen. Seine Erwartungen sahen folgendermaßen aus:

1) Mehrbetrag aus den Röntgenleistungen	DM 10 000,–
2) Kapitaldienstzuschuß des Landes für die ersten 5 Jahre	DM 37 000,–
3) Zuschuß aus den liquiden Mitteln der FAC	DM 20 000,–
4) Ersparnis an Instandhaltungskosten in den ersten Jahren	DM 20 000,–
5) Mehrerlös der Badeabteilung	DM 30 000,–
6) aus dem Fördererkreis	DM 20 000,–
7) Verringerung der Personalkosten durch eine Massageschule	DM 20 000,–
	DM 157 000,–

Diese Prophezeiung machte sich auf dem Papier sehr tröstlich, hat sich dann aber bis auf die Ansätze unter den Punkten 1, 2, 4 und 5 nicht erfüllt (vgl. S. 181).

Das Deutsche Krankenhausinstitut hatte bei seiner Kalkulation überdies als unerläßlich vorausgesetzt:

– eine größtmögliche Wirtschaftlichkeit des Betriebes,
– eine sparsame Personalbesetzung,
– eine straffe Leitung der Klinik,
– ein für Betriebsüberwachung und -kontrolle aussagefähiges Rechnungswesen.

Dies geschah dann auch durch die knappeste Besetzung von Baubüro und Buchhaltung, die zudem in einem einzigen und winzigen Kellerraum untergebracht wurden, durch maßvolle Gehaltsansprüche von N. Herlinger nach Ablauf unserer 6 Monate „Schonfrist" (vgl. S. 155), durch Übernahme vieler Schreibarbeiten im FAC-Büro und durch ehrenamtliches Engagement des Vorstands des Klinikvereins und in der ärztlichen Gesamtleitung mit den zahllosen Eingaben und Demarchen bei den Behörden der Stadt, der Bezirks- und Landesregierung.

Eine weitere Einnahmequelle wurde schließlich durch den Chefarztvertrag gesichert. Der leitende Arzt mußte nicht nur 70 % der Röntgeneinnahmen abtreten, sondern auch die gesamte kostendeckende Miete für sein Sekretariat, Sprechzimmer und großes Behandlungszimmer, nebst Warteraum und Nebenräumlichkeiten, bezahlen, obwohl lediglich der Behandlungs- und Warteraum zu knapp 50 % für die Privatambulanz zur Verfügung standen.

Doch ich habe diesen Vertrag trotz Protestes der Ärztekammer akzeptiert, um die Klinik, d.h. mein eigenes Kind, als das ich sie jetzt empfand, am Leben zu erhalten.

Das wacklige Gefüge dieses riskanten Vorhabens wurde immer wieder festgezurrt und gesichert durch den wirtschaftlichen „Steuermann" Dr. Söhn, der sich selbst zunächst mit einem den Umständen angemessenen Honorar beschied.

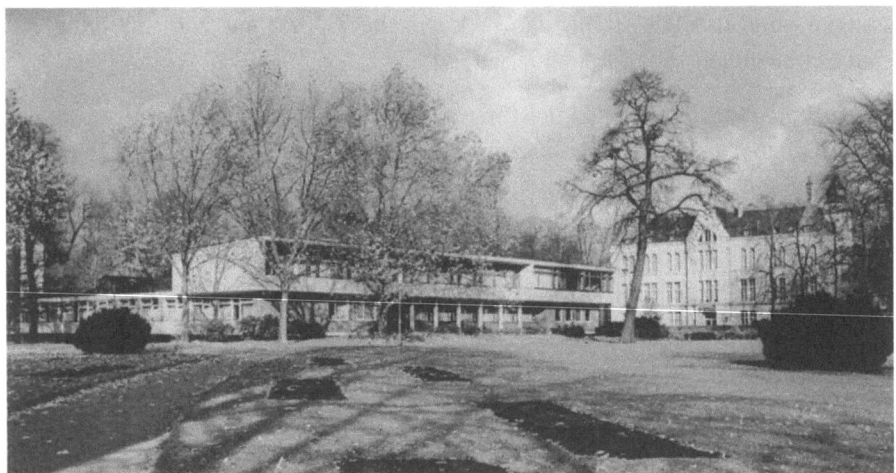

Abb. 4.4. Klinik für manuelle Therapie mit Süd- und Westflügel, *rechts* das Kurhaus

Ende Februar 1963 war nun endlich die 1. Klinik für manuelle Therapie in Hamm/Westfalen für rund 2,8 Mio. DM fertiggestellt (Abb. 4.4). Sie war als Modellanlage gedacht und vom Land in diesem Sinne mit großem Verständnis und erheblicher Unterstützung gefördert worden. In ihrem ansprechenden Erscheinungsbild war sie eine Zierde des Kurparks und der Stadt Hamm geworden, deren Kämmerer erleichtert aufatmen konnte. Sie verfügte über 40 Betten (viel zu wenig), eine kleine moderne hocheffiziente Abteilung für physikalische Medizin, eine moderne und vollwertige Röntgenabteilung für die morphologische und statisch-dynamische Untersuchung des Bewegungssystems, einschließlich Siemens-Wirbelsäulenganzaufnahmegerät. Sie enthielt zwar keine „Forschungszentrale", war aber ganz und gar darauf angelegt, der wissenschaftlichen Fundamentierung und klinischen Wertung der manuellen Therapie zu dienen.

Die FAC verfügte hier über ihre Ausbildungszentrale, allerdings nur bis auf weiteres (vgl. S. 173).

Am 02.03.1963 fand im Rahmen einer wissenschaftlichen Arbeitstagung die feierliche Eröffnung im Theatersaal des Kurhauses von Bad Hamm statt (Abb. 4.5).

Neben den Vertretern des Landes, des Landschaftsverbandes, der Stadt Hamm, dem Regierungspräsidenten, Vertretern der Kirchen, der politischen Parteien, der Gewerkschaften, Bundeswehr usw. begrüßte der Vorsitzende des Klinikvereins Dr. Walther (Chefarzt am Kreiskrankenhaus Westerstede und ältester Schüler unseres unvergeßlichen Pioniers der Wirbelsäulenerkrankungen Prof. Gutzeit) zahlreiche Mitglieder der FAC, ihrer Schwestergesellschaft MWE, des Zentralverbandes der Ärzte für Naturheilverfahren und des Kneipp-Ärztebundes, darunter zahlreiche Kollegen aus dem Ausland.

Geschichte der Klinik für manuelle Therapie in Hamm/NRW

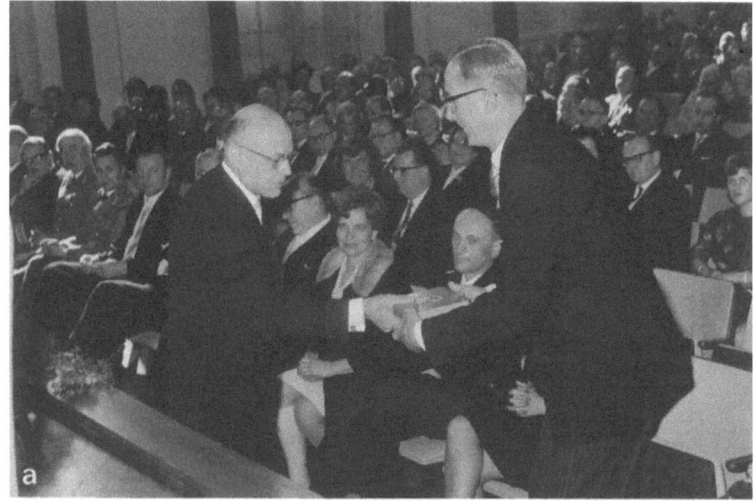

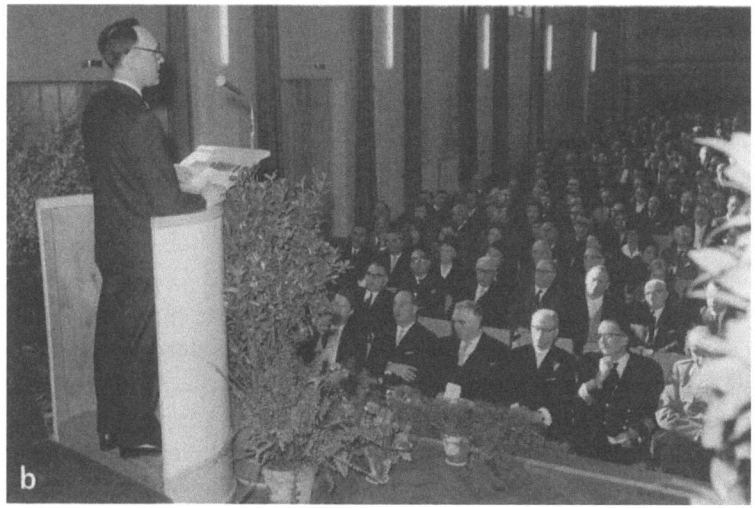

Abb. 4.5 a, b. Einweihung der Klinik am 02.03.1963.
a Der Vorsitzende des Klinikvereins, Priv.-Doz. Dr. Walther, übergibt die Klinik ihrem 1. Chefarzt, Dr. G. Gutmann;
b Ansprache des Präsidenten der FIMM, Dr. Terrier (Baden bei Zürich)

Dr. Waghemaker/Lille, ein Pionier der manuellen Medizin in Frankreich und eine zentrale Persönlichkeit der FIMM, sprach ein paar launige Grußworte.

Den Höhepunkt bildete jedoch die Festansprache von Dr. Terrier, dem langjährigen 1. Präsidenten der FIMM (Abb. 4.5 b).

Er wies auf die hohe Verantwortung hin, die diese Klinik mit ihrem programmatischen Namen übernommen habe. Mit ihr sei die Möglichkeit entstanden, einen neuen Typ des Arztes zu formen. Er äußerte die Überzeugung: „Wenn hier in Hamm konsequent und schulmedizinisch gearbeitet wird, sollte dieser

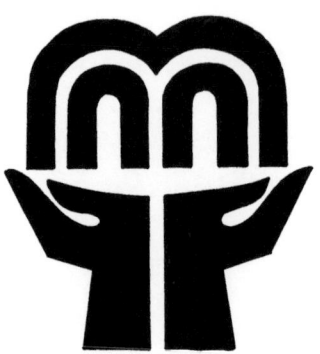

Abb. 4.6. Symbol der Klinik für manuelle Therapie in Bad Hamm
(Entwurf G. Gutmann, graphische Gestaltung H. Jonath)

Märztag des Jahres 1963 nicht ohne bedeutende Auswirkungen bleiben. – Da ich Sie", wandte sich der Präsident an Dr. Gutmann, „und meine deutschen Freunde kenne, bin ich gewiß, daß das Ziel erreicht wird. Ich danke Ihnen für den Dienst, den Sie der Medizin und den Menschen erwiesen haben" (*Westfalenpost* vom 04.03.1963).

Während dieser Feier flatterte auf dem Dach des Badehauses die Fahne mit dem neuen Symbol für Bad Hamm und die Klinik für manuelle Therapie; zum ersten Male war sie gezeigt worden im *Westfälischen Anzeiger und Kurier* vom 09./10.02.1963.

Anläßlich der Eröffnung und Einweihung unserer Klinik war dieses Symbol (Abb. 4.6) von mir entworfen und von dem Hammer Graphiker Horst Jonath graphisch gestaltet worden. Es sollte ursprünglich die helfenden Hände darstellen, die eine Schale halten, aus der die Doppelfontäne der heilenden Quelle entspringt, die zugleich das doppelte „M" für „*m*anuelle *M*edizin" umschließt. Die Schale ruht auf einem senkrechten Mast. Beide zusammen bilden ein „T" für „Therapie". Diese Fahne sollte noch manches Jahr, anläßlich des C-Kurses gehißt werden. Das Symbol wurde von der FAC übernommen und auf die für besondere Verdienste um die manuelle Medizin verliehene goldene Ehrennadel geprägt.

Am 03.03.1963 wurden die ersten Patienten in die Klinik aufgenommen – und mit ihnen die erste fast vorprogrammierte Panne.

Aus Sparsamkeitsgründen und auf Bitten der Stadt hatten wir auf die Installation einer eigenen Heizungsanlage verzichtet und das uralte Kesselhaus von Bad Hamm, von dem aus auch das Kurhaus versorgt wurde, übernommen. Es beherbergte einen museumsreifen Hochdruckdampfkessel (11–12 atü), der mit Kohle von Hand befeuert wurde und Tag und Nacht beaufsichtigt werden mußte. Dazu waren im Personaletat 4 Heizer vorgesehen. Einer von ihnen, ein Flüchtling aus Ostpreußen, hatte Dienst und anläßlich des Einweihungstrubels zuviel des guten westfälischen Bieres genossen. So war er neben seinem Kessel eingeschlafen.

Am frühen Sonntagmorgen (03.03. 1963) jagte mich das Telefon aus dem Bett in die Klinik. Was war geschehen? Der Kessel war ohne Wasser heißgelaufen, nicht gerade ganz, aber „ein bißchen" geplatzt und mußte eigentlich stillgelegt werden. Welch eine Blamage und welches Futter für die Presse!

„Gestern noch auf stolzen Rossen, heute durch die Brust geschossen." Wir suchten nach Hilfe. Doch überall herrschte Sonntagsstille. Schließlich bekamen wir einen TÜV-Beamten ans Telefon.

Wir sollten uns bis Monatag gedulden. Aber am besten wäre es doch wohl, „den Laden dicht zu machen". Draußen lag Schnee. Anderenfalls müsse ich die Verantwortung übernehmen und den Kessel auf Niederdruck fahren lassen. Was blieb uns anderes übrig. Wir wagten es, und es klappte mit mäßigen Raumtemperaturen und Abschaltung der Badeabteilung bis zur Kesselreparatur nach einigen Tagen.

Der Klinikbetrieb konnte also anlaufen.

Ärztlich-medizinische Probleme

Die Klinik war gebaut und eröffnet. Sie hatte ihren Namen: „Klinik für manuelle Therapie, Spezialklinik für Rheuma, Wirbelsäulen- und Gelenkleiden".

Es gab bislang keine gleichartige Institution, an der man sich hätte orientieren können. Sie war die erste ihrer Art, als Modell konzipiert und als solches auch öffentlich gefördert worden.

Was wollten wir, die FAC, mit dieser Klinik erreichen?

Welche Aufgaben waren ihr zugedacht?

Hatten wir uns damals überhaupt solche Fragen gestellt?

Wir hatten uns eine zentrale Institution für Ausbildung und Forschung, in dem (noch) Außenseiterverfahren der manuellen Therapie gewünscht. Nun hatten wir eine Klinik, und zwar eine Klinik, die sich durch die Anwendung eines bestimmten, noch nicht wissenschaftlich anerkannten therapeutischen Verfahrens von anderen Krankenhäusern unterscheiden sollte. Sie war ein alternatives Angebot für den Kranken, seinen Arzt und seine Krankenversicherung. Sollte und konnte sie Möglichkeiten der Diagnostik und Therapie anbieten, die anderen Häusern (noch) nicht zur Verfügung standen und deren Anwendung bei bestimmten Indikationen Vorteile versprach, Vorteile hinsichtlich des Behandlungserfolgs, der Behandlungsdauer, der Behandlungskosten? Konnte man solche Erwartungen hegen, nicht zuletzt auch in solchen Fällen, bei denen der manuellen Therapie in der ambulanten Praxis Grenzen gezogen sind? Vor allem aber bedrängte uns die Frage, ob die Ärzteschaft dieses unser Angebot akzeptieren würde. Bezeichnend ist folgendes Stimmungsbild aus dem Standortbereich der Klinik, mit dem sich unsere Mitarbeiterinnen und Mitarbeiter, fast ausschließlich Hammer Bürger, immer wieder konfrontiert sahen; von seiten der Hammer „Buschtrommel" wurden von Anfang an Gerüchte, Meinungen, Verleumdungen oder wie man das nennen mag, verstreut, die da lauteten: „Das setzt sich doch nie durch, die gehen genauso pleite wie die Stadt mit dem Badehaus."

Die Hammer Ärzte lehnten die „Außenseitermethode", wie die Arbeit in der Klinik genannt wurde, zum großen Teil ab. Einweisungen in die Klinik zur stationären Behandlung kamen aus dem Standortbereich so gut wie keine. Von seiten der Krankenkassen hieß es: „Laßt den Gutmann mal aufhören, dann spricht keiner mehr von der Klinik." Bei Krankenhausärzten hielt sich lange Zeit die Meinung: *„Die* Behandlung können Sie vergessen. Die hat doch mit Schulmedizin nichts zu tun" (Berichte unserer ersten Buchhalterin).

Vor den dann nachgewiesenen Erfolgen schloß man die Augen. Auch im Rat der Stadt waren solche Meinungen vertreten. Das ganze Unternehmen stand und fiel in den ersten Jahren mit dem Vertrauenspotential, das der erste leitende Arzt in seiner eigenen Praxis in den Jahren zuvor bei Patienten und überweisenden Ärzten, nicht nur in Nordrhein-Westfalen, sondern im ganzen Bundesgebiet und im benachbarten Ausland, aufgebaut hatte. Dr. Söhn sollte mit der Einkalkulierung dieses Potentials in seine Risikoabwägung recht behalten.

Als erstem leitenden Arzt dieser Klinik standen mir nun lediglich die Erfahrungen der eigenen ärztlichen Allgemeinpraxis, einschließlich 10jähriger intensiver praktischer, theoretischer und literarischer Beschäftigung mit der manuellen Medizin und der Wirbelsäulenröntgendiagnostik zur Verfügung. Dabei hatte man es immer wieder mit besonders chronischen Krankheitsverläufen zu tun, die man nur zu gerne einer umfassenden klinischen Behandlung anvertraut hätte in einem Hause, in dem u. a. manuelle Therapie lege artis zusätzlich betrieben worden wäre. *Lege artis*, darauf wäre es angekommen!

Inzwischen wurde nicht nur draußen in der Praxis, sondern auch in so mancher Klinik „eingerenkt", was immer man darunter verstand und wie immer die meist „Selfmade"-Technik aussah, deren man sich dabei bediente. Dies ging bis zu Einrenkungsmanövern in Narkose mit gelegentlichen fatalen Folgen. Es kam also darauf an, die Möglichkeiten und Grenzen einer exakten manuellen Therapie als alleiniger oder zusätzlicher Behandlungsform im klinischen Betrieb auszuloten und aufzuzeigen.

Als wir die Klinik für manuelle Therapie in Hamm im März 1963 eröffneten, war ein halbes Jahr zuvor die FIMM aus der Taufe gehoben worden.

„Manuelle Medizin" war der umfassende Begriff, der in der Suche nach einem passenden Namen von der damaligen Versammlung auf meinen Vorschlag hin schließlich akzeptiert worden war.

Die manuelle Therapie war somit in den Rahmen einer ärztlichen Tätigkeit gestellt worden, die wie jedes andere ärztliche Handeln an der Exaktheit von Diagnose, Indikationsstellung, therapeutischer Technik und Effizienz zu messen war. Vielleicht wäre daher „Klinik für manuelle Medizin" ein zutreffenderer Name für unser Haus gewesen? Aber wer hätte sich damals darunter etwas vorstellen können?

Welches klinische Potential stand zur Verfügung?

Es war von Anfang an äußerst begrenzt, denn die Lebensfähigkeit unseres Hauses hing von geradezu spartanischer Sparsamkeit ab.

Dies erforderte im medizinischen Bereich einen knappen, eben noch vertretbaren diagnostischen und therapeutisch-technischen Aufwand, sowie bescheidene Ausstattung mit Ärzten und ärztlichem Hilfspersonal.

Der Stellenplan sah vor:

einen leitenden Arzt, einen Oberarzt, 2 Arztsekretärinnen, eine technische Assistentin, 5 Krankenschwestern, 2 Krankengymnastinnen, 2 Massageanlernlinge.

So begann die Arbeit mit einem Chefarzt und einem ärztlichen Assistenten, der von manueller Medizin keine Ahnung hatte.

Das diagnostische Instrumentarium war auf ein Labor und eine gute röntgenologische Einrichtung beschränkt. Zum Glück stand hier eine in der funktionsanalytischen Aufnahmetechnik voll eingearbeitete Kraft zur Verfügung, Fräulein Ursula Schwinde, die aus meiner Praxis übernommen werden konnte (sie wurde leider bald von einem meiner Patienten, bei dem ich zum ersten Mal den statischen Kopfschmerz entdeckt und erfolgreich behandelt hatte, „entführt").

So brauchte ich wenigstens die Röntgenaufnahmen nicht selbst anzufertigen. Doch jeder Patient wurde von mir persönlich manuell und röntgenologisch untersucht und – soweit angezeigt – manuell bzw. neuraltherapeutisch behandelt. Insofern war es ein Glück, daß die Klinik zu Beginn mit nur 40 Betten ausgestattet war, so verhängnisvoll sich dies auch hinsichtlich ihrer finanziellen Existenzfähigkeit auswirken sollte. Hinzu kam die Aufgabe der Unterweisung der Assistenzärzte in manueller Diagnostik und Therapie. Erst Jahre später, allerdings auch nach Erweiterung der Bettenzahl auf 70 und schließlich auf 100 Betten, fanden sich Kollegen bereit, nicht nur „auf die Schnelle" für die zu eröffnende eigene Praxis manuelle Therapie zu erlernen, sondern als qualifizierte Mitarbeiter am Hause für längere Zeit zu bleiben und eine echte Oberarztfunktion zu übernehmen. Hier war es vor allem Dr. Karel Zicha (Prag), Facharzt für innere Medizin, Rheumatologie und Physiotherapie, der als äußerst befähigter Vertreter der Lewit-Schule und als erfahrener Rheumatologe dem Hause unschätzbare Dienste erwies und zu seinem guten Ruf wesentlich beitrug. Insbesondere hat er die manuelle (mobilisierende) Behandlung in die physikalische Therapie des Morbus Bechterew eingeführt und dadurch die Behandlungserfolge an unserem Hause in den früheren und mittleren Stadien dieser Krankheit erheblich verbessert. Auch hat er die von dem englischen Arzt John B. Tracey entwickelte „Impact-Therapie", die in dessen englischer Heimat, nach meiner persönlichen Beobachtung, mitleidig belächelt, von uns aber ernstgenommen wurde, übernommen und inzwischen als „Druckwellenmobilisation" sehr erfolgreich ausgebaut.

Dies ist eine sehr schonende Technik zur Mobilisation und Schmerzbefreiung versteifender Gelenke, auch des M. Bechterew.

Erst später waren es 3 Kollegen, Frau Dr. Dagmar Scheidt (jetzt Ruckelshausen; z.Z. Lehrbeauftragte für manuelle Medizin in Frankfurt), Dr. Gerhard Berkhoff und Dr. Heiner Biedermann, die sich mit der erforderlichen Geduld, Gründlichkeit und „Zeitverschwendung" in die manuelle und röntgenologische Methodik des Hauses einarbeiteten und als Oberärzte auf diesem Gebiet selbständig entscheiden und handeln konnten.

Doch in den ersten Jahren gab es noch keine jungen Ärzte, die wenigstens über Grundkenntnisse in der manuellen Diagnostik und Therapie oder gar in der funktionsanalytischen Röntgendiagnostik der Wirbelsäule verfügt hätten. Denn wer sich als junger Arzt der zeitraubenden und kostspieligen Ausbildung in den Schulen der manuellen Therapie in Hamm oder Neutrauchburg unterzog, tat dies nach Beendigung seiner klinischen Ausbildung in der Vorbereitung auf seine eigene ärztliche Praxis. Hinzu kam ein weiteres Handicap. Die Tätigkeit an der Klinik für manuelle Therapie konnte nicht auf den Nachweis zum Erwerb irgendeiner Facharztqualifikation angerechnet werden. Auch die Zusatzbezeichnung „Chirotherapie" gab es damals noch nicht. So war es nur zu verständlich, daß etwas Neugierde, vor allem aber die Hoffnung auf schnellen Erwerb eines therapeutisch „konkurrenzlosen" Startkapitals so manches Mal das Hauptmotiv ärztlichen Engagements an unserem Hause war. Es war daher in den ersten Jahren nicht leicht, überhaupt ärztliche Mitarbeiter zu gewinnen. Hierzu 2 Beispiele:

So verlangte ein Kollege „sofort als Oberarzt" eingestellt zu werden, nachdem er soeben seine Oberarztstelle an einer orthopädischen Klinik aufgegeben hatte. Von manueller Medizin hatte er keine Ahnung. Welch ein Glück, daß unsere Patienten ein unbedingtes Vertrauen zu unserem Haus und seiner ärztlichen Leitung hatten.

Denn eben dieser Kollege entwickelte eine geradezu auf Sabotage verdächtige Aktivität, indem er sich über die manuelle Therapie den Kranken gegenüber lustig machte und sie mehr oder weniger als sinnlosen Humbug abqualifizierte. Die Patienten ließen sich jedoch diese Brüskierung des Hauses und ihres eigenen Vertrauens nicht gefallen und ermöglichten uns so die fristlose Entlassung dieses „Oberarztes".

Ein anderer Kollege, Indonesier, und von Haus aus Internist, schrieb mir aus Djakarta und bat um Anstellung an der Klinik für manuelle Therapie. Wir suchten gerade dringend und vergeblich einen Assistenten. So akzeptierten wir diesen Kollegen unbesehen, wobei wir allerdings sein im wahrsten Sinne des Wortes weitgespanntes Interesse als Positivum werteten. Allerdings mußten wir der Lufthansa gegenüber die Rückzahlung der von ihr für die ganze 4köpfige Familie des indonesischen Kollegen vorgestreckten Flugkosten verbürgen. Unser Freund war auf die Klinik in Hamm durch einen Bericht über unser Haus in einer katholischen Missionszeitschrift gestoßen. Er blieb so lange, bis er seine Flugtickets abbezahlt hatte, dann entschwand er in die Niederlande zu seinem Bruder. Die manuelle Therapie hatte ihn nur am Rande interessiert.

So blieb das „Anlernen" von jungen Assistenzärzten in den ersten Jahren eine wahre Sisyphusarbeit.

Gleichwohl, gerade der Umstand, daß der erste leitende Arzt dieses Hauses ein erfahrener Allgemeinpraktiker und kein Facharzt war, muß rückblickend als ein entscheidender Vorteil anerkannt werden. Denn nur dem Allgemeinpraktiker bietet sich das vielfältige Spektrum all jener Krankheitsbilder, an deren Verursachung, Ausgestaltung oder Auslösung der „Krankheitsfaktor Wirbelsäule" (Gutzeit) mitzuspielen und bei deren Besserung oder Heilung die manuelle Therapie entscheidend oder wesentlich hilfreich zu sein vermag.

Kein Fachgebiet erwies sich von der heimlichen Mitwirkung dieses immer noch unsichtbaren und weithin unbekannten Mitspielers in jedem Falle ausgenommen. Der Allgemeinmediziner hatte als qualifizierter Manualmediziner sein interdisziplinäres ärztliches Repertoire auszubauen und seine Selektionsfunktion in der Zuweisung zur spezialärztlichen Weiterbetreuung zu verfeinern und zu optimieren. Natürlich konnte er nur mit dem ihm zur Verfügung stehenden Pfund wuchern.

Auch heute noch vertrete ich die Auffassung, daß für die ärztliche Leitung einer Klinik für manuelle Therapie (oder manuelle Medizin) folgende Qualifikationen verlangt werden sollten:
Kenntnisse und Erfahrungen aus längerer selbständiger Tätigkeit

- in der Allgemeinpraxis und in der manuellen Medizin,
- in der kleinen und großen Neuraltherapie (Heilanästhesie),
- in der orientierenden neurologischen Diagnostik,
- in der physikalischen Therapie (Mindestqualifikation als „Badearzt"),
- in der morphologischen und funktionsanalytischen Röntgendiagnostik des Bewegungssystems.

Ich hatte das Glück, diese Voraussetzungen erfüllen zu können, nachdem ich auch die Qualifikation als Badearzt erworben und mich einem jahrelangen intensiven praktischen und theoretischen Studium der Wirbelsäulenröntgenologie gewidmet hatte.

Das Risiko bei der Bestallung des ersten leitenden Arztes war also für die FAC und den Klinikverein erträglich.

Natürlich ist das derzeitig gehandhabte Verfahren einer 3fach bestallten ärztlichen Verantwortung (Allgemeinarzt, Orthopädie, Neurologe) gut, eine intensive Zusammenarbeit bei jedem Patienten vorausgesetzt. Wie auch immer sich die Verhältnisse in der Zukunft entwickeln werden, auf einen erfahrenen Allgemeinarzt und Chirotherapeuten sollte man nie verzichten, mag diese Bemerkung auch noch so sehr als pro domo verdächtig erscheinen.

Nichts würde den vielfältigen Wirkungsmöglichkeiten einer Klinik für manuelle Therapie abträglicher sein, als sie rein fachspezifisch (z.B. orthopädisch oder internistisch-rheumatologisch oder physikalisch-medizinisch oder somatopsychisch) zu orientieren.

Die zweckmäßigste und nach meiner Erfahrung einzig richtige Lösung für den klinischen Betrieb sieht jedoch ganz anders aus:

An jedem Krankenhaus, v. a. in jedem größeren Krankenhaus mit mehreren Fachabteilungen, müßte eine von der Sache her wenig kostenintensive Abteilung für manuelle Medizin mit einem erfahrenen und umfassend ausgebildeten Chirotherapeuten als leitendem Arzt eingerichtet werden als „autonome Institution für manuelle Medizin" (H. D. Wolff, 1986). Sie hätte diagnostisch und therapeutisch allen Abteilungen des Hauses zur Verfügung zu stehen und die ihr zugeordnete Forschung und Lehre zu übernehmen.

Forschung und Lehre – Bemühungen um Ausbau und Kooperation

Ich suchte nach einem Vorbild in den USA und besuchte 1968 die jüngst eröffnete osteopathische Klinik in Philadelphia. Ich erwartete, ein Haus ähnlich der Klinik für manuelle Therapie in Hamm anzutreffen, und fand zu meinem Erstaunen einen riesigen klinischen Komplex mit allen Fachabteilungen, einschließlich Intensivstation, vor, der einer Universität würdig gewesen wäre. Auf der Suche nach dem osteopathischen Behandlungsinstitut, also der osteopathischen „Bienenkönigin" in diesem riesigen medizinischen Bienenstock, stieß ich überall auf blankes Unverständnis, bis ich schließlich herausfand, daß hier jeder verantwortliche Arzt die manuelle Medizin im Sinne der damaligen Osteopathie beherrschte und in seinem speziellen Fachgebiet – je nach Bedarf – einzusetzen vermochte. – Für uns in Europa eine utopische Vorstellung. Für immer?

So war uns allen schon damals klargeworden, daß die manuelle Medizin in der Beschränkung auf primäre funktionelle Störungen innerhalb des Bewegungssystems in ihren viel weitergehenden Wirkungsmöglichkeiten eingeengt wurde. Eigentlich mußte ein Großklinikum her, wie ich es in Philadelphia kennengelernt hatte. Erinnert sei an unseren frühen, viel zu frühen Versuch, ein Zentralkrankenhaus für Wirbelsäulenleiden zu schaffen (vgl. S. 118, 139).

Die materielle und personelle Begrenzung und die damit zwangsläufig einhergehende Reduzierung des für Forschung und Lehre zur Verfügung stehenden Potentials blieb mein Sorgenkind, solange ich die Klinik für manuelle Therapie geleitet habe. Immer wieder wurde daher der Versuch unternommen, unser Haus in einen größeren klinischen Verbund zu integrieren und damit die manuelle Medizin schulmedizinisch-klinisch zu institutionalisieren. Im Dezember 1968 wurde daher der Plan zur Schaffung eines Rehabilitationszentrums in Bad Hamm, angelehnt an die Klinik für manuelle Therapie, entwickelt. Im Einvernehmen mit dem Vorstand der FAC verfaßte ich eine Denkschrift, die den Titel trug „Zur Schaffung eines Rehabilitationszentrums in Hamm/Westfalen". Dieses sollte ausschließlich der „Grundrehabilitation" (Stufe II) des Bewegungssystems zur Berufstätigkeit sowie der Erhaltungs- und Vorbeugerehabilitation des Bewegungssystems (Stufe IV) dienen.

Die Rehabilitation sollte nach folgendem Stufenplan systematisch organisiert werden und ablaufen.

Rehabilitationsplan

Ablauf der Rehabilitation (Rehabilitationsstufen)

Stufe I: Erste Rehabilitationshilfen, Frührehabilitation am Krankenbett, im Krankenhaus
Ziel: Vorbeugung von Sekundärschäden, die durch Bettruhe, Operation etc. bedingt sein könnten, frühzeitige Übungen der körperlichen Funktionen.
Beginn: Erkrankung, Unfall, Operation etc.
Ende: Beendigung der stationären Behandlungsnotwendigkeit.

Stufe II: Medizinische Grundrehabilitation
Ziel: Herstellung der somatischen und psychischen Leistungsfähigkeit im Rahmen der verbliebenen Möglichkeiten mit Ausrichtung auf die individuellen Erfordernisse des Alltags und des Berufs.
Beginn: a) nach Entlassung aus stationärer Behandlung und Bettlägerigkeit,
b) bei Erkennung von Frühschäden (berufs-/altersbedingt),
c) bei routinemäßiger Prophylaxe in gefährdeten Berufen (hier z.T. identisch mit Rehabilitationsstufe IV),
d) Bei Vorliegen angeborener Schäden.
Ende: Nach Herstellung der zu erwartenden Leistungsfähigkeit und Normalisierung verbliebener körperlicher Grundfunktionen (z.B. Beweglichkeit der Gelenke, Kräftigung der Muskulatur, Benutzungsfähigkeit von Prothesen usw.) bzw. nach Durchführung einer prophylaktischen Kur (2–4 Wochen).

Stufe III: Soziale Rehabilitation (individuelle Berufsrehabilitation und Resozialisierung)
Ziel: Umschulung auf neuen Beruf, psychische Resozialisierung bei weiterlaufenden medizinischen Rehabilitationsmaßnahmen im Sinne der Erhaltungsrehabilitation (Stufe IV).
Beginn: Nach Abschluß der Grundrehabilitation (Stufe II).
Ende: Nach Wiederherstellung der Berufsfähigkeit, nach Abschluß der Umschulung.

Stufe IV: Medizinische Erhaltungsrehabilitation und Vorbeugerehabilitation
Ziel: Durchführung ständiger medizinischer und sportlicher Rehabilitationsmaßnahmen in allen Fällen, die ihrer zur Erhaltung des in Stufe I bis III erreichten Status quo bedürfen, am Wohnort oder Arbeitsplatz.
Beginn: Nach Aufnahme der Arbeit, nach Entlassung aus der Klinik, nach Entlassung aus Rehabilitationsstufe II oder III, bei chronischen

Erkrankungen, Rheuma, Bechterew-Krankheit, Hüftgelenkleiden, Zustand nach Lähmungen usw.

Die Klinik für manuelle Therapie sollte innerhalb des gesamten Rehabilitationsprogrammes in die Stufe II (medizinische Grundrehabilitation) eingeschaltet werden. In diesem Rahmen war auch ein größerer Hörsaal mit Ausbildungsräumen vorgesehen. Unsere Klinik sollte also die überall bestehende Lücke zwischen Stufe I und III schließen helfen. Diese Lücke ist heute voll erkannt, und so entstehen immer mehr *Nachbehandlungs-* oder *Rehabilitationskliniken.*

Doch wir waren damals wohl auch mit dieser Idee zu früh hervorgetreten. – Unsere Denkschrift wurde von der Stadt Hamm nicht nur mit Wohlwollen, sondern mit Begeisterung aufgenommen. Gemeinsam trugen wir das Projekt der Regierung in Bonn (Arbeitsministerium) vor.

Auszug aus dem Redaktionsarchiv *Westfalenpost* (Februar 1975):

26.11. 1968. Erste Hammer Initiative zur Errichtung eines überregionalen Rehab.-Zentrums in der Stadt Hamm – Gespräch im Bundesministerium für Arbeit und Sozial-Ordnung (BMA) / Teilnehmer aus Hamm:
Oberbürgermeister Dr. Rinsche, Ratsherr Krampe, gnt. Brügger, Chefarzt Dr. Gutmann. Anregung des Herrn Dr. Gutmann.

Dazu Notiz aus dem Archiv der Stadtverwaltung Hamm: 1968, Dez.: „In Bonn wird die Einrichtung überregionaler Rehabilitationszentren erörtert. Hamm als Standort im Gespräch. Chefarzt Dr. Gutmann – Klinik für manuelle Therapie – erstellt Denkschrift, 19 Seiten, die die Schaffung des Zentrums in Hamm vorschlägt und begründet. Am 16.12. 1968 referiert er darüber vor dem Hauptausschuß des Rates.

Ziel: die Periode der Krankheit des Patienten zu überwinden, körperliche und geistige Wiederertüchtigung einzuleiten bis zur Befähigung der Berufsausübung... Klinik für man. Therapie wird bereits als Rehab.-Krankenhaus geführt... Zu schaffen ggf. zweites Solebewegungsbad, Kneipp-Anlagen, Bettenhaus, Hotel, Privat-Pensionen, dazu Ausbildungs- und Fortbildungszentrale... Notiz v. 1970, Sept. „Zum positiven Ergebnis trug bei, daß Dr. Rinsche als OB in Hamm und Bundestagsabgeordneter sofort die Anregung von Herrn Dr. Gutmann aufgriff (anläßlich eines Hubschrauberrundfluges über Hamm des Präsidenten der Bundesanstalt für Arbeit, Josef Stingl).

In der gesamten regionalen Presse wurde seinerzeit die „Initiative u. Denkschrift von Dr. Gutmann" erörtert und begrüßt.

Doch von da an herrschte „Funkstille", bis wir eines Tages aus der Presse erfuhren, daß die Josefs-Gesellschaft ein Rehabilitationszentrum in Hamm errichten werde. Am 02.07. 1976 wurde dieses Rehabilitationszentrum, 3 km von der Klinik entfernt, als rein berufliches Förderwerk eingeweiht.

Gesellschafter des Trägervereins: Josefs-Gesellschaft e.V. Köln, KAB-Diözesanverband Paderborn e.V. Hamm, Kolping-Bildungswerk, Diözesanverband e.V. Paderborn.

Eine große Chance für eine verbesserte Rehabilitation des Bewegungssystems (mit Hilfe der manuellen Medizin) im allgemeinen und für unser Haus im besonderen war vertan.

Geplant ist für die Zukunft die Schaffung eines Rehabilitationszentrums der Stufe II (nach unserer Denkschrift). Doch wäre es unter den jetzigen Umständen vermessen anzunehmen, daß man hierbei den Anschluß an die Klinik für manuelle Therapie in Hamm suchen wird.

Wie äußerte sich H. D. Wolff 17 Jahre später (1986)?:

> Nur im klinisch-stationären Bereich von Nachbehandlung und Rehabilitation sammeln sich klinische Bilder, für die manuelle Medizin sinnvoll ist. Das hat zur Folge, daß in Kliniken für Rehabilitation am ehesten Aussichten auf eine kontinuierliche Aus- und Weiterbildung in manueller Medizin bestehen.

Ein glückliches Beispiel für eine solche manualmedizinisch besetzte oder geleitete Institution ist die „Rheintal-Klinik" der LVA-Württemberg in Krozingen. Hier haben früher Dr. Steinrücken, heute Chefarzt Dr. Fröhlich, als erfahrene Manualmediziner medizinische Grundrehabilitation wesentlich befruchten und weiterentwickeln können.

Auch die Argental-Klinik in Neutrauchburg (früher Dr. Sell, jetzt Dr. Bischoff) dürfte als ein manualmedizinisch integriertes Haus mit medizinischem Rehabilitationscharakter anzusehen sein.

Nach dem Scheitern *unseres* Rehabilitationsprojekts wurde schließlich (1972/1973) der Versuch unternommen, die Klinik in Hamm wenigstens um eine chirurgisch-orthopädische Abteilung zu erweitern. Dieser Plan war bis ins letzte organisatorische und bauliche Detail gereift, die Zustimmung des Regierungspräsidenten lag vor, die Antwort der Stadt Hamm schwankte zwischen ja und nein.

Eine Erweiterung auf 120–140 Betten war vorgesehen, ebenso die Einrichtung eines vollständigen Operationstrakts. Auch die in Aussicht genommenen operativen Chefärzte (Dr. Gröneveld und Dr. Decking, Münster) schalteten sich in die Planung ein. Die Verwirklichung dieses Projekts scheiterte schließlich an einer kulturellen Utopie und einer „grünen" Banalität. Denn gleichzeitig mit unserer Planung lief der Plan der Stadt Hamm zur Errichtung eines großzügig angelegten Theater- und Kongreßzentrums unmittelbar neben der Klinik in Bad Hamm. Der Erweiterungsplan der Klinik sollte daher den von einem Züricher Architekten konzipierten Kulturbau architektonisch und im Blickfang nicht beeinträchtigen.

Obwohl unsere Kölner Architekten sich mit dem Architektenteam in Zürich grundsätzlich über die Gestaltung geeinigt hatten (25 m hoher Bettenturm der Klinik mit 4 Stationen), wurden beide Pläne nie realisiert: das Kulturzentrum wegen der zunehmenden kommunalen Finanzschwäche, der Erweiterungsbau der Klinik, weil im Stadtparlament letzten Endes die „Kurparkfraktion", wie ich sie nennen möchte, die Oberhand behielt. So unterblieb auch die im Erweiterungsbau vorgesehene großzügige Etablierung eines Hörsaals mit Nebenräumen für die Ausbildungszwecke der FAC.

Erneut war eine große Chance vertan.

Gottfried Gutmann

Beziehungen zur Universität Münster

Schon sehr früh hatte ich Beziehungen zur Universität Münster aufgenommen. Den ersten Anlaß gaben die Veröffentlichungen von Bender, Kehrer und Knebel über die Wanddehnbarkeit des zerebrospinalen Liquorsystems (1951). 1953 hatte ich einen Zusammenhang zwischen Funktionsstörungen im Kopfgelenkbereich und der Liquordynamik vermutet. Gemeinsam mit Bender konnte nachgewiesen werden, daß der lumbale Liquordruck bei Retroflexion und Rotation auf ein Mehrfaches der Ausgangswerte anstieg.

Diese experimentelle Feststellung untermauerte unsere späteren Beobachtungen bei dem von uns so genannten subforaminalen Stenosierungskopfschmerz. Auf der Basis dieser Experimente und der daraus abgeleiteten Folgerungen wurde die subforaminale operative Entlastungstechnik (unter Schonung der Dura) mit großem Erfolg entwickelt und von Tiwisina zusammen mit Roesner erstmals in Münster angewendet.

Andere gemeinsame Untersuchungen galten den funktionellen Durchblutungsstörungen der A.vertebralis in Abhängigkeit von bestimmten Kopfhaltungen. Die erste funktionelle Angiographie der A.vertebralis unter Belastungs- bzw. Provokationsbedingungen bei einem Synkopalsyndrom wurde in Münster durchgeführt, ebenso die darauf abgestellte operative ventrale Entlastung der A.vertebralis (Transversotomie; Gutmann u. Tiwisina 1959), ein Verfahren, das von A.Jung in Straßburg übernommen und mit P.Kehr wesentlich weiter ausgebaut wurde.

Vertrauensvolle Beziehungen bestanden von Anfang an zur Orthopädischen Universitätsklinik Münster (Prof. Hepp, später Prof. Matthiaß). Matthiaß hat von unserer ersten wissenschaftlichen Tagung an (1955 in Freudenstadt) bis auf den heutigen Tag immer wieder durch orthopädische Referate unter Betonung des funktionellen Aspekts keinen Hehl aus seiner Wertschätzung der manuellen Therapie gemacht.

Er war es schließlich, der mich zu einer Gastvorlesung über manuelle Medizin an der Universität Münster im Januar 1972 aufgefordert hatte. Auf seine Initiative wurde dann der 1.Lehrauftrag für manuelle Medizin an einer deutschen Universität an meinen Freund Dr. Walter Hinsen, Düsseldorf-Ratingen, und an mich für das Wintersemester 1972/73 vergeben. Ich habe diesen Lehrauftrag bis einschließlich Sommersemester 1982 wahrgenommen. In dieser Zeit haben wir des öfteren das Problem einer Integrierung der manuellen Medizin in den Lehrbetrieb der Universität erörtert. Ich vertrat dabei immer die Ansicht, daß erst dann mit einer kontinuierlichen Verankerung an der Universität zu rechnen sei, wenn für die manuelle Medizin ein fester Etatposten mit persönlicher Profilierungs- und Karrieremöglichkeit geschaffen werde, kurz und gut: eine Professur.

H.D.Wolff, der an der Universität Homburg im gleichen Sinne 1973 Lehrbeauftragter wurde, äußerte in einem Schreiben vom 23.11.1973:

Solange nicht in orthopädischer Klinik und Ausbildung der konservativen Orthopädie mehr Gewicht beigelegt wird, kann auch durch Lehrbeauftragte nicht mehr als eine generelle Einführung in eine erste Stufe der manuellen Medizin an den Kliniken erfolgen.

In meinem Dankschreiben an Prof. Matthiaß schloß ich damals: „Ich hoffe, daß eine Entwicklung eingeleitet worden ist, die sich bald aus ihrer Eigendynamik weitervollziehen wird."

Doch es blieb bisher bei den Lehraufträgen, auch an den anderen Universitäten (Homburg/Saar, Berlin, Frankfurt, Kiel), und bei einigen aus der Klinik in Hamm inspirierten und von dorther betreuten Doktorarbeiten (Kresse 1963; Ramisch 1974; Ter-Steege 1974; Dul 1979; Kissling 1978; van Mameren 1988). Dieser Zustand konnte und kann heute noch nicht befriedigen, wenngleich er einen mutigen Anfang zur Kooperation der orthopädischen Universitätskliniken darstellt.

Ich fragte mich, ob es denn gar nicht möglich sein sollte, für die Klinik für manuelle Therapie in Hamm die schulmedizinischen Möglichkeiten der Forschung und Lehre noch besser und verbindlicher zu erschließen. So reifte, u. a. auch in Gesprächen in Münster, der Gedanke, die Klinik als „Außenstelle" der Universität Münster einzuverleiben, besser gesagt anzugliedern.

Am 07.07.1978 wurde daher ein Antrag an die Universität Münster eingereicht auf „Angliederung der Institutionen des Ärzteseminars Hamm (FAC) der DGMM, bestehend aus der Klinik für manuelle Therapie und dem Fortbildungsinstitut des Ärzteseminars", an die Universität Münster. Dieser Antrag wurde von der medizinischen Fakultät positiv aufgenommen. Es kam zu Besprechungen mit den Dekanen des medizinischen Fachbereichs, 1978 mit Prof. Bender, dem früheren Assistenten an der medizinischen Universitätsklinik, der die von mir erbetenen Untersuchungen der Liquordynamik durchgeführt hatte (vgl. S.170), 1979 mit Prof. Nolting. Alle Erörterungen versprachen von seiten des Fachbereichs einen Erfolg. In einem Bestätigungsschreiben vom 25.02.1979 führte ich folgendes aus, das hier nicht nur aus historischen Gründen, sondern aus grundsätzlichen Erwägungen auszugsweise folgen soll:

Vielleicht sollte man bei der Konzipierung des ganzen von folgender Überlegung ausgehen:

Die manuelle Medizin hat sich in der Bundesrepublik Deutschland in der ärztlichen Praxis entwickelt und in der Deutschen Gesellschaft für manuelle Medizin, insbesondere durch das auch wissenschaftlich sehr orientierte Ärzteseminar dieser Gesellschaft in Hamm, als eine wissenschaftlich ernstzunehmende Methode etabliert. Mehr und mehr wurde sie von zunächst einzelnen Ordinarien der Orthopädie, dann auch von der Deutschen Gesellschaft für Orthopädie anerkannt als eine dem orthopädischen Fachgebiet zugehörige Methode.

Im Zuge der wissenschaftlichen Bearbeitung dieser Methode, v. a. an der Klinik für manuelle Therapie in Hamm, wurden ihre Grenzen abgesteckt und ihr Indikationsbereich mehr und mehr eingeengt. Im Zuge dieser ganzen Entwicklung kristallisierte sich mehr und mehr ein ärztliches und wissenschaftliches Tätigkeitsgebiet heraus, das man unter der Bezeichnung „Manuelle und orthopädische Medizin" oder „Manuelle Medizin und konservative Orthopädie" durchaus sinnvoll in den Gesamtbereich der Medizin einordnen könnte.

Gottfried Gutmann

Bekannt ist – und dies wird von allen Ordinarien, mit denen wir engen Kontakt haben, freimütig zugegeben –, daß das orthopädische Fachgebiet heute voll ausgelastet ist mit der operativen Orthopädie und daß kaum Zeit bleibt, in Forschung und Lehre das Gebiet der manuellen Medizin und konservativen Orthopädie so umfassend zu bearbeiten und darzustellen, wie dies bei der Tätigkeit der niedergelassenen und weit überwiegend nicht mehr operativ tätigen Orthopäden erforderlich wäre. Kurz gesagt, die Schaffung eines akademischen Forschungs- und Lehrbereichs für manuelle Medizin und konservative Orthopädie bietet sich für die Zukunft geradezu zwingend an.

Wenn man diesen Gedanken zugrunde legt und akzeptiert, so müßte dies für die nun angestrebte Assoziierung zwischen den Institutionen in Hamm mit der Universität Münster ganz klare Konsequenzen haben. Die derzeitigen Fakten sind folgende:

- In Hamm besteht die Klinik für manuelle Therapie, ein frei-gemeinnütziges, selbständiges und vom Lande anerkanntes Krankenhaus, das seit seiner Gründung finanziell auf eigenen Beinen steht.
- Es gibt das Fortbildungsinstitut für manuelle Medizin des Ärzteseminars Hamm (FAC) der Deutschen Gesellschaft für manuelle Medizin. Dort werden jährlich 25–30 Lehrgänge, die meisten in Hamm abgehalten, und zwar für Ärzte und – mit entsprechend eingeengter Thematik – für die Krankengymnasten und -gymnastinnen (im Einvernehmen mit den entsprechenden Krankengymnastikschulen an den Universitäten).
- Außerdem besteht eine bislang private Forschungsstelle (Dr. Gutmann und Mitarbeiter) an der Klinik für manuelle Therapie, die inzwischen mehrere Forschungsarbeiten und Inauguraldissertationen vorgelegt hat. An dieser Stelle ist auch der offizielle Lehrauftrag für manuelle Medizin an der Universität Münster etabliert.

An der Universität Münster besteht seit vielen Jahren (offiziell seit 1973), vertreten durch die orthopädische Universitätsklinik, ein großes Interesse an der manuellen Medizin, das durch die Vergabe des Lehrauftrags an Dr. Gutmann in Hamm seinen formalen Ausdruck gefunden hat.

Man muß nun davon ausgehen, daß in Hamm, und zwar natürlicherweise im wesentlichen an der Klinik für manuelle Therapie, die Forschung weiterbetrieben wird und weiterbetrieben werden muß, und zwar zunehmend mit der Unterstützung der Universität Münster und den dort vorhandenen Einrichtungen (Rechenzentrum, Mathematiker, Statistiker, Neurophysiologen usw., insbesondere orthopädische Universitätsklinik).

Man muß ferner davon ausgehen, daß das Institut des Ärzteseminars Hamm weiterhin seine Fortbildungskurse für niedergelassene Ärzte und Krankengymnast(inn)en abhält und daß es in dieser Zielsetzung und in seiner bisherigen Organisation organisatorisch, juristisch und finanziell unabhängig bleibt.

Das gleiche gilt für die Klinik.

Die Universität Münster, insbesondere vertreten durch die orthopädische Universitätsklinik, bleibt daran interessiert, das Gebiet der manuellen Medizin zunächst als einstündige Einführungsvorlesung den Studenten anzubieten. Darüber hinaus ist sie aber daran interessiert, dieses Gebiet fest in ihren Bereich zu integrieren; dies ist nicht möglich, solange nur Assistenten der Kliniken gelegentlich Lehrgänge in der manuellen Medizin am Seminar in Hamm mitmachen, Assistenten, die an den Kliniken in Münster kommen und gehen.

Die Universität muß also ein Interesse daran haben, die Voraussetzungen für eine Kontinuität in Forschung und Lehre auf diesem Gebiet zu schaffen.

Dazu bietet sich aufgrund der jahrzehntelangen Erfahrungen und Vorarbeit zunächst die Forschungsstelle an der Klinik für manuelle Therapie in Hamm an.

Schwierigkeiten, die schließlich für das Scheitern des Projekts mitverantwortlich waren, bereiteten die Verwaltungsjuristen der Universität. Es gab zwar ähnliche, aber keineswegs identische bereits existierende Modelle (Bad Oeynhausen, Bad Nauheim, Bad Nenndorf).

Obwohl die finanzielle Unabhängigkeit von Klinik und Fortbildungsseminar in Hamm von uns nachgewiesen und für die Zukunft gewährleistet wurde, erschien den Juristen eine spätere finanzielle Verpflichtung der Universität nicht als unmögliche Eventualität. Schon die Frage der Versicherung der Universitätsmitarbeiter bei ihren beruflichen Fahrten von und nach Hamm, ebenso wie ihrer Haftpflicht bei ihrer zu erwartenden klinischen Tätigkeit in Hamm schien große Probleme aufzuwerfen.

Letztendlich aber war wohl mein zum Ende des Jahres 1979 vorgesehenes, also unmittelbar bevorstehendes Ausscheiden aus der Klinik in Hamm und mein Alter ein, wenn auch nie ausgesprochenes Argument, die Sache auf spätere Zeiten zu verschieben.

Mag sein – und es wäre dringend zu hoffen –, daß der Anschluß an die Universität Münster eines Tages Wirklichkeit wird.

Schicksal des Ausbildungsinstituts des Ärzteseminars Hamm (FAC) der DGMM

So waren schließlich alle Versuche gescheitert, der Klinik für manuelle Therapie in Hamm eine breitere Basis zu verschaffen und stabilere Korsettstangen einzuziehen und auf diesem Wege zugleich eine bessere räumliche und organisatorische Bindung des Ausbildungsinstituts der FAC an Hamm (gemäß § 4 ihrer Satzung) zu erreichen.

Das Ausbildungszentrum war ein Provisorium geblieben mit einem viel zu kleinen Hörsaal im Speisesaal des ehemaligen Hotels Feldhaus, der jetzigen Station III der Klinik.

Die FAC entschloß sich daher, ein eigenes Unterrichtsgebäude auf dem Erbpachtgelände der Klinik zu errichten, obwohl die meisten, v. a. die großen Kurse schon seit einiger Zeit nach Bad Nauheim verlagert worden waren. Auch jetzt schritten Planung und Architektenentwurf gut voran. Die für den mit Fertigteilen zu errichtenden Bau beauftragte Firma hatte bereits die erforderlichen Bauelemente beschafft und gelagert. Die Stadt Hamm hatte ihr grundsätzliches Placet erteilt; doch die Baubehörde verlangte laut Vorschrift 25 Stellplätze zum Parken und das Stadtparlament einen Ersatz der abzuholzenden Bäume durch Neupflanzung relativ großer und teurer Exemplare. Diese Auflagen verteuerten das Ganze um runde DM 50 000 bei einem Gesamtvolumen von ca. DM 900 000.

An dieser „ärgerlichen Kleinigkeit" scheiterte das Ganze nur zum Teil, im wesentlichen aber deswegen, weil die Klinik für manuelle Therapie sich gegen-

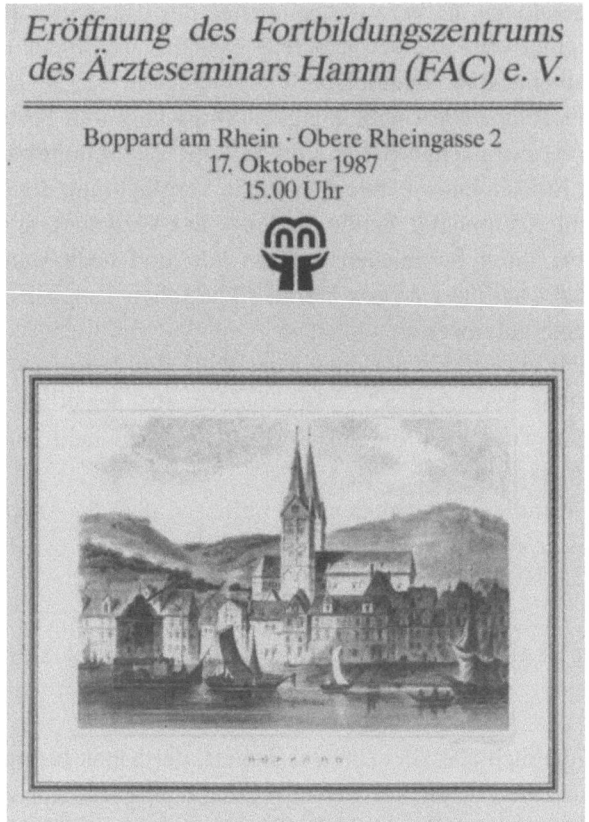

Abb. 4.7. Titelseite der Einladung zur Einweihung in Boppard

über der FAC aus fiskalischen Gründen (Unterbringung im Pflegesatz) nicht verpflichten konnte, das Lehrgebäude außerhalb der Kurszeiten entsprechend den realen Gestehungskosten für eigene Zwecke zu mieten. Somit hatte diejenige Fraktion innerhalb des Vorstands Oberwasser gewonnen, der das ganze Projekt mit der institutionalisierten Anbindung an Hamm nicht behagt hatte.

Dies geschah, obwohl die Wirtschaftlichkeitsberechnung durch einen Wirtschaftsprüfer und Steuerberater unter Zugrundelegung der bisher tatsächlich erreichten und in Zukunft möglichen Einnahmen der FAC ergeben hatte, daß

> unter den gegenwärtig gültigen Verhältnissen jährliche Finanzüberschüsse von rund DM 11 000 erzielbar seien, aus denen die Belastungen des Gebäudes zu bestreiten sind, und daß es denkbar ist, daß bei Eintreten verschiedener für den Verein günstiger Faktoren, die bislang noch nicht quantifiziert werden konnten, eine vergleichsweise bessere Finanz- und Ertragslage sich ergeben wird.

Diese günstigen Faktoren haben sich inzwischen reichlich eingestellt. Doch der Beschluß des FAC-Vorstands in der entscheidenden Sitzung vom 14.02.1981

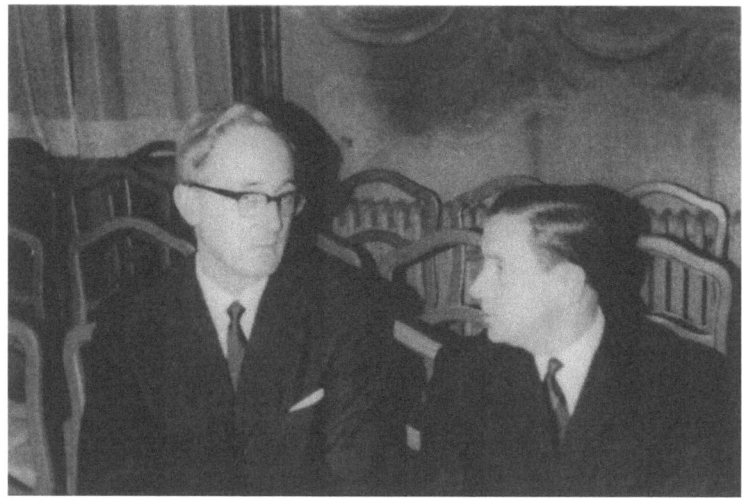

Abb. 4.8. Die beiden „Dauer"präsidenten der FAC: *links* G. Gutmann
(Präsident 1955–1972), klinisch-wissenschaftlich orientiert;
rechts H. Frisch (Präsident seit 1973), mehr schulisch-didaktisch interessiert

ließ das ursprüngliche Projekt „Klinik für manuelle Therapie mit Forschungs- und Ausbildungszentrum der FAC" sterben.

Die letzte „Hoffnungsschwalbe" war davongeflogen, um sich endgültig in Boppard (Abb. 4.7) in einem von der FAC erworbenen Haus einzunisten.

Am 17.10.1987 wurde hier das endgültige „Fortbildungszentrum des Ärzteseminars Hamm (FAC) der DGMM" eröffnet.

Es wurde hier eine Ausbildungsstätte für manuelle Medizin geschaffen, die an Größe und Ausstattung in der Welt nicht ihresgleichen hat. Wer die wahrlich bescheidenen Räumlichkeiten für das Ärzteseminar in Hamm mitgeschaffen hat, dem verschlägt es beim Eintritt in das Institut in Boppard förmlich den Atem. Welch eine steingewordene Dokumentation gemeinsamen Wollens praktizierender Ärzte stellen diese Bauten in Hamm und Boppard dar!

Aber auch welch eine Verantwortung für die Zukunft, und – welch eine Gefahr der Selbstzufriedenheit (Abb. 4.8).

Ich meine, daß die Ausbildung in der manuellen Medizin, zumindest in der Schlußphase, sich unmittelbar am klinischen Bild orientieren sollte. Die Grenzen der selbstvirtuosen manuellen Behandlungstechnik werden hier unmittelbares Erlebnis des Lernenden.

Selbstkritik soll wach werden und nach anderen Wegen suchen lernen, denn und auch das soll in einem Einblick in die Geschichte der manuellen Medizin nicht verschwiegen werden – es wird heute viel zu häufig ohne pathogenetische Aktualitätsdiagnostik ohne Überprüfung der ursprünglichen pathogenetisch-ätiologischen Vorstellungen „manipuliert".

Gottfried Gutmann

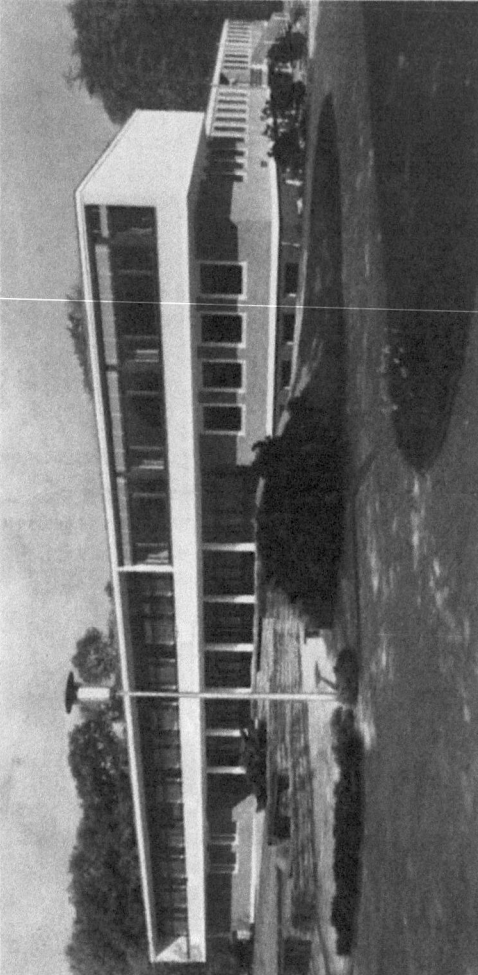

Ausbildung in der ärztlichen manuellen Therapie Chirotherapie

FAC

Programm der Forschungsgemeinschaft für Arthrologie und Chirotherapie (FAC) e. V. und der Klinik für Manuelle Therapie, Hamm (Westf.)

Klinik für Manuelle Therapie der FAC in 47 Hamm/Westf. (Spezialklinik für Rheuma, Wirbelsäulen- u. Gelenkleiden) mit besonderer Berücksichtigung der Methoden der Physikalischen Medizin, der Röntgen-Funktionsdiagnostik und Röntgen-Kinematographie.

Kurse für ärztliches Hilfspersonal

Die Erfolge der physikalischen Therapie sind umso besser, je mehr der Arzt persönlich von diesen Methoden versteht, je gezielter seine Aufträge an das Hilfspersonal sind, je differenzierter das Hilfspersonal zu behandeln versteht.

Die Klinik für Manuelle Therapie in Hamm führt nachfolgende Ausbildungskurse in speziellen Behandlungsmethoden durch:

I. Behandlung der Extremitätengelenke (bipolare Vibrationsmassage, Mobilisierungs- und Bewegungstherapie)

1. Wochenende: Schultergelenk.
2. Wochenende: Ellenbogen- und Handgelenke.
3. Wochenende: Knie- und Fußgelenke.
4. Wochenende: Hüftgelenk und Wiederholung.

Kursgebühr: DM 30,—
Mindestteilnehmerzahl erforderlich.

Daher **verbindliche Anmeldung bis 1 Woche vor Kursbeginn.**

II. Isometrisches Muskeltraining
III. Lymphdrainage-Massage,
IV. Atemtherapie u.a.

Mindestteilnehmerzahl
Verbindliche Anmeldungen erforderlich bis 1 Woche vor Kursbeginn.

Auskünfte:
Termin und Gebühren — Sekretariat der Klinik für Manuelle Therapie, 47 Hamm, Ostenallee 63, Ruf 2 59 54

Konto der FAC:
Bank für Gemeinwirtschaft AG, 2 Hamburg 1
Postfach 931, Konto-Nr. 60405
Postscheckkonto: Hamburg 197191

Konto der Klinik für Manuelle Therapie:
Sparkasse der Stadt Hamm, Konto-Nr. 8860
Postscheckkonto Dortmund 1161 40

Verantwortlich für den Inhalt:
FAC — Dr. Frisch, 414 Rheinhausen
Klinik für Manuelle Therapie — Dr. Gutmann, 47 Hamm

Geschichte der Klinik für manuelle Therapie in Hamm/NRW

Die manuelle Behandlung der Wirbelsäule und der Gliedmaßen-Gelenke hat sich als eine wertvolle Therapie-Form erwiesen, die heute wissenschaftlich begründet und ärztlich anerkannt ist.

Nur der Arzt sollte sie anwenden.

Doch nur der geschulte Arzt wird mit ihrer Hilfe mehr erreichen als der Laienbehandler (Chiropraktor).

Die FAC ermöglicht als ärztlich-wissenschaftliche Gesellschaft allen Ärzten, das

Erlernen der Chirotherapie nach folgendem

AUSBILDUNGSPROGRAMM

I. Chirotherapie

(= ärztlich gezielte manuelle Therapie der Wirbelsäule)

4 Kurse zu je 1 Woche (Montag—Samstag):

1. D-Kurs
(Diagnostik-Kurs)
an verschiedenen Orten des In- und Auslandes (Kongreßkalender)
Anmeldung nicht erforderlich

Die wissenschaftlichen Grundlagen der Chirotherapie, Anatomie und Physiologie der Wirbelsäule, insbesondere Statik, Gelenkmechanik, Neuro-spinale Symbiose und Steuerungsvorgänge. Die Klinik ws-bedingter Krankheiten, typische Biographie und Symptomatik.

Untersuchungstechnik an der Wirbelsäule, Röntgendiagnostik, insbesondere Röntgenaufnahme-Technik nach funktionellen Gesichtspunkten, Einführung in die Röntgenbild-Analyse, Indikationen, Kontraindikationen, Grundprinzipien und einfachste Technik der Chirotherapie.

2. A-Kurs
in der Klinik für Manuelle Therapie Hamm

Erster Kurs für manuelle Behandlungstechnik, vorbereitende Weichteil-, Artikulationstechnik, unspezifische Grifftechnik.

Wiederholung der theoretischen Grundlagen und Diagnostik.

Funktionelle Röntgendiagnostik.

3. B-Kurs
in der Klinik für Manuelle Therapie Hamm

Zweiter Kurs für manuelle Behandlungstechnik. Wiederholung der ungezielten Grifftechnik, gezielte Grifftechnik, insbesondere des Beckens, der BWS und der Rippen-Wirbelgelenke.

Funktionelle Röntgendiagnostik.

4. C-Kurs
in der Klinik für Manuelle Therapie Hamm

Abschlußkurs der Grundausbildung.
Gezielte Grifftechnik, insbesondere der Halswirbelsäule und Kopfgelenke, Wiederholung. Funktionelle Röntgendiagnostik, klinische Syndrome, ihre Analyse und ergänzende Therapie mit klinischen Demonstrationen.

Abschlußcolloquium und — auf freiwilliger Basis — Prüfung.

Auskunft: Terminkalender, Anmeldungen (A-, B-, C-Kurse) und Quartierbestellungen durch das Sekretariat der F A C, 47 Hamm, Ostenallee 83, Ruf 2 59 54

Bekanntgabe der Kurse:

D-Kurse (Diagnostik) in der Fachpresse und den Kongreßkalendern A-, B-, C-Kurse nur auf Einladung.

Die Kurse finden nur bei einer bestimmten Mindestteilnehmerzahl statt.

Verbindliche Anmeldungen bis mindestens 2 Wochen vor Kursbeginn erforderlich.

II. Die Ausbildung in der manuellen Behandlung der Extremitäten - Gelenke

z. B. Periarthritis, Arthrosis, Meniscus, Tennis-Ellenbogen u.a.

4 Wochen-End-Kurse

a) Diagnostik, insbesondere Differentialdiagnostik der primär-arthrogenen, neurogenen, muskulären Symptomatik.

b) Grifftechniken im Bewegungsraum der nicht willkürlichen Gelenkbewegungen.

c) Zusätzliche Therapie.

E-Kurse
Alle Kurse in der Klinik für Manuelle Therapie Hamm

1. Wochenende: Schultergelenk
2. Wochenende: Ellenbogen- und Handgelenke
3. Wochenende: Knie- und Fußgelenke
4. Wochenende: Hüftgelenke und Wiederholung

III. Weiterbildung in der Chirotherapie

1. F-Kurse (Fortbildungs-Kurse):

In der Klinik für Manuelle Therapie Hamm

Alle zwei Jahre an verschiedenen Orten (bisher Bad Zwischenahn, Wiesbaden, Aachen, Bad Dürkheim), auf besondere Einladung: Referate, Diskussionen, spezielle Demonstrationen, Erfahrungsaustausch. Geselige und gesellschaftliche Veranstaltungen für die Mitglieder der FAC und ihre Familien.

2. Wochenendkurse für Chirotherapie

In der Klinik für Manuelle Therapie Hamm

jeweils beschränkt auf HWS, oder BWS Rippen, oder LWS/Becken.

Diese Kurse dienen vor allem der Auffeilung des persönlichen Könnens.

3. Röntgenkurse (Wochenende)

In der Klinik für Manuelle Therapie Hamm

Ein — zweimal jährlich für Nicht-Röntgenologen: Röntgenanatomie, morphologische und funktionelle Röntgendiagnostik, Röntgen-Fernsehen und Röntgen-Kinematographie im Hörsaal.

IV. Kurse für neuere zusätzliche Behandlungsmethoden

In der Klinik für Manuelle Therapie Hamm

z.B. isometrisches Muskeltraining, Lymphdrainage-Massage, bipolare Vibrationsmassage, Atemtherapie, Yoga usw.

auf besondere Einladung, nur für Mitglieder der FAC.

Kursgebühren:

1. D-Kurs   DM 75,—
2. A-, B-Kurse für Nichtmitglieder je   DM 215,—
   (für Mitglieder verbilligte Gebühren)
3. C-Kurs (nur für Mitglieder FAC)   DM 200,—
4. Wochenendkurse für Chirotherapie   DM 50,—
5. Röntgenkurs   DM 30,—
6. Wochenendkurse für Extremitätentherapie (E-Kurs) DM 50,—
7. Fortbildungskurse (F-Kurs)   DM 30,—

Denn wie so oft in der Medizin, gilt auch hier die leidige Erfahrung: jede Wahrheit von heute trägt schon den Keim des Irrtums von morgen in sich. Das auf S.176/177 wiedergegebene Ausbildungsprogramm von „damals" der FAC *mit* der Klinik für manuelle Therapie läßt immerhin den Versuch erkennen, die Schulung an der klinischen Wirklichkeit zu messen.

Im Einvernehmen mit der FAC finden seit 1986 in Bad Sassendorf klinische Röntgenseminare im Rahmen der manuellen Medizin unter der Leitung erfahrener Kliniker und Praktiker statt. Dies ist ein Versuch, erlerntes Wissen und Können *am Krankenbett* zu überprüfen, differenzierend zu werten und auszubauen.

Tätigkeit und weitere Entwicklung der Klinik für manuelle Therapie

Weitere Entwicklung

Bettenzahl und Finanzen. Noch während des Rohbaus wurde unter Verzicht auf Büro- und Personalräume die ursprünglich vorgesehene Anzahl von 27 Betten auf 40 erweitert. Gleichwohl geriet die Klinik, wie damals übrigens die meisten Krankenhäuser, in finanzielle Schwierigkeiten. Sie wurden überwunden durch eine Überbrückungshilfe des Landes Nordrhein-Westfalen in Höhe von DM 130 000,–, gewährt im Oktober 1963. Die Klinik arbeitete dann mit erträglichen Verlusten bis 1967.

Ab 1967 bis 1972 verschwanden die roten Zahlen aus den Büchern.

1972 trat das neue Krankenhausfinanzierungsgesetz in Kraft, das die Krankenhäuser entscheidend entlastete. Fördermittel nach diesem Gesetz erhielt die Klinik allerdings erst 1974.

Ab 01.02.1973 wurde das ehemalige Hotel Feldhaus (der Klinik gegenüber auf der anderen Seite der Ostenallee) für 10 Jahre als Station III angemietet. Der Hörsaal der FAC wurde aus dem Stammhaus in die Station III verlegt, ebenso das bis dahin auf das kümmerlichste untergebrachte Sekretariat der FAC unter der Leitung von Frau v. Beyer. Die Klinik gewann dadurch weitere 31 Betten im Haupthaus und 30 Betten im Nebenhaus und kam dadurch auf insgesamt 101 Betten.

Mit der jetzt (ab 01.03.1974) erfolgten Aufnahme der Klinik als „Sonderkrankenhaus" in den Krankenhausbedarfsplan des Landes Nordrhein-Westfalen besserte sich nun langfristig die finanzielle Situation.

Leistungen der Verwaltung. Eine Klinik gedeiht oder darbt unter der *ärztlichen* Leistung. Aber sie lebt von der Leistung *der Verwaltung*. Diese symbiotische Aufgabe galt in ausgesprochenem Maße für die Klinik für manuelle Therapie, deren Lebensfähigkeit in den ersten Jahren so dürftig und risikobeladen war. Erwähnt wurden bereits die besonderen Verdienste des ersten Verwaltungsleiters Norbert Herlinger. Die von ihm entworfene gescheite funktionelle Strukturierung der Badeabteilung ließ dieses ewige Sorgenkind der Stadt Hamm schlagartig gesunden.

1962 wurde Herlinger zum Verwaltungsdirektor der künftigen Klinik ernannt, doch schon im Dezember 1962 mußte sich der Klinikverein (aus persönlichen Gründen) von ihm trennen. Dies wäre ein nur schwer zu kompensierender Verlust gewesen, hätte es nicht Frau Änne Sachse gegeben: Sie war seit Beginn der Bauarbeiten (ab 1959) als Buchhalterin verpflichtet worden und ist dies bis 1971 geblieben. Sie war die korrekte, zuverlässige und getreue Instanz, die im stillen dafür sorgte, daß der „Faden nie riß", daß viele personelle Schwierigkeiten und Kümmernisse überwunden, die finanziellen Turbulenzen technisch durchgestanden und die wechselnden Verwaltungsleiter immer zuverlässig und kompetent in ihre Aufgaben eingewiesen, ja gelegentlich auch am langen Zügel unmerklich geführt werden konnten.

Die Klinik kann dieser Frau gar nicht dankbar genug sein.

Überhaupt waren Frauen die erfolgreicheren Verwaltungsdirektoren. So war der Nachfolger von N. Herlinger, Herr Rothenberg, pensionierter Verwaltungsdirektor der AOK Hamm, ganz und gar auf Frau Sachse angewiesen; nicht viel anders erging es den folgenden Verwaltungsleitern männlichen Geschlechtes: Dr. G. Gutmann (provisorisch für kurze Zeit), Herrn Düchting (von 1962 bis 1964), Herrn Frintrop (von der Krankenhausgesellschaft in Düsseldorf für einige Monate 1964).

Ihre Verwaltungskünste waren vergleichsweise dürftig. Erst Frau Ursula Freiwald (1964–1972), bis dahin Sekretärin von Admiral Heye, Mitglied des Bundestags und einmal Patient der Klinik, schuf Ordnung.

Als meiner Cousine hätte ich ihr dies nie zugetraut. Ich hatte daher auch Bedenken gegen ihre Bestellung. Doch dazu ein kurzer Auszug aus ihrem Erinnerungsbericht vom 28.07.1987:

> Die Klinik steckte tief in den roten Zahlen, die Lebensmittellieferanten wollten nicht mehr auf Kredit liefern, das Personal war übersetzt und zum Teil korrumpiert. In einer Vorstandssitzung, kurze Zeit nach meinem Eintritt, bat ich daher um Entlassung, da ich mich nicht in der Lage fühlte, eine derart entgleiste Angelegenheit wieder in die richtigen Bahnen zu lenken.

Der Vorstand bat Frau Freiwald zu bleiben und sagte ihr jede Unterstützung zu. So griff sie mit „eisernem Besen" durch. Als sie sich beim Regierungspräsidenten in Arnsberg zum ersten Mal vorstellte, hieß es dort, es sei beschlossene Sache, die Klinik einem anderen Trägerverein zu unterstellen. Frau Freiwald bat um ein Jahr Zeit, um zu beweisen, „daß es von nun an bergauf ginge".

Nach einem Jahr wurde sie beim Regierungspräsidenten anders empfangen als beim ersten Mal, denn sie hatte es geschafft. Es ging wieder bergauf. Ihre Korrektheit ging jedoch so weit, daß sie, als sie sich mit dem Oberarzt des Hauses Dr. Karel Zicha verheiratete, aus den Diensten der Klinik schied. Eine „eiserne Lady" übergab das Steuer an Frau Sachse, die es nunmehr als Verwaltungsleiterin bis zu ihrer Pensionierung sicher und zuverlässig in der Hand

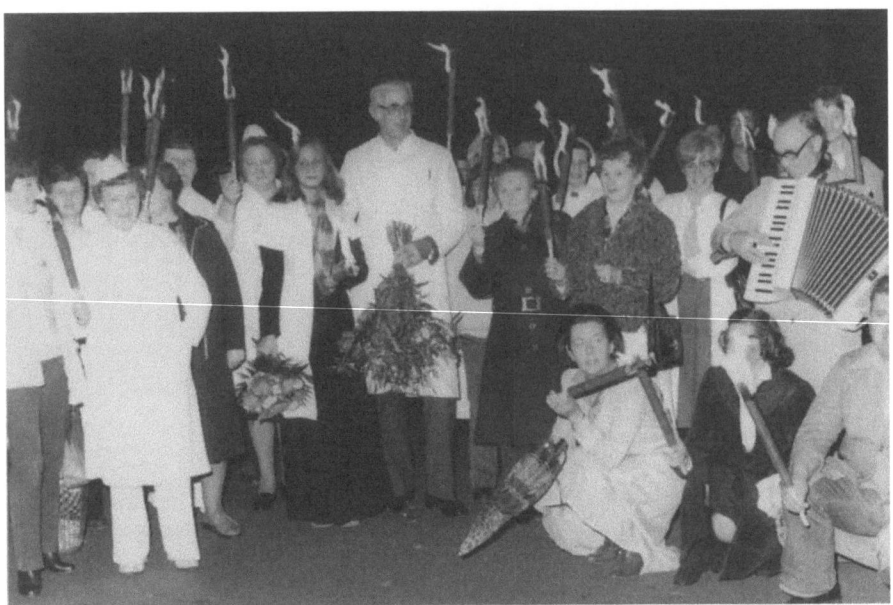

Abb. 4.9. Verabschiedung von Chefarzt Dr. G. Gutmann (1963–1979) durch die Mitarbeiter im Dezember 1979

hielt. Nach dieser mehr hausfraulich-mütterlichen Periode folgte (1977) Frau Edelgard Ohlendorf, von Beruf Dipl.-Kaufmann, eine zweite „eiserne Lady", die bis heute das Schiff sicher auf Kurs hält.

1970 wurde für die Mitarbeiter der Klinik eine zusätzliche Altersversorgung ins Leben gerufen, ein ziemlicher Kraftakt bei etwa 60 Mitarbeitern des Hauses. Zum Gelingen dieser Leistung bedurfte es der ganzen Findigkeit und versicherungstechnischen Versiertheit von Dr. Söhn. Ein Anteil des Chefarztröntgenhonorars bildete im wesentlichen das Startkapital. Ende 1987 waren es 24 Betriebsrentenberechtigte.

Ärztliche Leitung. Am 31.12.1979 endete vertragsgemäß meine Tätigkeit (Abb. 4.9); Dr. G. Jakobsmeier, praktischer Arzt in Dellbrück, wurde für eine vereinbarte Übergangszeit mein Nachfolger. Er erlag am 05.03.1985 einem Herzinfarkt.

Sein Nachfolger wurde Dr. H. D. Schwerdtner, Arzt für Orthopädie und Sportmedizin aus Wiesbaden, Sohn eines alten FAC-Pioniers.

Am 01.06.1985 wurde Dr. K. Helling, praktischer Arzt aus Ahlen/Westfalen, als gleichberechtigter 2. Chefarzt bestätigt. Ein Glücksfall für die Klinik war es, daß Prof. A. Musiol aus Katowice, Schüler von Karel Lewit, Prag, seine Dienste als Neurologe anbot.

Belegung der Klinik. Die Klinik befand sich, außer in den ersten Wochen, zu keiner Zeit in Verlegenheit hinsichtlich ausreichender Belegung. Wartezeiten von 4-8 und mehr Wochen waren die Regel. Hätte es eines Beweises für die Notwendigkeit eines solchen Hauses bedurft, er wurde und wird täglich erbracht.

Nachfolgend einige Statistiken über Diagnosen, Belegungszahlen, Einzugsgebiete und Ausbildungskurse (Tabellen 4.2-4.5).

Bei den Diagnosen (s. Übersicht zu 1977, s. S.184) handelt es sich um Pauschaldiagnosen. Die jeweilige pathogenetische Situation und Aktualitätsdiagnostik ist in den Krankheitsblättern analysiert. Die Diagnosen mögen in den letzten Jahren unter neuer Leitung etwas anders aussehen (vgl. Übersicht zu 1986, s. S.185).

Begutachtungen sind nicht aufgeführt, da sie nur in der Ambulanz des leitenden Arztes durchgeführt wurden.

Tabelle 4.2. Bettenbelegung und Einzugsgebiete von 1963 bis 1986

Jahr	Betten	Gesamt-patientenzahl	Hamm	NRW	Übriges Bundesgebiet	Ausland
1963	45	562	43	397	118	4
1964	52	746	64	492	183	7
1965	52	617	45	465	95	12
1966	57	694	53	529	103	9
1967	62	725	51	552	108	14
1968	62	776	47	545	168	16
1969	62	788	58	553	187	10
1970	62	836	88	548	181	19
1971	62	853	62	575	197	19
1972	62	910	59	633	200	18
1973	101	1131	105	767	245	14
1974	101	1205	115	821	266	3
1975	101	1287	164	818	298	7
1976	101	1311	161	851	293	6
1977	101	1355	162	890	293	10
1978	101	1440	181	1037	214	8
1979	101	1444	180	912	339	13
1980	101	1279	154	851	270	4
1981	101	1306	160	880	260	6
1982	101	1392	169	873	339	11
1983	101	1500	139	973	388	-
1984	101	1526	139	982	403	2
1985	101	1599	163	943	490	3
1986	101	1685	158	1033	492	2

Gottfried Gutmann

Tabelle 4.3. Statistik über Einzugsgebiete (1977) nach Regierungs- und Verwaltungsbezirken

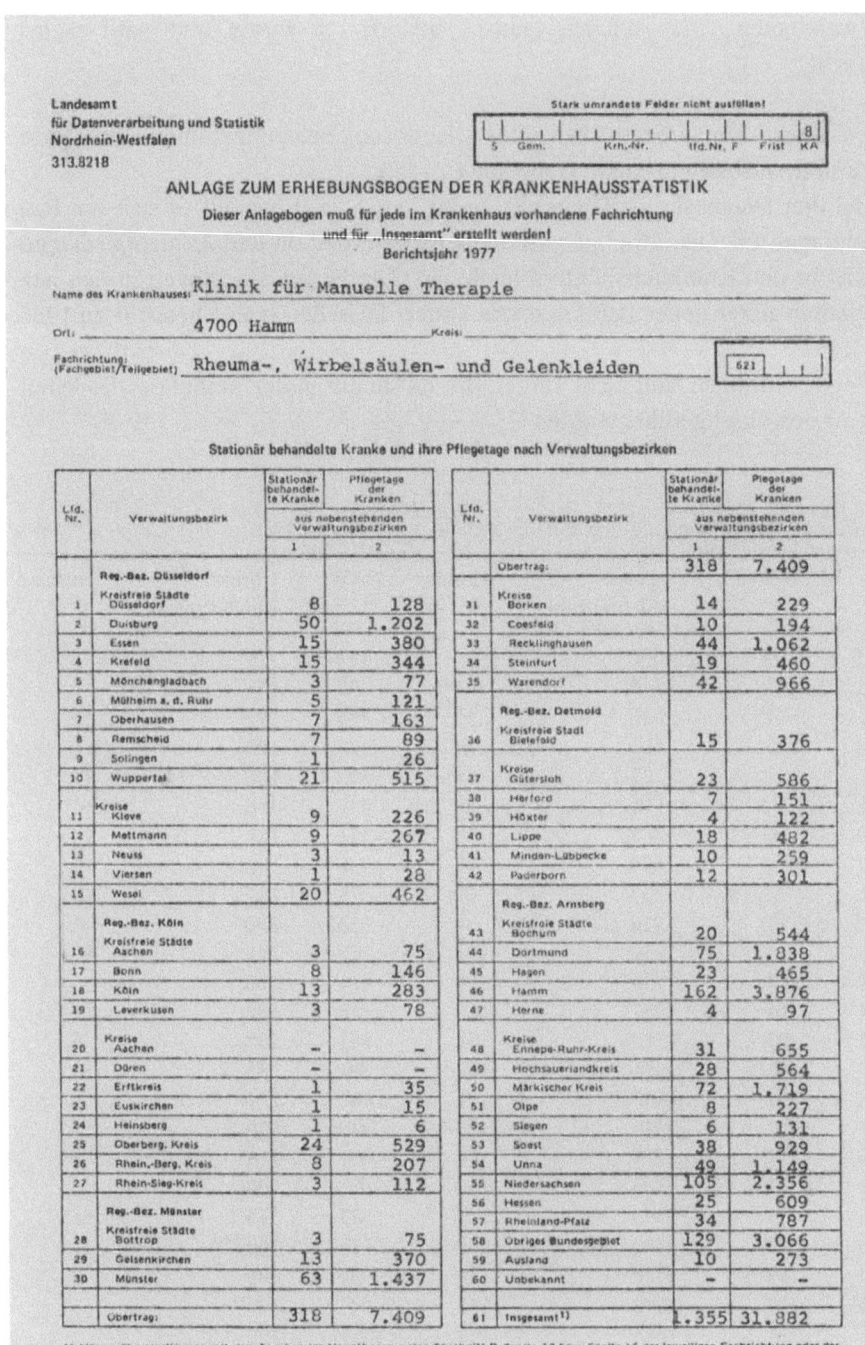

Tabelle 4.4. Art und Teilnehmerzahl der Kurse, die vom Ärzteseminar Hamm 1973–1977 an der Klinik abgehalten wurden. (*W-Kurse*, Wirbelsäulenkurse)

Jahr Art der Kurse	1973	1974	1975	1976	1977
Informationskurse	345	391	278	324	479
Extremitätenkurse	209	136	252	534	521
W-Kurse (A)	160	187	180	246	250
W-Kurse (B)	130	102	128	132	146
W-Kurse (C)	52	80	88	92	73
Röntgenkurse	71	54	36	37	20
Sonderkurse	48	82	90	48	70
Gesamt	1015	1032	1053	1414	1564

Tabelle 4.5. Pflegesätze der Klinik von 1963 bis 1987

Jahr	Pflegesatz [DM]
1963	21,50
1964	24,50
1965	25,20
1966	27,40
1967	29,90
1968	33,55
1969	36,50
1970	39,55
1971	46,05
1972	51,40
1973	61,70
1974	69,50
1975	77,40
1976	85,30
1977	94,50
1978	102,90
1979	108,80
1980	105,50
1981	109,70
1982	116,45
1983	124,05
1984	128,90
1985	133,35
1986	141,50
1987	144,45

Gottfried Gutmann

Krankheitsstatistik der Klinik für manuelle Therapie 1977

Diagnose	Patienten (n)
Primär-chronische Polyarthritis und rheumatische Arthritis	71
Fibrositis	–
Periarthritis	35
Uratische Diathese (und Migräne)	1
Psoriasis und Arthropathie	–
Morbus Bechterew	97
Koxarthrosen (Koxalgien)	63
Polyarthrosen, Polyarthralgien	7
Gonarthrosen und Gonalgien	6
Lumbalsyndrome	323
Prolaps, lumbale Wurzelirritationen, Ischialgien verschiedener Genese	213
Kokzygodynie	3
Thorakolumbalgien	32
Thorakalgien und kostothorakale Syndrome	18
Reines zervikales Schmerzsyndrom	18
Reines Zervikozephaldienzephalsyndrom	6
Subforaminales Kompressions- und andere zervikozephale Syndrome	78
Statischer Kopfschmerz	–
Zephalgien unklarer Genesen	6
Morbus Ménière oder Migräne	11
Schwindelzustände und Absencen zervikaler Genese	19
Reines Zervikobrachialsyndrom	89
Gemischte Zervikalsyndrome	63
Zervikozephalsyndrom nach und vor Cloward- und anderen HWS-Operationen	11
Generalisiertes vertebrales Schmerzsyndrom	30
Morbus Scheuermann	2
Skoliosen	2
Zustand nach Frakturen	19
Karzinome und andere maligne Prozesse, gutartige Tumoren	9
Karpaltunnelsyndrome	2
Tennisellenbogen	–
Epikondylitis, Styloiditis	3
Gelenkdistorsionen etc.	7
Statische Beschwerden wegen Fußveränderungen	2
Morbus Guillain-Barré/Morbus Forestier	1
Morbus Paget	–
Lähmungen verschiedener Genese	6
Multiple Sklerose	4
Psychose	–
Interne Patienten und Neurosen	2
Myopathien verschiedener Genese	–
Torticollis spasticus	16
Trigeminusneuralgien und andere Neuralgien	1
Todesfälle (Reinfarkte)	2

Seit Bestehen der Klinik insgesamt 3 Todesfälle, alle durch Herzinfarkte. Keine Zwischenfälle bei manueller Therapie (trotz überwiegend angewendeter Impulstechnik) außer einer mitgeteilten Stammhirnsymptomatik nach Schleudertrauma, wo auf Drängen der Patientin eine C 2-Manipulation zu früh vorgenommen wurde; folgenlos ausgeheilt.

Diagnosestatistik der stationär behandelten Patienten für 1986

Diagnose	Patienten (n)
Primär-chronische Polyarthritis und rheumatoide Arthritis (Polyarthralgien, Polyarthrosen)	6
Morbus Bechterew	22
Koxarthrosen und operierte Hüften	10
Polyarthrosen	1
Gonarthrosen und Gonalgien	7
Lumbalsyndrome	134
Prolapse, lumbale Wurzelirritationen, Ischialgien verschiedener Genese	281
Kokzygodynie	2
Thorakolumbalgien	47
Thorakalgien und Kostothorakale Syndrome	57
Reines Zervikalsyndrom	69
Reines Zervikocephal-dienzephal-Syndrom	5
Basiläre Impressionen und Zervicozephalsyndrome	84
Zephalgie unklarer Genese	4
Morbus Ménière und Migräne	2
Schwindelzustände und Absencen zervikaler Genese	2
Reines Zervikobrachialsyndrom	143
Gemischte Zervikalsyndrome	526
Zervikocephalsyndrom nach Cloward-Operation und andere HWS-Operationen, Halbseitensyndrome	3
Generalisiertes vertebrales Schmerzsyndrom	112
Morbus Scheuermann	107
Zustand nach Frakturen	15
Karzinome und andere maligne Fälle, aber auch gutartige Tumoren und Verdachtsfälle	2
Karpaltunnelsyndrome	31
Lähmungen verschiedener Genese	3
Tortikollis spasticus	6

Klinische Beobachtung

Wissenschaft und Forschung. Die manuelle Medizin befaßt sich mit funktionellen, überwiegend reversiblen Störungen im Bereich von Wirbelsäule und Gliedmaßen sowie mit deren Auswirkungen auf das Befinden des Menschen. Diese Auswirkungen äußern sich wiederum hauptsächlich in Störungen der Funktion unterschiedlichster Organsysteme und Funktionskreise und im subjektiven Phänomen des Schmerzes.

Eine systematische Forschung im klassischen Sinne ist daher äußerst schwierig, ja fast unmöglich. Dies gilt für sog. objektive, d.h. methodisch nachweisbare und reproduzierbare Befunde, möglichst unter experimentellen Bedingungen und gar im Doppelblindversuch. Obwohl oder gerade weil die manuelle Medizin, d.h. ihr Hauptobjekt, die Wirbelsäule, in allen medizinischen Fachgebieten eine Rolle spielt, hat sich bislang keines dieser Gebiete an der Hochschule für kompetent erklärt, eine systematische Forschung zu betreiben. Rühmliche Ausnahmen sind hier die verdienstvollen Arbeiten von Norré. Stevens und Degyter (Universität Leuven) einerseits und die Arbeiten von Hülse (Mannheim) über den zervikalen Schwindel bei funktionellen Kopfgelenkstörungen andererseits. Hierher gehören auch die systematischen Untersuchungen an Kindern von Buchmann (Universität Rostock) und Untersuchungen über das Schleudertrauma von Zenner (Homburg/Saar). Die wesentlichsten wissenschaftlichen, in der DGMM vorgetragenen Forschungsergebnisse stammen allerdings von der Universität Prag (Lewit, Janda, Jirout, Véle).

Die Klinik für manuelle Therapie in Hamm war daher in die Pflicht genommen.

Was wurde hier in der Grundlagenforschung und den klinischen Belangen der manuellen Medizin an Erkenntnissen erarbeitet?

Die einschlägigen Untersuchungen wurden 1952 in unserer allgemeinen Praxis in Hamm eingeleitet. Sie stützten sich auf die Beobachtungen am Kranken. Diese waren so frappierend und nach bisherigen Kenntnissen so ungewöhnlich, daß man sie entweder als reine Zufälle oder als psychogene Effekte vernachlässigen oder ihnen als physiologisch erklärbaren klinischen Realitäten auf den Grund gehen mußte. Unsere entscheidenden Beobachtungen waren zunächst an die Untersuchung und manuelle Behandlung ausschließlich der Kopfgelenke (Atlas und Axis) gebunden.

Diese ursprüngliche Beschränkung auf eine einzige, allerdings die klinisch wichtigste Region der Wirbelsäule begünstigte nicht nur eine umfassende und äußerst genaue Einarbeitung in dieses Gebiet, sondern zugleich den Einstieg in die interessanteste wissenschaftliche Problematik der Wirbelsäule überhaupt.

Die Beobachtungen
1) Die manuelle Behandlung erfolgte ausschließlich am 1. und 2. Halswirbel.
2) Keine Behandlung ohne genaue röntgenologische Darstellung der Kopfgelenke in allen ihren Einzelheiten, d.h. einschließlich der Darstellung der Hinterhauptkondylen, die bisher in der Röntgenologie, ja selbst in der Traumatologie, routinemäßig nicht üblich war.
3) Herstellung der Röntgenaufnahmen unter möglichst vollständiger Wahrung der individuellen spontan eingenommenen Haltung bei „Neutral"position des Kopfes.
4) Sorgfältigste (millimetergenaue) Auswertung der intraartikulären räumlichen Beziehungen zwischen Okziput, Atlas und Axis (Relationsdiagnostik).
5) Die manuelle Behandlung als reine Impulsbehandlung in dreidimensionaler Richtung. Wahl der Richtung dieses räumlich orientierten Impulses war ausschließlich durch den Röntgenbefund vorgegeben.
6) Fehlentscheidungen bei der Impulsgabe blieben klinisch weit überwiegend erfolglos, wenn sie nicht gar das klinische Bild verschlimmerten.

7) Diese Impulstechnik wurde äußerst sparsam angewendet; 3 Wochen Reaktionspause bis zur Kontrolluntersuchung oder erforderlichen erneuten Behandlung.
8) Die klinischen Effekte äußerten sich im zervikalen, im zephal-dienzephalen, im postural-muskulären Bereich bis in die lumbale, iliosakrale, koxale Region. Sie erwiesen sich in der Dauer des Erfolgs allen anderen manuellen oder physikalischen Behandlungstechniken überlegen. Sie verliefen bei Säuglingen und Kleinkindern häufig geradezu schicksalbestimmend. Die Behandlungsergebnisse waren besonders günstig bei posttraumatischen Syndromen, und dies in hohem Maße unabhängig davon, ob ein Entschädigungsstreitverfahren anhängig war oder nicht.
9) Art und Kraft des gezielten manuellen Impulses und seine streng gebundene Treibrichtung erforderten ein hohes Maß an räumlicher Interpretierung und genauester metrischer Analyse des Röntgenbildes in den 3 Raumebenen.
10) Die Einarbeitung in die Röntgenanalyse der Kopfgelenke und in die darauf abgestimmte manuelle Impulstechnik setzt ein hohes und interessiertes Engagement und einen nicht geringen Zeitaufwand voraus. Dies ist bis heute der Grund dafür, daß diese Methode sich in den Schulen der manuellen Medizin nicht durchsetzen konnte. Sie wurde in der Klinik für manuelle Therapie in Hamm gelehrt und täglich demonstriert, doch nur, wer mindestens ein Jahr lang mitgearbeitet hat, kann sich heute als Experte auf diesem Gebiet bezeichnen.

Durch diese Beobachtungen wurden folgende wissenschaftliche Fragen zur Röntgenuntersuchung aufgeworfen:

1) Ist die röntgenologisch dargestellte individuelle Gewohnheitshaltung („dynamischer individueller Stereotyp in Neutralhaltung") nicht ein aktuell zufälliges Produkt, ohne jede Konstanz, ohne Vergleichbarkeit, daher ohne jeden Wert; die sog. Instabilität der Haltung?
2) Selbst wenn dem nicht so sein sollte, wird dann durch den gerichteten Impuls die vorgefundene Relationsstörung geändert oder normalisiert? Wenn ja, ist dies dann nicht doch durch eine rein zufällige andere Röntgenprojektion vorgetäuscht?
Wenn nein, worin besteht dann der Effekt des gerichteten Impulses?
3) Gibt es Beweise, daß es auf die genaue röntgenologisch vorgegebene Impulsrichtung ankommt?
4) Welche physiologischen Mechanismen sind wirksam, wenn mit solchen Impulsen (häufig – bei Kindern fast immer – mit einem einzigen Impuls) so vielfältige und komplexe klinische Bilder günstig oder bei falscher Impulsrichtung ungünstig beeinflußt werden können?

Folgende Ergebnisse aus Beobachtung und Forschung in Praxis und Klinik *(1953–1979)* sind zu verzeichnen:

- Die individuelle Haltung und die funktionellen Röntgenbefunde hinsichtlich der dreidimensionalen gegenseitigen Beziehungen zwischen Okziput, Atlas und Axis sind individuell stereotyp geprägt. Sie sind absolut zuverlässig bei gleichartiger Röntgenaufnahmetechnik reproduzierbar.
  Dies wurde in Praxis und Klinik an mehreren Tausend eigenen Wiederholungsuntersuchungen und durch statistische Erhebungen (Tersteege, Ramisch, Decking) bestätigt. Hierbei wurde nachgewiesen, daß überhaupt nur mit dieser Röntgenaufnahmetechnik zuverlässig reproduzierbare und daher interindividuell vergleichbare Befunde ermittelt werden können.
- Die vorgefundene Relationsstörung zwischen Okziput, C1 und C2 wird durch den gerichteten manuellen Impuls im allgemeinen nicht verändert oder normalisiert. Dies gilt fast ausnahmslos für Erwachsene. Bei Kindern sind dagegen Normalisierungen der Relationsstörungen häufiger zu beobachten.

Diese Beobachtung wirft folgende Fragen auf:

- Handelt es sich bei den diagnostizierten Relationsstörungen um eine individuelle Konstante?
- Besteht sie bei Erwachsenen schon so lange, daß sie durch morphologische Transformation an den und innerhalb der Gelenkflächen und durch reflektorische oder organische Veränderungen von Muskeln und Bändern irreversibel geworden ist?
- Läßt sie sich bei Kindern somit nur deshalb verändern, weil sie hier noch nicht so lange besteht und daher noch nicht irreversibel geprägt ist?
- Wenn sich nun trotz Fortbestehens der ursprünglichen Fehlstellung nach dem manuellen Impuls das klinische Bild ändert, so muß noch ein anderes Moment im Spiele sein.

Unsere hierzu ermittelten vorläufigen Ergebnisse und Antworten:

- Es handelt sich bei den gefundenen Relationsstörungen um individuell-typische konstante Befunde. Die Beobachtungen an mehreren Tausend Säuglingen und Kleinkindern haben gezeigt, daß sie intra partum eingetreten sind. Die menschliche Geburt stellt, nicht nur unter erschwerten Bedingungen, die stärkste Traumatisierung der Kopfgelenke dar. „Das Geborenwerden ist das eingreifendste, sozusagen katastrophalste Ereignis, das den Menschen während seines ganzen Daseins betrifft!" (Wohlwill 1936).

  Bei der Geburt des heutigen zivilisierten Menschen wirken so große Gewalten auf den kindlichen Gehirnschädel, daß der Geburtsakt als ein Trauma zu bewerten ist, von dessen Größe und Gefahren sich nur derjenige eine Vorstellung machen kann, der öfters Gelegenheit hatte, an neugeborenen Kindern Schädelsektionen vorzunehmen (Saenger, 1924).

Auch die häufigen „folgenlosen" Stürze des Säuglings und Kleinkinds sind hier ein wichtiger traumatischer Faktor. Wir fanden eindeutig, daß es sich bei Säuglingen und Kleinkindern fast ausnahmslos um Relationsstörungen zwischen Okziput und Atlas handelt und daß sie sich nebst dem klinischen Syndrom weit überwiegend durch einen einzigen gezielten manuellen Impuls beheben lassen.

- Das andere pathogenetisch relevante Moment ist die Störung der Beweglichkeit, meistens als Blockierung in einem oder mehreren Gelenken zwischen Okziput, Atlas und Axis, die von uns so genannte Koordinationsstörung.
Sie wird palpatorisch ermittelt und kann röntgenologisch nachgewiesen werden (Gutmann, Lewitt, Arlen u. a.).
- Es kommt in der manuellen Behandlungstechnik der Kopfgelenke also darauf an, nicht nur irgendwie die Beweglichkeit wieder herzustellen, sondern bei diesem manuellen Eingriff einen relativ starken, äußerst schnellen, entgegen der dreidimensionalen Fehlstellung gerichteten Impuls zu geben.
Impulsrichtung und Impulsschnelligkeit nehmen also den ersten Rang, die Wiederherstellung der Beweglichkeit den zweiten Rang in der Gewährleistung des Behandlungserfolgs ein. Die Versager bei röntgenologisch orientierter gerichteter Manipulations-(Impuls-)Technik und die erforderlichen Wiederholungsbehandlungen sind wesentlich seltener, die klinischen Effekte deutlich anhaltender. Andererseits, aber eben deshalb im Sinne einer Bestätigung des zuvor Gesagten, verlaufen unerwünschte Reaktionen wesentlich unangenehmer, ja ernsthafter, wenn versehentlich der manuelle Impuls in die Richtung der bestehenden Fehlstellung getrieben worden ist, sie also verschlimmert hat.
- Manuelle und röntgenologische Reihenuntersuchungen an gesunden Arbeitern eines Stahlwerkes im Leistungsalter zwischen 25 und 45 Jahren haben eindeutig ergeben, daß bei leerer Anamnese nahezu keine pathologischen manuellen und funktionell röntgenologischen Befunde, auch nicht im Sinne einer klinisch stummen Relationsstörung zwischen Okziput, Atlas und Axis, zu finden waren.

Zusammengefaßtes Ergebnis von über 30jähriger klinischer Beobachtung. Es gibt unphysiologische bis pathologische dreidimensionale Beziehungen zwischen Okziput, Atlas und Axis. Sie bestehen meist seit Jahren und Jahrzehnten und sind als solche, außer bei Säuglingen und Kleinkindern, irreversibel. Sie verlaufen im allgemeinen symptomlos, solange das Gelenkspiel erhalten ist, werden seltener oder häufiger, kürzer oder länger oder schließlich permanent anhaltend klinisch manifest, wenn das Gelenkspiel gleichzeitig gestört ist (ganz besonders im Zusammenhang mit Schädel-Hals-Traumen: Dysmobilität in Fehlstellung, fixierte Fehlstellung). Daraus ergeben sich Schlußfolgerungen für die Begutachtung. Entgegen unseren frühesten Annahmen gibt es kaum je nachweisbar durch das Trauma verursachte Relationsstörungen, sondern nur Blockierungen oder – wesentlich seltener – Hypermobilität auf der Basis einer vorbestehenden Relationsstörung (Ausnahme – wie beschrieben – bei Säuglingen, Kleinkindern und Jugendlichen).

Die besten therapeutischen Ergebnisse wurden erzielt durch manuelle Impulsgabe, entgegen der Fehlstellung bei gleichzeitig erfolgender Normalisierung des Gelenkspiels.

Welche physiologischen Mechanismen sind hierbei im Bereich Okziput, Atlas, Axis wirksam?

Hypothetisch kamen für uns die folgenden Wirkungsmechanismen in Frage, die wir schon in unserer ersten Arbeit (1953) definiert haben:

> Beeinflussung der mechanisch-statischen Verhältnisse der Wirbelsäule infolge der durch die Fehlstellung ausgelösten Dauerreize der sensiblen und vegetativen Elemente des Gelenkapparates und des dadurch bedingten reflektorischen asymmetrischen Hypertonus der Muskulatur. Beeinflussung der Lymph- und Liquorzirkulationsverhältnisse. Nerval aufgenommene und nerval beantwortete Reizbildung, wobei das Zwischenhirn als der unmittelbar behelligte Hauptakteur anzusehen ist. Es gibt keine jenseits des Schädelraumes liegende Region, die bei so stark konstruktionsbedingter Labilität und mit so zahlreichen Reizbildungsmöglichkeiten ausgestattet, gleichzeitig so unmittelbar und vielgleisig, d.h. neural, meningeal und vasal mit einem Minimum von Sicherungen den vegetativen Zentren angeschlossen wäre.

Wir setzten damals schon voraus, daß durch Reizsummation und Reizspeicherung das vegetative Nervensystem in einen Zustand „latenter Vorerregung" mit Erniedrigung seines Reizschwellenwertes gerät, daß es zur Reizbeantwortung je nach Reizintensität und dem Grad der Vorerregung sich übereinander geschalteter automatisch funktionierender Wirkungskreise oder -stufen bedient, deren niedrigste Stufe die der peripheren Automatie und deren oberste das Zwischenhirn darstellt, und daß diese Wirkungskreise sich gegenseitig in bahnendem oder hemmendem Sinne beeinflussen. Wir bedienten uns seinerzeit der von W.R. Hess und M. Schneider experimentell erarbeiteten Erkenntnisse.

Welche klinisch objektivierbaren Kriterien konnten seither im Zusammenhang mit der gerichteten manuellen Impulstherapie der Kopfgelenke ermittelt werden?

Muskulatur
- Unmittelbare Beseitigung von manuell diagnostizierten Iliosakralgelenkdistorsionen bzw. Beckenverwringungen;
- unmittelbare Normalisierung des Spannungszustands der Hüftgelenkmuskulatur;
- Elektromyographisch nachgewiesene Veränderung der Aktivität postural engagierter Muskeln des Rückens und der unteren Extremitäten (zusammen mit Véle);
- Normalisierung einer Fehlhaltung, kenntlich gemacht durch die Relation zwischen Beckenmitte, Kopflot und Basislot;
- gelegentliche Lösung des lumbalen reflektorischen muskulären Hypertonus bei Bandscheibenprotrusion mit folgender Normalisierung des Lasegue-Zeichens und des Fingerbodenabstands.

Insgesamt also ist der Einfluß von fixierten Relationsstörungen und deren Behebung im Kopfgelenkbereich nicht nur auf die segmentale, sondern auch auf die gesamte posturale Muskulatur wissenschaftlich erwiesen.

Wesentlich unterstützt wurden diese Erkenntnisse durch die Feststellungen von McCouch et al. (1951) und Hirt (1967), wonach die tonischen Nackenreflexe latent auch beim erwachsenen Menschen wirksam sind.

Nachbarschaftliche Einwirkung auf das Stammhirn

1) *Über die Liquordynamik:* Gemeinsam mit Bender (Münster) wiesen wir 1955 nach, daß der lumbale Liquordruck bei jeder Kopfbewegung ansteigt, bei Retroflexion mit gleichzeitiger Rotation sogar um ein Mehrfaches der Ausgangswerte.

Wir konnten den Begriff des Pseudotumor cerebri (Finkelburg 1902; Reichard 1905; Dandy 1937, Zülch et al. 1974) als eine Bezeichnung für idiopathische Formen der Hirndrucksteigerung dahingehend aufklären, daß durch extreme Fehlstellungen des Arcus posterior des Atlas die Elastizitätsverhältnisse und damit der Ventilmechanismus der subforaminalen Liquorräume beeinträchtigt sein können. Mit Roesner konnte eine relativ einfache Entlastungsoperation entwickelt werden: Laminektomie des Atlas unter absoluter Schonung der Dura, entsprechend der von uns an den Operateur gerichteten Forderung. Infolge dieser stets respektierten Bedingung verläuft der Eingriff komplikationslos (früher mit hoher Mortalität belastet) mit ganz hervorragenden Ergebnissen bei schwersten seit Jahrzehnten therapieresistenten Kopfschmerzen mit und ohne begleitende Symptome einer sekundär chronischen Myelopathie (subforaminales Kompressionssyndrom nach Gutmann 1967, 1971, 1976, 1979, 1981, 1983).

Diese aus den Beobachtungen nach röntgenologisch abgesicherter, aber erfolgloser manueller Therapie und aus dem Röntgenbild abgeleitete operative Technik stellt einen echten wissenschaftlichen, leider viel zu wenig beachteten Fortschritt dar (Tabelle 4.6).

Die von Lewit (1968, 1969) und von uns (1987) beschriebene gelegentliche Identität der Symptomatik bei tumorbedingter Hirndrucksteigerung und bei der Gefügestörung im Kopfgelenkbereich bestätigt nur den von uns schon 1953 hypothetisch angenommenen Mechanismus der beeinträchtigten alternierenden zerebrospinalen Liquordynamik.

2) *Der Gefäßfaktor – Einfluß über die A.vertebralis:* Bei dem synkopalen A.-vertebralis-Syndrom (zervikodienzephales Syndrom mit synkopaler Tendenz; Gutmann 1963) haben wir erstmalig die Angiographie der A.vertebralis in Belastungshaltung (besonders in Rotation und Retroflexion des Kopfes) gefordert.

Tiwisina konnte dabei erstmalig die akute Durchblutungsminderung einer A.vertebralis mit terminalem Spasmus im Atlasgebiet nachweisen.

Tabelle 4.6 a–c. Ergebnisse der subforaminalen Entlastungsoperation. (Aus Lichtblau und Roesner 1984)

a) Selbstbeurteilung des Operationsergebnisses[a]

Beurteilung	[%]
– sehr gut	21,7
– gut	30,4
– zufriedenstellend	30,4
– schlecht	17,4
Gesamt	100

b) Postoperativer Analgetikaverbrauch

Menge/Häufigkeit	[%]
– keine	43,5
– gelegentlich, dauernd, aber weniger als vor der Operation	17,4
– wie präoperativ	6,5
Gesamt	100

c) Berufsausübung nach der Operation[b]

Angabe	[%]
– möglich	71,7
– nicht möglich	26,1
– keine Angabe	2,2
Gesamt	100

[a] 83% der Patienten beurteilten das Ergebnis der Operationen als sehr gut bis zufriedenstellend.
[b] Alle Patienten waren vor der Operation in der Ausübung ihres Berufs schwerstens oder völlig behindert.

Wir schlagen aufgrund der funktionsanalytischen röntgenologischen Exploration die ventrale operative Entlastung des Gefäßes im Canalis transversarius (Transversotomie) vor. Sie wurde mit vollem Erfolg durchgeführt. Die Straßburger Chirurgen A. Jung und sein Schüler P. Kehr haben diese diagnostische und neurochirurgische Methode weiter ausgebaut und darüber mehrfach berichtet (Kehr und Jung 1985).

Auch nach den Beobachtungen dieser Autoren ist das Vorkommen eines arteriellen Spasmus in diesem Gefäßbereich eine Realität [ausführliche Bearbeitung dieses immer noch umstrittenen Problems s. in Gutmann (Hrsg.) Sammelband über die Traumatologie und funktionelle Pathologie der A. vertebralis (1984). Springer-Verlag, Heidelberg].

Hülse gebührt das Verdienst, die Rolle der A. vertebralis in der Pathogenese

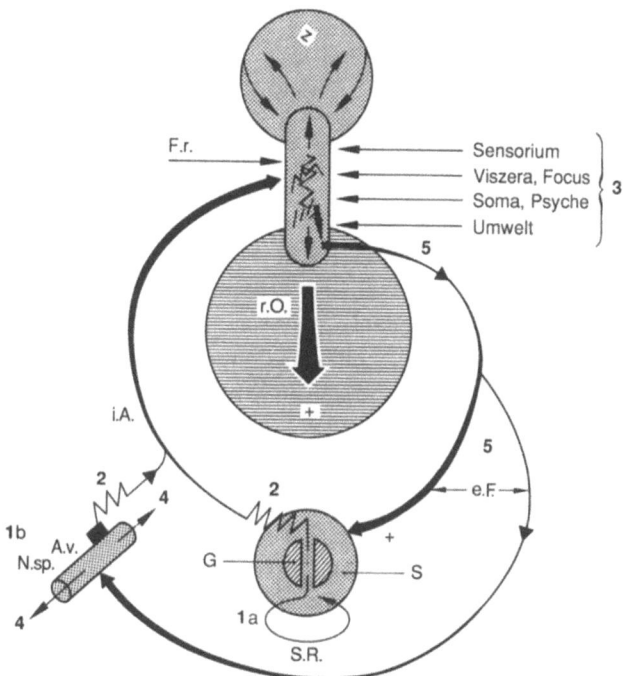

Abb. 4.10. Modell des vertebralen pathogenetischen Komplexes. *Ort der primären peripheren Reizbildung* (Nozizeption): *1a* segmentale Strukturen: Gelenk *(G)* und andere *(S)* mit segmentaler Primärreaktion *(S.R.)*; *1b* peripherer Nerv *(N.Sp.)* oder A. vertebralis *(A.V.)* oder beide zugleich. *Fazilitierende (bahnende) Einflüsse (das multifaktoriell konditionierte pathogenetische Milieu):* 2 Reizwiederholung und Reizsummation, 3 extravertebrale Einflüsse, 4 vermehrte Dehnung und Spannung der primär gereizten Strukturen. *Zentrale Verarbeitung im* zentralen Nervensystem *(Z)*, insbesondere in der Formatio reticularis des Hirnstamms *(F.r.)* mit efferent hemmender oder bahnender Wirkung [5 efferente Fazilitierung *(e.F.)*] auf unterschiedliche Reaktionssysteme des Organismus *(r.O.)* und/oder auf die vom Primärreiz *(l)* betroffenen Strukturen (sekundär gesteigerte Reaktion). (Aus Gutmann 1988a)

des zervikalen Schwindels zwar relativiert, aber für bestimmte Erscheinungsformen bestätigt zu haben.

Wir konnten, ebenso wie Lewit et al., die günstige Wirkung bis zum heilenden Effekt der manuellen Therapie auf der Basis einer sehr sorgfältigen Röntgenanalyse nachweisen. Wir stützten uns auf die Modellvorstellung eines lokalen unterschwelligen, von Bewegung und Haltung abhängigen Reizes mit Reizsummation und gleichzeitig bestehender vermehrter Längsdehnung der Gefäßwand, z. B. durch blockierte Relationsstörung im Kopfgelenkbereich (vgl. Abb. 4.10).

Dieses Modell veranschaulicht zugleich eine weitere wesentliche Erkenntnis der manuellen Medizin, nämlich das durch vielfältige vertebrale und nichtvertebrale Faktoren konditionierte pathogenetische Milieu. Denn allein das alternierende Auf und Ab im Wirkungsgrad dieser Faktoren macht verständlich, warum die gleiche funktionelle Störung der Wirbelsäule in einem Fall klinisch manifest wird, im anderen stumm bleibt und warum uns dies bei dem gleichen Individuum durch seine „launenhafte" Aktivität Rätsel aufgibt. In diesem Zusammenhang haben wir den Begriff der „pathogenetischen Aktualitätsdiagnostik" (1956) geprägt.

3) *Der neurophysiologische nozizeptive Reflexmechanismus der Kopfgelenke:*
Unsere damalige Hypothese von „nerval aufgenommener und nerval beantworteter Reizbildung" bei Reizung der vegetativen Nervenelemente der Kopfgelenke ist heute als der häufigste Pathomechanismus allgemein anerkannt (Wolff et al. 1978, 1983) und vielfach experimentell bestätigt. Die direkte nervale Verbindung der Kopfgelenke mit der Formatio reticularis, den Kerngebieten des Stammhirns, insbesondere des Vestibularis, aber auch des Okulomotorius, gilt durch die experimentellen Arbeiten der letzten 30 Jahre heute als nachgewiesen. So ist u.a. das System der Kopfgelenkrezeptoren als drittes Gleichgewichtssystem anerkannt (Lewit 1968, 1969).

Arlen et al. (1985) konnte mit Hilfe evozierter Stammhirnpotentiale die unmittelbare Einwirkung der manuellen Kopfgelenkbehandlung auf das Stammhirn nachweisen.

4) *Weitere Ergebnisse klinischer Beobachtung und Forschung:*
   a) Die unterschiedliche Bewegung des Atlas bei der Kopfvorbeuge und dem Kopfvornicken wurde erkannt, röntgenkinematographisch (dank der Unterstützung der VW-Stiftung) beobachtet und erstmalig publiziert (Gutmann 1968); das sog. paradoxe Atlaskippen, die inverse Atlasbewegung bei der Kopfvorbeuge.
   b) Der vertebragene Kopfschmerz wurde klinisch und röntgenologisch in seinen biomechanischen Komponenten abgeklärt und dadurch einer wesentlich differenzierteren und erfolgreicheren – allerdings nicht nur manuellen – Therapie zugeführt (Gutmann 1968, 1971, 1973, 1976).
   c) Es wurde der Begriff der statisch-dynamischen Einheit von Lendenwirbelsäule, Becken und Hüftgelenken (LBH-Region) konzipiert und zur röntgenologischen Darstellung eine nur im Stehen durchzuführende Aufnahmetechnik mit zuverlässiger Reproduzierbarkeit der Befunde und des Haltungsmusters entwickelt (Gutmann 1965, 1970a–c, 1979, 1983).
   Es wurde gezeigt (u.a. unter Mitarbeit von C.J.Snijders, Technische Hochschule Eindhoven und Hultsch, Biomathematisches Institut Münster), daß diese Technik einwandfrei reproduzierbare Aufnahmen liefert.
   d) Es wurden hierbei sehr unterschiedliche Typen der menschlichen Aufrichtung in der LBH-Region erkannt und ihre unterschiedliche Bedeutung für die gesamte Haltung, die Aktivierung der posturalen Muskulatur und die Materialbeanspruchung im lumbosakralen Übergang und in den Hüftgelenken nachgewiesen (Gutmann u. Vele: Arbeit im Auftrag des Forschungsministeriums Nordrhein-Westfalen, 1978; Kissling, Inauguraldissertation 1984; Gutmann 1968).

e) Die wichtigste und unseres Erachtens geradezu revolutionäre Erkenntnis betrifft die Wirkung der Kopfgelenke und ihrer funktionellen Störungen auf die gesamte Entwicklung des Kindes. Das von uns (1968) so genannte zervikozephal-dienzephal-statische Syndrom, heute von uns einfacher als Atlasblockierungssyndrom des Säuglings und Kleinkinds bezeichnete klinische Geschehen ist inzwischen bestätigt durch Buchmann (Rostock) und Mohr (Ludwigshafen).

In jüngster Zeit hat der Anatom Christ (Ruhruniversität Bochum) durch embryologische Studien festgestellt, daß die Entwicklung der meisten somatischen Strukturen (z. B. der Muskeln, Gefäße und Eingeweide) von den Kopfgelenken aus erfolgt. Er spricht in diesem Zusammenhang von den Kopfgelenken als dem „vitalen Zentrum des Menschen" (Christ, *Neuroorthopädie IV*).

Es ist für uns geradezu erschütternd, daß kaum ein Chirotherapeut es wagt, sich mit diesem Geschehen zu befassen. Es gehört in die postnatale Betreuung und Vorsorgeuntersuchung jedes Säuglings, ja auch in die pränatale Vorsorge. Alle Hinweise auf eine mechanische oder aus anderen Gründen zu erwartende Geburtserschwernis sollten zur rechtzeitigen Sektion veranlassen.

Bei den wenigen Ärzten (Orthopäden, Pädiatern), welche die segensreichen Wirkungen der manuellen Atlastherapie bei ihren kleinen Problempatienten anerkennend registriert haben, häufen sich die Überweisungen in unsere Praxis. Nicht auszudenken, wieviel Gutes für menschliche Schicksale zu erreichen wäre bei einer millionenfachen Multiplizierung dieses Wissens.

5) *Beobachtungen und Folgerungen für die Begutachtung in der Traumatologie der Wirbelsäule:* Wir konnten nachweisen, daß beim Schädel-HWS-Trauma, insbesondere bei der Schleuderverletzung, ein Großteil der posttraumatischen und therapieresistenten Symptomatik, insbesondere der posttraumatische Kopfschmerz und Schwindel, durch funktionelle Schädigungen im Kopfgelenkbereich, weit überwiegend als fixierte Fehlstellungen ausgelöst oder verursacht sind und daß sie sich durch manualdiagnostische und röntgenanalytisch orientierte manuelle Impulsbehandlung mit sehr guten Erfolgsaussichten behandeln lassen. Darüber hinaus konnten wir beobachten, daß die Tatsache eines noch anhängenden Entschädigungsverfahrens in der Erfolgsstatistik nahezu keine Rolle spielt, der psychische Faktor also wesentlich geringer einzuschätzen ist, als dies allgemein geschieht.

Allerdings müssen wir diese Feststellung dahingehend einschränken, daß alle Behandlungen auf private Rechnung erfolgten und daß somit eine positive Einstellung der Kranken vorausgesetzt werden konnte.

Unsere Arbeit über das Schleudertrauma der HWS (Gutmann 1976a) wurde hinsichtlich der Befunde, der pathogenetischen Vorstellungen und gutachterlichen Schlußfolgerungen bestätigt (Zenner 1987), ohne daß allerdings dieser unserer wohlbekannten Publikation Erwähnung getan wurde. Allerdings werden durch Zenner die traumatogenen Schädigungen im Kopfgelenkbereich bisher allgemein als funktionelle Schädigung definiert. Damit wird zwar dem derzeitigen *schulmedizinischen* Erkenntnisstand das Verständnis erleichtert, nicht aber dem aktuellen Stand *manualmedizinischer* und *röntgenanalytischer* Erkenntnisse entsprochen. Hier offenbart sich exemplarisch, daß die manualmedizinisch inspirierte und orientierte Forschung bei uns an einem Scheideweg angelangt ist. Wir meinen, daß sie sich nicht, zumindest nicht im Kopfgelenkbereich, auf wenig verpflichtende, aber um so lieber akzeptierte Vorstellungen festlegen sollte. Mit diesem Wunsch und in dieser Hoffnung soll aus unserer Sicht das Kapitel über die Geschichte der Klinik für manuelle Therapie als einer sichtbaren Verkörperung unseres Suchens und Handelns abgeschlossen werden. Es ist ein durch und durch persönlicher Rechenschaftsbericht entstanden. Doch konnte auch schwerlich etwas anderes erwartet werden.

Literatur

Die Ergebnisse meiner wissenschaftlichen Arbeit finden sich in den folgenden zusammenfassenden Veröffentlichungen:

Gutmann G (1953) Die obere Halswirbelsäule im Krankheitsgeschehen. Neuralmedizin Bd 1: 1 ff.

Gutmann G (1956) Die manuelle Wirbelsäulentherapie als rationelle ärztliche Behandlung. In: AHH (Hrsg) zur funktionellen Pathologie und Therapie der Wirbelsäule. S 183–190

Gutmann G (1962) HWS und Durchblutungsstörungen in der Vertebralis-Basilaris-Strombahn. Hippokrates, Stuttgart (Die Wirbelsäule in Forschung und Praxis, Bd 25, S 138–155)

Gutmann G (1965) Zur Frage der konstruktionsgerechten Beanspruchung von Lendenwirbelsäule und Becken beim Menschen. Asklepios 6: 1–13

Gutmann G (1967) Chirotherapie – Manuelle Therapie (hier Liquordruckmessungen). In: Geiger T, Groß E (Hrsg) Therapie über das Nervensystem, Bd 7. Hippokrates, Stuttgart

Gutmann G (1968) Schul-Kopfschmerz und Kopfhaltung. Ein Beitrag zur Pathogenese des Anteflexionskopfschmerzes und zur Mechanik der Kopfgelenke. Z Orthop 105: 497–515

Gutmann G (1970a) Klinisch-röntgenologische Untersuchungen zur Statik der Wirbelsäule. In: Wolff HD (Hrsg) Manuelle Medizin und ihre wissenschaftlichen Grundlagen. Verlag für physikalische Medizin, Heidelberg

Gutmann G (1970b) Spezielle Röntgen-Diagnostik zur Chirotherapie. Orthop Prax 6: 43–58

Gutmann G (1970c) Statische Aspekte bei der Coxarthrose. Man Med 8: 111–120

Gutmann G (1971) Der zervikale Kopfschmerz. Z Allg Med 47: 996–1007

Gutmann G (1973) Haltungsfehler und Kopfschmerz. Die pathogenetische Bedeutung der Schulmöbel. Man Med 11: 76–85

Gutmann G (1975) Die pathogenetische Aktualitäts-Diagnostik. In: Lewit K, Gutmann G (Hrsg) Funktionelle Pathologie des Bewegungssystems. Rehabilitatia [Suppl] 10–11: 15–24 Obzor Pratislava

Gutmann G (1976a) Die Schleuderverletzung der Halswirbelsäule. Man Med 14: 17–27

Gutmann G (1976b) Kopfgelenke und Kopfschmerz. Schweiz Rundsch Med Prax 65: 1059–1072

Gutmann G, Vele F (1978) Das aufrechte Stehen. Westdeutscher Verlag, Opladen (Forschungsbericht, Land Nordrhein-Westfalen, Med Nr. 2796)

Gutmann G (1979a) Zur Biotypologie im Lenden-Becken-Hüft-(LBH) Bereich und ihre klinische Bedeutung. In: Neumann HD, Wolff HD (Hrsg) Theoretische Fortschritte und praktische Erfahrungen der Manuellen Medizin (6. Kongreß der FIMM, Baden-Baden). Konkordia, Bühl, S 325–332

Gutmann G (1979b) Das subforaminale Kompressions-Syndrom. In: Neumann HD, Wolff HD (Hrsg) Theoretische Fortschritte und praktische Erfahrungen der Manuellen Medizin. 6. Kongreß Federation Intern. Med. Man, Baden-Baden. Konkordia, Bühl, S 281–288

Gutmann G, Roesner J (1979) The subforaminal stenosis headache. Acta Neurochir 50: 201–215

Gutmann G (1981) Die Halswirbelsäule. In: Gutmann G (Hrsg) Funktionelle Pathologie und Klinik der Wirbelsäule. Fischer, Stuttgart New York

Gutmann G (1983) Die funktionsanalytische Röntgenuntersuchung der Wirbelsäule und ihre tatsächliche klinische Bedeutung. In: Frisch H (Hrsg) Manuelle Medizin heute. Springer, Berlin Heidelberg New York Tokyo

Gutmann G (1987a) Hirntumor, Atlasverschiebung und Liquordynamik. Ein kasuistischer Bericht mit grundsätzlicher Bedeutung. Man Med 25: 60–63

Gutmann G (1987b) Chirotherapie und Schleudertrauma der Halswirbelsäule. In: Groß D, Schmitt E, Thomalske G (Hrsg) März-Konferenz, Lieferung 1/2, Nr 6. Fischer, Stuttgart New York

mehrere Arbeiten in: Wolff HD (Hrsg) (1969) Die wissenschaftlichen Grundlagen der manuellen Medizin. Fischer, Heidelberg

Gutmann G (1985) Die funktionsanalytische Röntgenuntersuchung der Wirbelsäule und ihre tatsächliche klinische Bedeutung. In: Frisch H (Hrsg) Manuelle Medizin heute. Springer, Berlin Heidelberg New York Tokyo

mehrere Arbeiten in: Gutmann G (Hrsg) (1985) Arteria vertebralis, Traumatologie und funktionelle Pathologie. Springer, Berlin Heidelberg New York Tokyo

Gutmann G (1988a) Klinik von posttraumatischen Funktionsstörungen der oberen HWS: Symptom-Kombination und Symptom-Dauer, Frage der Latenz. In: Wolff HD (Hrsg) Die Sonderstellung der Kopfgelenke. Springer, Berlin Heidelberg New York Tokyo

Gutmann G (1988b) Der vertebragene Kopfschmerz. Ein Überblick zur Pathogenese, Diagnostik und Therapie. In: Tilscher H, Wessely P, Eder M, Porges P (Hrsg) Kopfschmerzen. Springer, Berlin Heidelberg New York Tokyo

Folgende Bände erschienen in der Reihe: Funktionelle Pathologie und Klinik der Wirbelsäule, hrsg. v. G. Gutmann. Fischer, Stuttgart:

Monographie (1981) Die Halswirbelsäule: Die funktionsanalytische Röntgen-Diagnostik der Halswirbelsäule und der Kopfgelenke

zusammen mit Biedermann H (1984) Die Halswirbelsäule: Allgemeine funktionelle Pathologie und klinische Syndrome

Weitere Publikationen anderer Autoren

Arlen A (1979) Biometrische Röntgen-Funktions-Diagnostik der Halswirbelsäule. Verlag für Medizin, Heidelberg

Arlen A, Gehr B, Godefroy H (1985) Reversible Veränderungen der Hirnstamm-Potentiale nach manipulativer Atlastherapie bei cervicoenzephalen Syndromen. In: Hohmann D, Kügelgen B, Liebig K, Schirmer M (Hrsg) Neuroorthopädie, Bd 3. Springer, Berlin Heidelberg New York Tokyo, S 502–514

Bergsmann O, Eder M (1977) Thorakale Funktionsstörungen. Haug, Heidelberg

Bergsmann O, Eder M (1982) Funktionelle Pathologie und Klinik der Brustwirbelsäule. In: Gutmann G (Hrsg) Funktionelle Pathologie und Klinik der Wirbelsäule. Fischer, Stuttgart

Biedermann F (1954) Grundsätzliches zur Chiropraktik vom ärztlichen Standpunkt aus. Haug, Ulm (inzwischen 8. Aufl.; engl. Ausgabe ICRC, Davenport/JA). Als Neudruck mit: Gutmann G (1953) Die obere Halswirbelsäule im Krankheitsgeschehen. In: Biedermann H (Hrsg) (1987) Von der Chiropraktik zur manuellen Medizin. Die ersten grundlegenden Vorträge von 1952. Verlag für Medizin, Heidelberg

Biedermann F (1974) Entstehung, Entwicklung und wissenschaftliche Arbeit der FAC (heutiges Ärzteseminar Hamm der DGMM). Man Med 12: 102–109

Caviezel H (1965) Die manuelle Wirbelsäulentherapie. (Eigenverlag) Zürich

Christ B (1987) Vortrag anläßlich des Seminars des Kreises der aktiven Mitglieder (FAC) in Boppard

Christ B, Jacob HJ, Seifert R (1988) Über die Entwicklung der zerviko-okzipitalen Übergangsregion. In: Hohmann D, Kügelgen B, Liebig K, Schirmer M (Hrsg) Neuroorthopädie, Bd 4. Springer, Berlin Heidelberg New York Tokyo, S 13–22

Cramer A (1955) Lehrbuch der Chiropraktik der Wirbelsäule. Haug, Ulm

Dandy WE (1937) Intracranial pressure without brain tumor. Ann Surg 492–513

Decking D. Ter-Steege W (1975) Röntgenologische Parameter der Halswirbelsäule im seitlichen Strahlengang. Hippokrates, Stuttgart (Die Wirbelsäule in Forschung und Praxis, Bd 64)

Derbolowsky U (1976) Medizinisch-orthopädische Propädeutik für manuelle Medizin und Chirotherapie. Fischer (Verlag für Medizin), Heidelberg

Dul J (1979) Op zoek naar een betere zithouding tijdens buro-werkzaanheiden. Med. Dissertation, Universität Enschede

Dvorak J, Dvorak V (1982) Manuelle Medizin, Diagnostik. Thieme, Stuttgart New York

Dvorak J, Dvorak V, Schneider W (1984) Manuelle Medizin. Springer, Berlin Heidelberg New York Tokyo

Eichler JH (1981) Manuelle Medizin (Chirotherapie). In: Handbuch der Orthopädie, 2. Aufl, Bd 2. Thieme, Stuttgart New York

Finkelburg R (1902) Beitrag zur Symptomatologie und Diagnostik der Hirntumoren und des chronischen Hydrozephalus. Dtsch Z Nervenheilkd 21: 438

Frisch H (1983) Programmierte Untersuchung des Bewegungsapparates. Springer, Berlin Heidelberg New York Tokyo

Hirt S (1967) The tonic neck reflex mechanism in the normal human adult. Am J Phys Med 46: 362–369

Hülse M (1980) Die cervicale Gleichgewichtsstörung. Habilitationsschrift, Universität Mannheim

Hülse M (1983) Die zervikalen Gleichgewichtsstörungen. Springer, Berlin Heidelberg New York Tokyo

Illi A (1953) Wirbelsäule, Becken, Chiropraktik. Haug, Saulgau

Janda V (1976) Muskelfunktionsdiagnostik. Steinkopff, Dresden

Jensen HP (1958/59) Die funktionellen Zusammenhänge verschiedener Organsysteme des Rückens und ihre ätiologische Bedeutung im Krankheitsgeschehen. Habilitationsschrift, Universität Würzburg

Kaltenborn F (1973) Manuelle Therapie der Extremitätengelenke. Eigenverlag der Deutschen Gesellschaft für Manuelle Medizin, Hamm

Kehr P, Jung A (1985) Chirurgie der A. vertebralis an den Bewegungssegmenten der Halswirbelsäule. In: Gutmann G (Hrsg) Funktionelle Pathologie und Klinik der Wirbelsäule. Fischer, Stuttgart

Kissling R (1978) Vergleichende Untersuchung über die isolierte Osteochondrose L 5/S 1. Dissertation, Universität Basel

Kresse M (1963) Funktionelle Durchblutungsstörungen der A. vertebralis. Med Dissertation, Universität Münster

Lavezzari R (1957) Die Osteopathie. Urban & Schwarzenberg, München Wien Baltimore

Lewit K (1968) Differential-Diagnose des Kopfschmerzes mit Berücksichtigung seiner vertebragenen Spielart. Man Med 6: 62–64
Lewit K (1969) Zur Klinik und Diagnose vertebragener Schwindelzustände. Man Med 7: 41–43
Lewit K (1972, 1977) Manuelle Medizin im Rahmen der medizinischen Rehabilitation. Urban & Schwarzenberg, München Wien Baltimore
Lichtblau P, Roesner J (1984) Der operierte unerträgliche Kopfschmerz. Ergebnisse der Resektion des hinteren Atlasbogens. Klin J 10: 23–26
Maigne R (1961) Die manuelle Wirbelsäulen-Therapie (übers. a.d. Franz.). Hippokrates, Stuttgart (Die Wirbelsäule in Forschung und Praxis, Bd 22)
Maigne R (1970) Wirbelsäulenbedingte Schmerzen. Hippokrates, Stuttgart (Die Wirbelsäule in Forschung und Praxis, Bd 45)
Mameren H van (1988) Motion patterns in the cervical spine. Dissertation, Universität Limburg/Maastricht
McCouch GB, Deering IE, Ling TH (1951) Location of receptors for tonic neck reflexes. J Neurophysiol 14: 191–195
Metz EG (1986) Rücken- und Kreuzschmerzen. Springer, Berlin Heidelberg New York Tokyo (Manuelle Medizin)
Neumann HD (1978) Informationskurs der Deutschen Gesellschaft für manuelle Medizin. Konkordia, Bühl
Neumann HD, Wolff HD (Hrsg) (1980) Theoretische Fortschritte und praktische Erfahrungen der Manuellen Medizin. (6. Internationaler Kongreß der FIMM, Baden-Baden, 1979)
Ramisch R (1974) Aussagewert des Röntgenbildes der HWS im seitlichen Strahlengang. Med Dissertation, Universität Münster
Reichardt M (1905) Zur Entstehung des Hirndruckes bei Hirngeschwülsten und anderen Hirnkrankheiten. Dtsch Z Nervenheilkd 28: 306
Sachse J (1976) Manuelle Untersuchung und Mobilisationsbehandlung der Extremitätengelenke. VEB Volk & Gesundheit, Berlin
Schneider W, Dvorak J, Dvorak V, Trithschler T (1986) Manuelle Medizin. Therapie. Thieme, Stuttgart New York
Steinrücken H (1980) Chirotherapeutisch beeinflußbare Krankheitsbilder. Hippokrates, Stuttgart
Stoddard A (1970) Lehrbuch der osteopathischen Technik an Wirbelsäule und Becken (übers. a.d. Engl.). Hippokrates, Stuttgart (Die Wirbelsäule in Forschung und Praxis, Bd 19)
Strohal R (1966) Leitfaden der Chiropraktik, 2. Aufl. Urban & Schwarzenberg, München Wien Baltimore
Ter-Steege W (1974) Halbautomatische Auswertung von HWS-Röntgenaufnahmen im seitlichen Strahlengang mit einem Koordinatenschreiber. Med Dissertation, Universität Münster
Tilscher H (1975) Die Rehabilitation von Wirbelsäulengestörten. Verlag für Medizin, Heidelberg
Tilscher H, Eder M (1985) Schmerzsyndrome der Wirbelsäule. Hippokrates, Stuttgart
Tiwisina T (1964) Die Vertebralis-Angiographie. Hütig, Heidelberg
Wolff HD (1978, 1983) Neurophysiologische Aspekte der manuellen Medizin. Springer, Berlin Heidelberg New York Tokyo (Manuelle Medizin)
Zenner P (1987) Die Schleuderverletzung der Halswirbelsäule und ihre Begutachtung. Springer, Berlin Heidelberg New York Tokyo (Manuelle Medizin)
Zicha K (1983) Leitfaden der Druckwellen-Mobilisation. Verlag für Medizin, Heidelberg
Zukschwerdt L, Biedermann F, Emminger E, Zettel H (1955, 1960) Wirbelgelenk und Bandscheibe, 1. und 2. Aufl. Hippokrates, Stuttgart
Zülch K, Menell HD, Zimmermann V (1974) Intercranial hypertension. In: Handbook of clinical neurology, vol 16. Amsterdam, pp 89–149

KAPITEL 5

Gründung der MWE und Arbeitsgemeinschaft mit der FAC bis zur Bildung der DGMM

Albert Cramer

„Deutsche Gesellschaft für manuelle Wirbelsäulen- und Extremitätentherapie" heißt jene Vereinigung von Sell und seinen Schülern, die nach Angaben ihres Mitgliedes Nr. 5, H. Bieler, im April 1956 in Isny-Neutrauchburg gegründet wurde. Karl Sell war ihr 1. Vorsitzender, Vonbun Schriftführer.

Bieler war vor dem Krieg Sportarzt in Leipzig, Assistent von Prof. Altrock am Universitätsinstitut für Leibesübungen. Er hatte schon als Sportler Kenntnis sowohl von den Therapiemöglichkeiten der „Chiropraktiker" als auch der „Ziehmänner" (im Erzgebirge) und der Zimmerleute untereinander. An diesem Institut entwickelten sich mit Unterstützung von Prof. Knudsen (Kopenhagen), Altrock, Sonntag und Hochrein manuelle Grifftechniken in Verbindung mit Leibesübungen.

Neben der Sportmedizin bildeten dort die Gerontologie unter Prof. Bürger (früher Bonn) und die prophylaktische Medizin Forschungsschwerpunkte.

Nach dem Krieg ließ sich Bieler in Saalburg (Thüringen) nieder. Einer der Schwerpunkte seiner Praxis war manuelle Therapie.

Ein Schreiben der Sozialversicherungsbehörde Gera vom 06.07. 1955 belehrte ihn jedoch eines Besseren:

> ... macht uns das Gesundheitsministerium darauf aufmerksam, daß grundsätzlich die Methode der Chiropraktik nicht als Behandlungsmethode im Gesundheitswesen eingeführt werden kann ... daß weder für Ärzte, noch für Angehörige der mittleren Heilberufe die Behandlungserlaubnis für Chiropraktik auf Kosten der Sozialversicherung erteilt wird.

Wir finden Bieler in Ludwigshafen und Edenkoben wieder, wo er 1957 ein „Institut für manuelle Wirbelsäulen- und Extremitätentherapie" eröffnete. Diese Bezeichnung trug schon die Vereinigung der Sell-Schüler: „MWE" (s. oben).

In Edenkoben trat er in die Leitung des Sportsanatoriums des Südwestdeutschen Fußballverbandes ein. Ab 1958 aber zog er sich auf die Praxen für manuelle Therapie in Ludwigshafen und Edenkoben, später nur noch Edenkoben, zurück.

1959 war Bieler wieder in Wiesbaden dabei, als MWE und FAC ihre gemeinsame Gründung, die „Arbeitsgemeinschaft der ärztlichen Gesellschaften für manuelle Therapie" (FAC und MWE) (hinfort „ArGe" genannt) durch die Anwesenheit ihrer Vorstände demonstrierten.

Gründung der MWE und Arbeitsgemeinschaft mit der FAC bis zur Bildung der DGMM

Die Zusammenarbeit wurde 1960 in Aachen anläßlich der gemeinsamen Tagung (früher E-Kurs) zu Himmelfahrt vertieft. Wieder war der Sportarzt und Sportlehrer Bieler dabei, und immer wieder war er zwischendurch bei Dr. Sell in Neutrauchburg. Auch Sell betätigte sich ja vor dem Krieg als Sportarzt, und gemeinsame Interessen mögen der Zusammenarbeit förderlich gewesen sein. Zu einer festen Anstellung bei Sell kam es nicht, weil Angebot und Forderung zu weit auseinander klafften. Der Zusammenarbeit über viele Jahre hin tat das keinen Abbruch. Neben Prof. Schuler, dem Chefarzt der Landesrheumaheilstätten Aachen und Sell-Schüler, der 1. Präsident der „ArGe" wurde, trat bald H. Biermann, Allgemeinarzt (und Werksarzt) in Ibbenbühren in den Vorstand ein. Er ist derzeitiger Präsident des „Ärzteseminars Neutrauchburg" (Nachfolgeorganisation der MWE).

Es heißt von dem Gespann Bieler – Sell, der erstere sei der Praktiker, letzterer der Theoretiker gewesen. Bieler nahm jedenfalls in Wiesbaden die Gelegenheit wahr und schaute sich einen D-Kurs der FAC an (einen der letzten, den sie – 1959 – unter Eigenregie durchführte).

In diesem Jahr machte auch Biermann seinen ersten Kurs bei Sell. Als Assistent im Krankenhaus Bottrop hatte er bei Prof. C. Blumensaat die Probleme vertebragener Erkrankungen im Knappschaftsbereich kennengelernt. Damals führte man die ersten Laminektomien durch und machte Versuche mit der Schlingenextension. Biermann hatte bei den FAC-Kurslehrern Focke und Wolff Kurse belegt, bevor er sich 1958 als praktischer Arzt in Ibbenbühren niederließ. Der Kurs bei Sell entsprach vielleicht mehr seinem praktischen Naturell. Schnell gelangte er in den Vorstand der 1955 gegründeten MWE, an deren Zustandekommen er maßgeblich beteiligt war. Seit Beginn der 70er Jahre ist er Präsident jener Teilgesellschaft der DGMM, die sich heute „Ärzteseminar Neutrauchburg" (Argentalklinik, Isny) nennt. Als Werksarzt blieb er seiner knappschaftlichen Verbindung bis heute treu und bringt seine Begabung und Erfahrung in manueller Therapie in den Bereich der Arbeitsmedizin ein.

Im Vorstand der FAC ist man von jeher der Meinung, daß möglichst viele Facharztsparten in Vorstand und Lehrerkollegium vertreten sein sollten. So traf es sich gut, daß unter dem „Nachwuchs" – das sind die Niederlassungswilligen Jungkollegen, die mit Chirotherapie ihren Horizont erweitern möchten – ein Neurologe auftauchte, der als Kurslehrer mitzuarbeiten bereit war: Dr. Andresen. Nach Beendigung seiner Assistenzzeit im Annastift in Hannover ließ er sich in München nieder. Schon nach wenigen Einsätzen im Kursbetrieb sahen wir, welch große Bereicherung Andresen für unsere Runde war, in der bisher ein Neurologe gefehlt hatte. Bald verband ihn Freundschaft mit vielen der „Alten". Die Bestürzung war groß, als ihn schon nach kaum einem Jahr der Tod aus unserer Mitte riß. Er fuhr aus voller (arbeitsintensiver) Praxis heraus in seinen ersten größeren Urlaub zum Skifahren, nahm noch am Anreisetag eine größere Abfahrt unter die Bretter: Am Tag darauf erlitt er bei der 6. Abfahrt einen Herzinfarkt, dem er später erlag.

Albert Cramer

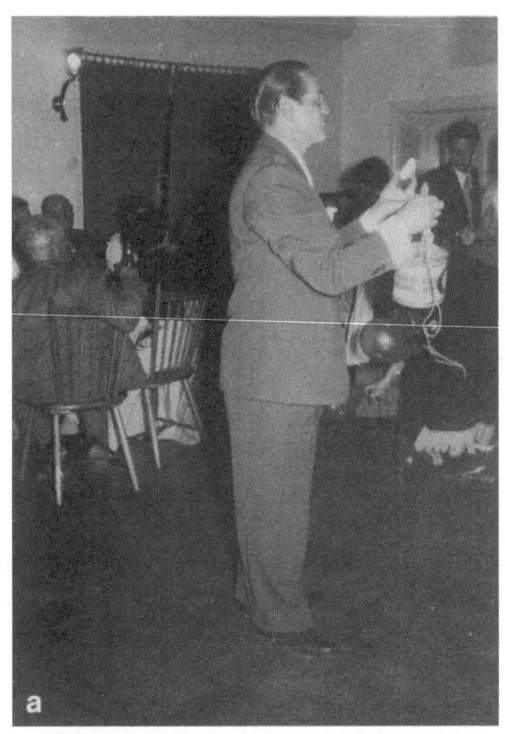

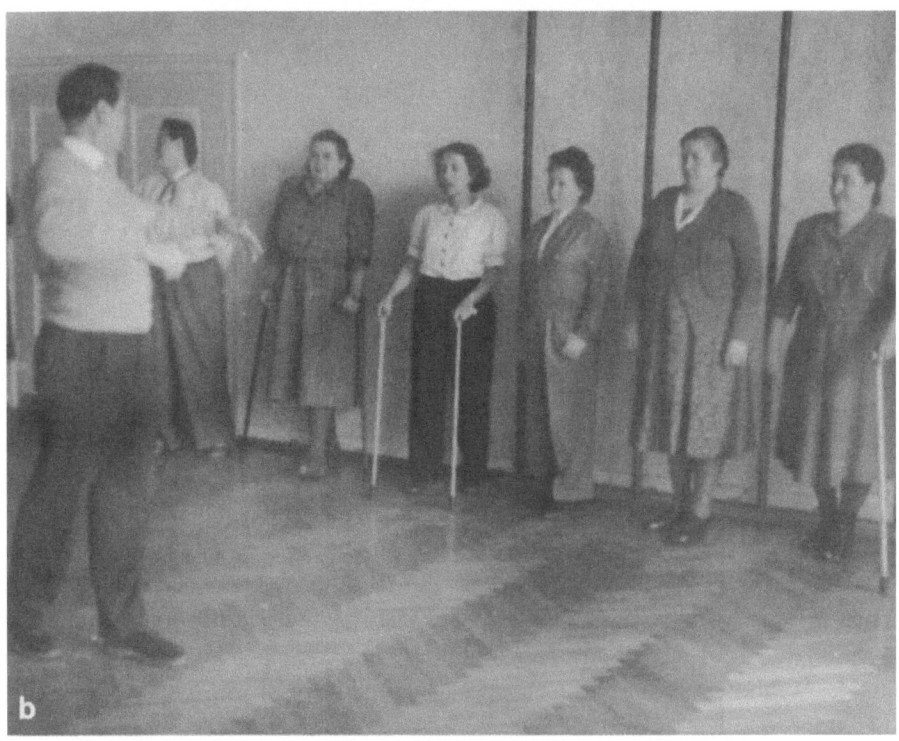

Gründung der MWE und Arbeitsgemeinschaft mit der FAC bis zur Bildung der DGMM

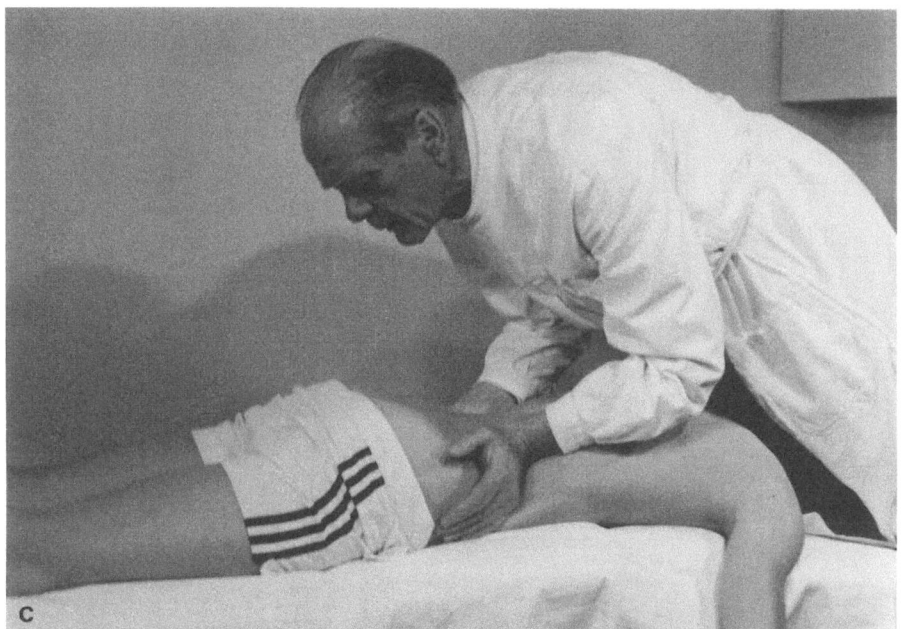

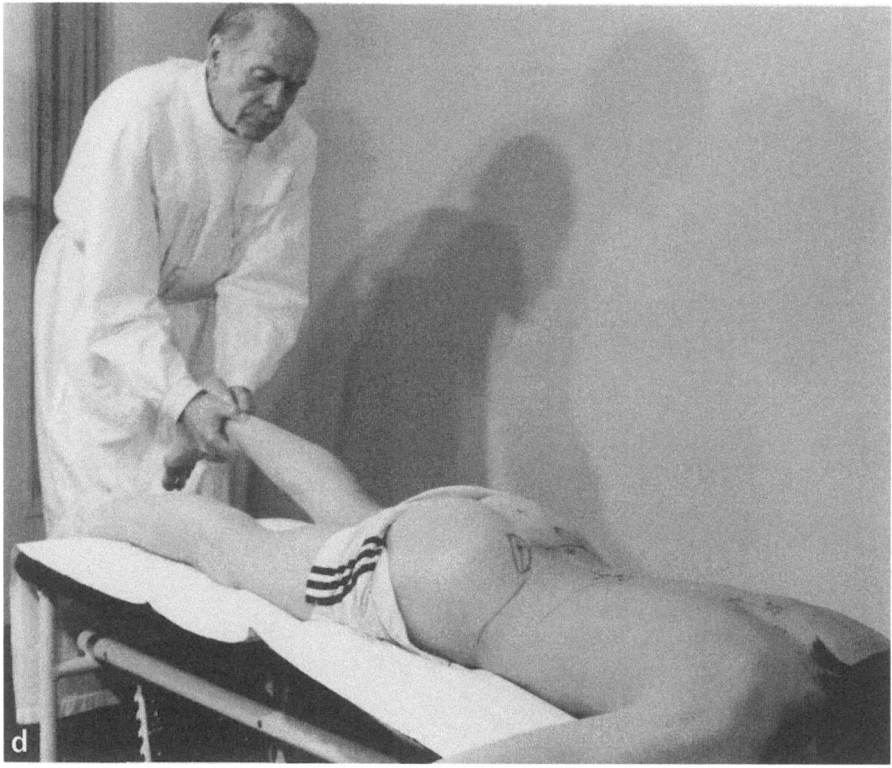

Abb. 5.1 a–d. Dr. K. Sell († 1982): *a* Kursleitung, *b* Arbeit mit Behinderten, *c* und *d* individuelle Behandlung in Isny-Neutrauchburg

MEDIZIN heute

SONDERDRUCK

12. JAHRGANG · JUNI 1963 · HEFT 6 · SEITEN 294—297

Hauptschriftleiter: Dr. med. B. Brück, Hannover · Verlag: Schlütersche Buchdruckerei · Verlagsanstalt, 3 Hannover, Georgswall 4, Ruf 27121/24 · Erscheinungsweise mit. einmal. Bezugspreis 5,- DM vierteljährlich

Überreicht vom Verfasser.

Manuelle Therapie

Internationale Föderation für manuelle Medizin (6. bis 8. Oktober in Nizza)

Über 200 Ärzte aus England, Frankreich, Deutschland, der Schweiz und aus den Vereinigten Staaten — ja, ein Dozent aus Prag — haben sich in Nizza zu einem Internationalen Kongreß für ärztliche manuelle Therapie getroffen. Sie wurden feierlich in der überdimensionalen Villa Massena durch einen der Stadtväter begrüßt. Palmen hingen in drückender Hitze unter strahlender Sonne.

Die Präsidentschaft lag in der Hand der Pariser Ärztin Dr. Pruzzo, die mit gelassener und bestimmter Liebenswürdigkeit ihr Amt ausübte. Die jeweiligen Tagungsleiter entstammten den Landesgruppen. Mal dirigierte Professor Junckmanns, der Leiter der offiziellen deutschen Wirbelsäulenforschung, mal Professor Dr. Schulze, der Nachfolger des verstorbenen Slauck in „Aix-la-Chapelle", zu Deutsch Aachen. Dann der Verbandsleiter: der bekannte Vorstand der fürstlich Welfschen Neuraichburger Ärzteschule, Dr. Sell, und Dr. Gutmann aus Hamm, der Vorsitzende der Ärztlichen Forschungs- und Arbeitsgemeinschaft für Chiropraktik, gen. „FAC". Und schließlich Dr. Tsaurx aus Baden (Schweiz), der die beiden bisherigen Jahresmeetings vorbereitete und der sich dank seiner Vielsprachigkeit vorzüglich für das Amt eignet.

Von den Deutschen waren in Vorträgen besonders zu würdigen: Dr. Biedermann aus Stuttgart, der überaus fleißige Mitverfasser des tonangebenden deutschen Buches „Wirbelgelenk und Bandscheibe". Er konnte den Erfolg einer Behandlung an einem Elektro-Dermatogramm demonstrieren.

Dr. Gutmann, der im November in Hamm eine neue Manualklinik eröffnet, konnte die Durchblutungsklemme einer Arteria vertebralis bei bestimmter Kopfdrehung mit einem Röntgen-Arteriogramm belegen. Folge für den Betroffenen: ein synkopaler Anfall, überaus eindrucksvoll, weil hier nicht die Behauptung allein dastand, sondern der röntgenologische Beweis.

Dr. Wolff aus Trier sprach frei und pointiert zu einem ausgezeichneten Film über den Gang seiner Untersuchung und Wirbelsäulenbehandlung am Kranken. Hier wurde in zwanzig Minuten das Wesentliche klar.

Dr. Sell aus Neutraichburg hatte mit seinem Schwarzweißfilm daneben schweren Stand, wenn auch sein Haupt prophetengleich immer wieder die Leinwand füllte. Pech war es, daß ein fetter älterer Mann als Demonstrationsobjekt diente. Außer schwarzen Strichen und Punkten war nicht viel zu sehen. Ich bin der Überzeugung, daß der Gewandt- und Findige die Sache noch einmal dreht.

Die Vorsitzende selbst, Frau Pullon, hielt zwei schöne Referate, in denen etwas betont wurde, was den apparatebesessenen Deutschen nicht so liegt, die Wichtigkeit der palpierenden Hand und die des beobachtenden Auges. Wer zu tasten gelernt hat — und dazu braucht es Jahre der Übung, ganz abgesehen von einer bestimmten Begabung — wird der vornehmen Frau Dank wissen.

Ganz auf Tasten ist auch der Oldoer Osteopath Dr. Kaltenborn eingestellt, der in einem zusammen mit dem dänischen Dozenten Bann gedrehten Film Diagnostik und Therapie an den Extremitäten zeigen konnte. Die sogenannte Osteopathie ist überhaupt mehr auf die Extremitätengelenke ausgerichtet. Er selbst wurde Demonstrationsobjekt für den Londoner Dr. Stoddard. Dieser wurde durch sein Buch über die osteopathische Technik in Europa bekannt. Es liegt auch in deutscher Fassung vor. Hier war für alle etwas zu lernen.

Als ganz besonderer Gewinn ist die Entdeckung und Dokumentierung des Pariser Dr. Pfdallo zu werten, die besagt: der „angeborene Schiefhals", also intrauterin entstanden, ist nicht angeboren, sondern unter der Geburt erworben. Wer also einen Säugling beobachtet und seine Zwanghaltung nach einer Seite feststellt, der sollte manuell behandeln lassen. Der Kopf steht nach einem Griff gerade und bleibt voll beweglich. Sechs Fälle hatte er selbst erlebt. Hier sollte die Fachwelt nicht vorübergehen.

2

Der Schweizer Professor BÄRTSCHI-ROCHAIX, der im Jahre 1949 mit seiner Habilitationsschrift über die „Migraine cerviceale" eine Sensation für die Neuraltherapeuten bedeutete, sprach über die Folgen des Halswirbeltraumas durch Schub, etwa durch Anfahren von hinten. Sie sind von den Hirnschäden unterschieden, die Bewußtseinsstörungen dauern nur kurze Zeit.

Den Veränderungen der Halswirbelsäule galten ferner die Vorträge des Pariser Dr. MAIGNE, dessen Buch über die manuelle Wirbelsäulentherapie ins Deutsche übertragen wurde, und der seines Mitarbeiters aus Lille, Dr. WACHSMAKER. Beide sind der Materie sicher.

Besonders wertvoll in jeder Hinsicht war auch der Bericht des Oberarztes der hannoverschen Hals-Nasen-Ohren-Klinik, Dr. FLOCK. Sein Chef, Prof. Dr. MORITZ, hat sich in manchen Vorträgen und Veröffentlichungen als Kenner der Wirbelsäulentherapie erwiesen. Audiometrische Untersuchungen nach Halswirbelsäulen-Trauma waren das Thema. Sie erweisen sich als wertvolle Unterstützung für Gutachten. Hier ist also die manuelle Behandlung bereits fest in die klinische Medizin eingebaut.

Die Vorträge des Herrn Albert CRAMER aus Hamburg, des Dozenten LEWIT aus Prag, RÖSSING (Celle) fanden gebührende Beachtung.

Das spezielle Ergebnis der Tagung war die Gründung einer „Internationalen Föderation für manuelle Medizin", sie wurde mit Begeisterung aufgenommen. Der Vorschlag „. . . für ärztliche manuelle Therapie" fand nur eine Stimme. Die meine, Vorsitzender für die nächste Zeit ist der bisherige Organisator, Dr. TERRIER, Baden (Schweiz).

Ganz allgemein aber stand im Vordergrund die frappante Entwicklung eines bisher in der Medizin unbekannten Gebiets, das (wie ein Londoner richtig bemerkte) der Heilkunde auf dem Umweg über das Erlebnis von „Laienheilungen" an eigenem nicht geheilten Patienten überraschend und unangenehm geworden war. Die manuelle Therapie wird jetzt in Deutschland von rund 1500 ausgebildeten und annähernd 5000 nicht speziell geschulten Ärzten ausgeübt. Mit dieser Entwicklung aber kann zugleich eine erhebliche Vertiefung der wissenschaftlichen Grundlagen. Diese waren zwar bei den „Osteopathen" bereits gründlicher, erfolgte als bei den „Chiropraktoren", die statt von einer „Philosophie" von einer Pathologie sprechen. Das besagt im übrigen nicht etwa, daß ihre Ausbildung in den Staaten nicht gründlich sei. In vielen Bundesländern sind sie drüben daher auch als Behandlungsberechtigte zugelassen.

Führend in Deutschland ist das bereits genannte Buch von ZUKSCHWERDT und seinen Mitarbeitern, insbesondere BIEDERMANN, „Wirbelgelenk und Bandscheibe". Als Ahnen sind auch zu nennen HEAD und MACKENZIE aus England, NAEGELI aus der Schweiz, LERICHE, FONTAINE und REILLY aus Frankreich, RICKER aus Deutschland und SPERANSKY, Pawlownachfolger in Rußland. Bei den Franzosen ist dieser im übrigen keineswegs erledigt. Nur in Sowjetrußland fiel er als „virchowistisch, idealistisch und bourgeois" der Verfemung anheim. Sein Experimentalwerk ist gewaltig. Es ist auch nicht durch eine deutsche Arbeit an zwei Hunden in den Abgrund zu stoßen. Zuletzt führt in die Tiefen einer neuralen Auffassung der Medizin das neu herausgegebene Buch von HANSEN-SCHLIACK „Die segmentale Innervation".

Erforderlich ist jetzt die Ausarbeitung einer gemeinsamen, und verständlichen Nomenklatur. Die Technik ist, wie GUTMANN richtig vorschlug, durch gegenseitige Besuche zu vereinheitlichen und optimal zu gestalten. Staatliche Unterstützung im Lehrbetrieb im Zusammenhang mit den Hochschulen ist ein Gebot der Zukunft.

Die theoretischen und anatomischen Grundlagen sind erst zum Teil bekannt. In diesem Mißgeschick finden wir uns im übrigen auch zusammen mit großen Gebieten der Medizin, denen es ebensowenig möglich ist, ihre Erfolge oder Mißerfolge bioptisch zu demonstrieren. Leider läßt sich am Toten nur wenig finden, was die Genese durchsichtig macht. Der Tod ist statisch, die Krankheit ein Geschehen und nie „unicausal" sondern immer „pluricausal". Ja, das geht so weit, daß der alte Spruch „cessante causa, cessat effectus", wie RICKER in einer lichten Stunde fand, in der Medizin nicht bestimmt. Es gilt vielmehr die Regel „Cessante causa non cessat effectus". Ist also der Ursache beseitigt, so sind es die Folgen nicht. Wir sind vielfach auf Analogieschlüsse angewiesen, die oft trügerisch sind. Was haben andererseits Frosch und Kaninchen mit dem Menschen zu tun? Daß wir dennoch dank der industriellen Laboratoriumsmedizin riesige Fortschritte machten, darf nicht übersehen werden.

Erforderlich ist ferner, wie Nizza zeigte, das bessere sprachliche Verständnis. Man hat also deutsch, französisch und englisch zu sprechen und zu verstehen. Dann werden die Behelfe der Simultanübersetzung und der entsprechenden Kopfhörer entbehrlich. Lautsprecher sollten dagegen in der Regelausrüstung gehören. Die Engländer besonders sprechen den in der Unterhaltungssprache, also für einen großen Saal, zu leise.

Und nun das gesicherte Gut der manuellen Therapie: Im Kopfgebiet, insbesondere bei der Migräne, hat man Erfolge, die alle medikamentösen Bemühungen schlagen. Im Schulter-Arm-Gebiet können sich die Manualtherapeuten sehen lassen. Im Hüftschmerzgebiet und Wirbelsäulen- und Gelenktherapeuten den äußerlichen und inneren Anwendungen weit überlegen. 80 bis 90 Prozent entwinden Kenner den Neurochirurgen. Wer ein paarmal erlebte, daß ein Transportkranker hinauswandert und vom Krankenwagenfahrer nicht mehr erkannt wird, der weiß, was gezielte manuelle Therapie vermag.

v. Roques, Berlin

DK 615.828:061.3 (100)

Literatur: Otto Naegeli, Therapie von Neuralgien und Neurosen durch Handgriffe, Basel-Leipzig, Benno Schwabe Verlag, 8. Aufl. 1958. — Head, Die Sensibilitätsstörungen der Haut bei Viszeralerkrankungen, Berlin 1898. — Mackenzie, Krankheitszeichen und ihre Auslegung, Würzburg 1917. — Ricker, Entwurf einer Relationspathologie, G. Fischer 1925. Pathologie als Naturwissenschaft, Berlin 1924. — Speransky, Grundlagen der Theorie der Medizin, 2. Aufl. 1950. — Hansen—Schliack, 2. Aufl. Segmentale Innervation, Thieme, 1962. — Bärtschi—Rochaix, Migraine cervicale, Bern, 1949. — Zukschwerdt u. Mitarbeiter, Wirbelgelenk u. Bandscheibe, 2. Aufl. Hippokratesverlag, 1960. — Terrier, Manipulationen an der Wirbelsäule. Hippokrates-Verlag, Stuttgart. — Stoddard, Lehrbuch der osteopathischen Techniken. Hippokratesverlag, 1961. — Maigne, Die manuelle Wirbelsäulentherapie, Hippokratesverlag, 1961.

1961 erwies die FAC der MWE ihre „Reverenz" in Form ihres inzwischen traditionellen Himmelfahrtstreffens, (E-Kurs) in Isny-Neutrauchburg. Das intensivere Kennenlernen der Mitglieder beider Teilgesellschaften führte zu gelegentlichen Reflexionen über die „Chirotherapie", zu der sich – dank Kaltenborn und Stoddard – methodologisch die Osteopathie gesellt hatte. Eine gewisse Angleichung der Kursinhalte beider Schulen wurde zwar nicht geradezu verordnet, ergab sich aber – in Grenzen – zwanglos. Man lernte voneinander. Fast 10 Jahre lag nun die Last der Kursorganisation auf A. Cramer. Der stöhnte manchmal, war auch einer Koordination von Hamburg aus bis nach Isny hin wegen der räumlichen Entfernung nicht gewachsen.

1962 verfestigte sich die Stellung der „ArGe" in Nizza dadurch, daß der von Waghemaker ins Leben gerufenen „Fédération internationale de médecine manuelle" die nationalen Landesgesellschaften angehörten. Über den Verlauf dieses Kongresses verfaßte v. Roques (s. Abb.1.8, S.16) einen aufschlußreichen Bericht in *Medizin heute*, wie auf S.204/205 wiedergegeben.

Nach Nizza wurde Frisch Organisationsleiter der FAC und nahm behutsam die Zügel auf. Durch eine Fragebogenaktion suchte er sich zunächst ein Bild vom Bedarf der Mitglieder zu machen. Er meinte zu sehen, daß sich das Interesse von der Chirotherapie fort mehr zur Osteopathie hin verschob. Das war eine methodologische Entscheidung, die sich für A. Cramer deswegen nicht stellte, weil dieser in seiner Praxis bereits weitgehend auf gymnastische Fazilisationstechniken überging. Seinen Kursteilnehmern hat er oft etwas vorgeturnt. Für das Seminar Hamm – die FAC also – übernahm Frederick Kurse in osteopathischer Technik, nach dessen schwerer Erkrankung sein Schüler Müller/Wennigsen. Auch die Mitglieder der MWE nahmen auf den gemeinsamen Tagungen Kenntnis von den weicheren Techniken der osteopathischen Schule und versuchten, sie in ihre Schule einzubauen. Dort aber blieb vorerst Sell für die Kursinhalte bestimmend (Abb.5.1a–d s. S.202, 203).

1963 stellte sich die FAC auf dem Höhepunkt ihrer Entwicklung dar. Die Klinik wurde mit feierlicher Eröffnung am 02.03.1963 eingeweiht, sie war schon voll belegt und voll in Betrieb unter ihrem energischen Chefarzt Gutmann. Im 1. Stock der neuen Klinik zur Ostenallee hin bezog die FAC ihre eigenen Unterrichtsräume.

Mit Heft 1/1963 präsentierte Schriftführer Wilinski das erste Heft des eigenen Informationsblattes. Auf S.3 des in der Hansadruckerei Stelzer (Stade) hergestellten Heftes ist die neue Klinik zu sehen (Abb.2.11 b, S.45).

Inzwischen hatte auch der ZÄN ein eigenes Mitteilungsblatt mit dem Untertitel *Physikalisch diätetische Therapie*. A. Cramer übernahm die Schriftleitung. Einmal monatlich fuhr er nun über Jahre hin nach Uelzen zum Umbruch in die Druckerei, meist an einem freien Mittwochnachmittag. Er war Schriftführer im Vorstand des ZÄN. Nach der Einstellung des Erscheinens von *Neuralmedizin* hatte die FAC ihr eigenes FAC-Mitteilungsblatt. Die von der FAC im Rahmen der ZÄN-Kongresse in Freudenstadt abgehaltenen Tagungen brachten es aber mit sich, daß in den Jahren bis 1967 die Referate der wissenschaftlichen Tagungen in *Physikalisch-diätetische Therapie* erschienen. Auf diese Weise konnte Cramer vielen ausländischen Referenten für die FAC mit Reisekosten- und Tagegeldern die Teilnahme an den wissenschaftlichen Tagungen der FAC erleichtern, was besonders willkommen war für die Referenten aus dem sog. „Ostblock" und der DDR.

Im Verhältnis zwischen FAC und ZÄN machte sich die „ArGe" zunächst noch nicht bemerkbar. Die alte, korporative Mitgliedschaft trug kraft ihrer Eigendynamik die Zusammenarbeit noch für eine Weile. Es gab aber im wissenschaftlichen Beirat der „ArGe" durchaus Kollegen, die über den ZÄN „die Nase rümpfen".

Man darf sich den ZÄN nicht als eine Horde akademischer, bärtiger, sandalentragender Wurzelzwerge vorstellen. Aber er war sehr heterogen zusammengesetzt. Neben den eigentlichen Gründern, dem – ärztlichen – Kneipp-Verein und der Priesnitz-Gesellschaft, gehörten dazu: die Gesellschaft für Akupunktur, für Elektroakupunktur, die „Arbeitsgemeinschaft für Gesundheitsvorsorge und Frühheilbehandlung" (Med. Rat Dr. Nathusius) der LVA-Sanatoriumsärzte; Huneckes „Internationale Gesellschaft für Neuraltherapie", das Psychotherapieseminar (v. Wittgenstein) und die „Medizinisch-biologische Arbeitsgemeinschaft deutscher Zahnärzte" und andere.

„Seriöse Wissenschaftler" wie Prof. Junghanns und Prof. Schuler haben immer ein wenig „die Nase gerümpft", wenn vom ZÄN die Rede war (dem ja die FAC immer noch korporativ angehört). Andere international renommierte Wissenschaftler waren sich nicht zu gut für interessante Vorträge; so z. B. Prof. Dr. med. Dr. Ing. Knipping, wissenschaftlicher Leiter am Kernforschungszentrum Jülich – jener Knipping, der vor dem Krieg das erste brauchbare Grundumsatzdiagnosegerät konstruierte (er war Ordinarius für innere Medizin in Köln).

Er hielt seinen Vortrag „Atomforschung und Medizin" in Freudenstadt (September 1965) in einer mit Zuhörern brechend voll besetzten Stadthalle. Wissenschaftler kamen von weit her angereist, um ihn zu hören. Er sprach u. a. über den Versuch, die Affinität bestimmter Organe zu bestimmten Mineralien diagnostisch und therapeutisch nutzbar zu machen. Bekannt ist z. B. die Affinität der Niere und Schleimhaut zu Blei („Bleisaum"), von Knochen zu Strontium. Die Affinität der Leber zu Bor versuchte Knipping mit einem Borisotop diagnostisch zu nutzen (*Physikalisch-diätetische Therapie* 1965, 6/10: 189–191).

Es kommt hier weniger darauf an, ob Knippings Bemühungen zum gewünschten Erfolg führten. Das würde eine eigene Monographie erfordern. Vielmehr hatte er den richtigen Blick für das Interesse an „physikalischer Medizin" im ZÄN gehabt. Und sein Vortrag weitete uns den Blick über die eigenen Grenzen hinaus.

Der Beitrag der „Medizinisch-biologischen Arbeitsgemeinschaft deutscher Zahnärzte" hat vielen unserer Kinder Segen gebracht. Die von Eltern und Kindern gefürchtete „Zahnregulierung" beim Kieferorthopäden peinigt die Kinder nicht nur durch das meist damit verbundene Extrahieren der Canini (4er-Eckzähne), sondern auch durch die „Maschine" im Mund, die nachgeschraubt wird und beim Essen, Sprechen und Schlafen stört.

Die „biologischen Zahnärzte" hatten beobachtet, daß jene 2 starken Muskeln, die die obere (und untere) Zahnreihe im Wachstum beeinflussen – Zunge und M. orbicularis oris –, über „Überbiß" oder „Unterbiß" entscheiden.

Gewohnheitsmäßiges Abstützen der Zunge hinter der Oberkieferzahnreihe – sog. „Zungenlutschen" – treibt die Zähne zum „Überbiß" auswärts.

Die „biologischen Zahnärzte" setzten solchen zungenlutschenden Kindern leichte Drahtspangen hinter die obere Zahnreihe, die den Druck der Zunge zu den Seiten hin ableiten. So wird das Breitenwachstum des Oberkiefers begünstigt, es müssen keine Eckzähne gezogen werden. Das Kind kann die Spange zum Essen, Sprechen, Schlafen herausnehmen. Sie bedarf keines Nachschraubens. Und billiger ist das auch noch! Das Gerät heißt „Bionator". Heute – 20 Jahre später – ist es noch genauso nützlich wie damals, noch genauso wenig bekannt, noch genauso viel billiger wie die konventionelle „Zahnregulierung" beim Kieferorthopäden und nicht weniger wirksam.

Mit dem zugkräftigen „Naturheil..." und mit „biologisch" wurde damals ebenso viel Unsinn getrieben wie heute, wurden ebenso gute Geschäfte gemacht wie heute. Und es steckte – ebenso wie heute – manch goldenes Korn Wahrheit dahinter.

Für diesen ZÄN redigierte nun – wie oben erwähnt – A. Cramer dessen Zeitschrift.

Viele Beiträge zur manuellen Therapie erschienen zwischen 1962 und 1967 in *Physikalisch-diätetische Therapie*, deren Verbreitung jedoch trotz ihrer Auflage von über 10 000 begrenzt war. Von Prof. Schuler, dem Präsidenten der ArGe wurde diese Verbindung zu den „Außenseitern" mit Vorbehalt gesehen. Er strebte in eine andere Richtung. Das war ganz im Sinne von Sell, dem Orthopäden und Klinikchef. So wurden denn verschiedene Verbindungen angebahnt bzw. aufgenommen. Es ist ein besonderes Unglück, daß der manuellen Medizin in der physikalischen Medizin in Deutschland keine Heimat in einer Fachdisziplin zur Verfügung steht. Und nicht genug damit, daß es den Facharzt für „physikalische Medizin" nicht gibt; die Mehrzahl der auf diesem Gebiet an Universitäten noch tätigen Kliniker stehen der Chirotherapie eher ablehnend gegenüber.

In den Jahren bis zur Gründung der DGMM brachte es die Rechtsform der „ArGe" noch mit sich, daß Doppelmitgliedschaften in FAC und MWE möglich waren. Es kam auf beiden Seiten zu Austritten, um solche Doppelmitgliedschaften zu beenden, aber auch, weil andere therapeutische Wege eingeschlagen wurden. Denn: die manuelle Therapie ist nicht jedermanns Sache. Sie erfordert nicht nur Kenntnisse, sondern auch Geschick – eine gewisse Begabung.

1963 machte sich G. Walther (Abb. 5.52) als Autor in den *FAC-Mitteilungen* bemerkbar unter „Versonnenes zur Wirbelsäule".

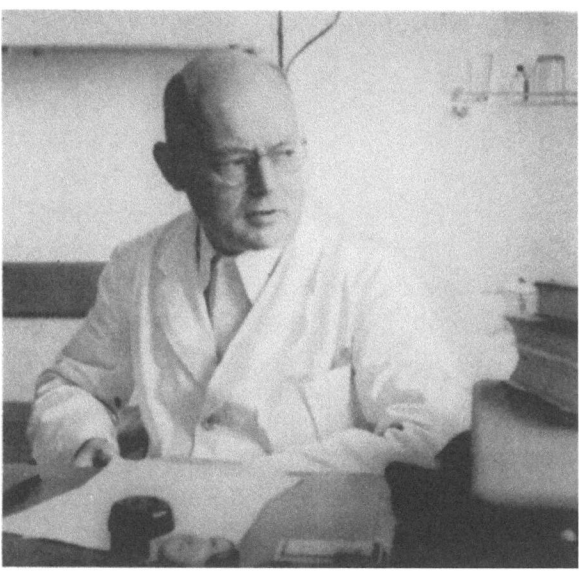

Abb. 5.2. Dozent Dr. G. Walther († 1966). (Aus *Manuelle Medizin* 1966, 2: 35)

The Lord gave us two ends to use:
one to think with, one to sit on.
It all depends, which one you choose.
Heads you win, tails you loose.

Der Chef des Kreiskrankenhauses Westerstede hatte den Klinikumbau hinter sich und atmete auf. Ab jetzt brachte er mehr Zeit für die ArGe auf und wurde – zeitweise – Präsident der „Arbeitsgemeinschaft".

Ein Blick auf die letzten beiden Seiten des oben zitierten Heftes gibt einen schönen Querschnitt durch die Publikationen des FAC-Vorstandes – interessant v. a. wegen der Breite der Themen, die behandelt werden. Schon 1959 schrieb F. Gutmann (mit Tiwisina zusammen): „Zum Problem der Irritation der Arteria vertebralis" (Hippokrates 1959, H.15). Dieses Thema sollte ihn bis ins hohe Alter nicht mehr loslassen und gipfelte in seinem 1985 im Springer-Verlag erschienenen Buch *Arteria vertebralis*.

1964 brachte Heft 2 der *FAC-Mitteilungen* einen Vorschlag zur einheitlichen Dokumentation von Beschwerdebildern in Gestalt von Wolffs „Schmerzmännchen" sowie Befundaufzeichnung in Form von Frischs „Befundkurzschrift". Walther schrieb über „Die mittlere BWS – Besonderheiten um den IV. und V. BWK"; mit ähnlichem Thema in *FAC-Information* 165, H. 3 (die Redaktion hatten inzwischen Biedermann und Wolff übernommen). Das Heft wurde in Plochingen gedruckt. Biedermann gewann dafür ein paar Inserenten, was den Etat der FAC entlastete.

Und wieder hob das „Naserümpfen" an über die Inserenten. Das bekannte „Wasch' mir den Rücken, aber mach' mich nicht naß!" gilt wohl auch unter Ärzten und Wissenschaftlern.

Im Spannungsfeld zwischen „Außenseitermedizin" und „Klinik" führen die „Kliniker" unter den Adepten der Chirotherapie sowohl in der ArGe als in FAC und MWE den Weg fort vom ZÄN und hin zu einer selbstständigen wissenschaftlichen Gesellschaft. Prof. Kunert stand – per Kassette – in dauerndem Kontakt zu Dr. Walther. Noch vor seiner Zeit als Chef der Parazelsusklinik in Marl hatte Kunert (Oberarzt der Bonner Universitätsklinik) mit Studenten auf Bäderexkursionen Prof. Schuler in Aachen besucht und berichtete von seinen Gesprächen dort mit Schuler, insbesondere über dessen engagierten Einsatz für die „ArGe". Diese ersten Kontakte mit Schuler führten später zu Kunerts Mitarbeit im „Wissenschaftlichen Beirat" der ArGe und der Wiederaufnahme des abgerissen gewesenen Kontaktes zu Walther, der vor Kunert Assistent bei Gutzeit gewesen war (persönliche Mitteilung von Kunert vom 23.02.1986).

Keinen Anteil hat dieser „Wissenschaftliche Beirat" an der Gestaltung des „FAC-Manus" (s. unten). Schon Gutmann hatte in den 50er Jahren in loser Folge einige „Rundbriefe" hektografiert, die der Koordination der divergierenden Meinungen um die Chirotherapie dienten. Wilinski begann mit der Herausgabe der ersten Hefte der *FAC-Nachrichten* ein „FAC-Manus", das als lose Beilage diesen Heften beigegeben war. Wolff führte das Unterfangen mit dem Wechsel der Herausgabe zu Biedermann nach Stuttgart weiter. Dieses „FAC-Manus" bildet den ersten Versuch, jenen Wissensstoff, den sich die in der „ArGe" zusammengeschlossenen Ärzte erarbeitet hatten, zu dokumentieren. Freilich trifft auch auf dieses Werk zu, was Lewit (Abb. 5.3) als Ausländer (Neurologe in Prag) einmal so treffend formulierte: „Nie sah ich so viele gute Ideen so schlecht koordiniert."

Um eine solche Koordination zu erreichen, hätten freilich die führenden Köpfe der ArGe für mindestens 4 Wochen in Klausur gehört. Wer hätte das veranlassen, geschweige denn durchsetzen können?

An seine Berufung vom Berufsgenossenschaftlichen Unfallkrankenhaus Oldenburg zum Berufsgenossenschaftlichen Unfallkrankenhaus Frankfurt hatte Prof. Junghanns die Bedingung geknüpft, daß ihm in Frankfurt ein „Institut für Wirbelsäulenforschung" eingerichtet werde. Dorthin verbrachte er den – mit Hilfe der FAC angesammelten – Fundus von 210 Büchern und 14000 Sonderdrucken.

Anläßlich des Erscheinens der 5. Auflage von *Die gesunde und die kranke Wirbelsäule in Röntgenbild und Klinik* (Thieme-Verlag) gab Junghanns für dieses Institut einen „Tätigkeitsbericht". Diesem ist zu entnehmen:

> ... Neben Dr. Erdmann (Radiologe) ist zeitweise noch Dr. Hinz für einen Forschungsauftrag der Montanunion am Institut tätig. Für die Bundeswehr-Luftwaffe ist Dr. Kramann an das Institut kommandiert. Die Buchreihe „Referatenbände" in *Die Wirbelsäule in Forschung und Praxis* redigieren Biedermann und Erdmann. 40 Bände sind bisher erschienen. ...

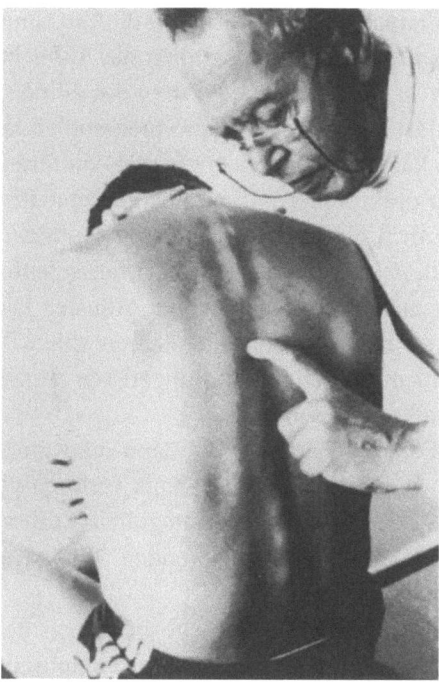

Abb. 5.3. Dr. K. Lewit. (Aus *Manuelle Medizin* 1986, 2: 25)

Im Rahmen des Montanunion-Auftrages wurde „Die Mitverletzung der HWS bei Kopfverletzungen" untersucht. In Zusammenarbeit mit dem Gerichtsmed. Institut Köln und dem M.-P.-Institut für Arbeitsphysiologie, Dortmund, fanden Untersuchungen am Beschleunigungsschlitten zur „Simulierung von Auffahrunfällen" statt. Das Bundesverteidigungsministerium interessierte sich besonders für die Wirbelsäulenbelastung der Piloten. Alle 2 Jahre wurde ein „Schmorrl-Preis" vergeben.

Für die Gewerblichen Berufsgenossenschaften sprangen bei der Arbeit des Instituts neue Gesichtspunkte für Begutachtungen heraus. Als weitere Aufgaben für das Institut wünschte sich Junghanns eingehendere Untersuchungen „zur Biomechanik und Biochemie der Bandscheiben", und nach der Schilderung der internationalen Verbindungen wurde ein wichtiger Aspekt des „Verständigungsproblems" angesprochen:

> Um in der häufig unterschiedlichen Nomenklatur auf dem Gebiet der Wirbelsäule klare Begriffsbestimmungen einzuführen, wird beschlossen ..., möglichst bald die ungenau oder am meisten uneinheitlichen Begriffe in eine einheitliche Namensgebung zu bringen ...

Zum wissenschaftlichen Beirat des Instituts gehörten seinerzeit die Professoren Günz, Janssen, Junghanns, Kuhlendahl, Kunert, Lob, Zukschwerdt. Mehrere Doktoranden erlangten ihre Promotion an diesem Institut.

An dieser „zusammenfassenden Übersicht" fällt einem Chronisten der „manuellen Medizin" auch das auf, was fehlt: die Erwähnung der FAC bzw. der ArGe, die noch immer mit Abnahmegarantien die Aufrechterhaltung der Schriftenreihe *Wirbelsäule in Forschung und Praxis* gewährleisteten und aus deren Reihen immer noch fast alle – größtenteils ehrenamtlich tätige – Referenten für die Referatenbände kamen. Hier zeichnete sich die Trennung der Forschung von ihrer Basis – der praktischen Wirbelsäulentherapie (in der Klinik für manuelle Therapie) – deutlich ab. Der Klinkchefarzt Gutmann fand jenen wissenschaftlichen Rückhalt, der vom „Institut für Wirbelsäulenforschung" nicht mehr gegeben war, an der nahen Universitätsklinik Münster. Die orthopädische Universitätsklinik Münster nahm in den 60er Jahren einen Faden auf, der anderwärts gesponnen und nun (weitgehend) abgerissen war. Nicht mit aufgenommen wurde die Entstehungsgeschichte.

Das sollte später Folgen haben, als Gutmann die Klinik verließ und mit ihm auch das Wissen um die Ursprünge der Klinik verloren ging. Seinem Nachfolger, Jacobsmeier († 1985), war nicht jene integrative Kraft gegeben, mit der Gutmann über Jahrzehnte hin die divergierenden Tendenzen in der manuellen Medizin zusammengehalten hatte.

Das Defizit in der einheitlichen Sprache bezüglich der Wirbelsäule wurde nicht nur von den forschenden Wissenschaftlern empfunden. Auch in der FAC war dies ein wunder Punkt – und nicht weniger in der MWE, wie ein Brief von Karl Sell vom 06.02.1968 „An die Mitglieder des Nomenklaturausschusses..." zeigt. Dem Ausschuß gehörten seitens der MWE Hausmann und Ewald, seitens der FAC Wolff und Frisch an.

Offenbar hatte dieser Ausschuß auch 1968 noch Probleme, die ihn veranlaßten, Erdmann (Institut für Wirbelsäulenforschung, Frankfurt) als „neutralen Berater" hinzuzuziehen. Der Ausschuß reiste dafür sogar nach Frankfurt, und auch Gutmann sagte sein Erscheinen zu.

Diese von Karl Sell initiierte Bemühung blieb jedoch ebenso vergeblich wie frühere Bemühungen anderenorts. Erdmann verfügte als Röntgenologe zwar über das notwendige Repertoire zur Bestimmung osteologischer Röntgenbefunde – und das in mehreren Sprachen. Es fehlte ihm aber die sehr wesentliche Erfahrung des Therapeuten in der Situation vor dem Griffansatz am entkleideten Patienten. In dieser Situation ist jenes räumliche Vorstellungsvermögen gefordert, das die funktionelle Beschaffenheit der Wirbelsäule eines bestimmten Patienten *hier und jetzt* begreift, ohne sie wirklich sehen zu können.

Über das Ergebnis jener Ostertagung ist nichts überliefert. Spätere Veröffentlichungen der Beteiligten sprechen nicht für eine erfolgreiche Vereinheitlichung der Nomenklatur. Und auch Sell selbst vermochte nicht von seinen begrifflich unklaren Formulierungen wie „nach links bzw. rechts rotiert" abzulassen.

Die eigentliche Schuld dafür ist allerdings schon im medizinischen Studiengang zu suchen: Weder in der Anatomie noch in der Pathologie kommen „rotierte Wirbel" vor.

So wird denn auch die wesentliche Frage der Bezugskoordinaten hier nicht angesprochen – geschweige denn definiert. Unter diesen Bezugskoordinaten wäre zu verstehen, *gegen was Wirbel rotieren*, und sei es auch nur der Uhrzeigersinn in der vertikalen Achse – oder in allen 3 Raumachsen.

Hinsichtlich der Atlasgelenke wäre es schon hilfreich, sich darüber zu einigen, ob man Atlas gegen Okziput als rotiert oder Okziput gegen Atlas als rotiert ansprechen sollte, was im Hinblick auf die *unteren* Atlantoaxialgelenke immerhin von definitorischem Belang ist. Aber bis zu einem Konsens darüber wird wohl noch Zeit vergehen.

Haben in den Kursen der FAC von je her theoretische Erwägungen – hinsichtlich „Wirkungsmechanismen", Methodologie usw. eine erhebliche Rolle gespielt, so betont Sell in seinen einführenden Worten z.B. zu dem Beitrag „Zur Technik der manuellen Wirbelsäulentherapie" (in *Der Landarzt* 1970, 23: 1146–1153):

> Die manuelle Wirbelsäulentherapie ist rein empirischer Art ... Man erreicht durch gekonnte Manipulationen reflektorische bedingte Effekte vagotoner Art, ... die auch die Durchblutung verbessern ...

Seine Diagnostik beruht auf feinfühligen Palpationen, die mit nervalen Segmenten in Beziehung gesetzt werden (ohne deren Dignität zu beweisen) und die aus Druckschmerzhaftigkeit, verändertem Gewebsturgor, verminderter Gewebsverschieblichkeit Indikationen für Griffansätze herleiten.

So begegnen wir in Sells „klinischer Abteilung für konservative Orthopädie, physikalische und manuelle Medizin ..." einem erfrischenden Pragmatismus: nichts von theoretischen Lehrgebäuden um „Subluxation", Wirbelgelenkblockierung oder osteopathischer „Nichtwillkürbewegung". Freilich: wer je einen Sell-Kurs besuchte, kennt dessen fast missionarischen Einsatz für „naturgemäße" Lebensweise, für Diät und Nahrungsregulierung.

Das gemeinsame Dilemma beider Schulen – der in Neutrauchburg und der in Hamm – ist die unbefriedigende „Erfolgsrate" der manuellen Therapie im Vergleich etwa zu einem chirurgischen Eingriff oder der Verordnung einer Brille.

Unbefriedigend ist die „Erfolgsrate" nicht so sehr wegen unzureichender Momentanerfolge: Wir wissen ziemlich genau, daß ein einigermaßen lege artis angesetzter Griff zur Entspannung der gelenknahen Muskulatur führt, eine vagotone Umsteuerung einleitet. Unbefriedigend ist vielmehr, daß wir nicht wissen, warum uns einmal „Wunderheilungen" gelingen, die ein anderes Mal bei einem scheinbar ähnlichen Fall ausbleiben. Es mangelt an *Reproduzierbarkeit* in Diagnostik und Therapie, und erst die Erfüllung dieser Voraussetzung kann aus einer empirischen eine „wissenschaftliche" Heilmethode machen.

So ist der Verzicht Sells auf den „wissenschaftlichen" Anspruch, den die FAC stets aufrechterhalten hat, eine recht gesunde Korrektur des Standpunkts, die Sell in die „ArGe" einbrachte. Das heißt aber keineswegs, daß die Anstrengungen der FAC und ihrer Klinik vergeblich waren. Sie haben eine Fülle von

„Gewußt wie..." entwickelt und in der gesamten (internationalen) Wirbelsäulenforschung neue Impulse gesetzt und diese Forschung mit neuen Ideen angeregt.

Konnte Junghanns noch 1964 auf dem IVth Congress of Physical Medicine in Paris ausführen:

> „... Die manuelle Wirbelsäulentherapie behandelt pathophysiologische Leidenszustände, denen pathologisch-anatomische Veränderungen der Wirbelsäule zugrunde liegen ...,

so änderte sich das Bild auf dem International Congress of Manual Medicine vom 25.–29.09. 1965 in London.

In Paris 1964 gab es noch kein koordiniertes Auftreten der „ArGe". Jene „pathologisch-anatomischen" Veränderungen, die Junghanns für die manuelle Wirbelsäulentherapie in Anspruch nahm, sind ja, wie jeder Eingeweihte weiß, eher eine Kontraindikation *gegen* die Chirotherapie. Allgemein bekannt ist auch, daß manuelle Therapie am „pathologisch-anatomischen" Zustandsbild der Wirbelsäule nichts ändert. Die Veränderungen vollziehen sich im *funktionellen* Bereich.

Bemerkenswert immerhin sind noch die Ausführungen von Stoddard (London) in Paris, daß man „in die schmerzhafte Seite hinein behandeln muß" – im Gegensatz zu Maigne's (Paris) Anweisung: „Man muß stets in die schmerz*lose* Richtung hinein behandeln."

Demgegenüber versuchte A. Cramer – damals einziger deutscher Vertreter der manuellen Therapie –, zu einer aus statischen/dynamischen Regeln der Wirbelsäulenfunktion abgeleiteten Diagnostik für den Griffansatz zu kommen („Proceedings of the IVth International Congress of Physical Medicine" 1964, *Excerpta Medica*, pp. 164ff.).

„Statische Axisregel" (nach A. Cramer)

Abweichung der Laufrichtung von der Rumpfsagittalen	Beckentiefstand	Lumbale Konvexität	Rotation Atlas/Axis gegen Okziput
– nach rechts	– links	– links	– rechts rotiert
– nach links	– rechts	– rechts	– links rotiert

Für den „1st International Congress of Manual Medicine" 1965 in London gab es dann aber eine – wenn auch lockere – Koordination. Der Erfolg spiegelt sich im Kongreßbericht des Schweden Brodin – jenes Brodin, der 1964 für die Italiener in Capri den ersten Kurs abhielt:

> 250 Ärzte aus 20 Ländern waren im Picadilly-Hotel in London zusammengekommen ... Daß Diskussionszeiten zwischen den Vorträgen nicht vorgesehen waren, war wahrscheinlich ein Glück. Die von den Referenten berührten Gebiete enthielten nämlich auch „kontroversen Stoff", wie z.B. Probleme der Iliosakralgelenke ... Auch über die Unklarheiten der Nomenklatur wäre viel zu sagen gewesen. Unter den ca. 60 Vorträgen fand man eine

Übersichtsgruppe, in der die deutsche Delegation hervorragend war ... Von der französischen Gruppe kam die überraschende Mitteilung, daß laut Verordnung des Gesundheitsministeriums *manuelle Medizin für die Spezialisierung in „physikalische Medizin" obligatorisch* geworden sei; 5 französische Universitäten haben manuelle Medizin in den Lehrplan aufgenommen ...

Auch in den *FAC-Mitteilungen* 2/66 erschien ein Bericht über London, in dem u. a. die Ausführungen von Probst (Schweiz) über die Arbeiten von Knorr am Osteopathic College in Kirksville (USA) besondere Beachtung verdienen.

Man erkennt im übrigen Waghemakers „Handschrift" in jener Mitteilung, daß manuelle Medizin für physikalische Medizin in Frankreich „obligatorisch" geworden sei. Dieser geschickte Standespolitiker nahm eine Entwicklung als bereits vollzogen vorweg, die sich erst ankündigte (vgl. dazu Kap. 7).

In London wurde wieder Terrier (Baden/Schweiz) Präsident der FIMM. Das Rahmenprogramm hatten die englischen Kollegen reichhaltig bestückt. Es schloß auch einen Besuch des medizingeschichtlichen Museums der Welcome Foundation ein, dessen Besichtigung jedem London besuchenden Arzt nur empfohlen werden kann.

Zu einer so spektakulären Demonstration individuellen Lebensstils, wie Stoddard sie in Paris 1964 fertigbrachte, konnte sich freilich in London kein Kongreßteilnehmer aufschwingen: Stoddard war mit seiner Segelyacht nach Paris gefahren, die Familie an Bord. Er hatte auf der Seine nahe dem Louvre angelegt, und jedem Bordbesucher war ein Willkommenstrunk sicher.

Nachdem in London die FIMM offiziell gegründet worden war, wurde die Frage nach einer „Deutschen Gesellschaft für manuelle Medizin" als Partner der internationalen Föderation dringlicher. Die bisher agierende „ArGe" hatte doch nicht jenes Gewicht, mit dem sie sich gegenüber anderen, nun ins Leben gerufenen nationalen Gesellschaften hätte behaupten können. Es kam zu verschiedenen Verhandlungen zwischen den bisherigen Partnern FAC und MWE, die im Februar 1966 in Neutrauchburg ihren vorläufigen Höhepunkt fanden. Unter tatkräftiger „Geburtshilfe" von Waghemaker, Lille (er hatte die deutsche Sprache erlernt und sprach recht fließend), entstand die „Deutsche Gesellschaft für manuelle Medizin". Für die FAC weist das Protokoll der Vorstandssitzung vom 18.05.1966 die nachträgliche Billigung der vorgenannten Beschlüsse vom Februar in Neutrauchburg auf. Die FAC firmiert künftig unter der DGMM als „Seminar Hamm", die MWE als „Seminar Neutrauchburg in der DGMM".

Gutmann schreibt in Heft 2/1966 der *FAC-Mitteilungen* darüber:

Das Drängen der Mitglieder ... und die wohlmeinenden Ratschläge unserer ausländischen Freunde haben Erfolg gehabt: Auf der letzten Sitzung des Präsidiums der Arbeitsgemeinschaft ... am 26. Februar 1967 in Neutrauchburg wurde die „DGMM" als eingetragener Verein mit Sitz in Bad Hamm gegründet ...

Entscheidenden Anteil an dieser Gründung hatte Doz. Dr. Walther, seit 1965 Präsident der „ArGe" (nach Prof. Schuler) und langjähriger 1. Vorsitzender des

Vereins „Klinik für manuelle Therapie e. V." in Hamm; seinem 60. Geburtstag wurde im gleichen Heft (2/1966) ein entsprechender Artikel gewidmet (vgl. Abb. 5.2, S. 209).

Will man die Tätigkeit der „ArGe" von 1958 bis 1966 als Intermezzo betrachten – und das ist im Rückblick nicht so falsch –, so war sie doch notwendig. Es bedurfte dieser 8 Jahre des „Aneinandergewöhnens" mit wechselnden Vorsitzenden aus beiden „Lagern" (MWE und FAC), um zu zeigen, daß eine gemeinsame Gesellschaft möglich und zweckmäßig war. Den führenden Persönlichkeiten beider „Altgesellschaften", die den Zusammenschluß betrieben, kann es nicht hoch genug angerechnet werden, daß sie sich gegen Sonderinteressen in den eigenen Reihen durchzusetzen vermochten. Die Bewährungsprobe, die sie hiermit bestanden, steht den französischen Kollegen noch bevor. In Frankreich bestehen immer noch zwei verschiedene ärztliche Gesellschaften für manuelle Medizin.

Zum gleichen Thema schrieb 1982 der langjährige Präsident der MWE/Seminar Neutrauchburg der DGMM, Biermann (Ibbenbühren), aus seiner Sicht:

1952 gab die Gesellschaft der Ärzte für Erfahrungsheilkunde Freimut Biedermann Gelegenheit, auf einer wissenschaftlichen Tagung in Plochingen über Chiropraktik zu sprechen, d. h. über manuelle Behandlungsmethoden und deren Erfolge.

Nach dem Kriege begann die Blütezeit der Bandscheibenoperation. Die von Mixter und Barr beschriebene Operationsmethode des Diskusprolapses setzte sich auch in Deutschland durch und veranlaßte umfangreiche anatomische und neuropathologische Forschungen.

Die operativ eingestellte Schulmedizin überbewertete die Bandscheibenmürbung, den Diskusprolaps. Praktiker dagegen beobachteten, was seit Jahrhunderten bekannt war: eine Störung am Bewegungsapparat, an der Wirbelsäule, führt zu erheblichen Leistungsminderungen ohne offensichtliches anatomisches Substrat. Eine mechanische Behinderung betrifft oftmals nur einen Sektor des Gelenks, während die übrigen Bewegungsabschnitte frei beweglich bleiben. Diese Bewegungseinschränkung kann durch einen gezielten mechanischen Impuls, durch einen Handgriff, mit vorherzusagendem Erfolg beseitigt werden. Dabei verschwindet die begleitende Reaktion mehr oder minder schnell.

Diese am Gelenk zu beobachtende Bewegungseinschränkung wurde als Blockierung bezeichnet. Es sollte hiermit zum Ausdruck gebracht werden, daß eine mechanische partielle, meist endständige, Bewegungseinschränkung eines Gelenkpartners vorliegt. Über den mechanischen Befund hinaus findet sich oftmals eine neurale Symptomenkombination als Reaktion, das pseudoradikuläre Syndrom.

Für dieses Phänomen wurde in den ersten Jahren oftmals der angelsächsische Begriff einer Subluxation übernommen. Der Inhalt dieses Wortes hat hier (in der Schulmedizin) einen ganz anderen Inhalt. So begann der Weg mit einer Verständigungsschwierigkeit. Die wesentlichen und nachhaltigsten Anregungen verdanken wir europäischen Osteopathen: Zukschwerdt machte seine Erfahrungen im 2. Weltkrieg mit einem Chiropraktiker in Frankreich; Biedermann arbeitete auf einem Hauptverbandsplatz mit Peper aus der Palmer-School; Albert Cramer lernte von Gliedsetzern und am anatomischen Präparat in Hamburg; Sell erarbeitete eine Gehschule für Oberschenkelamputierte; die dort erhobenen Befunde und die Mitarbeit eines Chiropraktors wiesen ihm den Weg.

Gründung der MWE und Arbeitsgemeinschaft mit der FAC bis zur Bildung der DGMM

Gutmann fand 1950 zu Sandberg, der ebenfalls aus der Palmer-School stammte. Chiropraktoren haben Ärzte in die Grifftechniken und in ihre Gedankengänge eingeführt. Es entstand eine Polarisierung zwischen der Schulmedizin und der von besessenen Außenseitern vertretenen und betriebenen Methode. Die Diskussion war oftmals emotionell aufgeladen. Erinnert werden soll an von Reichauer geprägte Worte wie „Atlasrummel" oder Beckenmystik. Vergessen wurde dabei das unterschiedliche Krankengut in Klinik und Praxis. Praktiker fanden, lernten und lehrten, daß diese Blockierungen durch einen gezielten Stoß gelöst werden konnten. Die Manipulation wird mit der Handkante, der Handwurzel oder den Fingerkuppen ausgeübt. Durch Verriegelung der nicht zu behandelnden Nachbargelenke, durch genauen Ansatz der Manipulation gelingt es, nur das in der Bewegung eingeschränkte Gelenk zu therapieren.

Aus diesen Teilstücken entwickelte sich das Lehrgebäude der manuellen Medizin. Auf der oben beschriebenen Tagung 1952 fanden Biermann und Gutmann zusammen, bildete sich der Kristallisationspunkt des jetzigen Ärzteseminars Hamm, zunächst als lose, sich zusammenfindende Gruppe. Albert Cramer war der Initiator in Hamburg. K.R.v.Roques (s. Abb.1.8, S.16), der schon 1939 über die Chiropraktik publiziert hatte, assistierte. Theo Geiger kommentierte dieses „Großtreffen" einmal so: „Als sich in Hamm erstmals einige hundert wildgewordene Praktiker mit der Chiropraktik befaßten, war sie als Modetherapie ein heißes Eisen für Ärzte. Die es trotzdem anfaßten, haben sich des öfteren daran verbrannt, es aber niemals aus der Hand gegeben." 1953 begann Karl Sell als Einzelkämpfer mit seiner Arbeit. Als kommisarischer Leiter der Gießener Orthopädischen Universitätsklinik ausgeschieden, übernahm er das Versehrtenkrankenhaus in Isny. Dort setzte er seine im Krieg begonnene Tätigkeit fort – Gehschulung bei Amputierten –, verbesserte, überdachte und entwickelte neue Grifftechniken aufgrund der in Gießen gemachten Erfahrungen. Sein theoretisches Wissen als Orthopäde sowie Erkenntnisse über Störungen der Dynamik und Mechanik der Wirbelsäule ermöglichten ihm die Erstellung eines Lehrgebäudes für interessierte Kollegen. Sein ständiger Umgang mit Beinamputierten wies ihn auf die Störungsmöglichkeiten im Übergang vom Becken zum Lendenwirbelbereich hin, auf die Mechanik des Iliosakralgelenks. Gutmann ging einen anderen Weg: Sandberg lenkte sein Hauptaugenmerk auf den Bereich der Kopfgelenke. Sandberg, aus der Palmer-School kommend, sah eine Möglichkeit, Störungen im Achsenorgan allein durch die Behandlung an den Kopfgelenken, also Atlas und Epistropheus, zu behandeln. Er lehrte einen schwierigen und sicherlich nicht gefahrlosen Griff, der als HIO-Technik („hole in one") in die Literatur einging. Sowohl bei den Kopfgelenken als auch in der Beckenregion gibt es erhebliche Störmöglichkeiten; die Arbeiten von Gutmann waren im theoretischen, diagnostischen und röntgenologischen Bereich so grundlegend, daß sie heute auch für die Schulmedizin richtungweisend geworden sind.

In Hamm, in Gutmanns Praxis, und in Neutrauchburg bei Sell wurde geschult, bildeten sich niedergelassene Kollegen seminarmäßig weiter. Oftmals bitter befehdet, hatten nur Zukschwerdt, Junghanns, Gutzeit und Schuler als Schulmediziner ein offenes Ohr für unser Anliegen. Der Orthopäde Mau sei nicht vergessen, der erstmals Raum für Referate dieser Außenseitermethode auf einer Tagung der westdeutschen orthopädischen und chirurgischen Gesellschaft gab. Der Neurologe Pette widersprach damals heftig den Praktikern, Zukschwerdt, Kliniker und Dozent, verteidigte die manuelle Medizin ebenso lebhaft.

Die Entwicklung beider Schulen verlief unterschiedlich. Formal wurde die Forschungs- und Arbeitsgemeinschaft für Chiropractic erst 1954 als „e.V." gegründet.

Biedermann bezeichnete sie als multilaterale, multipolare und multinationale Gesellschaft, in der viele Kollegen viel sagten und auch viel zu sagen hatten und in der es oft außerordentlich schwer war, die auseinanderstrebenden Meinungen unter einen Hut zu bringen. Der Außenseiter Karl Sell blieb allein in seinem Allgäuer Isny, ein Monolith, den Anfeindungen aus seinem eigenen Fachgebiet (Orthopädie) äußerlich nicht berührten. Allen Hemmnissen zum Trotz begann Sell 1953 in Isny-Neutrauchburg die Lehrtätigkeit im Auftrage der Ärztekammer Tübingen. 1954 gab er den ersten Kurs einer gezielten manuellen Therapie, später Kurse für schwierige Grifftechniken und die Behandlung der Extremitätengelenke. So entwickelte sich der Weiterbildungsweg in Isny durch fortschreitende neue Erkenntnisse und Verbesserungen. 1956 wurde dort erstmals in der ärztlichen Weiterbildung eine schriftliche Abschlußprüfung eingeführt.

1954 richtete Gutzeit eine Arbeitstagung in Bayreuth aus. Diese wird heute als erster Kongreß der manuellen Medizin in Deutschland bezeichnet. Junghanns war da, Frederick kam von London. Es sollte der erste Vorstand einer ärztlichen Forschungs- und Arbeitsgemeinschaft für Chiropraktik gewählt werden. Den Vorsitz bot man Sell an. Dieser lehnte ab, er blieb in Isny – träumte vielleicht schon damals von einer Klinik, wie sie schließlich 1966 durch Fürst Waldburg-Zeil als Waldburg-Klinik mit 100 Betten und als Neubau mit dem Namen Argentalklinik errichtet wurde. Er gründete 1956 *seine* Gesellschaft. So wurde manuelle Medizin nun an zwei verschiedenen Schulen gelehrt, einmal im Norden in Hamm, wo Gutmann niedergelassen war, und in Isny, der Wirkstätte Sells; Hamm richtete sein Hauptaugenmerk auf die Kopfgelenke, Neutrauchburg baute auf den unteren Pol, das Iliosakralgelenk. Die Weiterbildung interessierter Kollegen erfolgte also mit unterschiedlichen technischen Variationen.

Im Rahmen des jährlich von Haferkamp ausgerichteten Kongresses des ZÄN in Freudenstadt wurde 1958 die FAC umbenannt in „Gesellschaft für Arthrologie und Chirotherapie". Die Vereinigung beider Gruppen zur DGMM geschah endlich im Jahre 1966. Im Dachverband der DGMM, in der nur Ärzte mit abgeschlossener manualtherapeutischer Ausbildung Mitglied werden können, sind die in beiden Schulen ausgebildeten Manualtherapeuten organisiert; die DGMM vertritt die manuelle Medizin nach außen. Die Ärzteseminare beschränken sich auf die reine Weiterbildung. Prof. Schuler vertrat seit 1958 die manuelle Medizin auf nationaler und internationaler Ebene. Internationale Kongresse fanden 1958 in Baden/Schweiz, 1960 in Freudenstadt, 1962 in Nizza statt, hier wurden die Bezeichnungen Chiropraktik/Chirotherapie aufgegeben und der im internationalen Raum gebräuchliche Name manuelle Medizin eingeführt; es folgten 1965 London, 1968 Salzburg, 1971 Monte-Carlo, 1974 Prag, 1977 London, und den bisher letzten Kongreß der „Fédération internationale de médecine manuelle" gab es 1979 in Baden-Baden. Der nächste Kongreß wurde vom 07. bis 11.11.1983 in Zürich durchgeführt.

1958 veranlaßte Gutmann die Stadtverwaltung von Hamm zum Verkauf des alten und unrentablen Badehauses an die FAC. Unter Doering, damals Schatzmeister dieser Gesellschaft, gelang das Kunststück, auf diesem Gelände bis 1962 – innerhalb von 3 Jahren –, eine nach modernen Gesichtspunkten konzipierte Klinik für manuelle Medizin zu errichten. Die beiden in der DGMM vereinigten Ärzteseminare, FAC und MWE, hatten in den Jahren nach 1945 die übernommenen Handgrifftechniken weiterentwickelt, sie von jeglichem Mystizismus befreit, so daß wissenschaftliche Forschung möglich wurde. Das Wissen wurde weitergegeben: von der MWE an die Schweiz und nach Österreich, von der FAC nach Skandinavien, in die DDR, nach Belgien, in die Niederlande und nach Italien. Unsere Arbeit wurde richtungsweisend für die manuelle Medizin im internationalen Bereich.

Aus der naiven Prüfphase hatte sich in den Jahren nach 1945 ein Lehrgebäude herauskristallisiert: die Chirotherapie. Emotionen und Indikationen zwischen Schulmedizin und einer Außenseitermethode nahmen erfreulich ab.

Die anfängliche Ablehnung durch die Schulmedizin und das vorhandene Wissen um den Erfolg dieser Methode waren der Motor für die ständige Überprüfung der Grifftechniken und die Weiterentwicklung der theoretischen Grundlagen. Nach langen Jahren des Kämpfens um Anerkennung wurde am 13.5. 1976 die Chirotherapie auf dem Ärztetag in Düsseldorf als Zusatzbezeichnung anerkannt, die Voraussetzung dafür in die Weiterbildungsordnung für Ärzte aufgenommen.

In den Seminaren der DGMM können interessierte Kollegen das theoretische Rüstzeug erwerben sowie die notwendigen und die risikofreien Techniken erlernen.

An 3 Hochschulen werden im Rahmen der Orthopädie ausgewählte Kapitel aus diesem Gebiet unterrichtet. Die Chirotherapie hat nunmehr einen anerkannten Platz in der offiziellen Medizin.

Zum Schluß ein ehrendes Gedenken an Karl Sell, ohne den die manuelle Medizin in Deutschland nicht denkbar wäre. Sell verstarb am 14.06. 1982. Er hinterließ ein gewachsenes Lehrgebäude, das er in 25 Jahren an etwa 1800 Schüler weitergab. Er fand, daß der Schmerz, außer bei der Druckpalpation, vom Patienten nicht präzise lokalisierbar ist: die segmentale Ordnung bildet nur eine grobe Leitschiene. Er fand die Irritationspunkte, lehrte sie uns tasten. Der ärztliche Pragmatismus, die Empirie hat sich durchgesetzt; uns Ärzten wurde gelehrt, wieder „Hand anzulegen", wieder „zu behandeln".

Anläßlich seines Todes erhielt das „Ärzteseminar Neutrauchburg (der DGMM) MWE e.V." den Zusatz: „Dr. Karl Sell Ärzteseminar ...".

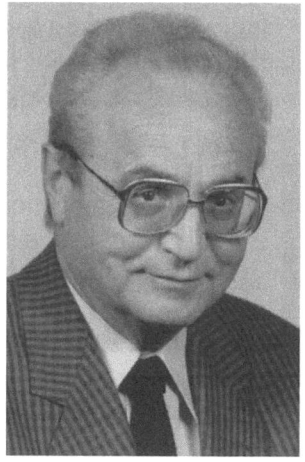

Abb. 5.4. Dr. Biermann, Präsident des „Seminars Neutrauchburg" in der DGMM

KAPITEL 6

Einfluß der Chirotherapie (heute „manuelle Therapie")
auf die röntgendiagnostische Entwicklung

Jens Doering

Historisches

Die Röntgenologie hat durch die Chirotherapie entscheidende Impulse erhalten, die – und das möchte ich um der geschichtlichen Wahrheit willen feststellen – primär ausgelöst wurden durch den in der Bundesrepublik (in Hamburg) tätigen Chiropraktor Werner Peper D.C. (Doctor of Chiropraktik) und den Chiropraktor Lars Sandberg D.C. (Schweden).

Sie waren zweifellos ein auslösender Faktor, wenn nicht gar die Initiatoren für die europaweite Verbreitung der Chiropraktik in der Ärzteschaft, so daß die Weiterentwicklung chiropraktischer Methoden ebenso wie die Weiterentwicklung der Röntgendiagnostik dann fast ausschließlich durch Ärzte erfolgte.

Dabei muß man jedoch wissen, daß ein Chiropraktor sich in Deutschland nur als Heilpraktiker niederlassen konnte, weil Chiropraktoren in Deutschland nicht anerkannt wurden. Diese bedauerliche Tatsache ist dem Vernehmen nach darauf zurückzuführen, daß die Ärzte eine Diskussion über die Aufnahme aller Heilpraktiker in ihre Reihen, z.B. als Naturärzte, nicht diskutieren wollten bzw. ablehnten. Diese „Kurzsichtigkeit" der Ärzteschaft hatte zur Folge, daß die Heilpraktiker durch die in den USA hervorragend ausgebildeten Chiropraktoren aufgewertet wurden, denn jeder Chiropraktor D.C., der in Amerika staatlich anerkannte Schulen besucht hatte, war gezwungen, sich nachträglich einer Prüfung zum Heilpraktiker zu unterziehen, wenn er in Deutschland praktizieren wollte. Die Zahnärzte lösten dieses Problem sehr viel klüger. Sie nahmen die Dentisten in ihre Reihe auf und erreichten damit, daß es nach einer Generation nur noch Zahnärzte und keine Dentisten mehr gab. Sicherlich zum großen Vorteil für die Patienten.

Auch in den USA war die berufspolitische Entwicklung anders als in Deutschland. In etlichen Staaten kann man sich als D.C. (Doctor of Chiropraktik) niederlassen, in anderen Staaten muß man zunächst seinen M.D. (Medical Doctor) und erst danach seinen D.C. machen. Welche Bedeutung man der manuellen Therapie (Chiropraktik) in den USA zumißt, mag daraus hervorgehen, daß neben den Schulärzten auch die Chiropraktoren an den Schulen zur Überwachung der Gesundheit der Kinder in einigen Staaten tätig sind.

Im Gegensatz zu den Ärzten erkannten die Heilpraktiker jedoch ihre Chance und boten dem seinerzeit einzigen in der Bundesrepublik tätigen Chiropraktor

W. Peper D.C. ungewöhnlich hohe Honorare an für die Unterrichtung der Heilpraktiker in Kurzkursen. Peper lehnte jedoch ab, schulte nur einige wenige Ärzte und hielt – ebenfalls nur für Ärzte – Einführungsreferate und Kurse. Er schrieb 1953 ein Buch *(Technik der Chiropraktik)*, das mit einem Vorwort von Prof. Zukschwerdt, dem späteren Ordinarius an der Universitätsklinik HH-Eppendorf, versehen war. Nach bisher 10 Auflagen ist die 11. jetzt (1988) in Vorbereitung.

Daß Peper der Meinung war, diese Heilmethode gehöre in ärztliche Hände, mag zeigen, welchen Stellenwert er, der jahrelang in den USA ausgebildet worden war, der manuellen Therapie zumaß.

Diese seine persönliche Einstellung sollte weitgehende Folgen haben: Peper fand sich schließlich bereit, einen kleinen Kreis interessierter Ärzte auszubilden, die später unter dem Namen „Die 12 Apostel" bekannt wurden. Sie waren die eigentlichen Begründer der Chiropraktik im Bereich der Ärzteschaft, abgesehen von G. Gutmann (Hamm) und A. Cramer (Hamburg).

Ich selber als einer der „12 Apostel" gehörte jedoch lediglich als röntgenologischer Berater diesem Kreis an.

Diese „12 Apostel" waren von der neuen Therapie, die ihnen so unerwartete Erfolge bei der Behandlung ihrer Patienten brachte, so begeistert, daß sie – allerdings erst Jahre später – mit einer Bürgschaft oder einem Darlehen den Kollegen Gutmann bei der Gründung einer „Klinik für manuelle Therapie" in Hamm/NRW unterstützten. Ein so weitreichender Idealismus dürfte heute kaum noch nachvollziehbar sein.

Daß die Klinik so schnell Wirklichkeit wurde, war in erster Linie der Zähigkeit des Kollegen Gutmann zu verdanken. Er hat sich und der Chirotherapie damit ein bleibendes Denkmal gesetzt. Die Klinik (ursprünglich 40 Betten) erwarb sich schon bald unter seiner Leitung einen ausgezeichneten Ruf; heute umfaßt sie 100 Betten. Angegliedert ist eine Masseurschule, die sich ebenfalls bewährt hat. Bis heute ist diese „Klinik für manuelle Therapie" die einzige ihrer Art in der Bundesrepublik Deutschland.

Ein wesentlicher Motor für die Verbreitung der Chirotherapie war auch A. Cramer, Hamburg. Dieser trat im Dezember 1953 als Mitbegründer der FAC hervor, in der sich dann eine wachsende Zahl von Kollegen zusammenschlossen. Es wurden zahlreiche Einführungskurse und 8tägige straffe Lehrgänge angeboten, die große Teilnehmerzahlen zu verzeichnen hatten.

G. Gutmann wie auch A. Cramer veröffentlichten hierzulande die ersten bahnbrechenden Arbeiten über die Chirotherapie als Behandlungsmethode, denen dann später zahlreiche Studien anderer Autoren nachfolgten.

Zur gleichen Zeit, teils schon früher, wiesen auch Gutzeit, Zukschwerdt, Junghanns und Biedermann auf die Notwendigkeit einer stärkeren Beachtung der Funktion bzw. der funktionellen Diagnostik der Wirbelsäule hin. *Es mangelte jedoch am Beweis konstanter diagnostischer Kriterien*, die auch die langjährige Entwicklung der Chiropraktik in den USA nicht hervorgebracht hatte.

Was geschah nun im röntgenologischen Bereich? Im Jahre 1952 übernahm ich als leitender Oberarzt die Röntgenabteilung des Albertinen-Krankenhauses in Hamburg (Am Weiher), die vormals von Prof. Walther geleitet worden war. Daß mir dies in so jungen Jahren – ich war damals erst 34 Jahre alt – wiederfuhr, gehört zu den Zufälligkeiten, die manchmal ein ganzes Leben beeinflussen können. Die Aufgeschlossenheit der Jugend ist sicher auch eine Erklärung für meine damalige Bereitschaft, mich den im folgenden beschriebenen neuen Problemen zu stellen.

Denn mit der Nachfolge von Prof. Walther hatte ich zugleich ein Erbe übernommen, das für mich völliges Neuland darstellte: Prof. Walther erstellte Wirbelsäulenaufnahmen für die Patienten des Chiropraktors Peper nach der Methode von B.J. Palmer. Peper kam also, nachdem ich die Leitung des Institutes übernommen hatte, zu mir und erbat HWS-Aufnahmen mit gesonderter Darstellung von C1 und C2 und – wenn möglich – auch mit Darstellung der Kondylen durch eine zusätzliche Zielaufnahme; er behandelte nicht ohne Rö-Aufnahmen.

Die Atlantozervikalregion

Der seinerzeitigen medizinischen Ausbildung entsprechend hatte ich solche Aufnahmen in meiner röntgenologischen Ausbildung weder gemacht noch gesehen, denn die damalige Routineaufnahme stellte die Atlasregion nicht dar (Abb. 6.1).

Der Chiropraktor Werner Peper erläuterte mir die gewünschte zusätzliche Aufnahme der Atlantozervikalregion nach Palmer (entwickelt von und benannt nach der Palmer School in den USA; Abb. 6.2). Nach dieser Methode wurde eine zusätzliche Zielaufnahme bei weit geöffnetem Mund durchgeführt, so daß C1 und C2 in vielen Fällen gut zur Darstellung gelangten.

Eine vollständige Darstellung von C1 u. C2 mit den Kondylen bzw. dem Foramen magnum war mit der Palmertechnik nicht möglich. Durch den stehenden Unterkiefer waren die Wirbel C3, C4 und C5 völlig verdeckt und nicht beurteilbar.

Die Diagnostik und die Schlüsse, die die in den USA ausgebildeten Chiropraktoren aus der Stellung der Kondylen, Atlas und C2 zueinander ableiteten, konnte ich jedoch in gar keiner Weise nachvollziehen. Ich tat sie als projektionsbedingte, subjektive Deutungen ab.

Ich sagte Peper daraufhin, daß ich ihm innerhalb eines halben Jahres beweisen würde, *daß die von ihm vorgetragenen diagnostischen Rückschlüsse unsinnig seien, exakter schulmedizinischer Beurteilung nicht standhalten würden.*

Als erstes galt es zur Objektivierung projektionsbedingter Darstellungen zu klären, welchen Einfluß eine ungenaue Einstellung des Zentralstrahls auf die Projektionsverhältnisse C1/C2 hat. Dabei stellte sich heraus, daß eine Seiten-

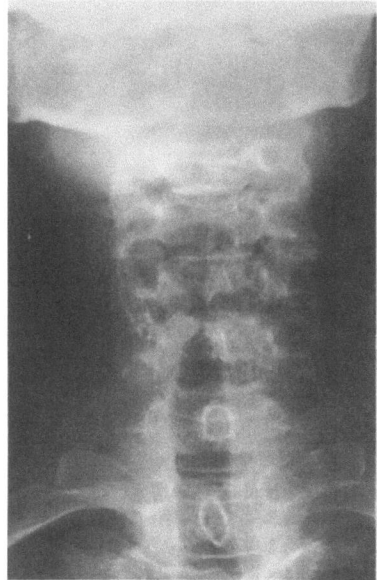 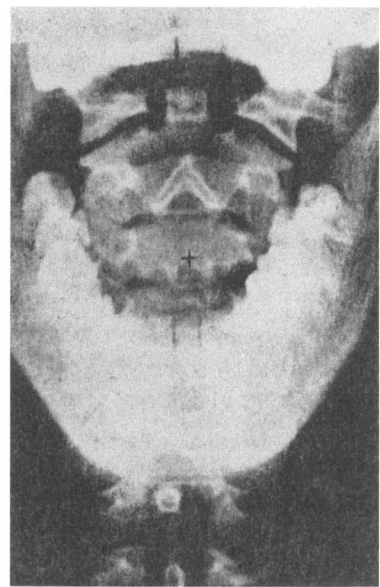

Abb. 6.1 (links). Frühere Übersicht „HWS", sog. Zervikalregion

Abb. 6.2 (rechts). Aufnahme nach Palmer

verschiebung der Röhre um 7 cm nach jeder Seite jeweils eine projektionsbedingte *scheinbare* Atlasrotation, jedoch keine projektionsbedingte Subluxation bewirkte.

Daraus resultierte, daß der genauen Ausrichtung des Zentralstrahls eine vorrangige Bedeutung zuzumessen ist, was bisher nicht so bewußt war und auch in der Praxis weniger beachtet wurde.

Als nächstes entwickelte ich zur besseren Diagnostik eine Methode unter Benutzung der von Otonello (Italien) beschriebenen Verwedelung des Unterkiefers (vgl. Abb. 6.18 a). Dies geschah durch schnelle Bewegungen des Unterkiefers (auf und zu), wodurch die Überprojektion des Unterkiefers weitgehend ausgeschaltet wurde, so daß auch die übrige HWS zur Darstellung gelangte. Der Kopf wurde dabei sehr viel weiter nach hinten geneigt, um eine bessere Darstellung auch des Foramen magnum, der Kondylen sowie C1 und C2 zu erreichen – dieses gelingt immer.

Mit dieser neuen Technik war eine weitgehend optimale Routineaufnahme der HWS – sagittal mit übersichtlicher Darstellung auch der Atlantozervikalregion – möglich (erstmals 1952, bis heute unverändert).

Der Patient und der Zentralstrahl wurden auf die Mittellinie ausgerichtet, wobei darauf zu achten war, daß keine Kopfdrehung oder -neigung erfolgte. Diese Technik entspricht wissenschaftlich kontrollierbaren Kriterien, die die Technik nach Palmer–Gutmann nicht erfüllt (Abb. 6.3).

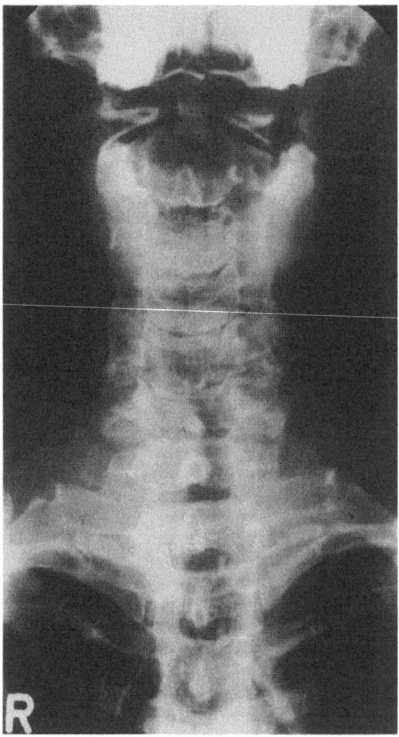

Abb. 6.3. Aufnahme nach Doering

(Das obige ungewöhnliche Format entstand durch die Aufteilung des Formates 15 × 40, so daß man eine Übersicht und eine eventuell ergänzende Zielaufnahme anfertigen konnte.)

Nachdem die diagnostischen Möglichkeiten in der vorstehend beschriebenen Form verbessert worden waren, wandte ich mich der Frage zu, ob der Stellung der Kondylen C 1/C 2 zueinander überhaupt eine Bedeutung beigemessen werden konnte oder ob es sich hier um rein zufällige projektionsbedingte Befunde bzw. Darstellungen handelte, die allein durch Haltungsänderungen hervorgerufen wurden. Es war daher notwendig, objektive und von jedermann reproduzierbare Kriterien zur Beantwortung dieser Fragestellung zu finden.

Dies war bei etwas Nachdenken viel weniger schwierig als gedacht.

Zunächst war die normale Atlasstellung im a.-p.-Strahlengang bei einem gesunden Patienten festzuhalten bzw. es mußten exakt diagnostizierbare Kriterien der Normalstellung festgelegt werden (vgl. Abb. 6.4).

Wenn sich bei a.-p.-Strahlengang und korrekter a.-p.-Lagerung des Patienten eine Abweichung von der Norm zeigte, so handelte es sich nach Ansicht der amerikanischen Chiropraktoren um einen pathologischen Befund. Wir werden sehen, daß sie damit, ohne es je bewiesen zu haben, partiell Recht hatten.

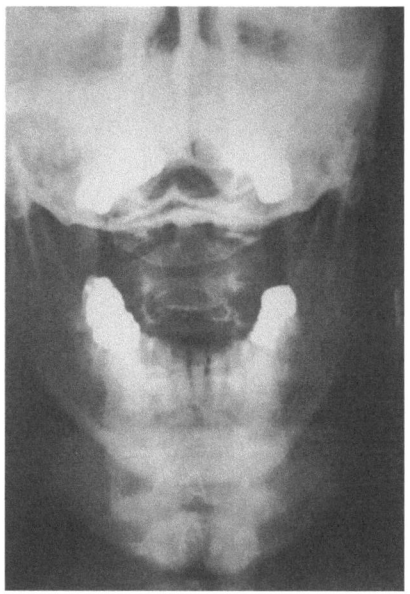

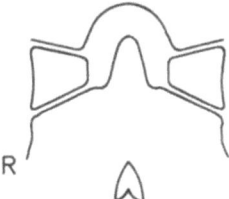

Normalstellung

Abb. 6.4. Atlasregion beim gesunden Patienten (*unten:* Schema)

Stimmte dies? Und welche Abweichungen waren nicht projektionsbedingt?
Diese Fragestellung konnte 1952 erstmalig durch die folgenden *Experimentaufnahmen* von mir geklärt werden:

1. Kopfdrehung

Wenn der gesunde Patient bei immer gleicher Lagerung (a.-p.-Stellung des Kopfes und a.-p.-Strahlengang) seinen Kopf nach links drehte, sah man deutlich eine Veränderung der Atlasstellung zum C 2. Dasselbe erfolgte im gegenläufigen Sinne bei der Drehung nach rechts. Auch hier war deutlich die Veränderung der Position des Atlas und C 2 erkennbar.

Das bedeutete jedoch: Wenn ich einen Patienten röntge und er im a.-p.-Strahlengang, bei exakter a.-p.-Lagerung, eine Atlasstellung aufweist, die der einer Linksdrehung des Kopfes bei einem gesunden Patienten entspricht, so kann man mit absoluter Sicherheit sagen, daß hier keine normalen Verhältnisse vorliegen, sondern eine Linksrotation des Atlas gegeben ist (Abb. 6.5).

Ob diese Rotation jedoch einen behandlungsbedürftigen pathologischen Befund darstellt, bleibt aus röntgenologischer Sicht als Fragestellung offen, dies kann nur in Verbindung mit dem klinischen Befund beantwortet werden, denn gewiß kommen – aufgrund weiter kaudal gelegener pathologischer Befunde – auch kompensatorische Fehlstellungen des Atlas vor.

Mit Sicherheit können wir nur sagen, daß es sich um eine von der Norm abweichende Stellung des Atlas, Fehlhaltung oder Gefügestörung handelt, die auch bei Kontrollen nach 1, 2 oder mehr Wochen absolut konstant ist, also weder projektionsbedingt noch haltungsbedingt sein kann.

Dasselbe gilt bei der Drehung nach rechts, wenn der Patient im a.-p.-Strahlengang ohne Kopfdrehung oder -neigung eine Atlasstellung aufweist, die derjenigen entspricht, die bei einem gesunden Patienten vorliegt, wenn er seinen Kopf nach rechts gedreht hat.

Hier läßt sich analog feststellen, daß ebenfalls keine Normalstellung, sondern eine Abweichung von der Norm, eine Rechtsrotationsstellung des Atlas, gegeben ist (Abb. 6.6).

Aus den vorstehenden Experimentaufnahmen kann man nachfolgende ständig gleichbleibende Kriterien ableiten bzw. erkennen:

1) Bei der Linksdrehung verschiebt sich der Dornfortsatz C2 etwas nach rechts. Die sich nach vorn bewegende rechte Atlasmasse verbreitert sich, die sich etwas nach hinten bewegende linke Atlasmasse verschmälert sich. Damit verbunden ist auch eine Verschmälerung des Lumens zwischen rechter Atlasmasse und Dens sowie eine Verbreiterung des Lumens zwischen linker Atlasmasse und Dens. Dies sind bei jedem gesunden Patienten absolut konstante Kriterien.

2) Entsprechendes gilt bei der Rotation des Kopfes bzw. des Atlas nach rechts. Hier verbreitert sich die nach vorn schiebende linke Atlasmasse, die nach sich hinten bewegende rechte Atlasmasse verschmälert sich. Das Lumen zwischen Atlasmasse links und Dens verkleinert sich, das Lumen zwischen Atlasmasse rechts und Dens verbreitert sich. Der Dornfortsatz von C2 bewegt sich dabei etwas nach links.

Zu 1) und 2): Sehr starke Rotationsstellungen bedingen darüber hinaus eine einseitige Subluxationsstellung an der Seite der zurückweichenden Atlasmasse.

3) Der Processus costotransversarius der sich jeweils vorschiebenden Atlasmasse projiziert sich kürzer, ein Befund, der allerdings durch nicht seltene rein anatomisch bedingte Varianten nur eingeschränkte Gültigkeit hat.

Hieraus ist schlüssig festzustellen, daß, wenn ein Patient bei a.-p.-Aufnahmen keine Kopfdrehung oder Kopfneigung vornimmt und die Aufnahmen gleichwohl die genannten Kriterien aufweisen, die für die Kopfdrehung beim gesunden Patienten charakteristisch sind, man sicher sagen kann, daß bei diesen Pati-

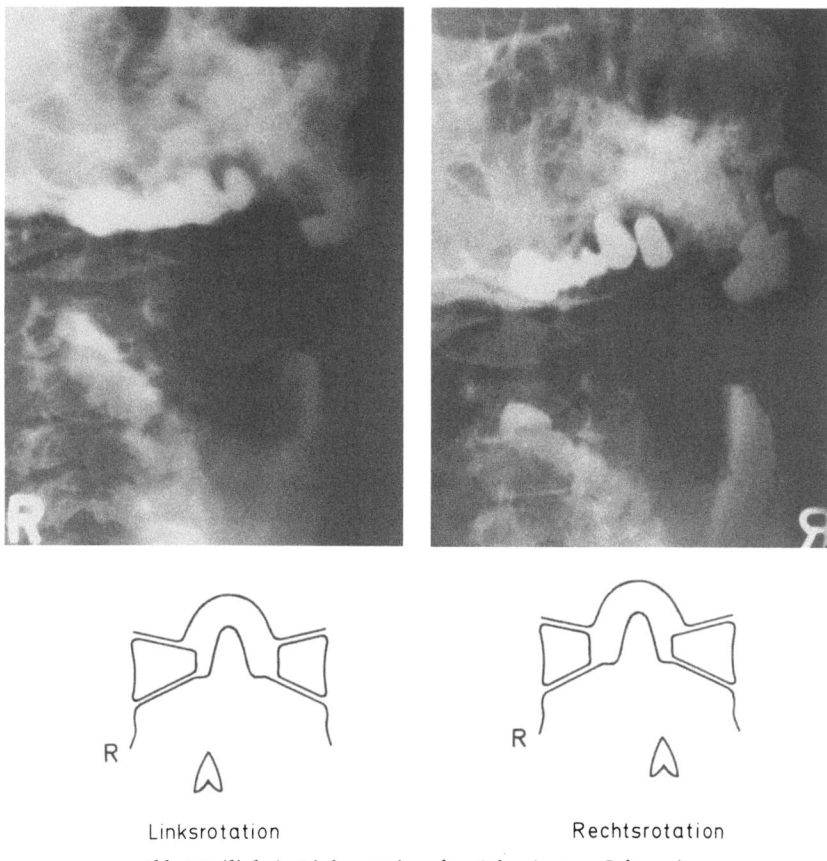

Abb. 6.5 (links). Linksrotation des Atlas (*unten:* Schema)

Abb. 6.6 (rechts). Rechtsrotation des Atlas (*unten:* Schema)

enten die Atlasstellung nicht normal, sondern atypisch ist, einer Links- oder Rechtsrotationsstellung des Atlas und damit einer Gefügestörung entspricht, deren pathologische Bedeutung allerdings – s. vorstehende Ausführungen – für sich allein nicht gewertet werden kann.

2. Kopfseitneigung

Weitere Experimentaufnahmen wurden von mir bei der Kopfseitneigung angestellt. Diese ergaben, daß bei einem Gesunden bei der Kopfseitneigung nach links eine deutliche Stufenbildung, scheinbare oder sogenannte Subluxationsstellung zwischen Atlas und Axis (Epistropheus) links, also zur Seite der Kopfneigung hin, festzustellen ist; C 2 ist dabei gering rechtsrotiert, erkennbar an der Verlagerung des Dornfortsatzes nach rechts.

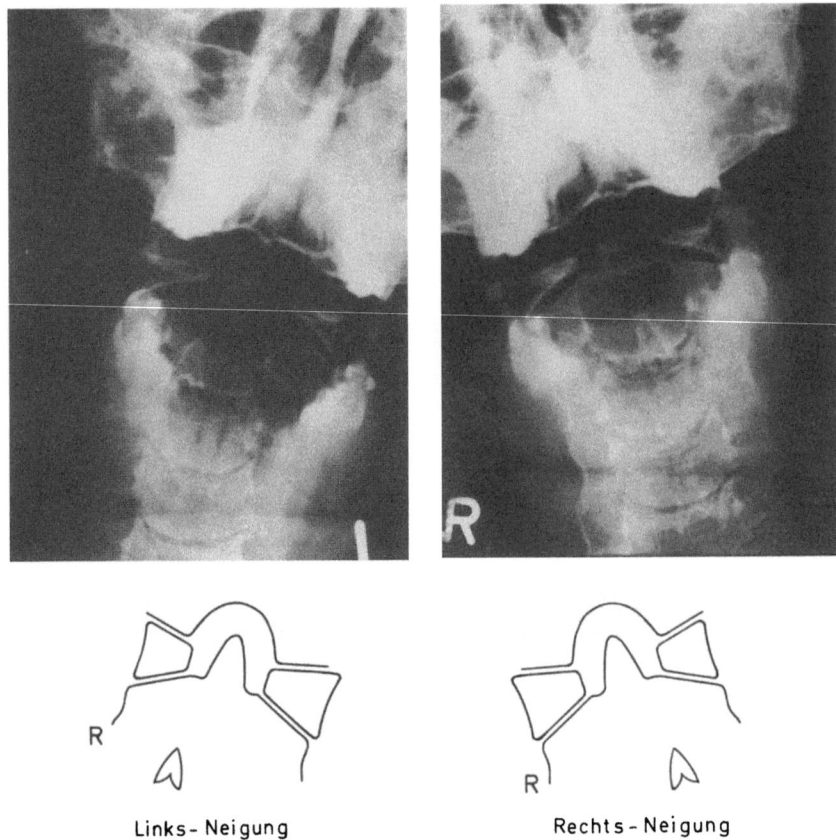

Links-Neigung   Rechts-Neigung

Abb. 6.7 (links). Kopfseitneigung nach links (*unten:* Schema)

Abb. 6.8 (rechts). Kopfseitneigung nach rechts (*unten:* Schema)

Dieser Befund dürfte, obwohl er nicht immer angetroffen wird, einen physiologischen Bewegungsausschlag im Atlantoepistrophealgelenk darstellen, und dem zufolge ist es wahrscheinlich, wenn nicht gewiß, daß Zukschwerdt später diese Subluxationsstellung als das Beharren des Wirbels an irgendeinem Punkt seines physiologischen Bewegungsausschlags auffaßte und so beschrieb (Abb. 6.7).

Entsprechendes gilt bei der Kopfseitneigung nach rechts. Die Stufenbildung erscheint zwischen den rechten Seitenkanten von C1/C2, der Atlas ist auf dem Epistropheus etwas zur Kopfseitneigung hin abgeglitten, der Dornfortsatz C2 bewegt sich etwas nach links (Abb. 6.8).

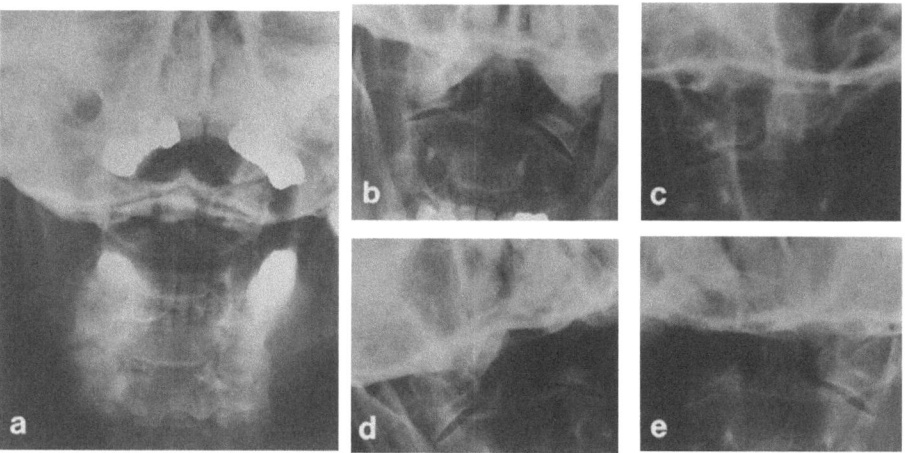

Abb. 6.9. *a* Atlasregion zentriert. *b–e* Funktionsaufnahmen: *b* Kopfseitneigung nach links, *c* Kopfdrehung links, *d* Kopfseitneigung nach rechts, *e* Kopfdrehung rechts

Routineaufnahmen der Atlantozervikalregion

Die mit manueller Therapie arbeitenden Ärzte verlangten von mir neben den Übersichtsaufnahmen (sagittal und seitlich) in der Regel die oben wiedergegebenen Zielaufnahmen, um Abweichungen von der Norm bzw. von der normalen Funktion erkennen zu können (Abb. 6.9 a–e).

Dislokation von C 1 und C 2 gegenüber Okziput

Ein weiterer – nicht einmal so seltener – Befund ist die Verschiebung von C 1 zu C 2 gegenüber dem Occiput nach links (mit Annäherung des Dens zum linken Kondylus hin) oder nach rechts (mit Annäherung des Dens zum rechten Kondylus hin).

Voraussetzung für die Aufnahme ist (wie stets), daß der Schädel a.-p.-ausgerichtet ist und daß keine Drehung oder Kopfseitneigung erfolgt (Abb. 6.10 a, b).

Ausgleich der Strahlendosis mittels Bleifilter

Da der etwas massivere Kopfbereich, die Atlasregion, eine höhere Strahlendosis erforderte als die übrige HWS (C 3–C 7), die öfter überbelichtet erschien, bemühte ich mich auch hier um eine Verbesserung der Aufnahmequalität.

Ich entwarf einen verschiebbaren Bleivorsatz, der in der Region C 2–C 7 stärker war und somit weniger Strahlenmenge durchließ, in der Atlasregion aber

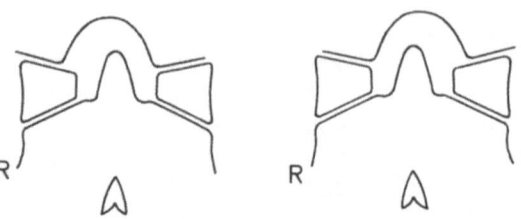

Abb. 6.10. Linksverschiebung *(links)*, Rechtsverschiebung *(rechts)* von C1/C2 gegenüber Okziput

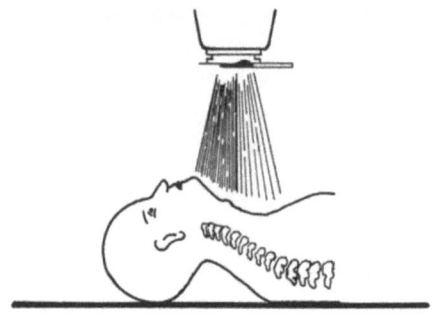

Abb. 6.11. Strahleneffekt durch Bleifilter

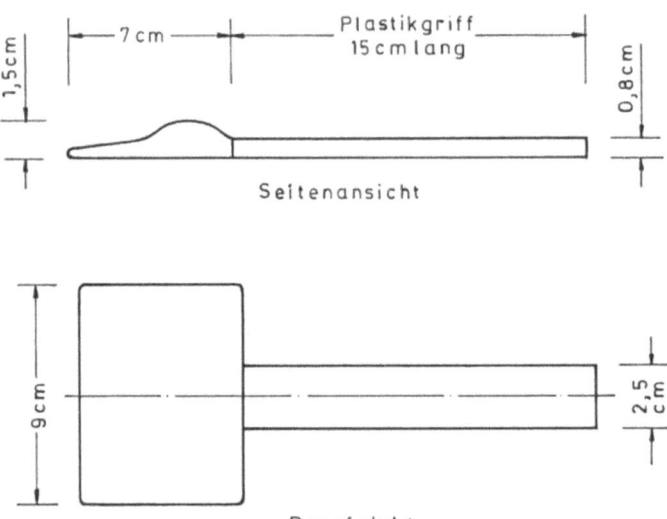

Abb. 6.12. Bleifilter: Schema (Draufsicht und Seitenansicht)

Einfluß der Chirotherapie auf die röntgendiagnostische Entwicklung

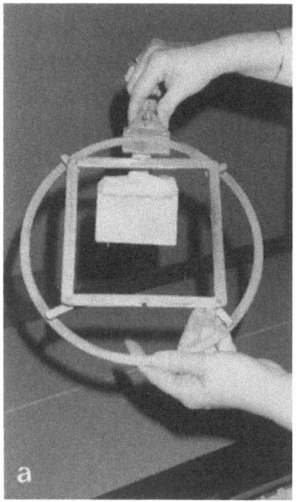
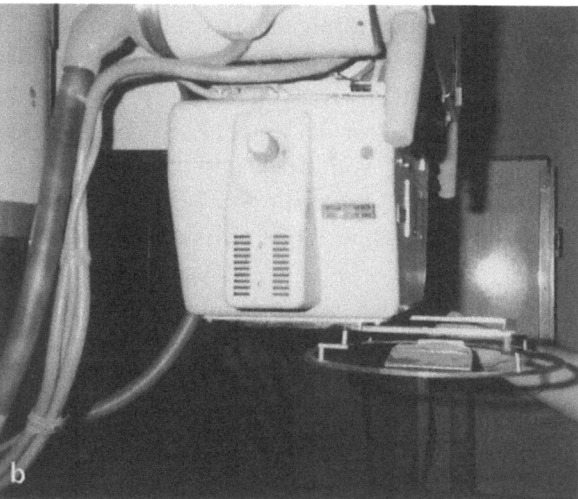

Abb. 6.13 a, b. Handhabung des Bleifilters

sehr viel schwächer ausgebildet war, so daß hier eine höhere Strahlendosis die Wirbelkörper erreichte und dadurch eine insgesamt gleichmäßigere Belichtung gegeben war (Abb. 6.11–6.13; die wiedergegebenen Konstruktionen wurden von der Fa. Röntgen-Müller, Hamburg, ausgeführt).

Im Verlauf meiner Studien mußte ich mein ursprüngliches Bestreben, die Diagnose der Gefügestörung im Atlasbereich ad absurdum zu führen, aufgeben und stellte im Gegenteil fest, daß die aufgezeigten konstanten Kriterien in dieser Region eine erweiterte und verfeinerte Röntgendiagnostik möglich machten. Ich war also vom Saulus zum Paulus geworden.

Rückblick

Diese Wandlung bzw. diese neuen Erkenntnisse stellten sich innerhalb des Jahres 1952/53 ein; ich machte damals – und später natürlich auch – zahlreiche Experimentaufnahmen, die auf Diapositiven festgehalten wurden.

Daß diese Diapositivsammlung ebenso wie die dazugehörigen Originalaufnahmen anläßlich meiner Praxisübergabe auf unerklärliche Weise aus dem Archiv verschwanden, ist zwar im Hinblick auf diesen Beitrag höchst bedauerlich, jedoch kann jeder Röntgenologe und Orthopäde oder jeder Interessierte in Klinik und Praxis die von mir erhobenen Befunde jederzeit rekonstruieren (die Schemazeichnungen sind dazu gewiß hilfreich).

Ich selbst hielt damals nur Referate und publizierte nichts; so wurde ich zweimal von Brocher aufgefordert, ihm meine Arbeiten zu übersenden. Aber ich hatte in dieser Zeit keine Arbeit geschrieben, denn einerseits hatte ich keinen allzu großen wissenschaftlichen Ehrgeiz und andererseits war ich mit dem Bau meiner neuen Röntgenpraxis sehr beschäftigt. Da also von mir nichts nach außen drang, rief mich Fischedick an, ob er meine Ergebnisse – in Schichtaufnahmen dargestellt – verwenden dürfe. Dagegen hatte ich natürlich nichts einzuwenden, so daß er die Ergebnisse dann 1956 unter dem Titel: „Die Schichtbilduntersuchung von Atlas und Epistropheus beim Gesunden" (mit einem Vorwort von Prof. Junghanns) in Bd. 1 von *Wirbelsäule in Forschung und Praxis* veröffentlichte. Damit fanden diese Ergebnisse erstmals Eingang in die Literatur.

In den folgenden Jahren wurden diese Funktionsaufnahmen, allerdings mit unterschiedlicher Interpretation, von zahlreichen Autoren nachvollzogen, so daß diese Technik (mit verbesserter Darstellung) heute in fast allen einschlägigen Lehrbüchern nachzuschlagen ist (vgl. Grashey-Birkner, Brocher in *Fortschritte auf dem Gebiet der Röntgenstrahlen*).

Auch Prof. Jores, Chef der II. Medizinischen Universitätsklinik Hamburg-Eppendorf, hat sich intensiv mit dieser neuen Behandlungsmethode – der manuellen Therapie – auseinandergesetzt und über Jahre die Möglichkeiten wissenschaftlicher Kriterien untersucht. Sein Resümee lautete wie folgt:

> Es wird wahrscheinlich nie gelingen, gleichbleibende schulmedizinische Beweise der Wirksamkeit der manuellen Therapie zu erbringen. Jedoch kommt es darauf an? Letztlich müssen wir uns bei dieser Behandlungsmethode damit zufriedengeben, daß dem Patienten geholfen wurde.

Alle von dieser Feststellung abweichenden angeblichen Erfolgsnachweise einzelner Autoren halte ich in der Regel für Fehldeutungen, die auf einer übertriebenen „Millimeterdiagnostik" basieren.

Viel Mühe habe ich mir gemacht mit dem Versuch des Nachweises, wann und bei welchen Befunden eine Therapie angezeigt sein könnte.

Zu diesem Zwecke habe ich eine Reihenuntersuchung bei Polizeibeamten durchgeführt. Medizinalrat Dr. Voigt, der seinerzeitige Polizeiarzt, führte mir 50 Polizisten zu, die ich nur in Hinblick auf diese Fragestellung untersucht habe.

Überraschendes Ergebnis war die Feststellung, daß die Polizisten ausgeprägtere pathologische Befunde – insbesondere im Bereich der HWS – aufwiesen als die Bevölkerung im Durchschnitt. Insbesondere überraschte bei diesen zum Teil schweren arthrotischen Befunden oder deutlichen Gefügestörungen die Tatsache, daß die Patienten beschwerdefrei waren. Eine Korrelation zwischen der Schwere des pathologischen Befundes und den subjektiven Beschwerden war also nicht auszumachen.

Deshalb ließen sich auch keine sicheren Kriterien für eine Indikation zur manuellen Therapie herausarbeiten.

Über diese Ergebnisse habe ich auf vielen Kongressen referiert und mit den oben erwähnten Diapositivaufnahmen untermauert. Anfangs interessierte sich für diese von vielen Schulmedizinern verlachte neue Therapie und Diagnostik nur der „Zentralverband für Naturheilverfahren" unter Leitung von Dr. Haferkamp.

So ergab es sich, daß dieser Verband mich als erster aufforderte, Referate über die Statik der Wirbelsäule, insbesondere der HWS, zu halten.

Dies geschah 1954 in Neuenahr, dann weiter in Freudenstatt, Bad Homburg, Baden-Baden und an einigen anderen Orten.

In den 60er Jahren begann auch die Schulmedizin, sich mehr und mehr für diese Fragestellungen zu interessieren bzw. sie überhaupt zur Kenntnis zu nehmen, so daß ich in der Folge auch zweimal auf dem niedersächsischen Röntgenkongreß, zweimal im Rahmen der ärztlichen Fortbildung des „Ärztlichen Vereins" Hamburg, weiter auf dem 43. Kongreß der deutschen Orthopädischen Gesellschaft im Jahre 1955 und auf dem Kongreß der deutschen Röntgengesellschaft im Jahre 1961 die neugewonnenen Erkenntnisse mit Dias vortragen konnte.

Als Ergebnis bleibt jedoch festzustellen, daß – auch was meine folgenden Ausführungen in bezug auf die LWS betrifft – die verbesserten Röntgentechniken und die sich daraus ergebenden Möglichkeiten einer umfassenderen Diagnostik nur sehr langsam Eingang in die Routine der Krankenhäuser wie auch der röntgenologischen Kassenpraxen gefunden haben. Noch heute stößt man vielerorts noch auf Röntgenaufnahmen, bei denen man sich fragen muß, ob die Entwicklung der letzten 20 Jahre an diesen Kollegen spurlos vorbeigegangen ist. (Als Beispiel für meine frühen Experimentaufnahmen siehe z.B. *Sammelbände zu Naturheilverfahren*, Bd. 3, Hippokrates-Verlag, 1954.)

Soweit die historische Entwicklung, die auf 1952/53 zurückgeht.

Statik der LWS und des Beckens

Einmal mit der (oberen) Wirbelsäule beschäftigt, wandte ich mich auch den anderen WS-Abschnitten zu, insbesondere im Bereich der LWS und des Beckens.

Seinerzeit war die Aufnahme der LWS im Liegen allgemein üblich. Als Vergleich machte ich beim selben Patienten Aufnahmen im Stehen und kam zu dem Ergebnis, daß sich bei den seitlichen Aufnahmen deutlich unterschiedliche Befunde gegenüber den Aufnahmen im Liegen ergaben. Die Lordose verstärkte sich. Die Skoliose verstärkte sich bei der sagittalen Aufnahme nur manchmal. Es überrascht daher nicht, daß bei den seitlichen Aufnahmen im Stehen die Spondylolysthesis sich in verstärktem Maße darstellt, d.h. das Wirbelgleiten erscheint ausgeprägter als beim Röntgen im Liegen. Aber überraschenderweise findet sich auch bei der Pseudospondylolysthesis nicht selten eine stärkere Stufenbildung zum nächstfolgenden Wirbel bei der Aufnahme im Stehen gegenüber der Aufnahme im Liegen.

Noch interessanter jedoch war bei der sagittalen Aufnahme im Stehen die Statik des Beckens; im Liegen kamen hierbei nur mehr oder weniger zufällige Befunde heraus. Das im Stehen aufgenommene Becken zeigte dagegen einen immer vergleichbaren, objektivierbaren Schiefstand bzw. Nichtschiefstand.

Ich ging daher in der Folge dazu über, auch die Routineaufnahmen der LWS und des Beckens nur im Stehen vorzunehmen.

Wenn ich jedoch seinerzeit der Meinung war, daß ich hier etwas Neues präsentieren konnte, so wurde ich schnell eines Besseren belehrt. Auf einem niedersächsischen Röntgenkongreß teilte Prof. Junghanns in der anschließenden Diskussion zu meinem Referat mit, daß er schon vor 8 oder 10 Jahren, d.h. bereits in den 40er Jahren, Aufnahmen im Stehen gemacht habe; um den Effekt noch zu verstärken, hatte er die Patienten gefüllte Wassereimer in beiden Händen halten lassen. Der Unterschied des diagnostischen Ergebnisses der LWS-Aufnahmen im Stehen und im Liegen war also bereits seit Jahren bekannt, bei den Routineaufnahmen von LWS und Becken aber wieder in Vergessenheit geraten.

Dies war bedauerlich, weil die Aufnahme des Beckens im Stehen für die tägliche Praxis insofern von erheblicher Bedeutung war, als die an der Statik interessierten Kollegen, insbesondere die Orthopäden, durch diese Methode weitaus sicherere Indikationen zur Einleitung einer Therapie hätten gewinnen können, insbesondere in bezug auf den Beckenschiefstand. Außerdem gab diese Technik den Orthopäden die Möglichkeit, Einlagen oder unterschiedliche Unterlagen unter die Schuhe sachgerechter zu verordnen und damit ihren Patienten besser zu helfen.

Beinlängendifferenzen

Im Zusammenhang mit dem Beckenschiefstand tauchte zwangsläufig die Frage der Beinlängendifferenzen auf. Um solche Differenzen festzustellen, brauchte man eine Aufnahme von den Füßen bis zum Becken. Dies war mit den üblichen Methoden nicht möglich. Ich bat also die Fa. Röntgen-Müller (Hamburg), ein Stativ anzufertigen, mit dem es mir möglich war, auf einer 30 × 90-Folie, die von den Füßen bis zum Beckenkamm reichte, objektivierbare, präzisere statische Befunde (insbesondere in bezug auf die Beinlängen und den Stand des Beckens) zu erheben. Denn es kam häufig vor, daß die palpierten Beinlängenmessungen der Orthopäden, die zum Teil auf den Röntgenüberweisungen „präzise" angegeben worden waren, nicht stimmten (vgl. Abb. 6.14 a–d).

Einfluß der Chirotherapie auf die röntgendiagnostische Entwicklung

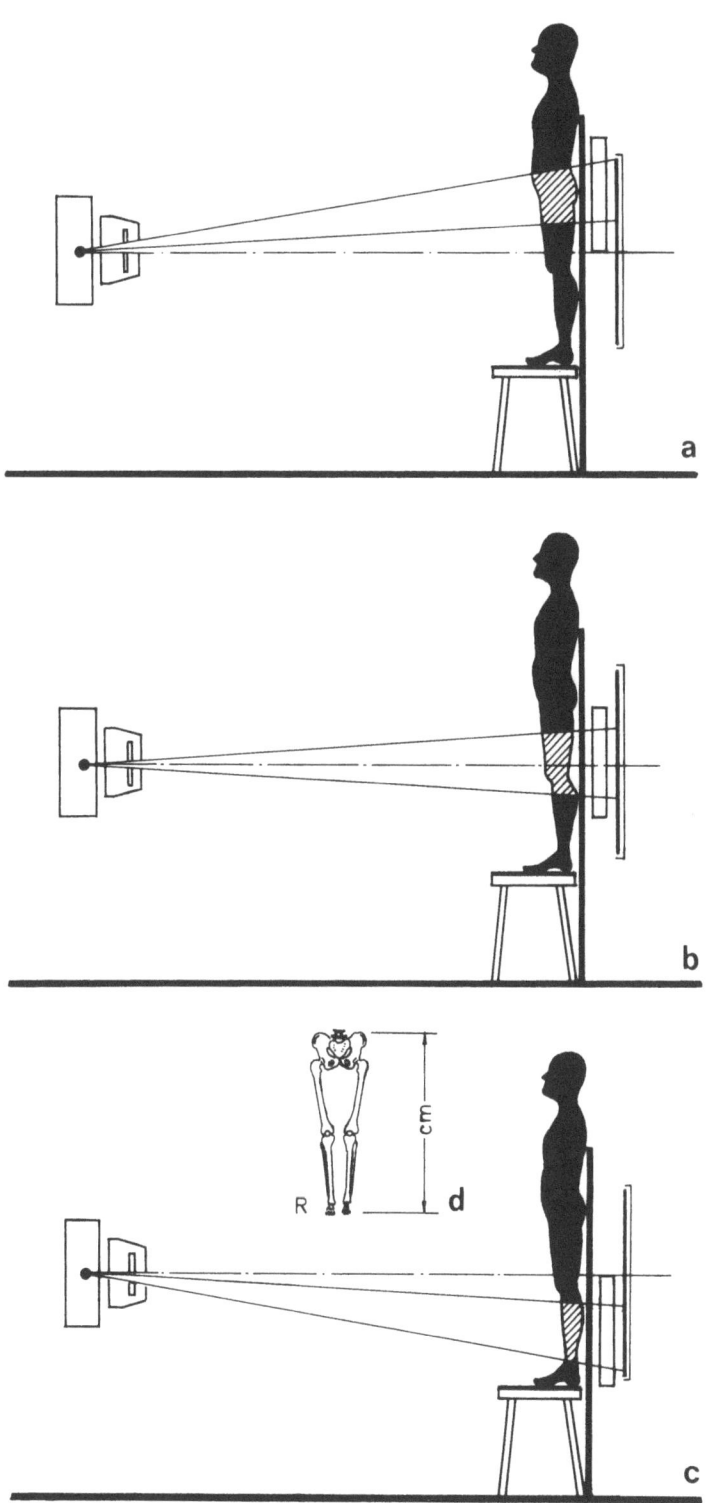

Abb. 6.14 a–d. Beinlängenmessung: Technik *(a–c)*, a.-p.-Aufnahme *(d* Schema)

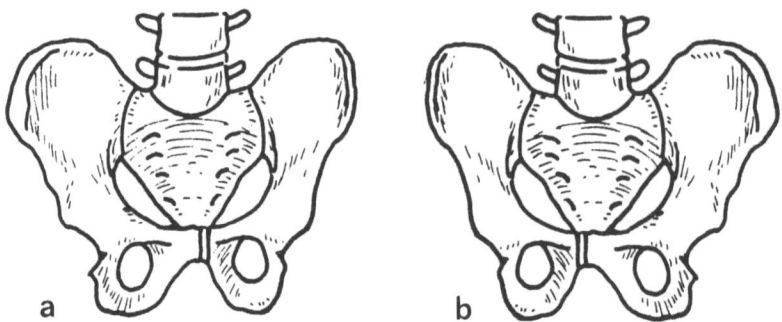

Abb. 6.15. *a* Links-, *b* Rechtsrotation des Beckens

Rotation des Beckens

Auch eine eventuelle Rotation des Beckens nach links oder rechts war auf den Röntgenaufnahmen stets und zuverlässig objektivierbar. Bei der Rotation des Beckens nach links projiziert sich die rechte Beckenschaufel breiter als links und der Symphysenspalt verlagert sich weiter nach links. Entsprechendes findet sich bei der Rotation des Beckens nach rechts: die linke Beckenschaufel projiziert sich breiter als die rechte, der Symphysenspalt wandert nach rechts (Abb. 6.15 a, b).

Es ist mir völlig unverständlich, daß noch heute in großem Umfang die Aufnahmen der LWS und des Beckens im Liegen durchgeführt werden, da in jedem einigermaßen ausgerüsteten Institut die Möglichkeit besteht, diese Aufnahmen auch im Stehen vorzunehmen. Der Mehraufwand für die Mitarbeiter ist gering. Diese Technik sollte bei allen Röntgenologen und Orthopäden die Regel sein, LWS- und Beckenaufnahmen im Liegen sollten endgültig der Vergangenheit angehören.

Eine neue Methode zur Erstellung von Ganzaufnahmen der Wirbelsäule

Die im folgenden beschriebene Methode zur Erstellung von Ganzaufnahmen der Wirbelsäule wurde in einer Zeit geboren, da sich auch in Deutschland die Anschauung Bahn brach, daß der Aufnahme der Wirbelsäule unter Belastung für die Beurteilung der Statik mehr Bedeutung zukommen dürfte, als man ihr in der Vergangenheit zugemessen hatte.

Diese Erkenntnis war wohl der Grund dafür, daß seinerzeit fast gleichzeitig 3 verschiedene Methoden zur Darstellung der gesamten Wirbelsäule entwickelt wurden. Das eleganteste Verfahren wurde von Gajewski, Edinger und Gepp erarbeitet. Da die Entwicklungsarbeit von etwa 1953 bis 1956 andauerte (die Verbesserung der Geräte dauerte einige Zeit), ergab es sich, daß gleichzeitig oder sogar schon kurze Zeit vorher von Raspe in Berlin und von mir jeweils eine andere brauchbare Methode zur Erstellung von Ganzaufnahmen entwickelt wurde. (In allen 3 Fällen waren niedergelassene Röntgenologen an der Entwicklung beteiligt.)

Im Gegensatz zur Edinger-Gajewski-Methode, die unter Zuhilfenahme einer Wedelblende mit einer nur einmaligen Belichtung auskommt, bediente Raspe sich der Dreiphasentechnik mit unterschiedlicher Belichtung des jeweiligen Wirbelsäulenabschnitts (dreimalige Einstellung und dreimalige Belichtung). Die Übergänge verwischte er mit Hilfe einer Schwingblende.

Das gleichzeitig von mit entwickelte Verfahren fand seinerzeit – 1956 – deshalb besondere Beachtung, weil es zeigte, daß eine künstliche Verwischung der Übergänge nicht unbedingt notwendig ist. Der Weg, der zu dieser im folgenden näher beschriebenen Methode führte, war denkbar einfach:

Die Ganzaufnahme mit Wedelblende war für mich mit den mir zur Verfügung stehenden Mitteln nicht durchführbar. Im Gegensatz zu diesem Verfahren weist die in 3 Schritten gemachte Aufnahme zwar 2 Übergangszonen auf, sie bietet aber auch die Möglichkeit, die 3 Abschnitte der Aufnahme mit der jeweils günstigsten Spannung und Schwärzung zu belichten.

Da es nicht möglich ist, die 3 Phasen der Aufnahme exakt aneinanderzusetzen, ohne dabei Gefahr zu laufen, daß gerade in den besonders interessierenden Bereichen Lücken auftreten, läßt man die Ränder der einzelnen belichteten Felder etwas überlappen. Dabei entsteht nun in den Überlappungszonen, entsprechend der jeweils doppelten Belichtung, eine stärkere Schwärzung. Um diese herabzusetzen, benutzt Raspe die Schwingblende.

Ich habe zunächst zu diesem Zweck an den Rändern des Feldes zwei vierkantige Säulen rotieren lassen, die auf den Lichtvisierkasten aufgesetzt wurden, um die Randzonen damit abzuwedeln. Ein vollkommenerer Ausgleich der Schwärzung gelang hierbei aber nicht, weil jede rotierende oder schwingende Blende einen sinusförmigen Schwärzungsverlauf erzeugt. Außerdem wird bei einem solchen Wedelvorgang gerade der bildgebende Anteil der Strahlung in den Überlappungszonen vermindert. Der Streustrahlanteil, der von den Nachbarzonen herrührt, bleibt dagegen erhalten.

Daher versuchte ich dann, die Felder mit möglichst geringer Überlappung und ohne Abwedeln übereinanderzusetzen. Und es erwies sich, daß man auch auf diese einfache Weise zum Erfolg kommen konnte. Die Übergänge von der einen zur anderen Aufnahme traten hierbei kaum in Erscheinung, jedenfalls wirkten sie sich nicht störend aus. Das konnte nur daran liegen, daß eine unscharfe Begrenzung der Übergänge allein durch die Entfernung auftritt (2,35 m). Zur Abdeckung der Felder benutze ich eine 2 mm dicke Bleiplatte, auf jeder Seite mit Aluminium (1 mm dick) bedeckt. Die Größe des Fensters in der Mitte der Platte zum Durchlaß des Strahlenbündels richtet sich natürlich nach der jeweiligen Entfernung. Das Fenster beträgt bei mir 3,9 cm im Quadrat. Das freigelassene Strahlenbündel ist genauestens auf das jeweilig zu belichtende Feld der Kassette einzurichten (s. Abb. 6.16 a–c).

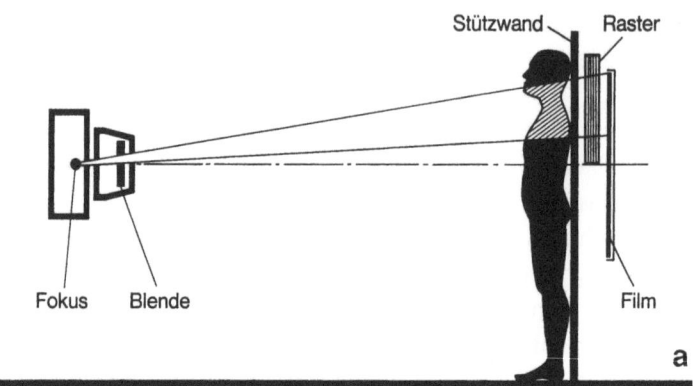

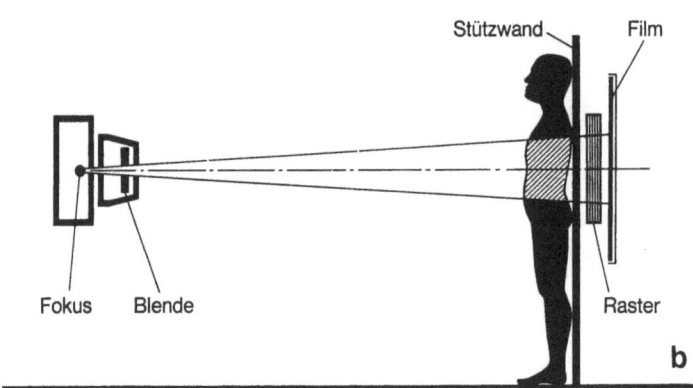

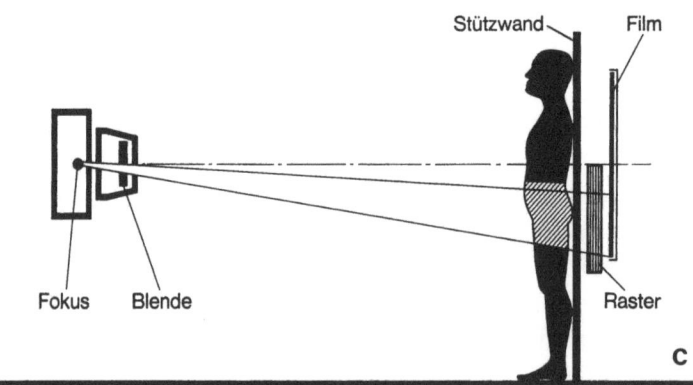

Abb. 6.16 a–g. Ganzaufnahme: Schema *(a–c)*, Röntgenbilder *(d–g* s. S. 239)

Einfluß der Chirotherapie auf die röntgendiagnostische Entwicklung

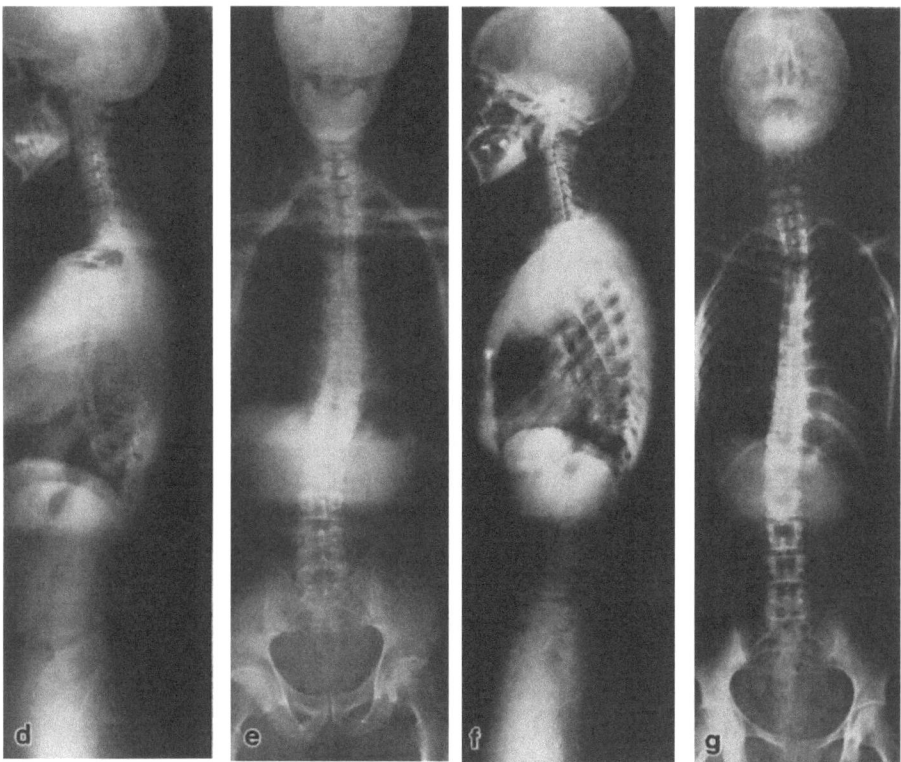

Abb. 6.16 d–g. Legende s. S. 238

Beim 1. Schuß – die Katapultblende muß natürlich mitwandern – ziehe ich das Fenster hoch; damit sind die anderen Felder abgedeckt. Die Streustrahlung von seiten des Patienten wirkt auf den ersten Übergang (Abb. 6.16a).

Beim 2. Schuß wird das Fenster um seine volle Breite nach unten verschoben, jetzt wirkt die Streustrahlung also auf den 1. und 2. Übergang (Abb. 6.16b).

Beim 3. Schuß – das Fenster wird wiederum um seine voll Breite nach unten verschoben – wirkt die Streustrahlung noch einmal auf den 2. Übergang, so daß jeder Übergang zweimal dem Streustrahleneffekt von seiten des Patienten ausgesetzt ist (Abb. 6.16c).

Die so erzielten Ergebnisse mag der Leser anhand der beigefügten Abbildungen (6.16 d–g) selbst beurteilen. Es handelt sich hierbei um nicht besonders ausgesuchte Aufnahmen aus der täglichen Praxis. Der Vorteil dieser Methode liegt in der individuellen Belichtungsmöglichkeit der einzelnen Wirbelsäulenabschnitte sowie darin, daß man nicht zur Anwendung der Hartstrahltechnik gezwungen ist.

Kurz möchte ich noch auf die Strahlenbelastung des Patienten eingehen:

Die Oberflächendosis beträgt bei diesen Aufnahmen, die aus 2,35 m Abstand gemacht werden, nur etwa 77% der Dosis bei der konventionellen Technik mit

Aufnahmen aus 1 m Abstand (ca. 6 R pro Aufnahme statt 9 R ≙ 1,5 mC/kg statt 2,3 mC/kg).

Die diagnostische Aussagefähigkeit der Ganzaufnahme wird sehr unterschiedlich beurteilt. Es scheint mir müßig zu betonen, daß der kleinstzentrierte Ausschnitt diagnostisch am wertvollsten ist; in bezug auf die Beurteilung der Statik jedoch ist die Ganzaufnahme sicherlich als optimale Methode anzusehen.

Daß sich diese Methode der Ganzaufnahme nicht durchgesetzt hat, resultiert einfach aus der klinischen Fragestellung. Ganzaufnahmen sind in der Regel bei der Skoliosebeurteilung von Wert, d.h. zur Operationsindikation (ja oder nein). Sie sind auch von besonderem Wert zur Feststellung des Operationserfolgs – nach chirurgischen Maßnahmen zur Skolioseverbesserung (vgl. Abb. 6.16 d–g).

In der heutigen Zeit, da der Strahlenbelastung des Patienten mehr Aufmerksamkeit zugewandt wird als früher, sollte man vielleicht betont darauf hinweisen, daß – wie oben ausgeführt – dem Patienten bei einem Abstand von 2,35 m gegenüber der üblichen Routineaufnahme aus 1 m Abstand ein Drittel der Strahlenbelastung erspart bleibt.

Zusammenfassung

Als Vorbedingung der heute weitgehend von Ärzten angewandten manuellen Therapie bestand von Anfang (1952) an das Bedürfnis nach Verbesserung der röntgenologischen Darstellung der Wirbelsäule, insbesondere auch unter funktionellen Gesichtspunkten.

1) Vor allem im HWS-Bereich gelang es mir, durch Experimentaufnahmen und eine neue Aufnahmetechnik objektivere Kriterien für vorhandene Abweichungen von der Norm bzw. Fehlstellung bzw. Gefügestörung zu erarbeiten.
2) Objektivere Kriterien ergaben sich auch durch die bis dahin weitgehend vernachlässigten Aufnahmen der LWS mit Becken (Form. 30 × 40) im Stehen, v.a. hinsichtlich Beckenschiefstand und Beckenrotation.
3) Differente Beinlängen konnten mit einer Aufnahmemethode im Stehen mit Hilfe einer 30 × 90-Folie objektiviert werden.
4) Zusätzlich wurde eine neue, sehr einfache Methode zur Erstellung einer Ganzaufnahme entwickelt und dargestellt.

Insgesamt waren dies beachtliche Fortschritte auf dem Gebiet der Röntgendiagnostik, wobei der ursprüngliche Impuls auf die Chiropraktik – und ich benutze diese alte Bezeichnung jetzt absichtlich – zurückzuführen ist.

Hatte ich doch die bis 1952 entwickelten Röntgentechniken zunächst zum Nachweis dafür verwenden wollen, daß die von den Chiropraktoren behaupteten Fehlstellungen („Subluxationen") projektionsbedingte Zufallsbefunde waren. Aber das Gegenteil stellte sich dann dabei heraus: Es ergaben sich aus meinen Versuchen konstante Kriterien zur exakten Beurteilung statischer

Befunde, deren Nachweis bisher gefehlt hatte. Der weitere Verlauf – mit dem langsamen Vordringen der manuellen Therapie in die Schulmedizin – wurde darüber hinaus zu einem gesundheitspolitischen Lehrstück. Zwar hatten A. Cramer, G. Gutmann, H. D. Wolf und andere in den 60er Jahren erreicht, daß die manuelle Therapie Eingang in die Gebührenordnung der Krankenversicherungen fand und entsprechend honoriert wurde, aber ich (später dann selbst Mitglied der Kassenärztlichen Bundesvereinigung) hatte dem immer widersprochen, solange die objektivierbaren Qualitätsnachweise dieser Methode fehlten. 20 Jahre danach wurde meine Auffassung anerkannt: Abrechnungsmöglichkeit gegenüber der Krankenversicherung erst nach erbrachtem Qualitätsnachweis! Leider blieb dieses Verfahren, eine Therapiemethode honorarfähig zu machen, bevor die dazugehörigen Qualitäts- bzw. Befähigungsnormen entwickelt sind, bis zu dem in jüngster Zeit eingetretenen Wandel kein Einzelfall.

Anhang zu Kapitel 6 (Albert Cramer)

Eine Geschichte der manuellen Medizin sollte wenigstens schlaglichtartig das Verdienst jener Kollegen ins Gedächtnis zurückrufen, die nicht mehr unter uns weilen.

Edinger veröffentlichte (zusammen mit Gajewski und Gepp) die Methode der WS-Röntgenaufnahme im Stehen in *Fortschritte auf dem Gebiet der Röntgenstrahlen und der Nuklearmedizin* (Fortschr Geb Röntgenstr Nuklearmed) 1956, 3: 84. Sein Verfahren basiert auf der „rotierenden Ausgleichsblende". Es wurde von Siemens-Reiniger auf den Markt gebracht (vgl. Abb. 6.17).

Zusammen mit Biedermann veröffentlichte dann Emminger in *Fortschr Geb Röntgenstr Nuklearmed* 1957, 6: 86, die Arbeit: „Kurzes Bein – schiefes Bek-

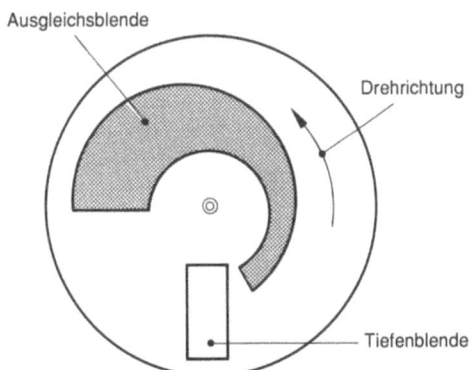

Abb. 6.17. Prinzip der rotierenden Ausgleichsblende.
(Nach Edinger/Gajewski/Gepp; es gibt auswechselbare Blendenscheiben
für verschiedene Körperbautypen)

ken". Darin zog er ein erstes Resümee aus den Erkenntnissen an Wirbelsäulenganzaufnahmen im Stehen. Von Sollmann und Breitenbach erschien dann in derselben Zeitschrift (1961, 6: 94): „Röntgenanalyse und Klinik von 1000 seitlichen Röntgenganzaufnahmen". Sollmann arbeitete an seiner Klinik mit der Siemens-Methode der rotierenden Ausgleichsblende.

Das zur damaligen Zeit brennende Interesse am subokzipitalen Übergang belegt die Artikelserie von Bergerhoff und Ernst (vom Max-Planck-Institut für Hirnforschung, Köln-Lindental) „Metrische Röntgenuntersuchungen an der Basis des Skelettschädels" und „Messungen von Winkel und Strecken am submento-vertikalen Röntgenbild der Schädelbasis" (alle 4 Folgen in *Fortschr Geb Röntgenstr Nuklearmed* 1955, 4: 82).

1957 schaltete sich Kamieth, damals Assistent am Röntgeninstitut der Universität des Saarlandes, in die Röntgenuntersuchung der Wirbelsäule ein: „Funktionelle Untersuchungen der Brustwirbelsäule und ihre klinische Bedeutung" (in *Archiv für Orthopädie und Unfallchirurgie* 1957, 49: 196–206). Sein nächster Beitrag in *Radiologica Clinica* 1957, 3: 26, zur Pathologie der Iliosakralgelenke: „Was leisten Spaltaufnahmen...?" deutete schon auf seinen späteren bedeutsamen Beitrag (zusammen mit Reinhard) zur Funktionsdiagnostik der Beckenverbindung hin.

Viel später erst erschien eine amerikanische Arbeit von Seldon Lichtblau M.D. aus der orthopädischen Abteilung des Mount Sinai Hospital New York („Dislocation of the sacroiliac joint", in *Journal of Bone and Joint Surgery* 1962, 1: 44-A), in der – wie üblich – die deutschen Vorarbeiten nicht zitiert wurden.

Eine der ersten Arbeiten zur „Röntgenkinematografie der Wirbelsäule" veröffentlichte der oben bereits erwähnte Sollmann (in *Deutsche Medizinische Wochenschrift* 1961, 38: 86). Der hochgewachsene, gemütliche bayerische Lokkenkopf steckte voller origineller Einfälle, die sich auch in abgelegeneren Gebieten niederschlugen, so in seinem Beitrag zu einem Buch über Diät und naturgemäße Lebensführung.

Die von Doering bereits erwähnte Röntgenganzaufnahmetechnik mittels verwedelter Dreiphasenaufnahme nach Raspe wurde beschrieben von Heine und Raspe im *Deutschen Medizin-Journal (Berlin)* 1957, 4:8, unter dem Titel „Methodisches zur Anfertigung und Auswertung von Röntgenganzaufnahmen der Wirbelsäule unter Berücksichtigung statischer Gesichtspunkte".

Den größten Gewinn zogen alle Ärzte, die sich in den frühen 50er Jahren mit der funktionellen Röntgendiagnostik befaßten, aus den Arbeiten von Brocher (Genf). In seinem Buch *Die Occipitocervicalgegend* (Thieme, Stuttgart, 1955), das er McRae und Töndury widmete, beschrieb er erstmalig kritisch die a.-p.-Aufnahmetechniken für die HWS. Dort gab er der Methode nach Ottonello, die Doering schon empfahl, den Vorzug vor der „transbukkalen" Aufnahmetechnik, die Gutmann (Hamm) perfectionierte.

Die damals feststellbaren Vor- und Nachteile haben sich mit fortschreitender

Einfluß der Chirotherapie auf die röntgendiagnostische Entwicklung

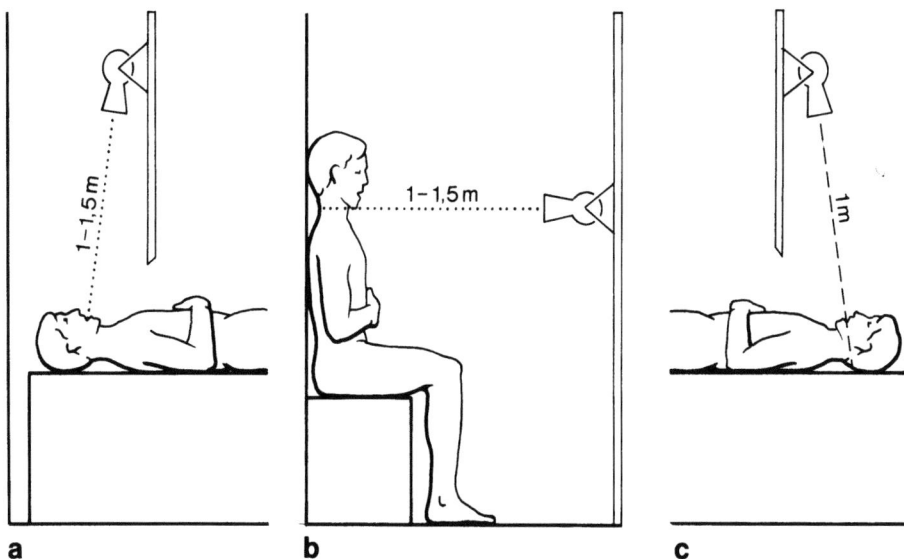

Abb. 6.18 a–c. Die 3 wichtigsten – in den 50er Jahren entwickelten – Einstellungen zur Darstellung von *HWS mit Atlasgelenken* im Röntgenbild (sagittaler Strahlengang). *a* Methode nach Doering, Unterkiefer nach Ottonello dekonturiert (auf Hinweis von A. Cramer); Zentralstrahl auf 1/2 HWK. *b* Methode nach Brocher im Sitzen, gleichfalls mit verwischtem Unterkiefer; Zentralstrahl auf 5/6 HWK. *c* Methode nach Palmer/Gutmann: mit Faden 1 cm oberhalb Foramen occipitalis, 1 cm unterhalb unterer Oberschneidezahnkante zum Fokus (ohne Dekonturierung), Kieferspreizung durch Zahnkork

Technik etwas verwischt. Brocher bezog auch funktionelle Studien zur HWS-Kinematik ein. Die in letzter Zeit von Arlen und Gutmann ausgemachte sog. paradoxe Atlasbewegung bei Beugeaufnahmen der HWS sah schon Bakke („Röntgenologische Beobachtungen über die Beweglichkeit der Wirbelsäule" in *Acta Radiologica [Stockholm]* 1931, Suppl. XIII): „... durch wiegende Schaukelbewegungen wird ein Heben und Senken des vorderen Atlasbogens (gegen Dens) von bis zu 6 mm ausgelöst ..." Brocher selbst fand 1–4 mm Beweglichkeit beim „Halsschaukeln", das einem Vorstrecken und Zurückziehen des Kopfes entspricht. Die oben erwähnte „paradoxe Atlasbewegung" ist demnach als das „Aufpropfen einer Nickbewegung auf eine Beugebewegung" der HWS aufzufassen und nicht – wie Arlen und Gutmann meinen – als physiologischer Teil der HWS-Beugebewegung (vgl. Abb. 6.18 a–c).

Wie revolutionär die Verbesserung der HWS-Röntgenaufnahmetechnik hinsichtlich der Atlasgelenke war, zeigte das ein Jahr zuvor erschienene Buch von Exner: *Die Halswirbelsäule* (Thieme, Stuttgart, 1954), auf das sich auch Brocher bezog. Exner zeigte keine einzige a.-p.-Aufnahme der ganzen HWS mit einsehbaren Atlasgelenken; diese zeigte er nur im Schichtbild.

Brocher verdanken wir die ersten Hinweise auf die Entwicklungsstörungen im Atlantookzipitalbereich, über die später bemerkenswerte Beiträge aus der

Hamburg-Eppendorfer Universitätsklinik erschienen (Dieckmann: „Basiläre Impressionen, Atlasassimilation und andere Skelettfehlbildungen der „Zervicooccipital-Region" in *Die Wirbelsäule in Forschung und Praxis*, Bd. 32, Hippokrates-Verlag, 1966; und – wenig später – eine Arbeit von v. Torklus). Bei Brocher finden wir Hinweise auf die wertvollen Vorarbeiten von Fischgol-Metzger (Frankreich), Bakke (s. oben), McRae (Montreal) und anderen.

Der Versuch des Herausgebers dieses Buches, Radiologen, die sich in den 50er Jahren mit Röntgenosteologie befaßten, für die Niederschrift eigener Erinnerungen zu gewinnen, scheiterte überraschenderweise daran, daß fast keiner von ihnen mehr unter uns weilt. Den engagierten Einsatz für ihre eigenen Forschungen haben also diese Kollegen mit signifikant verkürzter Lebenserwartung bezahlt. Das wirft ein Schlaglicht auf den kumulierenden Effekt ionisierender Strahlen, den realistisch einzuschätzen wir anscheinend erst langsam lernen.

Der technische Fortschritt (Computertomographie u. a.) hat der funktionellen Röntgendiagnostik viele neue Möglichkeiten bei verringerter Strahlenbelastung erschlossen. Die grundlegenden Erkenntnisse aber haben viele Kollegen in den 50er Jahren vorgelegt, von denen hier einige erwähnt wurden.

18 Jahre Mitarbeit an den „Referatebänden" für *Wirbelsäule in Forschung und Praxis* mit halbtägigem Aufenthalt alle 2 Wochen in der Universitätsbibliothek vermittelten mir zwangsläufig eine gewisse Übersicht über das internationale Schrifttum auf dem Gebiet der Wirbelsäulenklinik und -pathologie. Diese Übersicht zu gewinnen, fiel – mit der steigenden Flut der einschlägigen Arbeiten – von Jahr zu Jahr schwerer. Die eigene wissenschaftliche Arbeit gerät ins Dilemma zwischen der Einsicht, daß „alles schon dagewesen" ist, und der anderen, daß man „nicht alles wissen" kann.

Die Beobachtung der Beiträge zu den Kongressen und Tagungen im Bereich der manuellen Medizin muß der Mehrzahl dieser Beiträge mangelndes Literaturstudium bescheinigen. Das gilt besonders, wenn man die funktionelle Röntgendiagnostik einbezieht. Offenbar machen viele Autoren von den Möglichkeiten der Dokumentationszentrale der FIMM bzw. den einschlägigen medizinischen Bibliotheken nur ungern Gebrauch, was angesichts des entmutigenden Literaturgebirges, das es zu bewältigen gilt, verständlich ist. Noch lange nicht ist die „Spreu vom Weizen" gesondert; diese Leistung würde das Studium enorm erleichtern.

Obwohl es nicht Aufgabe einer medizinhistorischen Arbeit sein kann, kritische Literaturübersichten beizusteuern, mag der Hinweis auf einige Autoren als Wink betrachtet werden, sich bei diesen und anhand ihrer Literaturangaben weiteren Rat zu suchen. Betreten wir heute doch nicht mehr eine „Terra incognita", wie es Kollegen eine Generation zuvor taten. Es scheint vielmehr an der Zeit, das damals und seitdem erforschte Terrain einer Bestandsaufnahme zu unterziehen; eine solche müßte interdisziplinär ausfallen – dem interdisziplinären Charakter der manuellen Medizin entsprechend.

KAPITEL 7

Entwicklung der manuellen Medizin im (europäischen) Ausland

Albert Cramer

Von dem segensreichen Vorstandsbeschluß von 1956, den Kollegen aus der *DDR* gebührenfrei Mitgliedschaft und Ausbildung zu gewähren, war schon die Rede. Verschiedene DDR-Besuche von FAC-Lehrern wie Wolff und Derbolowsky, aber auch von Gutmann und Wilinski vertieften die Beziehungen schon in den 50er Jahren.

Im Januar 1956 – nach seiner Rückkehr vom Röntgensymposion in Hamm – bekam A. Cramer in Hamburg Besuch aus Norwegen. Der Gast – Freddy Kaltenborn – wollte gerne hospitieren. In etwas holprigem Deutsch, mit mitteltöniger Stimme, die leicht einen etwas klagenden Ton annahm, erklärte der fast einen Kopf größere, blonde *Norweger* dem Hamburger sein Anliegen; Cramer fragte, ob er Arzt sei. Nein, eigentlich nicht, aber er sei „Physiurg", das sei ebenso gut, und er habe in Oslo ein physiotherapeutisches Institut.

Cramer ließ sich „breitschlagen". Zwar schienen ihm Freddy Kaltenborns mächtige Pranken eher eine Gefahr als eine Hilfe für seine Patienten, aber der erste Eindruck trog – wie so oft, auch hier. Freddy war ein Naturtalent und beherrschte die große Kraft seiner Hände wie kaum einer. Freddy schaute also einige Tage Cramer auf die Finger, besuchte auch die Reeperbahn und fuhr dann gen Süden mit seinem Freund Hagen weiter.

Für einen arrivierten Skandinavier gehört im Winter die Reise in den Süden zum „savoir vivre". Mit einer Postkarte bedankte er sich noch einmal. Im Sommer und Herbst gingen dann einige Briefe hin und her, und dann kam eine Einladung zu einem Demonstrationskurs mit Vortrag vor der Universität Oslo. Cramer könne sich der deutschen Sprache bedienen. Das gab den Ausschlag – nebst der Ausdehnung der Einladung auf seine Frau. 1957, im Juli, buchten die Cramers auf „Kongen Trygve", einem echten Dampfer, die Überfahrt. Kaltenborns krankengymnastische Praxis im Stadtteil Bygdø hatte genug Platz für die kleine Gruppe von Ärzten und Krankengymnasten, der die erklärenden Worte der Deutschen von Dr. Seyfarth oder von Freddy Kaltenborn ins Norwegische übersetzt wurden. Seyfarth hatte in Deutschland studiert. Auch Eiler Schiøtz schaute zu, jener Werksarzt von Akers Schiffswerft am Hafen, der später die in Kap. 1 erwähnte Arbeit über die *Wirbelsäule aus medizinhistorischer Sicht* schrieb, die mit dem Lederle-Preis für die beste medizinhistorische Arbeit des Jahres ausgezeichnet wurde.

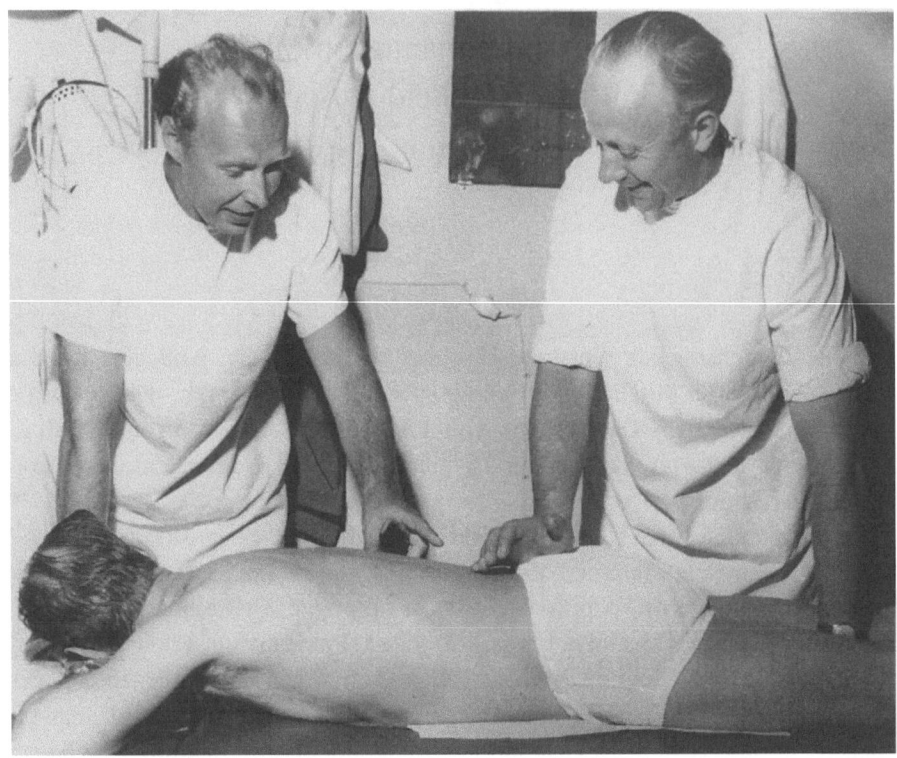

Abb. 7.1. Freddy Kaltenborn und A. Cramer 1957 bei der Arbeit in Oslo

A. Cramer beschränkte sich loyal auf ein D-Kursprogramm der FAC mit vorsichtiger Andeutung von Griffansätzen, soweit sie sich aus den diagnostischen Voraussetzungen sinnfällig ergaben (Abb. 7.1). Für vertiefende Unterrichtung verwies er auf die weiterführenden Kurse in Hamm. Kaltenborn belegte noch 1957 diese Kurse, und weitere norwegische Ärzte folgten seinem Beispiel.

Cramer lud Kaltenborn 1958 auch zum E-Kurs nach Bad Zwischenahn ein. Dort zeigte dieser sein System der Extremitätenmanipulation, das er nach seinem einjährigen Studium am London-Osteopathic College entwickelt hatte. Als er sein Anleitungsheft: *Frigjøring av ekstremitetsledd* (^{1}1958) 1961 herausgab (Vorabdruck in „Fysiotherapeuten" 1960/61), übersetzte es A. Cramer unter dem Titel *Freibahnen von Extremitätengelenken* ins Deutsche, für den internen Gebrauch in der FAC. Eine von Freddy Kaltenborn redigierte Fassung übersetzte Walter Hinsen (Ratingen) 1971 ins Deutsche: *Manuelle Therapie der Extremitätengelenke* unter Benutzung von Cramers dt. Fassung.

Freddy Kaltenborn hat nie Zweifel daran gelassen – und schrieb das auch ausdrücklich im Vorwort zu seiner Behandlungsanleitung –, daß er seine Handgriffe *für Ärzte und Physiotherapeuten* (also Krankengymnasten) dargestellt hätte. Bei allem Verständnis für jene Ärzte, die manuelle Therapie dem Arzt vorbehalten wissen wollen, muß doch daran erinnert werden, daß gerade Ärzte dieses Heilverfahren in Vergessenheit geraten ließen und daß es Nichtärzte waren, die es der Vergessenheit wieder entrissen.

Ärzte können eine bevorzugte „Verfügung" über dieses Verfahren nur mit besserer – theoretischer und praktischer – *Kenntnis* rechtfertigen, die sie nachzuweisen haben!

Bei A. Cramers nächstem Besuch in Oslo lud Kaltenborn auch Allan Stoddard aus London dazu. Dieser Professor für physikalische Medizin und Lehrer am London Osteopathic College zeigte Ausschnitte aus den in seinem bereits erwähnten Buch (s. auch Abb. 7.8 a, b) dargestellten Grifftechniken. Cramer lud ihn nach Wiesbaden ein.

Das Griffrepertoire von A. Stoddard und A. Cramer ist von Grund aus verschieden, basiert auf gänzlich verschiedenen Denkansätzen. Daraus ergeben sich später Folgen für den Kurs der weiteren Ausbildung, die sich zunehmend den osteopathischen Techniken zuwendet. Es ist hier nicht der Ort, dem weiter nachzugehen – etwa unter Hinweis, auf die von Laabs als „Chirogymnastik" inaugurierte Methode, mit der ähnliche Resultate erzielbar sind. Solche methodologischen Erwägungen sind vielleicht einmal ein Thema für die Verbandszeitschrift der DGMM.

Cramer reiste in den Folgejahren noch einige Male nach Skandinavien. Die Kollegen aus Dänemark, Schweden, Finnland schlossen sich der norwegischen Initiative an und „poolten" ihre Bemühungen. Das kam auch in dem gemeinsam von je einem Landesvertreter geschriebenen Lehrbuch *Manipulation av ryggraden* (in der Reihe Skandinavian University Books; Bonniers, Stockholm, 1966) zum Ausdruck.

Für die *schwedische Gruppe* darf Doz. Dr. Brodin (Lund) als Wortführer bezeichnet werden, der später eine Professur erhielt. Für Dänemark war es zunächst Prof. Dr. Poul Bechgaard, der Ordinarius für innere Medizin und physikalische Medizin in Aarhus, international bekannt durch seine Hypertonieforschung.

Wer heute nach Quellen der manuellen Medizin in Skandinavien sucht, kann sich an den Slogan halten, unter dem damals die ersten Kursteilnehmer der skandinavischen Kurse ihre Aktivitäten veröffentlichten: „Columna fra en ny synsvinkel" (in Anlehnung an Eiler Schiøtz's „... columna under medizinisk historisk synsvinkel"). Darunter findet man Beiträge u.a. in *Nordisk Medicin* 1963, 69: 676, von Poul Bechgaard: „Thoracal segmentalsyndrom". An einem D-Kurs in Finse im Mai 1963 nahmen 7 dänische, 5 norwegische, 1 finnischer und 6 schwedische Ärzte unter Kaltenborns organisatorischer Leitung teil. „Instructor" war Henry Panduro (2 Devonshire Place, London), ein osteopathischer Arzt.

In *Italien* waren die von Norden her über die Alpen kommenden Anregungen sowohl von einzelnen Kollegen als auch von der SIMFER aufgenommen worden. SIMFER-Präsident, Prof. Fiandesio (Turin) und der Vizepräsident

Valobra führten die manuelle Medizin auf dem 2. „Congresso nazionale di medicina fisica e reabilitazione" (13.–15.09. 1963) in Programm und Diskussion ein. Die praktischen Einführungskurse aber ließen sich die Italiener nicht von ihren Schweizer Nachbarn ausrichten, sondern von Brodin, dem schwedischen Dozenten aus Lund, und zwar vom 15.–20. Juni 1964 auf Capri (Villa Caprile). Zu unnachgiebig hatten die Schweizer auf *Einzel*mitgliedschaft in ihrer geplanten „Internationalen Gesellschaft" bestanden. Die Italiener legten Wert auf ihre nationale Selbständigkeit in Form korporativer Mitgliedschaft ihrer Landesgesellschaft. Im Jahre 1965 kamen Lehrer der FAC (u.a. Frisch) nach Italien und führten dort das in Deutschland bewährte Kurssystem ein. Die Italiener übernahmen auch das Kursmanuskript der FAC in Übersetzung. Eine Mittlerrolle hatte u.a. Knipfer, der Internist aus Rom, der schon Kurse bei der FAC mitgemacht hatte. Er hielt 1960 die Laudatio auf Prof. Scheidt, zu dessen 65. Geburtstag in Hamburg: „Inbildliche Diagnostik bei rheumatischen Krankheitsbildern" (in *Ärztliche Praxis* 1960, 12: 30). Dabei besuchte er auch A. Cramer. Engen Kontakt zur FAC hielt für die AMIC Dr. Menegazz, dem 1987 die Goldene Ehrennadel der FAC verliehen wurde.

Auch in Italien führte die Rivalität zwischen den Disziplinen „physikalische Medizin" und „Orthopädie" um die Adaptation der manuellen Medizin zu einem Intermezzo, als Menegazz (Kinderarzt in Mailand) 1966 „seine" AMIC gegründet hatte.

Diese Gruppe wies unter den etwa 30 Mitgliedern vorwiegend Orthopäden aus norditalienischen Kliniken auf. Einmal kam diese Gruppe in der Stärke eines ganzen A-Kurses (etwa 20 Teilnehmer) zur Fortbildung nach Hamm.

Auf den in Hamm an der Klinik amtierenden Gutmann machte das soviel Eindruck, daß er den Antrag der AMIC, als Landesgesellschaft für die FIMM einzutreten, unterstützte. FIMM-Präsident war zu jener Zeit Terrier (Baden/Schweiz). Terrier kannte natürlich die „Vorgeschichte", die wir oben angedeutet haben, und der Aufnahmeantrag blieb unbearbeitet – offiziell wenigstens.

Die rivalisierenden Gruppen haben sich später um jene des Dr. Colombo vermehrt. Das außergewöhnliche Interesse der italienischen Orthopäden hatte freilich eine pikante Ursache: In den frühen 60er Jahren wurde nach einem schweren Autounfall ein Mitglied des Hochadels aus der Rheinpfalz in die traumatologische Abteilung des Krankenhauses in Bergamo eingewiesen. Der Unglücksfahrer hatte sich den 4. Halswirbel gebrochen und lag tetraplegisch (er sprach nur Deutsch, war aber bei Bewußtsein) dort unter der Betreuung der orthopädischen Kollegen, die etwas ratlos waren.

Die besorgte Familie holte einen deutschen Arzt per Flugzeug nach Bergamo. Dieser Arzt gehörte zum Lehrerkollegium der FAC (Hamm) und er wagte das für die Orthopäden in Bergamo Unerhörte: er reponierte freihändig – ohne Narkose – die über die Fraktur abgerutschte Halswirbelsäule und gipste sie unter Röntgenkontrolle in optimaler Stellung ein, so daß der Patient in ein heimatliches Krankenhaus überführt werden konnte. Er überlebte den schweren, folgenreichen Unfall bis in die Mitte der 80er Jahre, konnte sogar nach einiger Zeit wieder selbst Auto fahren.

Dem orthopädischen Chefarzt mag das Ereignis Anlaß genug gewesen sein, mehr über jene Kurse zu erfahren, die deutsche Ärzte in Hamm über Manipulationen an der Wirbelsäule veranstalteten. Der deutsche Kollege hatte davon berichtet und vorgeführt, was er vermochte. Das Ereignis dürfte bei den norditalienischen Orthopäden nicht unbemerkt geblieben sein.

In der *Schweiz* erlaubte das Züricher Medizinalgesetz von 1854 die Ausübung der Heilkunde Ärzten, Apothekern, Tierärzten und Hebammen. Eine chiropraktische Tätigkeit von „Chiropraktoren" wäre nur unter Leitung einer der genannten Personen möglich gewesen. 1932 formierte sich die „Schweizer Chiropraktorenvereinigung" aus meist in den USA ausgebildeten Rückwanderern. Sie forderte unter dem Motto „Das Recht des Kranken auf die Wahl der Heilmethode" nicht weniger als einen Volksentscheid für die Zulassung der Chiropraktiker. Noch 1933 waren im Züricher Kantonsrat 67 Ratsherren *für,* 77 *gegen* die Zulassung der Chiropraktik gewesen. 1936 brachten die 12 in der Schweiz tätigen Chiropraktoren 11 600 Unterschriften für ein Volksbegehren zusammen. Dagegen veröffentlichte die Kantons-Gesundheitsdirektion Zürich ein Gutachten:

> Das Zurückführen von Krankheitserscheinungen auf Nerveneinklemmung durch außer Lage geratene Wirbel ist falsch. Die Möglichkeit der Verschiebung der Wirbelsegmente durch äußere Handgriffe besteht nicht ...

Die Befürworter der Chiropraktik gewannen die Abstimmung mit 72 529 Jagegen 50 475 Neinstimmen. Damit ist „Chiropraktik" seit 1937 in der Schweiz zugelassen (vgl. Abb. 7.2).

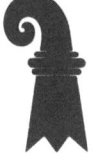

13. Juni 1987   190. Jahrgang   1. Semester   Nr. 43   Einzelnummer Fr. 1.20

Kantonsblatt
Basel-Stadt
Amtlicher Wohnungsanzeiger · Basler Zivilstand

Grosser Rat

Interkantonale Prüfung für Chiropraktoren

Gestützt auf Art. 6 Abs. 1 des Statuts der Schweizerischen Sanitätsdirektorenkonferenz für die einheitliche Prüfung der Chiropraktoren in der Schweiz vom 19. September 1974 sowie auf Art. 2 Abs. 1 des Reglements über die interkantonale Chiropraktorenprüfung vom März 1980 hat der Vorstand der Schweizerischen Sanitätsdirektorenkonferenz beschlossen, die nächste Prüfung für Chiropraktoren wie folgt anzusetzen:

Schriftliche Prüfungen: Montag, den 2. November 1987.
Mündliche Prüfungen: Freitag, den 6. November 1987, und Samstag, den 7. November 1987.

Bewerber, welche die Zulassungsbedingungen erfüllen, haben ihre Anmeldung mit den notwendigen Unterlagen bis *spätestens 15. Sep-tember 1987* an das Zentralsekretariat der Schweiz. Sanitätsdirektorenkonferenz, Terrassenweg 18, 3012 Bern, zu richten.

Das Reglement über die interkantonale Chiropraktorenprüfung kann beim Zentralsekretariat der SDK, Terrassenweg 18, 3012 Bern, oder beim Sekretariat der Schweiz. Chiropraktorengesellschaft, Birmensdorferstrasse 55, Zürich, angefordert werden.

Der Entscheid über die Zulassung zur Prüfung sowie der Zeitplan der Prüfung werden den Kandidaten nach Ablauf des Anmeldetermins direkt zugestellt.

Bern, den 25. Mai 1987

Schweizerische Sanitätsdirektorenkonferenz
F. Wyss, Zentralsekretär

Abb. 7.2. Ankündigung der Chiropraktorenprüfung 1987 im Kantonsblatt der Stadt Basel

Die erste Arbeit eines osteopathisch ausgebildeten Arztes (Dr. Massat) in der Schweiz findet sich in *Revue du Rhumatisme* 1950.

Die eigentliche Geschichte der Schweizer Gesellschaft für manuelle Medizin beginnt mit dem 1. Internationalen Kongreß für manuelle Medizin in Baden (bei Zürich) 1958, von dem an anderer Stelle (Kap. 2) bereits berichtet wurde. Seit 1953 hatten sich Schweizer Kollegen bei dem im nahegelegenen Neutrauchburg tätigen K. Sell Rat und Ausbildungshinweise geholt. Terrier, der Chefarzt der Rheumaheilstätte in Baden bei Zürich, nahm jedoch auch Anregungen aus der Osteopathie (Lehrbuch von Mennell; Dr. Dolto, Paris) auf. Schweizer Kollegen fuhren bis in den hohen Norden, um zu hospitieren (A. Cramer hatte Besuch aus St. Gallen und dem Aargau) – nicht zu vergessen die vielen Kollegen, die bei Sollmann in München auch Frederick auf die Finger gesehen hatten.

Als Gründungsversammlung der nationalen schweizer Gesellschaft gilt das Treffen am 13.12.1959 in der Ratsherrenstube des Hotels „Paradies" in Baden bei Zürich. Dem ersten Vorstand gehörten Terrier, Maire, Schnyder, Hild und Hausmann an. Die „Schweizer Ärztegesellschaft für manuelle Medizin" (SAMM) feierte 1984 ihr 25jähriges Bestehen mit einer historischen Broschüre von Dr. Robert Fröhlich, Schwerzenbach (erschienen im Springer-Verlag, Heidelberg), der die vorstehenden Daten entnommen sind.

Österreichische Ärzte verfolgten von Beginn an die Entwicklung der manuellen Medizin in der Bundesrepublik und trugen das Ihre dazu bei. Das ergab sich schon aus ihrer regelmäßigen Beteiligung als Referenten und Hörer der Tagungen des ZÄN in Freudenstadt. Zu den Kollegen der „ersten Stunde" gehörten u. a. Mayer (Linz), Wolfrum (Wien) und Strohal (Innsbruck) sowie Tilscher, der die erste Dozentur für manuelle Medizin an einer österreichischen Universität bekam. Strohals *Leitfaden der Chiropraktik* erschien 1963 bei Urban & Schwarzenberg, Innsbruck. Diesen Wissenschaftler verband besondere Freundschaft mit Dietrich Cramer, den er häufig in Hamburg besuchte.

Dennoch kam es erst 1962 zur Bildung einer nationalen österreichischen Gesellschaft für manuelle Therapie, und zwar nach einer Kursserie, die A. Cramer im Mai 1962 in Wien abhielt. Erster Vorsitzender der Gesellschaft, der sich auch Strohal anschloß, war Bierochs. Strohal wurde später selbst Vorsitzender und verfaßte für dieses Buch folgende Darstellung (Abb. S. 49):

Als in der zweiten Hälfte der 50er Jahre die „Chirotherapie" in Deutschland in Kongressen und Kursen größere Popularität erlangt hatte, haben natürlich auch österreichische Ärzte sich dafür zu interessieren begonnen. Auch die aus der Schweiz kommenden Impulse, gefördert durch den ersten Präsidenten der IGMM, Terrier (Baden bei Zürich), weckten besonders in Westösterreich das Bestreben, die Methode in die ärztliche Praxis einzubauen und sie dort anzuwenden. Im Wiener Raum gab es damals schon einen Arzt, der sich mit der Methode beschäftigte, auch in Graz und Oberösterreich waren Ansätze dafür vorhanden. Der Wiener Kollege hieß Rauch, der Grazer Kollege M. Eder – mit ihm arbeitete Klinger, der als Erblindeter besonders für die manuelle therapeutische Tätigkeit geeignet war. In Westösterreich tat sich der damals noch in Vorarlberg tätige Strohal hervor. Natürlich kam bald der Wunsch auf, auch in Österreich eine Gruppe,

Entwicklung der manuellen Medizin im (europäischen) Ausland

einen „Verein" zu gründen, der die Koordination der Aus- und Fortbildung und vor allem der Kontakte untereinander zum Ziel hatte.

1962 kam es in Wien zu einer Gründungsversammlung in der Wohnung und Praxis des Neurologen Werner. Sie fand statt, nachdem A. Cramer aus Hamburg einen Ausbildungskurs in Wien gehalten hatte.

Der erste Präsident der Gesellschaft wurde der Wiener Orthopäde Birochs.

Kurz darauf kam der in Salzburg arbeitende R. Wagner dazu, der damals schon eine rein chirotherapeutisch ausgerichtete Praxis hatte und auch als erster einen Röntgenvideorecorder besaß, mit welchem Bewegungsabläufe an der Wirbelsäule aufgenommen und wiedergegeben werden konnten. Die ÖGMM bemühte sich außer um Kontaktpflege v. a um die Verbesserung der Ausbildungsmöglichkeiten. In diese Richtung zielten die Verbindungen zur deutschen FAC in Hamm, aber auch zur Sell-Schule im Allgäu, die von den österreichischen Kollegen wegen der kürzeren Entfernung bevorzugt angesteuert wurde.

Kurz nach der Gründungsversammlung übernahm dann Strohal, der nach Innsbruck übergesiedelt war, die Präsidentschaft und propagierte jährliche „Fortbildungstagungen" in eigener Regie. Diese Tagungen hatten auch jeweils einen hohen „Lehrwert", und es konnten die damals international bekanntesten manuellen Therapeuten gewonnen werden: so unter anderem Cramer aus Hamburg, Maigne aus Paris, Freddy Kaltenborn und Asbjörn Bragstad aus Norwegen.

Zum ersten Mal trat die österreichische Gruppe in internationalem Rahmen beim Kongreß in London auf (s. Abb. 7.3), weitere gut besuchte Arbeitstagungen – meist in

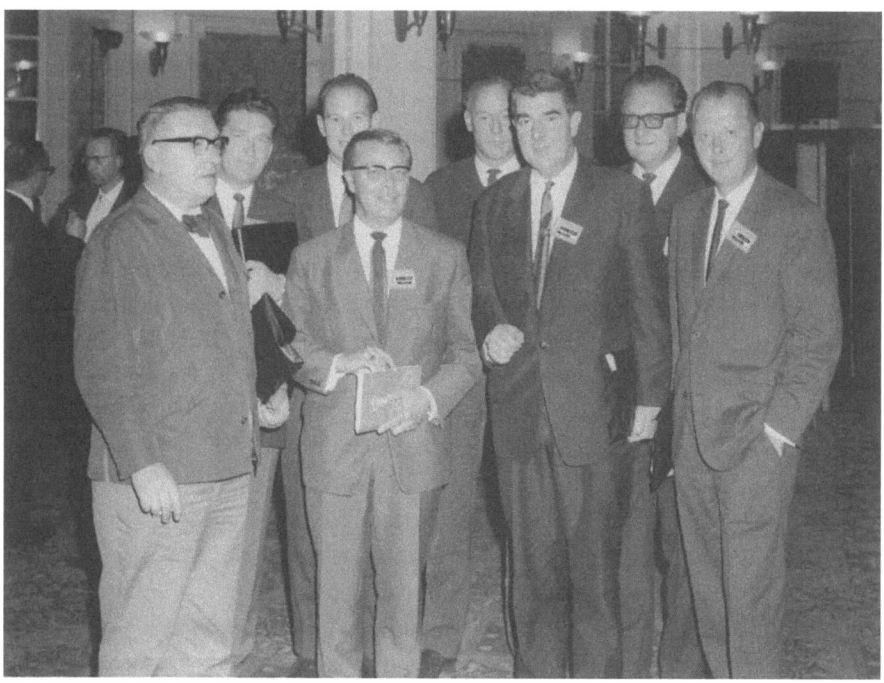

Abb. 7.3. Kongreßteilnehmer in London 1965 *(v. l. n. r.):* Fuchs (Steiermark), H. Schmid (Bern), König (Bregenz), Wagner (Wien/Salzburg), W. Schmidt (München), Strohal (Innsbruck), Sollmann (München), Eder (Graz)

Wien oder Salzburg – folgten. Die Mitgliederzahl nahm zu, und durch die guten Ausbildungsmöglichkeiten gab es bald in fast jedem Bundesland einen Kollegen, der eine gute manuelle Therapie anbieten konnte. Als Höhepunkt der ÖGMM-Aktivitäten ist wohl der internationale Kongreß in Salzburg 1968 anzusehen, der auch wissenschaftlich ein großer Erfolg war. Viele österreichische Kollegen konnten hier sehen, daß die manuelle Medizin aus der Außenseiterrolle längst hervorgetreten und zu einer auch für die Klinik und schulmedizinische Kreise akzeptablen Methode geworden war.

Eigene Ausbildungskurse zu veranstalten, hat die österreichische Gruppe eigentlich nie angestrebt, sie hat aber im Rahmen österreichischer Ärztekongresse die von der deutschen FAC und MWE angebotenen Kursmöglichkeiten genutzt und gerne übernommen

In *Frankreich* waren es zunächst Maigne und Waghemaker, um die sich Ende der 50er Jahre eine französische Gesellschaft für manuelle Medizin im Rahmen der Spezialität „réadaptation médecine physique" bildete. Maignes Buch übersetzte – wie bereits berichtet – Frau Dr. med. Junghanns 1961 ins Deutsche. Es enthält vorwiegend die Grifftechnik osteopathischer Tradition, wie sie Dolto (Paris) weitergegeben hatte. (Diese Technik stammte ursprünglich aus der Stillschen Schule). Neben dieser „orthodoxen" manualtherapeutischen Richtung gab es aber noch eine andere, die auch Impulse sowohl aus der Chirotherapie als auch der europäischen und ostasiatischen Volksheilkunde („Ku-at-su" aus Indochina) aufgenommen hatte. Ihr Exponent war E. de Winter, praktizierender Arzt in Paris und Redakteur der Zeitschrift *Vie Médicale*.

Anläßlich des 3. „Congrès international de thérapie manuelle" am 06.–08.10. 1962 in Nizza trafen sich de Winter und A. Cramer wieder. De Winter lud Cramer zu einem Kurs nach Paris ein, auf dem es zur Gründung der von jenem initiierten „Groupe de recherches de thérapie manuelle" kam. Schon ein halbes Jahr später fand der zweite Kurs in Tours an der Universität statt. Dort gab Cramer einen Überblick über das Kurspensum der FAC und der von Kaltenborn gelehrten Extremitätenmanipulation anhand von Kaltenborns Lehrfilm.

De Winter publizierte in kurzer Folge in der von ihm mitredigierten Zeitschrift eine Serie von manuellen Therapiemethoden, die er mit seinen flotten Zeichnungen illustrierte. Auch er bot von nun an ein regelmäßiges Kursprogramm in Paris und Montpellier an. 1975 erschien von seiner Hand eine Schrift mit dem Titel „Les cinorthèses" (Preis: FF 10,– vgl. Abb. 7.4), die als Einführung in die Wirbelsäulen- und Extremitätenmanipulation (vgl. Abb. 7.5) wegen ihrer mehrfarbigen Skizzen als eine der besten dieses Umfangs (60 Seiten DIN A 4) zu gelten hat. Die von de Winters Gruppe gelehrten Manipulationen umfaßten im übrigen auch Reflexzonenmassage von der Fußsohle aus sowie andere bereits erwähnte Reflexmassagen („Kuatsu"). A. Cramer ist Ehrenmitglied sowohl der französischen als auch der skandinavischen Gruppe.

In *England* riß die Tradition der manuellen Therapie nie ab. Dafür sorgte das London Osteopathic College, das allerdings schwere Zeiten hinter sich hat und sich erst mit dem in Europa neu erwachten Interesse eines regen Zulaufs erfreuen konnte.

Entwicklung der manuellen Medizin im (europäischen) Ausland

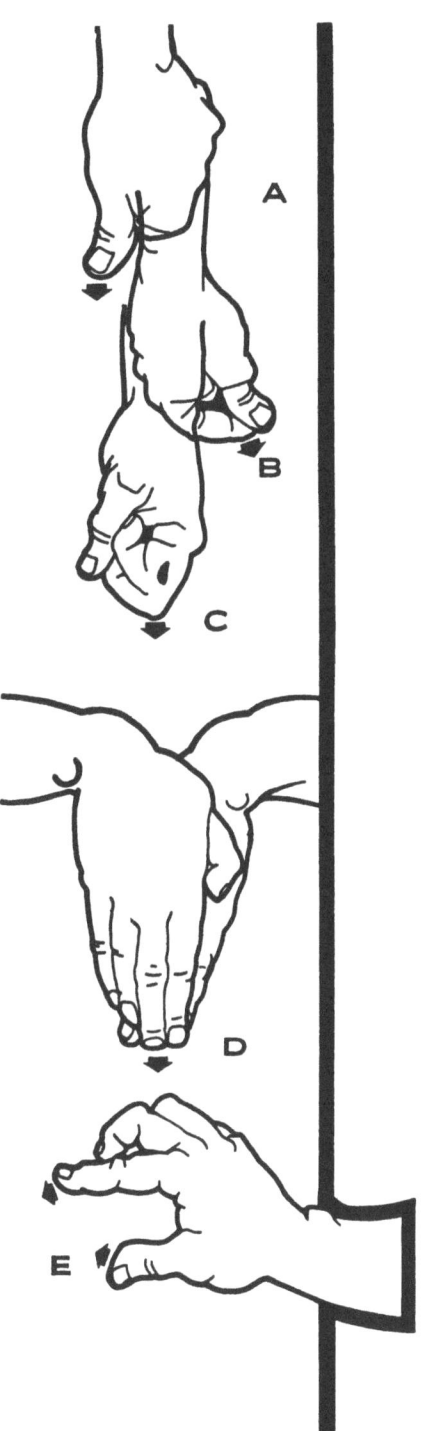

Abb. 7.4. E. de Winter: Illustration zu *Les Cinorthèses* (1975).
A–C sind z.B. die Fingerhaltungen für A. Cramers Atlastechnik im Drehzug im Sitzen.
Oder für Walthers Costothoracaltechniken in sitzender Drehung

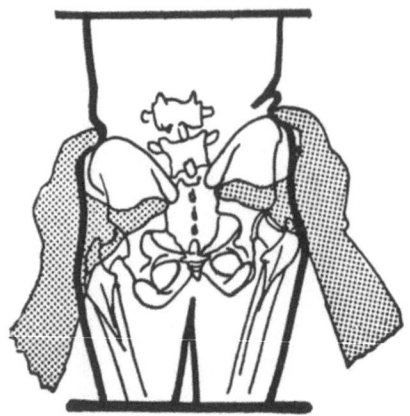

Abb. 7.5. E. de Winter (in *Vie Médicale* 44, 1963): Beweglichkeitsprüfung des Iliosakralgelenks

Stellvertretend für jene Tradition mag hier das Lehrbuch von Mennell (M. A., M. D., B. C. etc.) erwähnt sein: *The science and art of joint manipulation*, 2 vols. (Churchill, London, 2. Aufl. 1949). Der amerikanische Autor führte damit ausdrücklich die englische osteopathische Tradition fort. Ein Vergleich mit Stoddards 15 Jahre später erschienenen Lehrbuch zeigt freilich in gewissen Einzelheiten schon die fast zum Zeremoniell erstarrte Manipulationstechnik: die umfangreichen Wandlungen und Fortschritte in der physikalischen Medizin und Elektrophysiologie nach dem Krieg machen dies besonders deutlich.

Wer einmal Scheidts „Inbildlehre" gedanklich nachvollzogen hat, wird sich weder mit dem Manipulationsrepertoire der Chiropraktik noch dem der Osteopathie noch mit sonstigen ähnlichen Praktiken völlig abfinden können. Muß es doch vielmehr das Ziel sein, den Patienten in die Lage zu versetzen, die unter der manuellen Therapie passiv erlebte Regulation seines nerval-motorischen Regelsystems selbst zu bewältigen.

Als Zeichen des Interesses *portugiesischer Kollegen* mag jener Wohnwagen gelten, den man 2 Monate lang im Vorgarten von D. Cramer in Hamburg bewundern konnte. Er gehörte Dr. Vasquez-Homem aus Lissabon und beherbergte dessen Familie, solange er in Cramers Praxis hospitierte. Auch in Gutmanns Garten in Hamm wurde dieser Wohnwagen gesichtet.

Nach *Spanien* exportierte Trenkler als erster Arzt und FAC-Mitglied 1957 persönlich (als Auswanderer) die Methode der manuellen Therapie. Er ließ sich mit seiner Praxis in Puerto de la Cruz (Teneriffa) nieder, nachdem er das spanische Staatsexamen „nachgeholt" hatte (s. Abb. 7.6). Aber auch die Beiträge von A. Vogt (Frankfurt am Main) – „El diagnostico radiologico y el tratiamento quiropractico del atlas y axis" in *Folia Clinica International* V/4, 1955, sowie „Columna vertebral cervical. Articulationes de la cabeza y method HIO" in derselben Zeitschrift VI/7, 1956 – dürften in Spanien den Weg für die manuelle

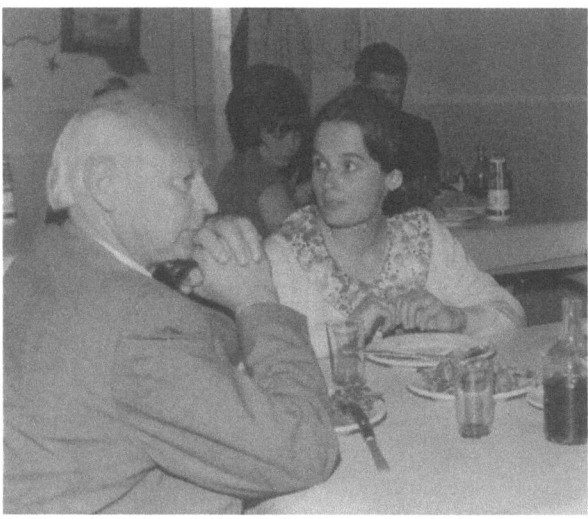

Abb. 7.6. Trenkler und seine Frau (in La Laguna/Teneriffa)

Therapie geebnet haben. Vogt stützte sich bei seinen Beiträgen auf Autoren wie Exner, Schrade u. Nöske, Gutmann, Sollmann, Zukschwerdt und andere, deren Namen bereits geläufig waren.

In *Holland* gab es osteopathisch tätige Ärzte, die zwar die Tradition der manuellen Therapie nicht abreißen ließen, aber zunächst nichts für die Verbreitung ihrer Kunst taten. Vielmehr konnte es in Holland geschehen, daß sich Schulen zur Ausbildung von Laien in manuellen Behandlungsverfahren bildeten. Der bereits als Teilnehmer des E-Kurses in Bad Zwischenahn bei der FAC erwähnte Gaymanns war einer der Mitbegründer einer holländischen Ärztegesellschaft für manuelle Therapie, die sich viele Anregungen von der FAC in der Bundesrepublik holte.

Gaymanns griff mit seiner 1971 in *Manuelle Medizin 2* veröffentlichten einfachen Vorrichtung eine Beobachtung auf, die schon A. Cramer in den von ihm ausgerichteten Kursen vermittelt hatte: die Abweichung der Laufrichtung von der Körpersagittalen. Gaymanns gelang es mit seiner sinnreichen Vorrichtung, dieses Phänomen quantitativ zu erfassen. Er bezog auch die Abweichung der Blickrichtung von der Körpersagittalen ein und machte diese Abweichungen zu einem reproduzierbaren diagnostischen Kriterium. Überdies führte Gaymanns eine halbaktive Behandlungsmethode ein, die man als „Faszilisationstechnik" bezeichnen kann (Einzelheiten s. in *Manuelle Medizin*). Hierbei muß der Patient Spannung und Entspannung definierter Muskelgruppen durchführen, unter genauer Anleitung durch den Therapeuten. Gaymanns weist hier den Weg, der von der rein passiv erlebten „manuellen Therapie" fortführt, die wir unter „Chirotherapie" subsumieren. Es ist der erstrebenswerte Weg zu jener Therapie, die den Patienten *selbst* instand setzt, seine neuromuskulären Balanceprobleme zu

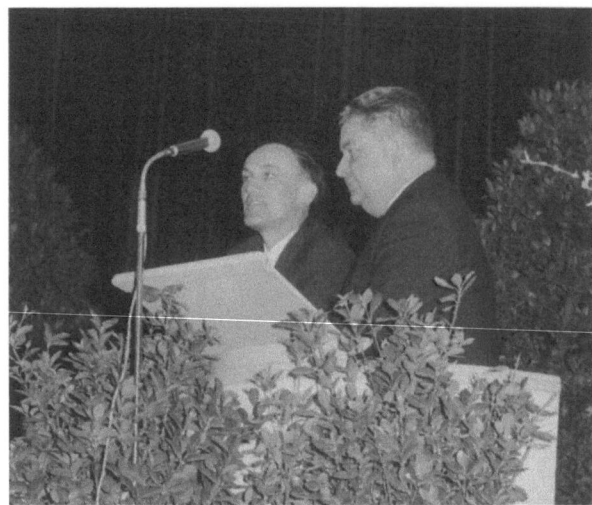

Abb. 7.7. Terrier *(links)* dolmetscht für Waghemaker bei der Einweihung der Klinik in Hamm (vgl. Kap. 2)

bewältigen. Diese Anregungen wurden auch von der inzwischen gebildeten DGMM aufgenommen, und die Methode ist nun Bestandteil des von der DGMM angebotenen Unterrichts (vgl. *Manuelle Medizin* 2, 1971).

Zur Bildung der FIMM trug wesentlich die französische Gruppe unter Maigne und Waghemaker bei (1962). Vor allem der Normanne Waghemaker aus Lille wußte mit großem persönlichem Einsatz und diplomatischem Geschick die widerstrebenden, nationalen Interessen auf das gemeinsame Ziel hin auszurichten. Seine gleichzeitige feste Einbindung in die Fachdisziplin „réadaptation, médecine physique" gab ihm den entscheidenden Rückhalt. Auch in England, Skandinavien, Italien ist Chirotherapie Bestandteil der „physikalischen Medizin" (nur in der BRD nicht).

Schalten wir einen Augenblick der „Bestandsaufnahme" ein, bevor wir Waghemakers Weg (s. Abb. 7.7) weiter verfolgen, und vergleichen wir die vorliegenden „Lehrbücher" über manuelle Therapie, die nun die „Technik" in den verschiedenen Ländern beschreiben. Die hier eingefügten Abbildungen (Abb. 7.8 a–f) sind diesen Lehrbüchern entnommen und zeigen vergleichbare Grifftechniken für die (Hals)wirbelsäule. Sie sind nicht nur wegen ihrer Ähnlichkeit untereinander hier zusammengestellt, sondern auch, weil sie gleichsam als ein „Familienfoto" der damaligen Akteure (Abb. 7.8 g) gelten können. So zeigt A. Stoddard den Halsgriff an seiner Tochter und seiner Frau (Abb. 7.8 a, b), ebenso Freddy Kaltenborn (Abb. 7.8 c); Strohal zeigt ihn an seinem Mitarbeiter (Abb. 7.8 d). Den amerikanischen Beitrag leistete der Londoner Facharzt für physikalische Medizin E. J. Crisp in dem Buch von Sidney Licht (New Haven/ CT) – mit Strichzeichnungen (wie vorher schon der Amerikaner Mennell;

Entwicklung der manuellen Medizin im (europäischen) Ausland

Abb. 7.8 e, f), die auch der Franzose E. de Winter und A. Cramer in ihren Büchern bevorzugten.

Die „Techniken" in Deutschland, England, Frankreich, Österreich, in den USA und in Skandinavien gleichen sich nicht nur hinsichtlich der hier wiedergegebenen HWS-Techniken in verblüffender Weise, sondern auch die Manipulationstechniken für BWS, LWS, Becken und Kreuzbein sowie an den Extremitäten ähneln einander.

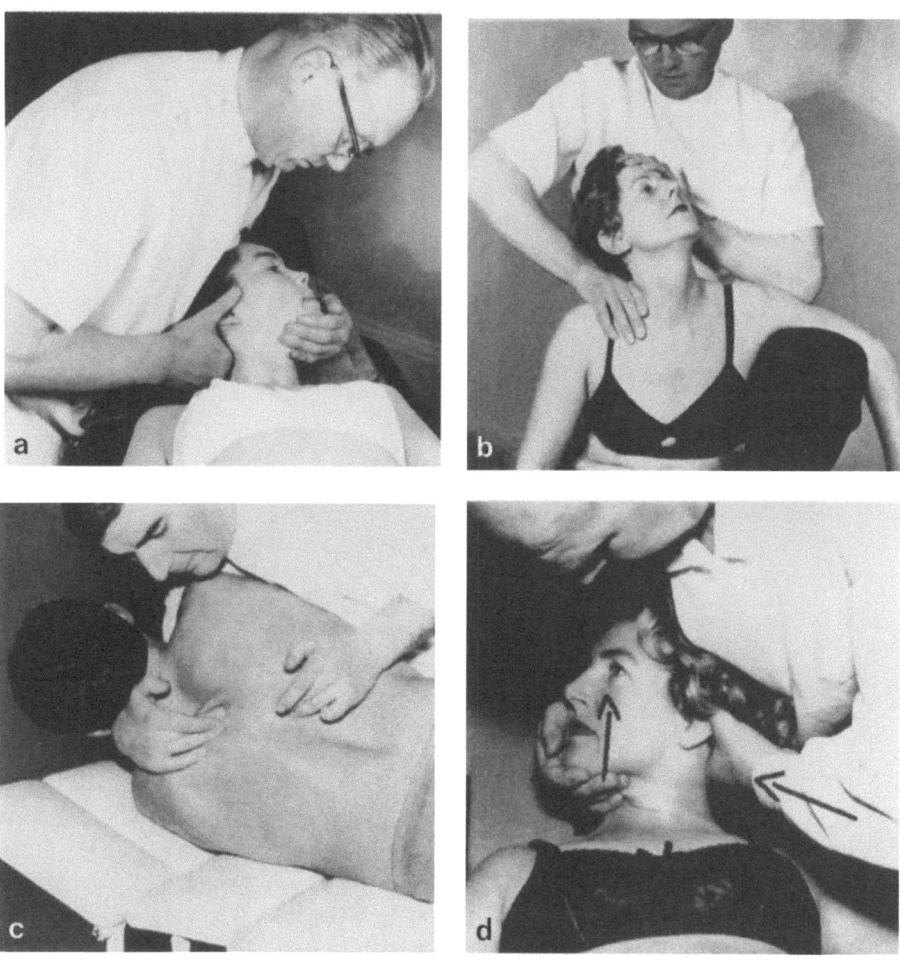

Abb. 7.8 a–g. Manualtherapeuten und ihre Grifftechniken: *a* Stoddard und Tochter: Halsgriff im Liegen. (Aus Stoddard A, 1959, *Manual of osteopathic technique.* Hutchinson Med Publ, London); *b* Stoddard und Frau: Halsgriff im Kniestütz. (Aus Stoddard A, 1971, *Lehrbuch der osteopathischen Technik.* Hippokrates, Stuttgart); *c* Kaltenborn und Frau: Halsgriff im Liegen. (Aus Brodin et al., 1966, *Manuipulation av ryggraden.* Swenska Bokförlaget Bonniers, Stockholm); *d* Strohal: Griffansatz für obere BWS. (Aus Strohal R, 1963, *Leitfaden der Chiropraktik.* Urban & Schwarzenberg, Innsbruck). *e–g* s. S. 258

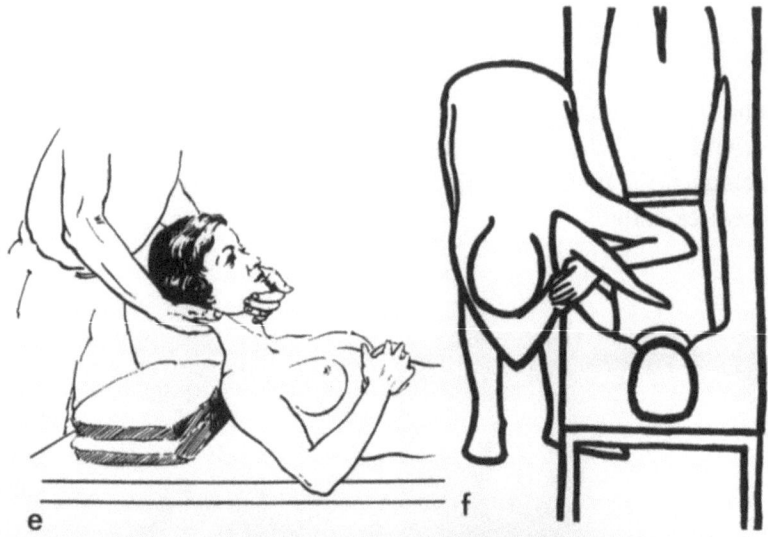

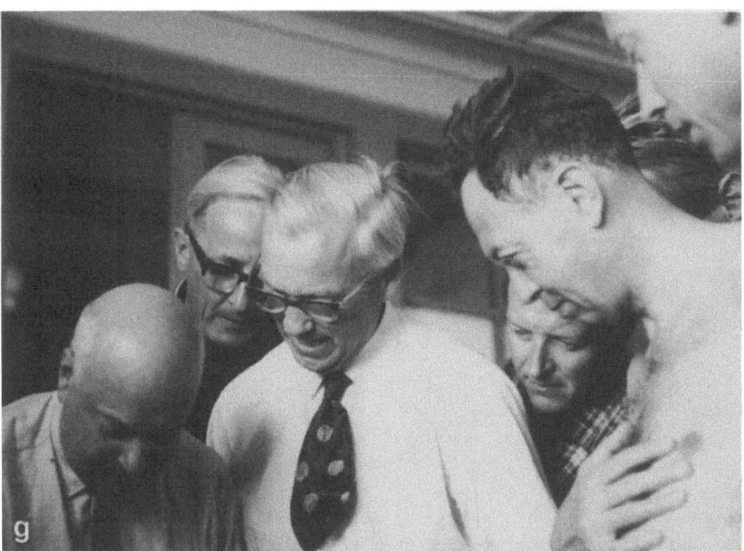

Abb. 7.8. e Crisp: „Cervical traction". (Aus Licht S, ed, 1960, *Massage, manipulation and traction*. E. Licht Publ, New Haven/CT); *f* Mennell: „Shoulder joint manipulation". (Aus Mennell J, 1949, *The science and art of joint manipulation*, vol II, 2nd edn. Churchill, London); *g* Ärzte/Manualtherapeuten *(v. l. n. r.):* J. Cyriax, F. Gutmann, A. Stoddard, O. Hagen, K. Lewit

Entwicklung der manuellen Medizin im (europäischen) Ausland

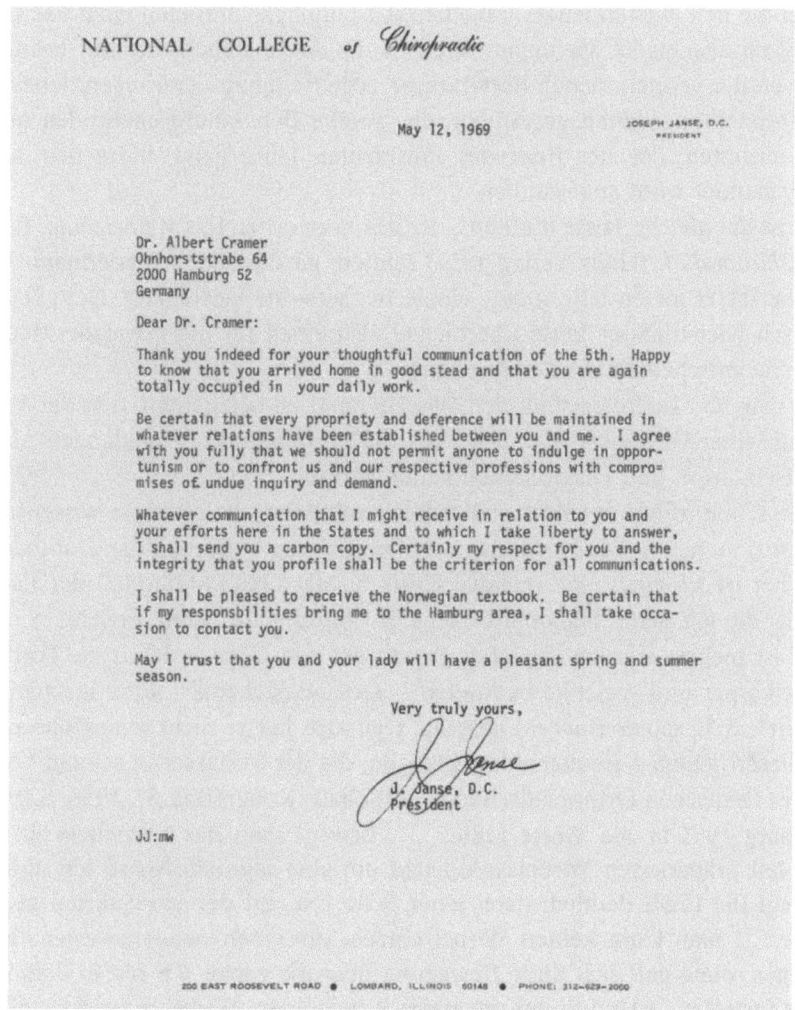

Abb. 7.9. Brief des Präsidenten des NCC (USA) an A. Cramer:
ein Beleg für partnerschaftliche Beziehungen

Im Vergleich zu der Bestandsaufnahme von Schiøtz 1958 *(Manipulationsbehandlung der Wirbelsäule in medizinhistorischer Sicht)* hatte also in *einem* Jahrzehnt eine weltweite Ausbreitung stattgefunden. Es konnte nicht ausbleiben, daß nun der Kampf um die „Vorherrschaft" der besseren Systeme begann, denn jeder Vertreter einer Nation mußte zunächst die ihm gewohnte und geläufige Technik für die beste und einzig wahre halten.

Um der historischen Wahrheit willen sei hier der Brief des Präsidenten des „National Chiropractic-College" der *USA* in Lombard/IL, Joseph Janse, D.C., an den Verfasser nach dessen Besuch im genannten College wiedergegeben

(Abb. 7.9). Er zeigt, daß die vielen disqualifizierenden Voreingenommenheiten gegen die neu entstandenen ärztlichen Ausbildungsrichtungen *nicht von Chiropraktoren* ausgingen. Vielmehr waren es die Ärzte selber, die nun begannen, sich von der vermeintlichen Futterkrippe gegenseitig zu verdrängen. Jenes Maß an Hochachtung denen gegenüber, die gleiche Behandlungsmethoden qualifiziert ausübten, das der Brief des Präsidenten Janse zeigt, hätte den Ärzten untereinander wohl angestanden.

Es ist der gleiche Janse übrigens, der das Vorwort zu Illis *Wirbelsäule, Becken und Chiropraktik* (Haug-Verlag 1953) schrieb, zu dem auch Biedermann – der Mitübersetzer neben v. Roques – einige Begleitworte beisteuerte. Der gebürtige flämisch Niederländer Janse überblickte also einen für die manuelle Medizin/Therapie entscheidenden Zeitabschnitt.

Es mag von Interesse sein, den Wissensstand zu beleuchten, den der Verfasser auf seiner Vortragsreise in den USA 1967 vorfand und in tagelangen Auseinandersetzungen und Diskussionen kennenlernte:

Wie schon früher erwähnt, stellte Illis Buch einerseits die erste wissenschaftlich ernst zu nehmende Nachkriegsveröffentlichung in Europa dar. Darüber hinaus aber ist sie auch eine massive Kritik an der „HIO-Methode" der Palmer-Schule, die mit dem „National College of Chiropractik" konkurrierte.

Illi ist meines Wissens der erste Autor, der von einer – durch die Form der Wirbelkörper und -gelenke bedingten – Gesamtmechanik („Eine mechanische Einheit", S. 71 seines Buches) ausging. Dennoch hat er nicht jene Konsequenz aus dieser richtigen Beobachtung gezogen, die der Verfasser in seinem Vortrag vor der Deutschen Orthopädischen Gesellschaft (Kongreßbd. 87, 1956, S. 218) in Hamburg 1955 in die Worte faßte: „... bewegt man das Kreuzbein in einer komplett präparierten Wirbelsäule leicht um eine sagittale Achse hin und her, so biegt die HWS deutlich nach jener Seite hin, auf der das Sakrum gesenkt wurde ...; man kann keinen Wirbel einzeln um einen nennenswerten Betrag bewegen, ohne daß sich diese Bewegung über die ganze WS hin in definierter Weise fortsetzt ... Und dieser mechanisch bedingten ‚Wirbelsäulendynamik' ist die neuromuskuläre Koordination angepaßt."

Ähnliche Beobachtungen führten schon Lowett kurz nach der Jahrhundertwende zur Formulierung seiner „Lowett-Regeln". Aus alledem läßt sich für den manuellen Griffansatz die zweckmäßige Lokalisation schon aus einer genauen Beobachtung des Verlaufs der Rückenlinie (im Stehen) und ihrer Symmetrieabweichungen herleiten. Solche „dynamische" Betrachtungsweise war den damaligen Diskussionsteilnehmern fremd. Sie diagnostizierten nach „Schmerzpunkten", „Verkrampfungszonen" und Röntgenbild. Es dauerte einige Zeit, bis sie begriffen, welche Hinweise aus einer „dynamischen" Betrachtungsweise zu gewinnen waren.

Es liegt eine gewisse Tragik in der Tatsache, daß Illi die Iliosakralgelenke zwar genau beschrieben und im Röntgenbild dargestellt hat. Ihre Funktion hat er jedoch nicht erfaßt.

Es sollte sich aber zeigen, daß auch die Bemühungen eines Waghemaker (wie die von A. Cramer), die manuelle Medizin im Fachbereich der physikalischen Medizin zu halten, auf längere Sicht hin nicht realisierbar waren. Es begann nicht nur das Ringen um „die wahre Technik" der Ärztegruppen untereinander, sondern auch der Fachdisziplinen – besonders jener der Orthopäden und der physikalischen Medizin – um die manuelle Medizin, und es ist bis heute nicht beendet.

Bemüht sich in Deutschland H. Frisch um eine „Vereinheitlichung der Technik" im Lehrerkollegium und in der Ausbildung, so fragte kürzlich noch der langjährige Präsident der FIMM (in einem Gespräch mit dem Verfasser): „Kann es denn gut sein, daß es nur noch *eine* Schule geben soll?" Und er führte an anderer Stelle aus: „Ein nationaler Kongreß ist eine Art Schmelztiegel, in dem Ergebnisse rezenter Wissenschaftsarbeit zusammenlaufen ...

Diese Daten erweisen sich sehr oft als wichtiger Gewinn für unsere Kunst [...], um die uns viele beneiden."

Angesichts dieser Interessen- und Meinungsvielfalt darf daran erinnert werden, um was es bei manueller Therapie geht: nämlich darum, dem Patienten verlorengegangene Verfügbarkeit über „gewillkürte" Bewegung zurückzugewinnen.

Alles Diskutieren um „Blockierung", „Subluxation", „Schonfehlhaltung" usw. bleibt im Hypothetischen stecken. Ganze Vortragsserien über die „Iliosakralblockierung" sind Makulatur angesichts eines fehlenden muskulären Rückstelleffekts für Iliosakralgelenke. Sie lassen das Sakrum in jener Stellung verharren, die der aktuellen muskulären Verziehung des Beckenringes entspricht. Gerade hier läßt sich die „Verfügbarkeit gewillkürter Bewegung" mit den verschiedensten manuellen „Techniken" gewinnen – vom „Derbolowsky-Beinhebel" angefangen bis zum chiropraktischen „Beckendreh" mit angewinkeltem Knie, oder aber auch mit Übungen aus der von Laabs inaugurierten „Chirogymnastik", immer vorausgesetzt, daß die anatomischen Strukturen unverletzt sind, die der jeweiligen Funktion dienen.

Mit welchem Recht – darf man fragen – nimmt eine Fachdisziplin solch therapeutisches Vorgehen für sich in Anspruch? Wo ist der Beitrag gerade jener Fachdisziplin für die manuelle Therapie, dessen sie sich rühmen könnte? Welche Nation kann sich der Erfindung auch nur eines wesentlichen Teiles manueller Therapie rühmen?

Nizza 1962 ist noch in anderer Hinsicht ein gewisser Markstein in der Entwicklung der europäischen manuellen Medizin. Von Waghemakers Aktivität dort unter herbstlicher Mittelmeersonne war schon die Rede. In seinem Schatten kam Kollege de Winter aus Paris nicht zu Wort. Von gleicher Statur wie Waghemaker – breit und untersetzt –, von gleichem Ehrgeiz beseelt, der manuellen Medizin zum Durchbruch zu verhelfen, blieb er in Nizza „frustriert". Zu ähnlich waren sich die beiden Landsleute, zu wenig paßte de Winters mehr künstlerisch ausgerichtete Natur (vgl. Abb. 7.10) in Waghemakers kühles, stan-

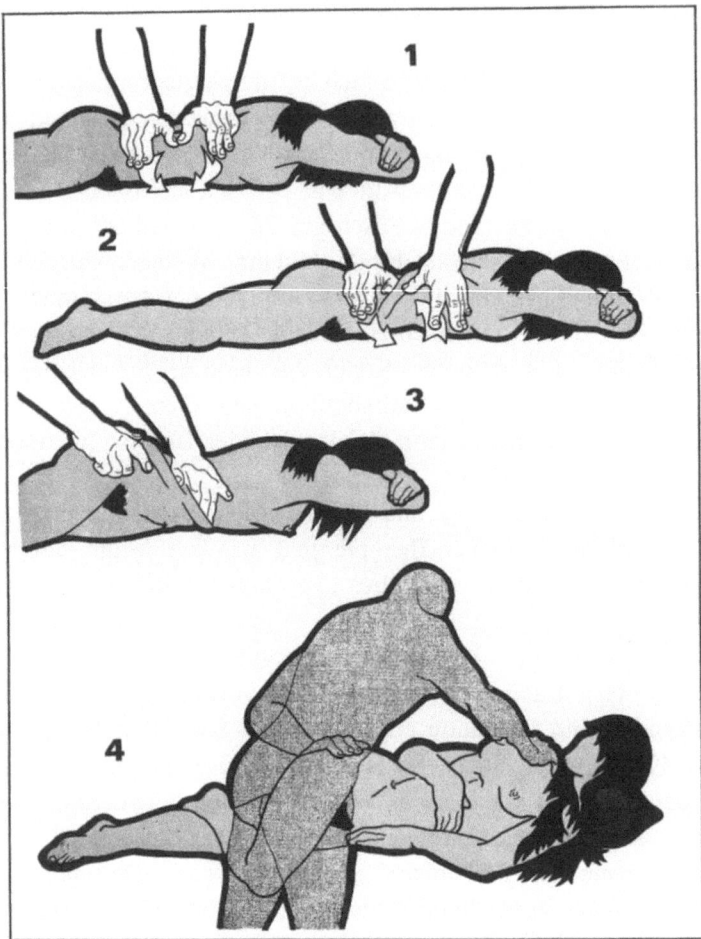

Abb. 7.10. Eine der 289 Illustrationen aus E. de Winters 264seitigem Lehrbuch *Massage et approche des cinorthèses* (1964, Chiron, Paris). Beschriftung: *1* gleichgerichteter Massagestrich, *2* ungleich laufender Massagestrich mit gegenläufigem Effekt zwischen den (massierenden) Händen, *3* allgemeine Lockerung (schon einen Schritt über die Walkung hinaus), *4* „cinorthèse" (oder deren kurzes isometrisches Äquivalent) [Anm. des Verf.: Mit der Neubildung „cinorthèse" wollte de Winter sich gegen den in der frz. Konkurrenzgruppe üblichen Ausdruck „manipulation" abgrenzen.]

despolitisches Kalkül, das ganz auf Einbindung in das Fach „réadaptation, médecine physique" ausgerichtet war.

So kam es denn in Frankreich zu genau jener Entwicklung, die in Deutschland zu verhindern Waghemaker sich – erfolgreich – die größte Mühe gab. Es gibt bis heute zwei französische Ärztegesellschaften in der manuellen Medizin. – Und in Deutschland landete die manuelle Medizin in den Armen der Orthopädie.

Vorsichtig tastete Waghemaker in Nizza die Beziehungen der in der „Arbeitsgemeinschaft" damals federführenden FAC zu anderen medizinischen Organisationen ab. Das führte ihn 1964 nach Freudenstadt, wo er intensiver mit A. Cramer ins Gespräch kam, der als Schriftführer des ZÄN dessen Freudenstädter Tagungen mitorganisierte. Dem ZÄN gehörte die FAC (nicht die „ArGe"!) damals noch korporativ an. Dort kam es dann auch zu dem engen Kontakt zum 2. Vorsitzenden des ZÄN, Ölze, zum Beginn einer persönlichen Freundschaft. Man sollte es nicht für möglich halten, daß sich die Temperamente des Bayern Ölze und des flämischen Normannen Waghemaker in ihrer ausladenden Vitalität so ähneln könnten. Wir hatten viel Spaß miteinander!

Sprachliche Probleme gab es kaum. Sowohl Ölze als auch A. Cramer sprachen ein leidliches Französisch, und Waghemaker hatte begonnen, Deutsch zu lernen, das er später recht geläufig sprach.

Die Tagung in Freudenstadt konnte dem französischen Standespolitiker Waghemaker zwar eine gewisse Achtung abgewinnen, von einer Anlehnung der manuellen Medizin an den ZÄN hielt er jedoch nichts. Zu heterogen, zu „kleinkarriert" schien ihm dieser „Zentralverband (der Ärzte für Naturheilverfahren)".

So wurden denn eigentlich hier die Weichen für die künftige Entwicklung gestellt.

Im 4sprachigen Programm zum 4. Kongreß für physikalische Medizin 1964 in Paris* stellte sich die FIMP wie folgt dar (s. S. 264):

---

* Tagungsvorsitzende (Vizepräsidenten) waren: Camillo M. Abud (Brasilien), Emil Adler (Israel), E. Carsten Astrup (Norwegen), Francis J. Bach (England), Francisco Barnosell (Spanien), Philippe Bauwens (England), Albert Böni (Schweiz), Svenc Clemmesen (Dänemark), Willy Esser (Belgien), Manuel Farmhouse (Portugal), François Françon (Frankreich), Gustave Gingras (Canada), Frank H. Krusen (Nordamerika), H. Pfleiderer (Deutschland), H. A. Rusk (Nordamerika), Mauritz Sisefsky (Schweden), Louis Stuhl (Frankreich), F. B. Venema (Holland); zum wissenschaftlichen Beirat gehörten auch Maigne und Waghemaker.

Albert Cramer

DAS LEBEN DER FÖDERATION

Im Mai 1950 wurden die Grundlagen der Internationalen Föderation für Physikalische Medizin unter der Form eines provisorischen Ausschusses geschaffen, welcher die Einberufung des 1. Internationalen Kongresses in London, im Juli 1952, auf sich nahm. (Unter der Schirmherrschaft Seiner Königlichen Hoheit des Herzogs von GLOUCESTER; damaliger Präsident: Lord THOMAS JEEVES - England).

Die Bedeutung und der Erfolg dieser ersten Zusammenkunft hob den Aufschwung der Physikalischen Medizin und das Interesse der medizinischen Welt für diese Spezialität hervor. 15 Länder waren dort bereits vertreten.

Dort entstand die Föderation unter ihrer heutigen Form, unter dem Vorsitz von Dr Frank KRUSEN (Nord-Amerika). Ihr tatkräftiger Generalsekretär: Herr Dr BAUWENS, gründete in London ihre ständige Kanzlei in der Lincoln's Inn Fields, N° 47.

Der 2. Internationale Kongress fand im August 1956 in Kopenhagen statt (under der Schirmherrschaft Ihrer Majestät, der Königin INGRID; damaliger Präsident: Dr CLEMMESEN - Dänemark).

Der 3. Kongress der Föderation hat seine Sitzungen im August 1960 in Washington gehalten (unter der Schirmherrschaft des amerikanischen Vice-Präsidenten R. NIXON; damaliger Präsident: Frank KRUSEN - Nord-Amerika).

Der Zulauf zu diesen internationalen Kongressen und das Interesse an ihnen wachsen ständig, genau so wie das Anwendungsfeld der Physikalischen Medizin. Die Föderation zählt heute 21 Länder als Mitglieder.

Daher hat die Französische Nationale Gesellschaft für Physikalische Medizin, die seit ihrer Gründung im Jahre 1952 an diesen Kongressen teilgenommen hat und der die Ehre zuteil geworden ist, den 4. Kongress vom 6. bis zum 11. September in Paris zu empfangen, es sich zur Aufgabe gemacht, unter der Präsidentschaft des Herrn Dr A. GROSSIORD (Frankreich) ihren Gästen den internationalen wissenschaftlichen Beitrag zu den Tagesproblemen der Physikalischen Medizin und der Readaptation zu geben, die kulturellen und gesellschaftlichen Zerstreuungen, die ihrer Hauptstadt eigen sind, zu zeigen, ein Bild des touristischen Interesses ihres Landes zu bieten und den brüderlichsten Empfang vorzubereiten.

Möchte nun diese Zusammenkunft, die durch die Teilnahme von neuen Ländern noch bereichert wird, dazu beitragen, die Physikalische Medizin in der ganzen Welt zu fördern und damit die wissenschaftlichen und humanitären Ziele der Föderation zu erreichen.

VORLAUFIGER VORSTAND DER INTERNATIONALEN FODERATION FUR PHYSIKALISCHE MEDIZIN

Präsident: Frank H. KRUSEN (Nord-Amerika).

Ehemaliger-Präsident: Svend CLEMMESEN (Dänemark).
Schatzmeister: Hugh BURT (England).

Generalsekretär: A.C. BOYLE (England).
Ehren-Sekretär: Philippe BAUWENS (England).

Künftiger Präsident: André GROSSIORD (Frankreich).

Waghemaker hat für viele Jahre seine Spuren in der Formierung internationaler Ärztevereinigungen rund um Chirotherapie und physikalische Medizin hinterlassen. Einige der Stationen will der Chronist markieren – ohne Anspruch auf Vollständigkeit:

Die Gründung der FIMM erfolgte – wie bereits erwähnt – anläßlich des „3e Congrès internationale de thérapie manuelle" (06.–08.10. 1962) in Nizza. Es war eigentlich nicht der 3., sondern der 1. wirklich internationale Kongreß, weil die beiden früheren (von Terrier abgehaltenen) vorwiegend von der Schweizer Beteiligung und der Gruppe um K. Sell lebten. Erst der Kongreß 1962 in Nizza wurde von den Vertretern mehrerer nationaler Vereinigungen gleichberechtigt veranstaltet. Terrier wurde erster Präsident der neuen FIMM, die auf dem nächsten „Internationalen Kongreß für physikalische Medizin" 1964 in Paris (Vorträge im Kongreßbd. 107 der Excerpta Medica Foundation) aber noch nicht geschlossen auftrat. Vielmehr demonstrierten während dieses Kongresses vom 06. bis 11.09. 1964 u.a. Junghanns, A. Cramer, Stoddard und Maigne die derzeitigen Standpunkte ihrer nationalen Gesellschaften. Die deutsche Gesellschaft für physikalische Medizin trat gleichfalls nicht einheitlich auf. Jedoch markierte Köppen als Tagesvorsitzender des Themas „Elektromedizin" den derzeitigen Schwerpunkt der deutschen physikalischen Medizin. Er war Schriftleiter der Zeitschrift *Elektromedizin* und 2. Vorsitzender der Deutschen Gesellschaft für Elektromedizin (er arbeitete als Chefarzt des Städtischen Krankenhauses Wolfsburg).

Der „International Congress of Manual Medicine" vom 25. bis 29.09. 1965 in London zeigte, was Waghemaker inzwischen erreicht hatte: dieser ließ verlauten, daß „manuelle Therapie" Bestandteil der Qualifikation für den „Facharzt für physikalische Medizin" in Frankreich sei. Manuelle Therapie wurde an 5 Universitäten gelehrt. Der Kongreßbericht von Brodin (dem Schweden, der die Italiener auf Capri unterrichtete) in *FAC-Mitteilungen* 2/1966, erwähnte überdies den Bericht des Schweizers Probst über die Arbeiten von Knorr am Osteopathic College in Kirksville/USA.

Waghemakers nächste Station war der „International Congress of Physical Medicine and Rehabilitation" vom 10. bis 14.04. 1966 in La Laguna (im Audimax der Universität) auf Teneriffa. In den Kongreßsprachen – Französisch und Spanisch – kam es zur Annäherung der von Waghemaker geführten „Fédération européenne de médecine physique et réadaptation" und der lateinamerikanischen Schwesterorganisation unter Prof. Bustamente und zur iberoeuropäischen Zusammenarbeit, die in der Bildung einer internationalen Gesellschaft gipfelte (s. Abb. 7.11).

Gleichsam Zwischenstation ist jenes „Internationale Symposion: Physikalische Medizin und Rehabilitation" vom 29.09. bis 01.10. 1967 in Hamburg, das A. Cramer und F. Ölze mit Prof. Faubel für die von ihnen gegründete „Deutsche Gesellschaft für Physikalische Medizin und Rehabilitation" ausrichteten. Dem Wunsch Waghemakers nach einer deutschen Gesellschaft mit einem seiner

TRES ENTREVISTAS SIN PREGUNTAS

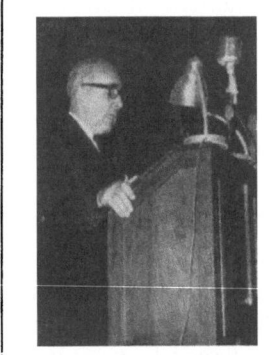

Dr. Bustamante

Al Dr. Bustamante se le nota la responsabilidad de su profesión. Sus ojos inquietos y la vibración de sus reacciones indican, de por sí, todo cuanto de hombre grande alberga el Presidente de la Asociación Médica Latino-Americana.

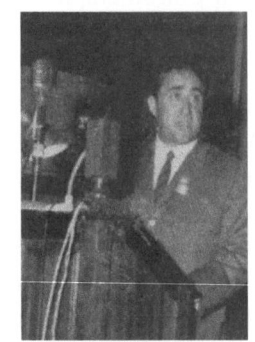

Dr. Barnosell

El Presidente de la Sociedad Española de Rehabilitación, Dr. Barnosell, es hombre fuerte en este Congreso. Cuando tocamos el tema de la rehabilitación en España, todos nos hablan de la gran labor desarrollada por el Dr. Barnosell.

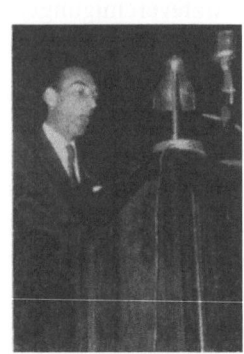

Dr. Franco

Por su cargo, Presidente de la Sociedad de Rehabilitación de Italia, y por su gran figura científica, el Dr. Franco no precisa de la demagogia para hacer su presentación. Veamos sus respuestas:

Abb. 7.11. Lateinamerikanisch-iberoeuropäische Annäherung auf dem Kongreß in La Laguna/Teneriffa 1966 (Auszug aus dem Kongreßinfo)

„Fédération européenne de médecine physique et réadaptation" entsprechenden Namen vermochte offenbar bislang keine der deutschen Gesellschaften im Bereich der physikalischen Medizin nachzukommen.

Immerhin leistete Waghemaker im Februar 1966 in Neutrauchburg Geburtshelferdienste bei der Bildung der DGMM, deren Bildung sich Sell lange widersetzt hatte.

Ihr erster Präsident, Gutmann, schrieb darüber „zum Geleit" in *Manuelle Medizin* 1, 1967.

Bemerkenswert ist im gleichen Heft die „Grußadresse" der „Gesellschaft für Physiotherapie der DDR" in der „Deutschen Gesellschaft für klinische Medizin" (vom 06.03.1967). Hier gedenkt Prof. Krausz der uneigennützigen Starthilfe der FAC für die Kollegen der DDR zur Einführung in die manuelle Medizin. Auch in der DDR ist Chirotherapie Ausbildungsbestandteil für die Qualifikation des Physiotherapeuten.

Der „6ᵉ Congrès international de mèdecine physique" (02.–06.07.1970) verzeichnete als Beisitzer des Direktoriums (in der Universität Barcelona):

- C. Bustamente für Iberoamerika,
- S. Licht für Nordamerika,
- R. Waghemaker für Europa;

Präsident war Prof. Barnosell, der 1967 mit seinem Flugzeug nach Hamburg gekommen war und seitdem mit Dr. Ölzes Familie einen privaten Kinderferienaustausch pflegte.

Sidney Licht, M.D., der der Yale-Universität angehörte, hatte schon den Kongreß in Nizza 1962 besucht und mit A. Cramer Bücher ausgetauscht (vgl. Abb. 7.8 e).

Dieses 1970 sichtbar werdende Geflecht internationaler Vereinigungen im Bereich der physikalischen Medizin, in das die manuelle Medizin eingebettet war, darf getrost dem verdienstvollen Wirken R. Waghemakers zugeschrieben werden. Es hat bis heute Bestand – ungeachtet langsam sich verschiebender Gewichte in seinen einzelnen Komponenten.

Immer wieder trat die FIMM mit der DGMM in Wechselwirkung, besonders intensiv dann, wenn die deutsche Gesellschaft einen ihrer internationalen Kongresse ausrichtete.

Dankenswerter Weise unterzog sich Stoddard der Mühe, in *Manuelle Medizin* 5/1979, eine „Nachlese aus englischem Blickwinkel zum Kongreß in Baden-Baden" zu liefern. In seiner etwas trockenen, sehr humorvollen Art verbindet er darin Lob und Anerkennung mit Kritik. Auch kann man seinen Worten entnehmen, daß Nomenklaturschwierigkeiten keine Domäne der Deutschen untereinander sind.

> ... Das Kongreßhaus war mit Leuten und medizinischen Ausstellungsgegenständen vollgepackt. Die beiden großen Konferenzsäle waren manchmal zu klein, um alle Hörer zu fassen. Während meiner eigenen Demonstration ... waren kaum genügend Stehplätze an den Saalrändern verfügbar. ... Ein Essen, für das ich 12 £ zahlte, bestand aus einer Gemüseplatte, einigen Bratäpfeln und einem Glas Wein. Das schlug dem Faß den Boden aus!
>
> Das erste Mal in der Geschichte der FIMM wurden die amerikanischen und britischen Osteopathen eingeladen ... Mit der Simultanübersetzungsanlage – in Deutsch, Englisch und Französisch – gab es zu Anfang Schwierigkeiten, englische Worte fielen aus – unangenehm für Max Robertson, würdiger Präsident des BAMM, der Vorsitzender einer Sitzung war und nicht die geringste Ahnung von dem hatte, was um ihn herum vorging. ... Videobandaufnahmen der Amerikaner waren *vom fotografischen Standpunkt aus* absolute Spitzenklasse und käuflich zu erwerben ... Manipulationstechniken wurden nicht betont, hingegen „Muskelenergietechniken" ... bevorzugt. Sehr gut wurde der Begriff der „Rotation" definiert: Bei Rotation wird der Körper – gleich in welcher Lage – immer von oben betrachtet. Vorbei sind auch die Tage von Freyette, wo „Beugung" Streckung bedeutete ...

Stoddards „Nachlese" endet mit Dank und Anerkennung für den Präsidenten der DGMM, Dr. Neumann, der alle 3 Kongreßsprachen fließend beherrschte.

Der englischen Gruppe, die Stoddard hier vertrat, blieb das Schicksal der Fixierung auf eine Fachdisziplin erspart.

Der Präsident der FIMM, Depoorter, schrieb darüber:

> The *B*ritish *A*ssociation of *M*anipulative *M*edicine (BAMM) was formed in March 1963, and was organizer and host of the 1st international FIMM Meeting in London 1965. The president was the late Lord Boothby, Chairman R. Barbor, Vicechairman M. B. Carson and Secretary J. H. Ebbets ...

Diese Vorstandskollegen gehörten verschiedenen Fachdisziplinen an. Während des Londoner Kongresses 1963 hatte Cramer mit all jenen Gespräche, deren immer wiederkehrendes Thema das Verhältnis einer nationalen ärztlichen Gesellschaft für manuelle Medizin zu den Fachdisziplinen war. Aus damaliger deutscher Sicht gab es da keine Probleme. Hatte doch die damalige FAC Vertreter fast aller Fachdisziplinen in ihren Reihen, die durch Veröffentlichungen ihrer Erfahrungen mit manueller Therapie auf ihrem Gebiet zur Entwicklung beitrugen.

Persönlichkeiten wie (die inzwischen verstorbenen) Andresen (Neurologie/Nervenheilkunde), Gutzeit (innere Medizin), Moritz (HNO-Heilkunde), Sollmann (Chirurgie) gehörten zu den besonders aktiven.

Ein Blick auf den Veranstaltungskalender der BAMM 1987 zeigt hingegen, wie sehr sich das Bild gewandelt hat. Das Kurswesen des „Ärzteseminars HAMM" erscheint mit zunehmender Tendenz auf die Bedürfnisse der Orthopädie fokussiert. Dazu gehört auch die symptomatische Nachgiebigkeit gegenüber den Forderungen nichtärztlicher Berufsgruppen nach Schulung in manueller Therapie – soweit es sich um orthopädische Hilfsberufe handelt (Krankengymnasten!).

Demgegenüber bietet die BAMM eine Vielzahl von Schulungskursen in manueller Therapie an, die untereinander weder in Thematik noch in Verfahrensweise koordiniert sind. Dafür tragen sie der Vielfalt ärztlichen Handelns Rechnung, wenn solche Kurse einmal in einer Kinderklinik, ein ander Mal in einem rheumatologischen Zentrum, im Rahmen eines sportmedizinischen Kurses, im „postgraduate department of the school of osteopathy" usw. stattfinden.

Immer aber dreht es sich beim Angebot der BAMM um Kurse für *Ärzte*. Was andere Berufsgruppen machen, läßt die BAMM deren Sache sein. Das entspringt keineswegs grundsätzlicher Abneigung gegen interdisziplinäre Zusammenarbeit. Die Beschränkung auf den ärztlichen Bereich bleibt jedoch deutlich gewahrt.

Einen anderen Weg ging die skandinavische Gruppe, über die früher schon berichtet wurde.

1969 spaltete sich diese Gruppe, die bisher korporatives Mitglied der FIMM gewesen war, auf. Die einzelnen nationalen Gruppen wurden FIMM-Mitglieder. Zu verschieden hatte die manuelle Therapie in den einzelnen Ländern ihr Gewicht von der Nachfrageseite her gezeigt. Während in Norwegen „Chiropraktik" amerikanischer Prägung keine Rolle spielt – in Dänemark allenfalls eine untergeordnete –, spielt sie in Schweden die Hauptrolle im Angebot manueller Therapie.

In allen 4 Ländern (S, N, DK, SF) ist das Gesundheitswesen „sozialisiert". Eine der verbreitetsten unangenehmen Begleiterscheinungen der „Sozialisierung" sind die Wartezeiten, die der Durchschnittspatient bei akutem Therapiebedarf auf sich nehmen muß; er kann sie nur vermeiden durch Inanspruchnahme der „Notstation", von der keine „Manualtherapie" zu erwarten ist. So haben sich denn besonders in Schweden die bereits ansässigen, in manueller Therapie ausgebildeten Rückwanderer aus den USA halten können und ihre

Stellung sogar noch ausgebaut. Die „Ackermann-Schule" für Chiropraktik in Stockholm bietet Kurse auch in deutscher Sprache an. Manuelle Medizin ist in Schweden vorwiegend eine Domäne der Klinik geworden. Ebenso in Finnland, das sich an die schwedische Entwicklung angehängt hat. In Form der „Chiropraktik" wird manuelle Therapie hingegen im freien Wettbewerb angeboten und in Anspruch genommen. Für Ärzte ist dieser freie Wettbewerb offenbar nicht lohnend – und vielleicht auch mit den derzeitigen Medizinalgesetzen nicht ausreichend kompatibel.

Anläßlich einer Deutschlandreise (1968) des dänischen Ordinarius für physikalische und für innere Medizin in Aarhus, Prof. Bechgaard, hatte sich dessen anfängliche Begeisterung für manuelle Medizin etwas gelegt und anderen Interessen Platz gemacht. Die manuelle Therapie war praktizierenden Ärzten überlassen. In der Klinik war sie auf jene Mobilisationstechniken reduziert, wie F. Kaltenborn sie in seiner Anweisung für Krankengymnasten *(Frigjøring av ekstremitetsledd)* 1961 publiziert hatte; sie wurden vom Hilfspersonal ausgeführt. An der Universität Aarhus bestand damals kein Lehrauftrag für manuelle Medizin. Hingegen sandte Bechgaard seine Tochter (Krankengymnastin) nach London zur Ausbildung in osteopathischer Gelenkmanipulation.

Mit Waghemakers frühem Tod ist der Einfluß der – zahlenmäßig doch kleinen – frankophonen Gruppe in der FIMM zurückgegangen.

Die Situation der manuellen Therapie in den *USA* der späten 50er Jahre ist bestimmt vom Gegenüber der ca. 40 000 straff organisierten Chiropraktoren und der nur locker organisierten ca. 20 000 osteopathisch ausgebildeten Ärzte verschiedener Fachrichtungen. Von ihrem Exponenten James Mennell, war schon die Rede als Autor des zweibändigen Werkes *Joint manipulation*, in dem er als Professor der Universität von Südkalifornien für physikalische Medizin die Tradition seines Vaters fortführte, der in England als orthopädischer Facharzt osteopathische Fertigkeiten lehrte.

Die Chiropraktoren hatten eine durchaus qualifizierte Ausbildung vorzuweisen und bedienten sich – zeitentsprechend moderner – diagnostischer Mittel (z. B. Röntgendiagnostik). Noch unterschätzte man weltweit die Gefahren ionisierender Strahlen für den Menschen. Die ersten eingehenden Untersuchungen über Strahlenschäden fielen ja gerade in die Mitte der 50er Jahre, die den grauenhaften Erfahrungen von Hiroshima und Nagasaki folgten (s. dazu Looney WB, 1956, „Late skeletal roentgenographic histological, autoradiographic, and radiochemical findings following radium disposition" in *American Journal of Roentgenology, Radium Therapy and Nuclear Medicine* LXXV/3).

Die osteopathische Ausbildung amerikanischer Ärzte geschah in den wenigen amerikanischen Colleges Stillscher Tradition mehr beiläufig und nicht nach einheitlichem Muster. Das freilich änderte sich angesichts der rasanten Fortschritte der manuellen Therapie im ärztlichen Bereich in Europa. Anteil daran hatte u. a. der bereits erwähnte Sidney Licht, der die jeweiligen Anregungen aufnahm, wie sie z. B. von M. C. Mensor ausgingen: „Operative treatment in-

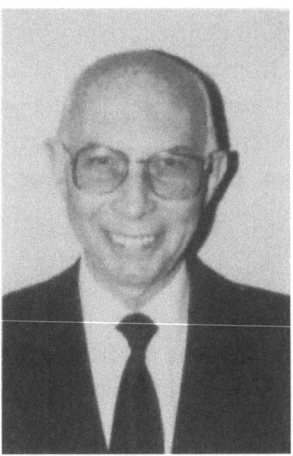

Abb.7.12 FIMM-Präsident A.E.Depoorter

cluding manipulation for lumbar intervertebral disc syndrome" in *Journal of Bone and Joint Surgery* 5: 37-A, 1956). Die Arbeit zeigt neben den nützlichen Literaturhinweisen noch deutlich die Befangenheit der amerikanischen Osteopathie von den Vorstellungen des „Bandscheibenschadens", wie sie in Deutschland durch Junghanns, in England durch Cyriax („slipped disc") repräsentiert sind.

Anknüpfend auch an die früher erwähnten Forschungen von Lowett und seinen Nachfolgern entwickelten die amerikanischen Osteopathen eine verfeinerte Muskel-Reflex-Manipulation; die Kenntnisse darüber brachte eine Gruppe von Lehrern des „Seminars Hamm" der DGMM von einer Amerikareise in den 70er Jahren mit nach Deutschland (College of Osteopathy Michigan State University, East Lansing).

In den 60er Jahren also begannen die amerikanischen Osteopathen aufzuholen. Sie brachten Wesentliches in den Fundus der jetzt weltweit verbreiteten Manipulationstherapie ein.

Es hängt mit der Gründungsgeschichte des belgischen Staates 1831 zusammen, daß die Gründung internationaler Gesellschaften in *Belgien* grenzüberschreitende Rechte vermittelt, die international auch derzeit respektiert werden. In Belgien also entstand die FIMM, deren Weg von Beginn an der in Brügge ansässige belgische Rheumatologe Depoorter (Abb.7.12) begleitete. Er ist ihr derzeitiger Präsident. Sein nachfolgend wiedergegebener Beitrag beleuchtet die auf den vorstehenden Seiten aus nationaler Sicht gesehene Entwicklung aus internationaler Perspektive (wir beschränken uns hier auf eine freie Übersetzung des frz. Textes, s.S.272):

I. LA NAISSANCE DE LA F.I.M.M.

C'est au 19ème siècle que les premières théories générales des manipulations et des techniques codifiées ont été décrites aux Etats-Unis par A.T. Still, le père de l'ostéopathie, imité par D. Palmer qui fonda la chiropraxie. Néanmoins si les bases des thérapies manuelles sont américaines, la F.I.M.M. est d'origine européenne.

C'est surtout après la guerre de 1940-45 que l'intérêt pour la médecine manuelle s'est développé et a pris un essor considérable sur le vieux continent.

Grâce à des contacts avec les thérapeutes manuels américains et grâce à leur aide, des médecins européens ont été formés à la médecine manuelle. Ensuite des écoles européennes de médecine manuelle ont été fondées.

Peu à peu des liens se sont créés entre ces différentes écoles. Ceci a conduit à des réunions au niveau international.

Ces réunions ont été le point de départ des pourparlers pour la création de la F.I.M.M.

Les premières grandes réunions internationales ont eu lieu à partir de 1958
- en 1958 à Baden en Suisse
  sous la présidence du Docteur J.C. Terrier
  1er congrès international de médecine manuelle
- en 1960 à Freudenstadt en Allemagne
  sous la présidence du Professeur Docteur B. Schuler
  2ème congrès international de médecine manuelle
- en 1962 à Nice en France
  sous la présidence du Docteur M. Peillon
  3ème congrès international de médecine manuelle
  C'est au congrès de Nice que fut décidé de créer une Fédération internationale de médecine manuelle et que fut constitué un bureau avec le Docteur J.C. Terrier comme président-coordinateur.

A partir de cette date de nombreuses réunions internationales du comité ont eu lieu en vue de la préparation des statuts de la future F.I.M.M.

Albert Cramer

I. Die Geburt der FIMM

Zu Beginn des 19.Jahrhunderts beschrieb Still erstmalig allgemeine Theorien und spezielle Techniken der manuellen Therapie in England. Ihn ahmte Palmer mit der Gründung der „Chiropraktik" nach. Ungeachtet dieser amerikanischen Ursprünge ist die FIMM eine europäische Eigenleistung.

Das Interesse für manuelle Medizin erwachte durchwegs nach dem Krieg 1940–45, und sie blühte in Europa geradezu auf. Dank des Kontakts mit Manualtherapeuten in Amerika und mit ihrer Ermunterung begründeten europäische Ärzte die manuelle Medizin und eigene Schulen für dieses Fach.

Nach und nach zeichneten sich Systeme in den verschiedenen Schulen ab, die zu nationalen Vereinigungen, schließlich zu internationalen Assoziationen führten, die der Gründung der FIMM vorangingen.

Die ersten größeren internationalen Treffen fanden statt:

1958 in Baden/Schweiz unter Vorsitz von Dr. Terrier (1. internationaler Kongreß),
1960 in Freudenstadt/BRD unter Vorsitz von Prof. Schuler (2. internationaler Kongreß),
1962 in Nizza/Frankreich unter Vorsitz von Dr. M. Peillon (3. internationaler Kongreß).

Hier in Nizza kam es zu dem Beschluß, eine internationale Föderation zu errichten und dafür ein Sekretariat mit Dr. Terrier als koordinierendem Präsidenten zu schaffen.

Seitdem gab es viele internationale Zusammenkünfte, auf denen die Richtlinien der FIMM verhandelt wurden.

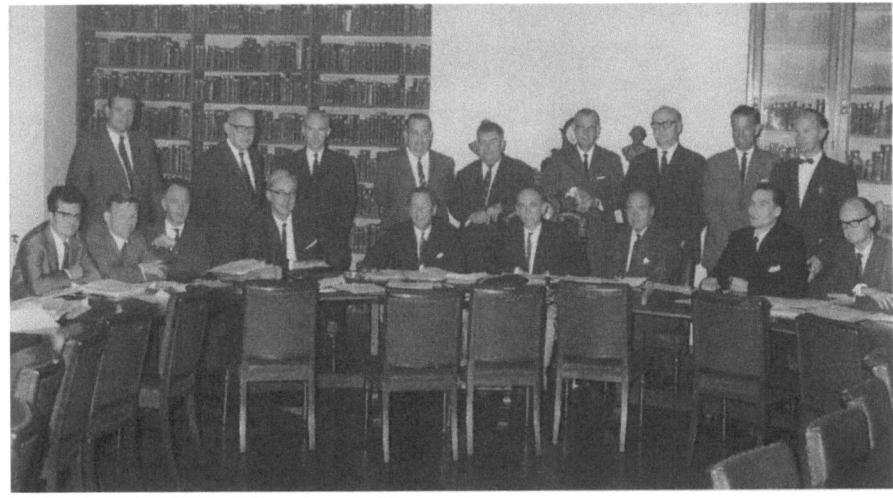

Abb.7.13. Die erste Delegiertenversammlung der FIMM mit ihren Gründungsmitgliedern: *(stehend v. l. n. r.)* van Steenland (Antwerpen), Walther (Westerstede), Depoorter (Brüssel), Ceram (Spanien), Waghemaker (Lille), Koefoed (Oslo), Porsman (Kopenhagen), Ebbetts (London), Brodin (Stockholm); *(sitzend v. l. n. r.)* Maigne (Paris), H. D. Wolff (Trier), Lewit (Prag), Gutmann (Hamm), Barbor (London), Terrier (Zürich), Sell (Neutrauchburg), Carson (London), Bang (Kopenhagen)

Entwicklung der manuellen Medizin im (europäischen) Ausland

Les 1er et 2 mai 1965 a eu lieu à Londres la première réunion des délégués inernationaux pour la préparation de la constitution de la F.I.M.M.

Am 1. und 2. Mai 1965 trafen sich anläßlich des internationalen Kongresses für manuelle Medizin die Delegierten zur Vorbereitung der Gründung der FIMM (nachfolgend engl. Protokoll).

A meeting of Representatives of National Associations of Manual Medicine was held on Saturday 1st May and Sunday 2nd May, 1965, at the Royal Society of Medicine, 1, Wimpole Street, LONDON W.1. and afterwards at 32, Wimpole Street, LONDON W.1.

The following were present:

National Association	Represented by	Founded	Present Number of Members
Belgium	Dr. A.E. Depoorter	28.9.64	7
France	Dr. R. Maigne		
	Dr. R. Waghemacker	8.4.64	25
Germany – F.A.C.	Dr. G. Gutmann	1953	400
M.W.E.	Dr. K. Sell	1956	280
Roof Organisation	Dr. K. Walther	1958	
Great Britain	Dr. R. Barbor		
	(was absent on Sunday May 2nd owing to illness)		
	Dr. M. E. B. Carson		
	Dr. J. Ebbetts	1963	137
Switzerland	Dr. J. C. Terrier	1959	35

Apologies were received from the following individual doctors:

Dr. J. Bang	Denmark
Dr. B. Cerane	Spain
Dr. H. Brodin	Sweden
Prof. D. Fiandesio	Italy
Dr. E. Hausamann	Switzerland
Dr. H. Hunziker	Switzerland
Dr. V. F. Hoefoed	Norway
Dr. K. Lewit	Czechoslovakia
Dr. E. H. Schiotz	Scandinavian Roof Organisation
Dr. R. Strohal	Austria
Dr. H. Vansteenland	Belgium
Dr. G. M. Valobra	Italy
Prof Zanoli	Italy

En 1965 la F.I.M.M. était en formation. La B.A.M.M. fondée elle-même en mars 1963, organisait à Londres le premier congrès international de la F.I.M.M. Ce Congrès fut un évènement très important dans la vie de la F.I.M.M. Ce fut une belle réussite.

1965 wurde die FIMM gegründet. Die BAMM entstand 1963; sie richtete den 1. internationalen Kongreß der FIMM aus, der für das Gedeihen der FIMM von so außerordentlicher Bedeutung war; er war ein voller Erfolg. Das Kongreßkomitee setzte sich wie folgt zusammen:

CONGRESS COMMITTEES
COMITÉS DU CONGRÈS
KONGRESSKOMITTEES

EXECUTIVE COUNCIL / CONSEIL EXÉCUTIF / VORSTAND

CHAIRMAN	PRÉSIDENT	VORSITZENDER	Dr. James Cyriax
VICE-CHAIRMAN	VICE-PRÉSIDENT	STELLV. VORSITZENDER	Dr. Ronald Barbor
SECRETARIES	SECRÉTAIRES	SEKRETÄRE	Dr. Michael Burleigh Carson
			Mrs. Ronald Barbor

MEMBERS / MEMBRES / MITGLIEDER

Dr. J. J. Barrett	Dr. M. Hodson
Dr. G. Beauchamp	Dr. J. Millar
Dr. R. Danbury	Dr. H. Sanford
Dr. J. Davidson	Dr. A. Stoddard
Dr. J. Ebbetts	Dr. G. Tait
Dr. C. Harley	W. E. Tucker, F.R.C.S.

Financial Adviser / Conseiller Financier / Finanzberater: Mr. H. Edinoff

COMMITTEES / COMITÉS / KOMITTEES

	Chairmen Présidents Vorsitzende	Secrétaires Secrétaires Sekretäre
Administrative / Administratif / Verwaltung	Dr. J. Cyriax	Dr. and Mrs. Barbor
Scientific Programme / Programme Scientifique / Wissenschaftliches Programm	Dr. A. Stoddard	Dr. J. Barrett
Publications / Publications / Veröffentlichungen	Dr. M. B. Carson	Dr. and Mrs. Barbor
Finance / Finances / Finanzverwaltung	Dr. M. B. Carson	Dr. and Mrs. Barbor
Public Relations / Publicité / Presse Und Nachrichten	Dr. G. Beauchamp	Dr. H. Sanford
Social Receptions / Unterhaltung	W. E. Tucker, F.R.C.S.	Dr. C. Harley
Exhibitions / Expositions / Ausstellung	Dr. M. B. Carson	Mrs. Barbor
Ladies / Dames / Damen	Mrs. Barbor	Mrs. Tait

CONGRESS ORGANISERS / ORGANISATEURS DU CONGRÈS / KONGRESSORGANISATOREN

CONFERENCE CONSULTANTS (LONDON) LTD.,
156, Lambeth Road, London, S.E.1.
Mrs. P. Longley

FIRST CONGRESS OF
THE INTERNATIONAL FEDERATION OF MANUAL MEDICINE

PREMIER CONGRÈS DE LA
FÉDÉRATION INTERNATIONALE DE MÉDICINE MANUELLE

ERSTER KONGRESS DER
INTERNATIONALEN GESELLSCHAFT FÜR MANUELLE MEDIZIN

PRELIMINARY PROGRAMME — PROGRAMME PRÉLIMINAIRE — VORPROGRAMM

President
Président   Dr. J. C. TERRIER (Switzerland) (Suisse) (Schweiz)
Präsident

HOSTS
HÔTES   The British Association of Manipulative Medicine
GASTGEBER

PRESIDENT Lord Boothby, K.B.E.
CHAIRMAN Dr. Ronald Barbor
VICE-CHAIRMAN Dr. Michael Burleigh Carson
SECRETARY Dr. John Ebbetts

VICE PRESIDENTS OF THE CONGRESS
VICE PRÉSIDENTS DU CONGRÈS
VIZE-PRÄSIDENTEN DES KONGRESSES

Dr. F. Bach (U.K.)
Dr. J. Bang (Denmark)
Dr. G. Beauchamp (U.K.)
Dr. Birochs (Austria)
Dr. H. Brodin (Sweden)
Dr. B. Cerame (Spain)
Dr. J. Cyriax (U.K.)
Dr. A. Depoorter (Belgium)
Dr. F. Gutmann (Germany)
Dr. E. Hausamann (Switzerland)
Dr. V. F. Koefoed (Norway)
Dr. K. Lewit (Czechoslovakia)
Dr. J. McMillan Mennel (U.S.A.)
Dr. M. Peillon (France)
Dr. E. H. Schiötz (Sweden)
Dr. K. Sell (Germany)
Dr. A. Stoddard (U.K.)
Dr. J. Thierry-Mieg (France)
W. E. Tucker, F.R.C.S. (U.K.)
Dr. R. Waghemacker (France)
Prof. R. Zanoli (Italy)

Albert Cramer

La première Assemblée Générale Constitutive de la F.I.M.M. eut lieu à Londres le 25.9.65.

Die Gründungsversammlung der FIMM fand am 25.09. 1965 in London statt (Protokoll):

FÉDÉRATION INTERNATIONALE DE MÉDECINE MANUELLE

Procès-Verbal

de la première séance de l'Assemblée Générale
de la Fédération Internationale de Médecine Manuelle
tenue à Londres, le 25 septembre 1965, au siège
de la Royal Society of Medicine, 1 Wimpole Street,
London, W.1, Angleterre.

Participants

Membres de la Fédération :

Belgique:
- Dr. A.E. Depoorter
- Dr. H. Vansteenland

France:
- Dr. R. Maigne
- Dr. R. Waghemacker

Allemagne:
- Dr. G. Walther
- Dr. G. Gutmann
- Dr. K. Sell
- Dr. H.D. Wolff

Grande Bretagne:
- Dr. R. Barbor
- Dr. M.E. Burleigh Carson
- Dr. J. Ebbetts

Scandinavie:
- Dr. V.F. Koefoed - Norvège
- Dr. H. Brodin - Suède
- Dr. J. Bang - Danemark
- Dr. V.A. Forsman - Danemark

Suisse:
- Dr. J.C. Terrier

Observateurs :

Tchécoslovaquie: Dr. K. Lewit
Espagne: Dr. B. Cerame

En outre, l'Italie a chargé le Dr. Waghemacker, France, de la représenter.

Président de séance : Dr. Terrier, Suisse, président de la Fédération.

Die Gründungsurkunde der FIMM wurde am 25.02.1968 von den Vertretern der 9 beteiligten Länder in Salzburg – anläßlich des dortigen internationalen Kongresses – unterzeichnet (es folgen die Unterschriften sowie ein Auszug aus der Urkundenrolle des belgischen amtlichen Anzeigers N 3482).

```
L'acte de fondation de la F.I.M.M. fut signé à Salzburg le
25.2.1968.
Les membres fondateurs étaient au nombre de 9
    l'Allemagne
    l'Autriche
    la Belgique
    la France
    la Grande-Bretagne
    l'Italie
    la Scandinavie
    la Suisse
    la Tchecoslovaquie
```

Fédération internationale de Médecine manuelle, association internationale à but scientifique, à Brugge

Le 25 février 1968 est constituée la Fédération internationale de Médecine manuelle par les membres fondateurs :

1. Groupement belge de Médecine manuelle, Belgique, représenté par son président, le Dr A.E. Depoorter, Brugge, Belgique.

2. Société allemande de Médecine manuelle, République fédérale allemande, représentée par son président, le Dr G. Gutmann, Hamm, République fédérale allemande.

3. Société médicale suisse de Thérapie manipulative, Suisse, représentée par son président, le Dr E. Hausamman, Bern, Suisse.

4. Commission pour la Thérapie manuelle et la Réflexothérapie de la section de réabilition de la Société médicale tchécoslovaque, Tchécoslovaquie, représentée par son président, le Dr K. Lewit, Prague, Tchécoslovaquie.

5. Association nordique de Médecine manuelle, Norvège, représentée par son président, le Dr V. Koefoed, Oslo, Norvège.

6. Association britannique de Médecine manipulative, Grande-Bretagne, représentée par son président, le Dr R. Barbor, London, Grande-Bretagne.

7. Association autrichienne médicale pour la Thérapie manuelle, Autriche, représentée par son président, le Dr R. Strohal, Innsbruck, Autriche.

8. Société française de Médecine manuelle, France, représentée par son président, le Dr R. Waghemacker, Lille, France.

9. Section italienne de Médecine manuelle de la Société italienne de Médecine physique et de Réadaptation, Italie, représentée par son vice-président, le Dr G. Valobra, Turin, Italie.

(285 l.)

FÉDÉRATION INTERNATIONALE DE MÉDECINE MANUELLE.

Le 25 février 1968 est constitué la Fédération Internationale de Médecine Manuelle par les membres fondateurs:

Nom du groupement	siège officiel	représenté par
Groupement Belge de Médecine Manuelle	Antwerpen, Rudolfstraat 47	le président D' A. Deporter
Deutsche Gesellschaft für Manuelle Medizin	47 Hamm, Ostenalle 23	le président:
Schweiz. Ärztegesellschaft für Manuelle Medizin	Bern, Spitalgasse 35	le président: H. S. Hamamai
Komise pro manipulační a reflexní terapii Rehabilitační sekce Purkyňovy společnosti	PRAHA	Stein
Nordisk Forening for Manuell Medisin	Oslo	Maelnes Formann
British Association of Manipulative Medicine	London	Robert Bank, Chairman
Österreichische Ärztegesellschaft für Manuelle Medizin	Wien	D. Tobial
Société Française de Médecine Manuelle	Paris	Maigne, président
Sezione Italiana Medicina Manuelle c/o Società Italiana di Medicina Fisica e Riabilitazione	TORINO	Valobra, Vice-Presidente

Le premier conseil de direction est constitué comme suit :
Président : Jean-Christian Terrier, docteur en médecine, Badstrasse, 44, Baden, Suisse, nationalité suisse.
Vice-président : Gottfried Gutmann, docteur en médecine, Ostenallée, 83, 47, Hamm-Westf., République fédérale allemande, nationalité allemande.
Vice-président : Robert Maigne, docteur en médecine, rue Catulle Mendès, 7, Paris (17e), France, nationalité française.
Secrétaire général : Michael Ebsworth Burleigh Carson, Wimpolestr. 28, London W.1, Grande-Bretagne, nationalité britannique.
Secrétaire général adjoint : Agnel Edgard Depoorter, docteur en médecine, Twijnstraat 17, Brugge, Belgique, nationalité belge.
Trésorier : Ferdinand Koefoed, Roald Amundsengt. 5, Oslo, Norvège, nationalité norvégienne.

N. 3482
Fédération internationale de Médecine manuelle, association internationale à but scientifique, à Brugge

—

STATUTS

Dénomination, siège

Article 1er. Il est constitué une association internationale à but scientifique, dénommée « Fédération internationale de Médecine manuelle ».

Son siège est actuellement fixé à Brugge, Twijnstraat 17.

Art. 2. La Fédération a pour objet :

1° d'organiser la collaboration, sur le plan scientifique, de tous les organismes médicaux ayant pour objectif le développement de la médecine manuelle et, accessoirement, de défendre, sur le plan théorique, les intérêts généraux de la médecine manuelle;

2° d'harmoniser dans les différents pays l'enseignement de la médecine manuelle;

3° de promouvoir dans chaque pays :

a) une société nationale de médecine manuelle à but scientifique;

b) un organisme de défense, sur le plan théorique, des intérêts généraux de la médecine manuelle;

4° d'harmoniser, sur le plan international, les actions de ces différents organismes et de représenter la médecine manuelle auprès des différentes instances officielles.

> Depuis sa fondation le 25.2.1968, la F.I.M.M. n'a cessé de s'agrandir
>
> le 7.9.1968   l'Amérique du Nord devient membre de la F.I.M.M.
> le 27.9.1969 le membership de la Scandinavie est remplacé par
> celui du Danemark
> de la Norvège
> de la Suède
>
> se joignent à la F.I.M.M.
>
> le 13.10.1971 les Pays-Bas
> le 25.11.1972 l'Australie
> le 18.4.1979 le Luxembourg
> le 23.8.1980 l'Espagne
> le 20.6.1981 la Nouvelle Zélande
> le 23.10.1982 l'Urugay
> le 7.9.1983   la Finlande
> le 7.9.1983   la Pologne
> le 24.6.1986 la Bulgarie (21ème membre)

Seit ihrer Gründung am 25.02. 1968 vergrößerte sich die FIMM

am 07.09. 1968 um die nordamerikanische Gesellschaft und

am 27.09. 1969 um die nationalen Teilgesellschaften von Dänemark, Norwegen, Schweden, die sich aus der bisherigen - gemeinsamen - skandinavischen Dachgesellschaft lösten.

Ferner verbanden sich der FIMM

am 13.10. 1971 die niederländische,
am 25.11. 1972 die australische,
am 18.04. 1979 die luxemburgische,
am 23.08. 1980 die spanische,
am 20.06. 1981 die neuseeländische,
am 23.10. 1982 die uruguayische,
am 07.09. 1983 die finnische,
am 07.09. 1983 die polnische und
am 24.06. 1986 die bulgarische Gesellschaft (als 21. Mitglied).

Entwicklung der manuellen Medizin im (europäischen) Ausland

II. Die Aktivitäten der FIMM werden von den aufgelisteten internationalen Kongressen markiert.

Wahl der Präsidenten

```
II. LES ACTIVITES DE LA F.I.M.M.


Dates des Congrès Internationaux de la F.I.M.M.

1er     Londres         25-29 septembre 1965
2ème    Salsbourg             septembre 1968
3ème    Monaco          14-17 octobre 1971
4ème    Prague          9-12 octobre 1974
5ème    Copenhague      31 mai-3 juin 1977
6ème    Baden-Baden     18-22 avril 1979
7ème    Zurich          7-11 septembre 1983
8ème    Madrid          24-28 juin 1986
9ème    Londres         18-22 septembre 1989
10ème   en Belgique                    1992


Présidents de la F.I.M.M.

Nom              Nationalité          date d'élection

J.C. Terrier     Suisse               25.9.1965
R. Maigne        France               7.9.1968
G. Gutmann       Allemagne            13.10.1971
H. Brodin        Suède                8.10.1974
V. Porsman       Danemark             2.6.1977
H.D. Neumann     Allemagne            23.8.1980
E. Schwarz       Suisse               7.9.1983
A.E. Depoorter   Belgique             24.6.1986

Le 25.11.1972, la F.I.M.M. constitua un Conseil Scientifique
auquel fut désigné comme première tâche l'élaboration d'une
nomenclature pour la F.I.M.M.
```

Am 25.11.1972 bildete die FIMM einen wissenschaftlichen Ausschuß mit der Aufgabe, die Vorarbeiten für eine gemeinsame Nomenklatur für die Zwecke der FIMM aufzunehmen.

L'expérience de nombreuses années passées comme membre du bureau de la F.I.M.M. m'amène à quelques réflexions.

Dans le cadre de la F.I.M.M. il y a certains faits évidents.

<u>1</u> la volonté générale des différentes associations de la Fédération de contribuer à la promotion et au développement de la médecine manuelle dans le monde.

<u>2</u> l'immense désir de coopération entre les différents pays dans le domaine de la médecine manuelle.

<u>3</u> le remarquable effort de recherche fait par beaucoup dans plusieurs domaines
- dans l'étude des bases scientifiques de la médecine manuelle.
- dans l'interprétation des signes cliniques trouvés dans le cas de dysfonctions du système locomoteur.
- dans l'explication physiologique des actions mécaniques et réflexes des manipulations et des autres techniques utilisées en médecine manuelle.

<u>4</u> et enfin la tentative d'élaboration d'une nomenclature internationale unique et d'une uniformité d'enseignement des techniques d'examen et de thérapeutique.

Nous sommes une Fédération Internationale constituée par 21 pays membres.
Les membres de la F.I.M.M. sont très différents entre eux.
Ces différences sont le fait d'une différence de sensibilité, d'une différence de réflexion et d'une différence de comportement.
Ces différences sont une immense richesse mais aussi une grande barrière.
Une même réalité est approchée et vécue d'une manière parfois très différente.
C'est à cause de cela que le problème de l'uniformité se pose.
L'uniformité de langage, une nomenclature uniforme et unique est certainement souhaitable mais pas facile à réaliser.
Lorsqu'on ne pense pas de même il est très difficile de parler le même langage.

Entwicklung der manuellen Medizin im (europäischen) Ausland

Die Erfahrungen aus vielen Jahren Mitgliedschaft im Vorstand der FIMM veranlassen mich, folgende Gedanken zu Papier zu bringen:

1) Der allgemeine Wunsch der verschiedenen Mitgliedsgesellschaften mündet darin, zur Entwicklung und Verbreitung der manuellen Medizin beizutragen.
2) Das Bestreben, auf diesem Gebiet eine stärkere internationale Zusammenarbeit zu erreichen, ist deutlich vorhanden.
3) Bemerkenswerte Fortschritte verzeichnen wir in der Erforschung
   - der wissenschaftlichen Grundlagen der manuellen Medizin,
   - in der klinischen Semiologie und Diagnostik von Erkrankungen des Bewegungsapparates,
   - in der Physiologie des Zusammenspiels zwischen Manipulationen, Reflexen und anderen zweckmäßigen manuellen Behandlungsformen in der Medizin.
4) Schließlich läßt der Versuch, eine international einheitliche Nomenklatur zu schaffen, sowohl hinsichtlich der manuellen Technik als auch für die Diagnostik Erfolge erkennen.

Wir sind eine internationale Föderation von 21 Mitgliedsländern, die untereinander sehr verschieden sind, was Empfindungen, Denkweise und Verhalten anbetrifft.

Diese Verschiedenheit ist ein großer Reichtum einerseits, eine große Hürde andererseits.

Ein gleicher Sachverhalt wird auf sehr verschiedenen Wegen und unter verschiedenen Auffassungen angegangen.

Deswegen stellt sich das Problem der Vereinheitlichung.

Eine einheitliche Sprachregelung (verbindliche Nomenklatur) ist zwar wünschenswert, aber schwerlich realisierbar.

Solange man nicht in gleichen Schienen denkt, wird eine gemeinsame Sprachregelung sehr schwierig bleiben.

C'est pourtant à cette tâche difficile que s'est attelé
depuis de nombreuses années le Conseil Scientifique de
la F.I.M.M.
C'est un travail laborieux, les progrès sont lents.
Les concepts de bases sont trop différents et pourtant
cette unité de langage est d'une très grande importance.
Quant à l'uniformité des techniques d'examens et de traitement. Est-ce souhaitable?
Les différences des techniques entre les différents pays
sont telles que voulant arriver à l'uniformité il y a
un risque certain qu'une conception s'impose, domine et
efface les autres.
Ce serait un appauvrissement.
C'est pour cela que je crois qu'il faut, tout en essayant
de parvenir à une unité de langage, conserver la diversité
des techniques.
Sur une base pareille les échanges seront possibles et
fructueux.

Dieses Problem stellt sich seit vielen Jahren dem wissenschaftlichen Beirat der FIMM.

Es steckt eine Sisyphusarbeit darin; Fortschritte sind gering.

Die Grundprobleme sind sehr verschieden, und deswegen wäre eine gemeinsame Sprachregelung von großer Bedeutung (zumal zur Vereinheitlichung der Techniken, der Untersuchung und der Behandlung). – Ist das erreichbar?

Die Manipulationstechniken haben in den verschiedenen Ländern eine Uniformität erreicht, die schon das Risiko der Unterdrückung abweichender Auffassungen durch die „vorherrschende Meinung" in sich birgt.

Das wäre eine Verarmung.

Ich glaube deswegen angesichts all dessen, wir sollten eine *gemeinsame Sprachregelung* anstreben *unter Erhalt der Verschiedenheit der Techniken*.

Auf vergleichbarer *Basis* ist Austausch möglich und fruchtbar.

III. QUEL DOIT ETRE LE ROLE ET LA FONCTION DE LA F.I.M.M. DANS LE MONDE?

Il est important de rappeler que la F.I.M.M. a été fondée par des médecins convaincus
1. que le traitement par la médecine manuelle est un traitement de choix pour certaines dysfonctions de l'appareil locomoteur
2. qu'il était indispensable de faire connaître la médecine manuelle et d'enseigner ses techniques aux médecins pour qu'un maximum de malades puisse bénéficier de traitements adéquats.
3. qu'il faut que la médecine manuelle puisse être intégrée dans la médecine classique et y trouver la place qui lui revient.

La F.I.M.M. se doit donc
1. d'assurer des rencontres internationales
2. de susciter la création de sociétés de médecine manuelle dans les différents pays
3. de grouper en son sein ces sociétés et de promouvoir la collaboration entre elles
4. de pousser au développement de la médecine manuelle et pour cela
    * susciter un enseignement valable
        - de techniques de diagnostic
        - de techniques thérapeutiques
    * développer une terminologie internationale
    * promouvoir la recherche scientifique dans le domaine
        de la neuro-arthrologie
        de la réflexo-thérapie
        de la mécanique du système locomoteur
        de l'interprétation des signes cliniques

C'est tout un programme.
Mais en collaborant tous ensemble avec la volonté de faire de la médecine manuelle une discipline médicale de valeur nous aurons la joie de pouvoir apporter à nos malades l'aide et le soulagement qu'ils sont en droit d'attendre de nous.

III. Welche Rolle sollte die FIMM in der Welt spielen – und wie?

Es soll ausdrücklich daran erinnert werden, daß die FIMM von approbierten Ärzten gegründet wurde in der Überzeugung, daß

1) manuelle Medizin die Therapie der Wahl für Erkrankungen des Bewegungsapparates ist;
2) manuelle Medizin und ihre Handhabung Ärzten unbedingt vermittelt werden muß – zum Wohl ihrer Patienten und im Interesse einer adäquaten Therapie;
3) manuelle Medizin in die „klassische" Medizin integriert wird und den ihr zustehenden Platz einnimmt.

Daher muß die FIMM

1) internationale Kongresse abhalten;
2) die Bildung von Landesvereinigungen im Bereich der manuellen Medizin unterstützen;
3) solche Vereinigungen in ihren Kreis integrieren, ihre Zusammenarbeit untereinander fördern;
4) manuelle Medizin weiter zu entwickeln suchen und dafür
   - ein wertgültiges Repertoire diagnostischer und therapeutischer Techniken sammeln,
   - eine internationale Terminologie entwickeln;
   die Forschung vorantreiben auf den Gebieten
   - Neuroarthrologie,
   - Reflextherapie,
   - Mechanik des Bewegungsapparates,
   - klinische Symptomatologie.

Hier zeichnet sich ein ganzes Programm ab. Aber in guter Zusammenarbeit aus dem Wunsch heraus, manuelle Medizin zu einer Fachdisziplin von Gewicht zu machen, werden wir die Genugtuung erleben, unseren Patienten jene Hilfe und Unterstützung geben zu können, die sie mit Recht von uns erwarten dürfen.

KAPITEL 8

Nachkriegsentwicklung auf den Gebieten der physikalischen Medizin und der Psychosomatik und deren Rückwirkungen auf die manuelle Medizin

Albert Cramer

Eine der vordringlichen Aufgaben einer „physikalischen Medizin und Rehabilitation" als Fachdisziplin wäre die Wiederherstellung einer Verbindung zu den stürmisch fortschreitenden Entwicklungen sowohl in der Physiologie als auch in der Elektromedizin der 3 Nachkriegsjahrzehnte.

Die Konstruktion leistungsfähiger „Braunscher Röhren" (Kathodenstraloszillographen) für Flugzeugradargeräte während des Krieges erlaubte auch genauere Messungen von Stromverlaufskurven für Muskel- und Nervenreizung.

Gut geeignet dafür erwies sich z. B. das Doppelsystembildschirmrohr aus dem „Würzburg-Riesen". Der Verf. baute sich damit sein erstes EKG-Gerät nach dem Kriege aus Kriegsschrott (1947).

Es zeigte sich nun, daß die bis in die 40er Jahre hinein in der Therapie verwendeten elektrischen Reizgeräte, mit denen auch „Chronaxie" und „Rheobase" gemessen wurde, sehr unsaubere Reizströme lieferten, die voller Oberwellen steckten.

Der Bedarf an solchen Geräten während der Aufbaujahre nach dem Krieg war groß. Die eigenen Erfahrungen des Verf. als wissenschaftlicher Mitarbeiter in der Entwicklung von Reizstromgeräten (in der Scillo GmbH, Hamburg-Rissen) führten zu der Erkenntnis, daß mit den herkömmlichen Mitteln mechanischer Pendelunterbrecher („Wagnerscher Hammer") keine oberwellenfreien Reizströme erzielbar waren. Da halfen keine Dämpfungsglieder, Drosseln, Siebketten u.s.w. Erst schwingkreisgesteuerte Röhrengeneratoren lieferten saubere Reizimpulskurven.

Die ersten Reizstromgeräte der frühen 50er Jahre hatten noch das Format und Gewicht einer kleinen Feuerwehrspritze und ruhten auf Rollgestellen. Gleichwohl lieferten sie nur Impulse im altgewohnten Frequenzbereich von 1–100 Hz, diese aber nun „sauber" – oberwellenfrei.

Die Untersuchungen des Elektroingenieurs Nemecz führten dann zur Konstruktion von „Mittelfrequenzreizstromgeräten". Sie lieferten Frequenzen im akustischen Hochtonbereich (um 5 kHz) und nutzten – mit einem Doppelgenerator – die Interferenz zweier variabel interferierender Mittelfrequenzreizströme als gleitenden Ein- und Ausschalter.

Einen etwas abgewandelten Einstieg in das Gebiet der mittelfrequenten Reizströme nutzte das „Jonomodulatorgerät" mit einem sinusförmigen überlagerten, schwellbaren Gleichstrom.

Von vielen Elektrophysiologen alter Schule wurden diese Geräte zunächst als „betrügerischer Humbug" gebrandmarkt. Hatte man doch die *Rheobase* bisher durch Feststellung der erforderlichen *Stromflußzeit für die Schwellreizstromstärke* gemessen. Als Maß für die Erregbarkeit eines Muskels galt die *Nutzzeit* der doppelten *Rheobase*: die *Chronaxie*. Ihr Wert schwankte nach alten Messungen zwischen 0,04 und 4,0 s – je nach Nervenleitgeschwindigkeit (also um einen Faktor 10^2!).

Auf die dabei auftretenden Meßfehler machte meines Wissens erstmalig Baust (vom physiologischen Institut Heidelberg) aufmerksam in dem von Grober/Köppen/Stieve herausgegebenen *Handbuch der physikalischen Therapie* (G. Fischer, Stuttgart, 1966). Einzeluntersuchungen anderer Autoren gingen Bausts meßtechnischen Belegen voraus.

Nachdem die „Mittelfrequenztherapiegeräte" des Nichtmediziners Nemecz („Nemektrodyngeräte") und der „Jonomodulator" ihre therapeutische Wirksamkeit bewiesen hatten, bequemten sich auch die Physiologen der Hochschulen zu neuen Untersuchungen mit verbesserter Technik. Nun zeigte sich, daß auch Reizströme in noch höheren Frequenzbereichen als der „Mittelfrequenz" Muskelkontraktionen auszulösen vermögen. Dabei werden allerdings die herkömmlichen Beziehungen zwischen *Rheobase* und *Chronaxie* verwischt. Selbst die *Refraktärzeit* – die Phase der „Nichterregbarkeit" nach einmaliger Reizung – erweist sich als relativer Wert, der von vielen Randbedingungen modifiziert wird. Stellvertretend für viele andere sei der Züricher Physiologe Wyss genannt, der mit einer Serie von Arbeiten zur Klärung der neuen Erkenntnis beitrug (*Helvetica Physiologica et Pharmacologica Acta* 1963, 2-4). Herzschrittmacher und tragbarer Defibrillator zeigen, wohin diese Arbeiten aus den 60er Jahren geführt haben.

Aus einer ganz anderen Disziplin, der Verhaltensphysiologie, kam die Erkenntnis, daß „Erregungspotentiale" nicht „ausgelöst" werden, sondern daß deren ununterbrochene *Verfügbarkeit* eines der wesentlichen Kennzeichen animalischen Lebens ist. Auch in den medullären Stammganglien des Menschen ist lebenslang und ununterbrochen ein sinuidales Aktionspotential abrufbar, dessen ständiges Durchschlagen in Muskelaktion durch eine Hierarchie von Bremszentren unterbunden wird.

Es zeigt sich also, daß *Rheobase* und *Chronaxie* nur in einem – keineswegs physiologischen – Randgebiet experimenteller Versuchsbedingungen Gültigkeit haben: Beim Ein- und Ausschalten technischer Gleichströme.

Das lebende Individuum hingegen bewirkt Muskelaktion mittels sinusförmigen Reizstrommustern, die sich in ganzzahligem Verhältnis zu einem vitalen Grunderregungsmuster einstellen und – je nach Bedarf – variieren (Bethe): („Superpositionsphänomen" nach Bethe; nach v. Holst sieht man das vorerwähnte Grundmuster bei Parkinson-Kranken im Tremor durchschlagen).

Wo für Menschen muskuläre Dauerspannung erforderlich wird, wie z.B. in der Muskulatur über den Scheiteln kompensierender Wirbelsäulenkonvexitäten, werden also einerseits Dämpfungsglieder desaktiviert, andererseits schnelle Aktionspotentiale durch Superposition nachgeordneter motorischer Zentren mit ihrem – schnelleren – Erregungsmuster in ganzzahligem Verhältnis zum oben erwähnten Grundmuster aktiviert.

Die „Feinabstimmung" geschieht mittels sensorischer Rückmeldungen aus Wirbelgelenken und Kapseln (belastungsabhängig), aus Muskeln und Sehnenansätzen. – Und diese Reafferenzen wissen sehr wohl zu unterscheiden zwischen vorübergehendem Kraftbedarf im Verlauf von Arbeitsvorgängen und jenem Kraftbedarf für die Körperbalance, der für unbewußte Regulationen des Gleichgewichts aufgewendet wird.

Manuelle Therapie dient im weitesten Sinne dem Abbau unerwünschter Muskelspannung. Sie greift offensichtlich in diese Reundanz ein, die die „Feinabstimmung" von Muskelspannung bewirkt. Die Frage nach dem Wirkungsmechanismus manueller Therapie wird neue Erkenntnisse der Muskel- und Elektrophysiologie einbeziehen müssen.

Im diagnostischen Bereich führten die verbesserten Möglichkeiten der Messung und Darstellung körpereigener Elektropotentiale zu erneuter Hinwendung der Neurologen zum *Reflexverhalten* (Abb. 8.2) und der *segmentalen Metamerie* (Abb. 8.1, S. 290). Stellvertretend für viele Veröffentlichungen in den 50er Jahren auf diesen Gebieten sei auf folgende Arbeiten verwiesen:

1) Pollock LJ, Boshes B, Zivin I et al. (1955) Body reflexes acting on the body. *A.m.A. Archives of Neurologiy and Psychiatry 74*. Die Studie knüpft an die „monumentalen Arbeiten" von Sherrington und Magnus, de Kleijn und Rademaker über *Haltungs- und Stellreflexe* an. Sie befaßt sich mit Beobachtungen und Messungen während der Behandlung von querschnittsgelähmten Kriegsveteranen. Die Patienten waren nach Höhe der Querschnittsverletzung ausgesucht, so daß die beobachteten Ausfälle und segmentalen Eigenreflexe systematisch nach der hierarchischen Gliederung erfaßbar wurden.

Auf den Ergebnissen dieser – und nachfolgender – Studien beruht noch heute die Rehabilitation Querschnittsverletzter.

2) Schliack H (1955) Zur Segmentaldiagnostik der Muskulatur bei lumbalen Bandscheibenvorfällen. Chronaximetrische Untersuchungen. *Nervenarzt* 26/11. In dem Artikel „Neuraltherapie und Segmentbegriff (Meatmerie)" in *Ärztliche Mitteilungen* (1960, 45/39: 1989–1995) berichtete Schliack (von der Neurologischen Universitätsklinik Berlin) über seine Beobachtungen mittels der verbesserten Elektrodiagnostik (s. Abb. 8.1). Wir verdanken ihm unter anderem den Hinweis auf die „Kennmuskeln", der uns die Unterscheidung der jeweils betroffenen Nervenwurzeln bei radikulären Ausfällen erleichtert (*Nervenarzt* 26/11, 1955, S. 477):

> Als vorläufiges Ergebnis sind uns folgende Punkte wichtig:
> 1. Die Läsionen der unteren lumbalen Rückenmarkwurzeln, die durch Bandscheibenvorfälle ungemein häufig verursacht werden, gehen ziemlich regelmäßig mit bestimmten Muskelausfällen einher.

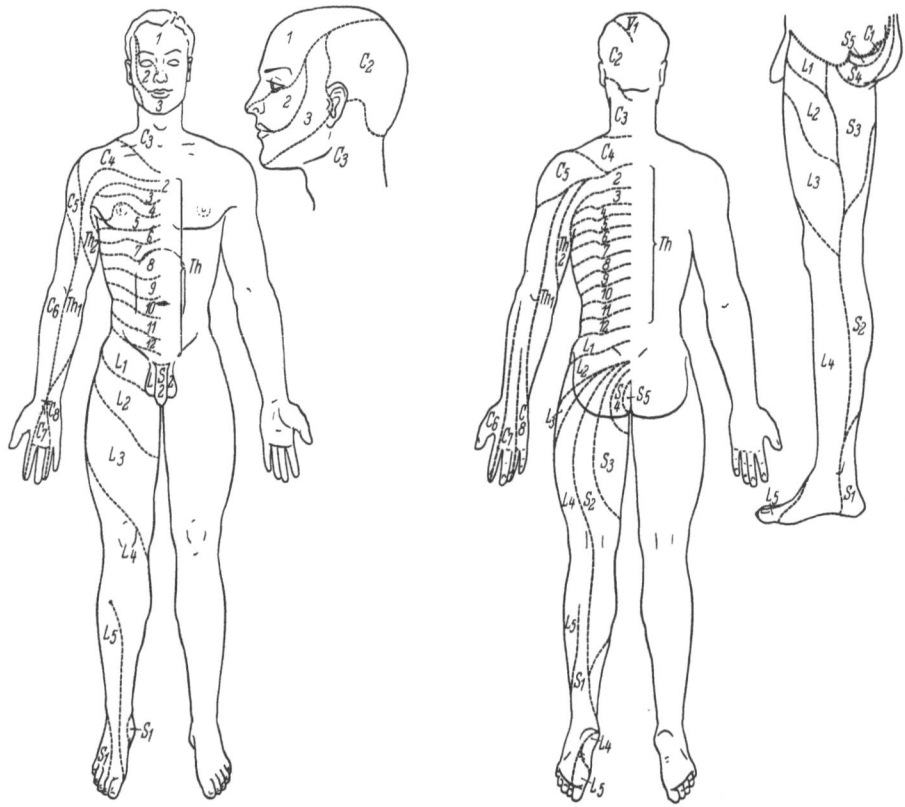

Abb. 8.1. Metamerieschemata. (Hansen–von Staa 1960, in *Ärztliche Mitteilungen* 45/39: 1990 f.)

2. Die exakte Erfassung dieser Muskuelschäden ist klinisch mit Hilfe der Chronaximetrie möglich.
3. Die Ausfälle sind für jede Wurzel so charakteristisch, daß sie für die Segmentdifferentialdiagnose wesentlich, ja entscheidend sind, besonders deshalb, wei sie objektiv ohne jede Mitarbeit des Patienten erkannt werden können.
4. In den praktisch wichtigsten unteren Wurzelsegmenten sind für L_5 der Musculus extensor hallucis longus und für S_1 der Musculus fibularis brevis die „Kennmuskeln".

Die genauere Abgrenzung der „Dermatome" für die sensiblen Ausfallbereiche ist das Verdienst von Hansen und Mitarbeitern.

Auf die Fallstricke einer oberflächlichen, segmentalen Höhendiagnostik aus dem parästhetischen Bezirk weist im gleichen Jahr E. A. Schrader hin: „Glutäusparästhesien als wichtiges Symptom zur Höhendiagnostik von Stenosen der Beckenarterien" (in *Die Medizinische* 9, 1955). Auch diese Arbeit aus der Hamburger Medizinischen Universitätspoliklinik stützte sich auf die verbesserte Elektrodiagnostik.

War die manuelle Medizin, wie wir sie verstehen, der eigentliche Nutznießer der Segmentuntersuchungen von Hansen, von Staa und Mitarbeitern sowie des Hansen-Schülers Schliack, so hat doch ein ganz anderes Verfahren manueller Therapie Hansens Untersuchungen ausgelöst: die *Bindegewebsmassage.*

Die süddeutsche Krankengymnastin Elisabeth Dicke erkrankte mit knapp 60 Jahren an einer spastischen Angiopathie (vermutlich vom Rainauld-Typ) und mußte zu Kriegsbeginn im Krankenhaus liegend eine Beinamputation befürchten. Die etwas pastöse, untersetzte, aber außerordentlich vitale Frau suchte nach Selbsthilfe. Zeit hatte sie ja genug. Ihr fiel auf, daß bestimmte Hautzonen in Rücken und um Großgelenke herum beim Durchstreichen

1) besonders schmerzhaft waren,
2) durch verminderte Hautverschieblichkeit auffielen,
3) auf forciertes Durchstreichen (mit den Fingerkuppen) mit subkutanen Sugillationen (punktuellen Blutergüssen) reagierten,
4) nach mehrmaliger „Behandlung" mittels forcierten Durchstreichens die Symptomatik (1–3) nachließ und zugleich die Durchblutung der Beine besser wurde.

Frau Dicke konnte die unausweichlich scheinende Amputation vermeiden. Sie arbeitete ihr in Selbsterfahrung gewonnenes manuelles Behandlungsverfahren mit einer Berufskollegin an der Marburger orthopädischen Universitätsklinik von Prof. Kohlrausch aus. Die Basisveröffentlichung: „Massage reflektorischer Zonen im Bindegewebe" von Dr. H. Leube, Elisabeth Dicke und W. Kohlrausch erschien 1944 bei G. Fischer, Jena (3. Aufl. 1948). Sie stützte sich hinsichtlich der segmentalen Metamerie auf Head und MacKenzie. Die Untersuchungen von Hansen und Schliack dienten der Verbesserung des Headschen Körperschemas mit moderner Elektrodiagnostik. In der Praxis der Bindegewebsmassage hatte sich das Head-Körperschema als nicht völlig befriedigend herausgestellt.

Frau Dicke machte nach Kriegsende einige „Demonstrationstourneen" in Universitätskliniken. Bei einer solchen Veranstaltung lernte sie der Verf. 1947 – kurz vor ihrem Tode – kennen; er bot sich ihr als „Demonstrationsobjekt" im Hörsaal der Hamburger Pathologie an und erlebte so am eigenen Leibe, was er später einer großen Anzahl seiner Patienten „antat". E. Dickes Methode war der damaligen Zeit „auf den Leib geschnitten". Medikamente waren knapp, Angiopathien im Zusammenhang mit Hungerödemen nicht eben selten. Die Diagnostik der Angiopathien überhaupt hatte keineswegs jenen Standard erreicht, der uns heute selbstverständlich ist. So machte Frau Dickes Methode Furore und wurde bald an allen Krankengymnastikschulen gelehrt.

Freilich gehört E. Dickes manuelle Therapie zu den „heroischen" Verfahren, weil sie a) schmerzhaft in der Anwendung und b) anstrengend für den Therapeuten ist.

So teilt die Bindegewebsmassage (Bi. Ge. Ma.) das Schicksal vieler Techniken der manuellen Therapie: sie gerät langsam wieder in Vergessenheit.

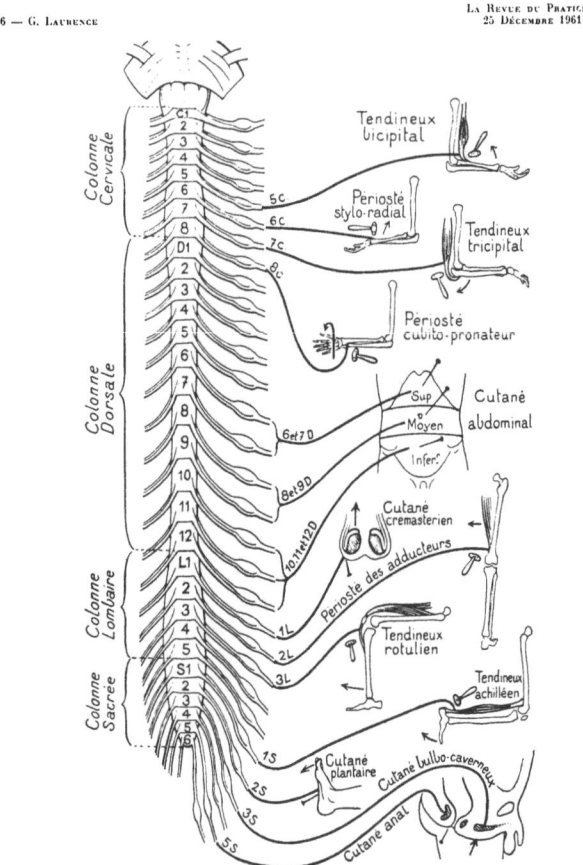

Abb. 8.2. Reflexologieschema. (Nach Laurence G, 1961, in *Revue du Practicien* XI/34: 3506)

Wer wie der Verf. das Glück hatte, vor der Ausbildung zum Arzt eine Masseurschulung zu absolvieren, ist in Versuchung, die Kombination von verschiedenen manuellen Therapieverfahren für selbstverständlich zu halten. Er wird nicht in den Fehler verfallen, bei mißlungenem – oder z. T. mißlungenem Griffansatz am Hals Gewalt anzuwenden. Vielmehr wird er auf eine Vibrationsmassage in leichter Extension ausweichen.

Gerade in den 50er Jahren, als „Bi. Ge. Ma." geradezu eine Modetherapie geworden war, erlebten wir oft jene „überbehandelten" Patienten, mit deren regelwidriger Symptomatik mancher unerfahrene Kollege nichts anzufangen wußte. Das waren Überreaktionen auf Überbehandlung, wie sie die Bi. Ge. Ma. durchaus hervorbringen kann, ebenso wie auch fast alle anderen bekannten manuellen Techniken.

Andererseits liegen in der Kombination z. B. von Bi. Ge. Ma., Vibrationsmassage und Chirotherapie in wechselnder Anwendung ganz unvergleichliche Chancen.

Die kombinierte Wirkung geht weit über jene hinaus, die eine einzelne der genannten manuellen Techniken hervorzubringen imstande ist.

Die moderne Chemotherapie z. B. der Herzerkrankungen – u. a. mit Kalziumantagonisten und β-Blockern – läßt leicht vergessen, daß auch mit Reflexzonenmassage (Bi. Ge. Ma.) Besserung bei spastischen Herzangiopathien zu erzielen ist. Der Nachteil jeder Chemotherapie liegt darin, daß das Medikament den gewünschten Wirkungsort um so schwerer erreicht, je schlechter er durchblutet ist.

Der Nachteil der Bi. Ge. Ma. liegt in der unsicheren „Dosierung". Wegen der sehr verschiedenen Reagibilität verschiedener Menschen auf Hautreize intensiver Art – je nach z. B. Unterhautfettpolster, Turgor, Wassergehalt, Behaarung, Pigmentierung usw. – muß der Behandler besonderer Sorgfalt und Aufmerksamkeit aufwenden. Er muß die richtige Dosierung aus zahlreichen lokalen, allgemeinen und auch sehr subjektiven Symptomen ableiten. So ist auch Bi. Ge. Ma. letztlich, soll sie erfolgreich sein, eine Kunst – wie jede manuelle Therapie.

Umwälzungen fanden in den 60er Jahren auf dem Gebiet der *Diathermie* statt, der Ultrakurzwellentherapie. Dank der Untersuchungen von Schwan und Rajewski (vom Max-Planck-Institut Frankfurt) fand man heraus, daß im 69-cm-Band für Diatheramie ein Wirkungsoptimum hinsichtlich Eindringtiefe und Absorbtionsparametern erreicht wird. Das führte zur Freigabe des 69-cm-Bandes für Therapiezwecke durch die Bundespost und bald auch international. Die technische Entwicklung der UKW-Senderöhren und später der Leistungsthyristoren (steuerbarer Halbleiterventile) ermöglichte die strikte Einhaltung des Wellenbereichs. Frühere Kurzwellentherapiegeräte waren in dieser Hinsicht „Umweltverpester" gewesen. Ihre Streustrahlung machte Rundfunkempfang in der Nachbarschaft unmöglich. Ein weiteres Wellenband im 12-cm-Bereich wurde für Kleinbestrahlungsgeräte freigegeben, die die früher gebräuchlichen Kohlefadenglühlampenstrahler ersetzten. Sie fanden Anwendung zur oberflächlichen Thermotherapie.

Welchen Verlust die Aufgabe der „physikalischen Medizin" als selbstständiges Fachgebiet nach dem Krieg bedeutet, zeigt u. a. die Gründung einer „Deutsche Gesellschaft für Elektromedizin". In ihr finden sich jene Forscher und Kliniker wieder, die früher im „Randgebiet zwischen Technik und Medizin" tätig waren – als Ordinarien oder Dozenten auf Lehrstühlen für physikalische Medizin.

Historisch bemerkenswert sind jene doppelt Promovierten „Dr. Ing. Dr. med.", wie Knipping (Köln), dem wir das erste brauchbare „Grundumsatzgerät" verdanken. Er wurde nach dem Krieg wissenschaftlicher Leiter des Kernforschungszentrums Jülich. Pauwels (Aachen) wurde u. a. durch seine *Gesammelten Abhandlungen zur funktionellen Anatomie* (Springer-Verlag, 1965) berühmt. Seine Untersuchungen z. B. „Zur Klärung der Beanspruchung des Beckens, insbesondere der Beckenfugen" sollte allen jenen bekannt sein, die

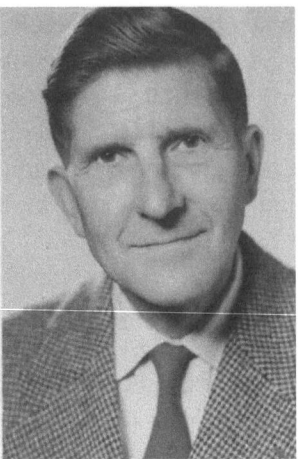

Abb. 8.3. Prof. Dr. Ing. Dr. med. Schliephake

sich mit der Iliosakralmechanik befassen. Von Rajewski hatte nach dem Krieg als Leiter des Max-Planck-Instituts Frankfurt maßgeblichen Anteil an der Einführung der UKW-Diathermie im 69-cm-Band. Schliephake (Abb. 8.3) wurde durch seine Elektroden für Diathermiegeräte bekannt. Nach dem Krieg veröffentlicht er seine Ergebnisse aus der langjährigen Beobachtung inoperabel Malignomerkrankter unter Hyperthermiebehandlung der Hypophyse mittels Diathermie. Als der Verf. ihn in seinem Sanatorium in Gießen besuchte, um die von ihm verwendete Dosierung kennenzulernen, mußte er enttäuscht zurückkehren. Schliephake hatte zwar mit herkömmlicher (alter) Geräteausstattung eine Lücke für gezielte lokale Hyperthermie erschlossen, aber diese Technik war mit modernen Geräten (im 69-cm-Band) wegen zu großer Streuung und unsicherer Fokussierung bei der von Schliephake angewandten Energieflußdichte nicht nachvollziehbar.

Außer den genannten emeritierten Ordinarien gehörte zu der erwähnten „Gesellschaft für Elektromedizin" auch der frühere Ordinarius für physikalische Medizin, Lampert (Frankfurt), dessen originelle „Rekanalisation von Thromboembolien" mittels Gleichstrom heute fast vergessen ist. Schriftführer der Gesellschaft war Doz. Dr. Köppen, Chefarzt des Städtischen Krankenhauses Wolfsburg und Herausgeber des *Handbuchs der physikalischen Therapie* (G. Fischer, Stuttgart, 1966). In diesem Handbuch fehlt die manuelle Therapie.

Einige der vorgenannten Forschungen sind erst durch die Verbesserung der *Hirnstrommessung* (EEG) möglich geworden. Zwar hatte R. Caton 1875 über Hirnstrompotentiale berichtet, seine Arbeit war aber wieder vergessen worden. Erst Berger schuf 1929 die Grundlagen zur Messung jener rhythmischen Hirnpotentiale, die Kornmüller und Tönnies zur Elektroenzephalographie ausbauten.

Eine der Firmen, die Elektroenzephalographen nach dem Krieg bauten, war Dr. Schwarzer in Alfeld (später von Hellige übernommen). Anläßlich eines Besuches des Verf. dort in den frühen 50er Jahren kam das Gespräch auf die Schwierigkeiten, sehr langsame Potentiale (α-Wellen) verzerrungsfrei zu verstärken. Besonders dir für Röhrenverstärker typischen hohen Spannungen bedingten für die Kopplungsglieder Kondensatorkapazitäten im Bereich einiger Mikrofarad (µF). Ein solcher Kondensator wog damals fast 1 kg und hatte die Größe einer Konservendose. So glichen die Aufzeichnungsgeräte der frühen 50er Jahre der Telefonvermittlung einer Kleinstadt und erforderten elektrostatisch abgeschirmte Räume (Faradayscher Käfig). Die gleichen Kopplungsglieder in den heutigen Verstärkern wiegen etwa 0,5 g und sind kaum größer als ein Feuerstein für Gasanzünder.

> Nur selten hat eine physikalische Erscheinung innerhalb eines Zeitraums von wenigen Jahren eine so vielseitige und mannigfache Anwendung auf fast allen Gebieten der Naturwissenschaften und der Technik gefunden wie der Ultraschall

schreibt L. Bergmann in seinem Vorwort zu *Der Ultraschall* (VDI-Verlag, Berlin, 1937). Sein Hauptanwendungsgebiet lag damals – wie auch heute wieder – im diagnostischen Bereich und in der Materialprüfung.

In den 50er Jahren jedoch wurde er hauptsächlich im *therapeutischen Bereich* angewendet. Im Frequenzband zwischen 100 kHz und 1 MHz werden 0,5–5 W/cm^2 Schallgeberfläche (am Schallkopf) nutzbar zur Eintreibung von Medikamenten und zur Gewebsdurchdringung (unter Wärmeabgabe).

Im therapeutischen Bereich ist heute nur noch die Petrotripsie – die Zertrümmerung von Nieren- und Gallesteinen – übriggeblieben.

Hingegen hat die *Echosonographie* im diagnostischen Bereich einen Teil der herkömmlichen Röntgendiagnostik verdrängt. Auch deren Anfänge liegen im Krieg (U-Boot-Suche!). In Cuxhaven bündelte ein Physiker Ultraschallgeber- und Empfänger aus Kriegsschrott zu Rastern und konstruierte die erste „Fischlupe" mittels einer zunächst noch recht groben Zeilenabtastung. Er wanderte mit seinem Patent aus. Mit den Mitteln moderner Mikroelektronik entsteht daraus die medizinische Echosonographie (Referate dazu s. „Comptes rendus du 4e Congrès international de médecine physique", Paris 1964, S. 336 ff., den Tagesvorsitz hatte Doz. Dr. Köppen, Chefarzt des Städtischen Krankenhauses Wolfsburg, der zeitweilige Vorsitzende der „Deutschen Gesellschaft für Elektromedizin", Mitherausgeber des *Handbuchs der Elektromedizin*).

Auch die US-amerikanischen Chiropraktoren hatten sich die Elektromedizin zu Nutze gemacht. Ich erwarb 1952 ein US-amerikanisches „Neurocalometer" zur Messung der „Nervenspannung" (so in der Gebrauchsanweisung; man könne damit „Subluxationen" feststellen; s. Abb. 8.4).

Das Gerät bestand aus 2 über einem empfindlichen Drehspulinstrument montierten Bimetallthermofühlern und zeigte eine Temperaturdifferenz von 0,1 °C pro Skalenteilstrich. Beim Nachbau der simplen Vorrichtung stießen die Techniker damit an die äußerste Grenze der Empfindlichkeit der am Markt

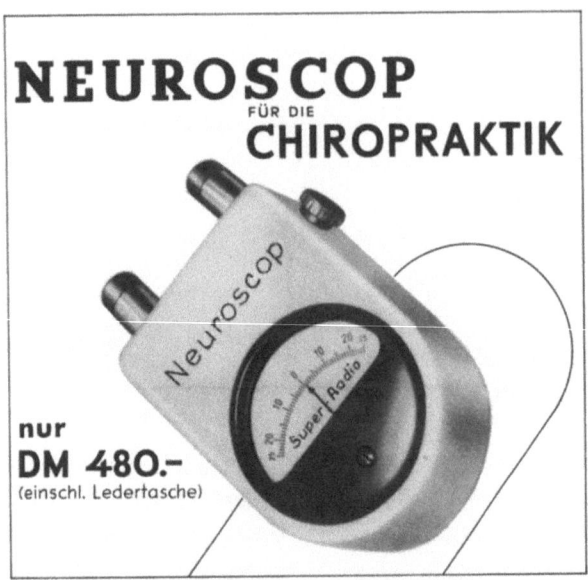

Abb. 8.4. „Neuroscop" (Anzeige 1952)

erhältlichen Drehspulinstrumente. Das Gerät maß also Temperaturdifferenzen bilateral paravertebral, die uns bisher entgangen waren. Die Zuordnung zu „Subluxationen" ist zwar eine unhaltbare Hypothese, zum Aufspüren diskreter Durchblutungsstörungen war und ist das handliche Instrument jedoch sehr geeignet.

Mit der Erfassung der Wärmeabstrahlung des ganzen Körpers befaßten sich 2 verschiedene Methoden der „Ganzkörperthermographie", die aus der Infrarottechnik („Nachtsichtgerät") fortentwickelt wurden. Sie sollten u. a. der Frühlokalisation von Malignomen dienen (s. dazu Themenhefte *Physikalisch-diäthetische Therapie* 1964, 5/6). Es ist wieder still geworden um diese Geräte, die damals technisch noch ziemlich aufwendig und entsprechend teuer waren.

Auch Impedanzmessungen paravertebral über der Rückenhaut dienten dem Versuch, über die Körperdecke zu weiteren Aufschlüssen über Vorgänge im „Bewegungssegment" zu kommen. Auch deren Ergebnisse lassen bisher keine signifikaten Rückschlüsse zu, die der manuellen Therapie dienlich sein könnten – bisher!

Wir stehen hier an der Schnittstelle zwischen technischem Denken und Forschen einerseits und der Beobachtung lebender, offener Systeme andererseits. In der Technik haben gleiche Ursachen immer gleiche Wirkung. Bei Lebewesen haben oft gleiche Ursachen verschiedene Wirkung, verschiedene Ursachen aber eine gleiche (Geltungsbereich der Heisenbergschen Unschärfentheorie).

Gerade in den 50er Jahren führte die „Inbildlehre" von Scheidt zu neuen Denkansätzen – auch in der Rheumatologie. Eine ihrer Aussagen war, daß die

Reizantwort des Individuums auf Umwelteinflüsse einerseits engrammspezifische Züge hat („Inbilder"), andererseits aber gegenüber Teilfaktoren der gleichen Umweltsituation variabel modifiziert ist. Obgleich von Belang für die manuelle Therapie muß für Einzelheiten auf die Originalarbeiten verwiesen werden (vgl. in diesem Zusammenhang auch Derbolowskys *Chirotherapie*, Haug-Verlag, Ulm, 1963).

Das Stichwort „Elektroakupunktur" führt etwas weiter von unserem Thema fort. Auch hier werden Impedanzen (Wechselstromwiderstände/Blindwiderstände) gemessen. Die Meßergebnisse an definierten Punkten der Körperoberfläche dienen der Indikation zum therapeutischen Eingriff – oder dessen Unterlassung. Sie bieten sich aber zur Erklärung der „Neuraltherapie" an:

Aus dem Blickwinkel des Technikers ist die Körperoberfläche die elektrische „Erde" oder „Masse", in die alle im Körper aktiven elektrischen Potentiale zurückfließen. Daß es in dieser „Erde/Masse" Inseln differierender Blindwiderstände gibt, steht außer Zweifel. Typisches Beispiel ist das Narbenkeloid.

Bedenken erheben sich nur bei der nosogenetischen Zuordnung. Und es kommt hinzu, daß diese „Erde/Masse" als Hautorgan selbst aktiv und variabel hinsichtlich Temperatur, Wassergehalt (Schweiß, Durchblutung etc.) und somit selbst Blindwiderstand ist – im „Fließgleichgewicht" (diesen Ausdruck – auf Lebewesen angewandt – prägte L. v. Bertalanffy in seiner 2bändigen *Theoretischen Biologie* 1932; Bornträger, Berlin).

Im Rückblick aus den 80er Jahren auf damals stellen wir fest, daß sich in der Therapie die „Reizstrombehandlung" gehalten hat; die Ultraschallbehandlung nicht. Das war vorauszusehen. Aus dem Umgang mit z. B. den „Nemectrodyn"-Geräten wissen wir, daß bei weiträumiger Elektrodenlage z. B. zur Rumpfdurchflutung (Elektroden auf beiden Schultern und beiden Oberschenkeln) die Eingangsstromstärke bei ca. 10–15 mA lag. Unter „Eingangsstromstärke" sei jene Dosierung verstanden, mit der soeben sichtbare und fühlbare, flüchtige Muskelkontraktionen auslösbar waren. Die Ausgangsleistung der damaligen Geräte betrug (Röhrengeneratoren!) 50 mA (bei etwa 60 V) bei induktiver Auskopplung über Endtransformator.

Im Laufe des Behandlungsganges (ca. 20 Minuten, Anwendung jeden 2.–3. Tag) stieg die erforderliche „Eingangsstromstärke" auf das Doppelte bis zum Dreifachen an, meist parallel zum sich einstellenden Behandlungserfolg. Wenn zur Auslösung flüchtiger Muskelkontraktionen nicht mehr 10–15 mA benötigt werden, sondern 30 mA und mehr, wenn also die Reiztoleranz ansteigt, so spricht das für stärkere Tätigkeit der Dämpfungs- und Bremsstrukturen im ZNS.

Interessanterweise ließ sich gelegentlich ein solch signifikantes Ansteigen der Reiztoleranz auch nach einer gelungenen Chirotherapie messen. Hingegen konnten wir nach Ultraschalltherapie solche Effekte niemals nachweisen. Im Gegenteil schien uns gelegentlich, als sei die Reizschwelle nach Ultraschalltherapie noch um ein Weniges weiter gesunken.

In der Basisliteratur zur Reizstrombehandlung (u. a. Nikolowa-Troyewa) wird von „vegetativer Umstimmung" berichtet. Dieser Begriff ist zu verwaschen, um eindeutig zu definieren, was hier geschieht bzw. unterbleibt. Der „Entspannungseffekt" unter Anstieg der Reizschwelle beschränkt sich jedenfalls nicht auf die quergestreifte Muskulatur. Vielmehr sind auch die kontraktilen Elemente der Gefäßwände einbezogen. Das äußert sich in verbesserter Durchblutung. Vielleicht wird hier einer der vielen, im einzelnen noch unbekannten *Regelkreise* stimuliert, die auch am Zustandekommen „vertebragener" Beschwerden beteiligt sind.

Zu den frühesten Beiträgen zur Erforschung der Wirbelsäulenmechanik gehören die Untersuchungen von Lowett, dem amerikanischen Orthopäden. Auf Einladung der deutschen orthopädischen Gesellschaft referierte er 2mal über seine „Lowett-Regeln" auf dem Deutschen Orthopädenkongreß (1902 und 1906) (nachzulesen in den entsprechenden Kongreßbänden dieser Jahre). Die später (in den 20er Jahren) von Atkins bestätigten „Lowett-Regeln" besagen:

In der LWS rotieren die Wirbel bei *Lordosierung* im Sinne der Konvexität, in der BWS rotieren die Wirbel bei *Kyphosierung* im Sinne der Konvexität – und vice versa.

Als Mitte der 50er Jahre die Möglichkeit routinemäßiger Röntgenaufnahmen der ganzen Wirbelsäule *im Stehen* statistische Ausmessungen gestatteten, veröffentlichte A. Cramer 1956 in Band 5 der Schriftenreihe *Wirbelsäule in Forschung und Praxis* unter dem Titel „Funktionelle Merkmale von Störungen der Wirbelsäulenstatik" die erste vergleichende statistische Auszählung von 150 unter gleichen Bedingungen gewonnen Röntgenaufnahmen der ganzen Wirbelsäule unter statischer Belastung („im Stehen"). Er fand Zusammenhänge zwischen dem Neigungswinkel (in sagittaler Ebene) von 5. LWK, 12. BWK, Atlas und Epistropheus. Zu etwa gleicher Zeit veröffentlichte Sollmann seine röntgenkinematographischen Bewegungsaufnahmen der Wirbelsäule und fand ähnliche Beziehungen wie Cramer; allerdings waren seine Untersuchungen auf andere Probleme hin ausgerichtet. Spätere Untersucher schenkten den Neigungswinkeln weniger Aufmerksamkeit als morphologischen Besonderheiten. Gutmanns Untersuchungen gingen von den Atlasgelenken aus und betrafen das Auftreffen des Lotes durch das Densgelenk und dessen Abweichung von der Körperstandlinie. Jedoch wurde von späteren Untersuchern auch bestätigt, daß der 12. BWK im Stehen in der Regel um etwa einen Wirbelkörperdurchmesser *dorsal* vom 5. LWK (auf die Lotrechte bezogen) steht, worauf Cramer bereits hinwies.

Im Verlauf späterer Untersuchungen ergaben sich weitere Zusammenhänge – insbesondere zwischen Blickrichtung eines in Schlußstellung stehenden Patienten und dessen Rumpfsagittaler einerseits – und Rumpfsagittaler und Laufrichtung andererseits und deren Abweichung voneinander. 1971 veröffentlichte schließlich Gaymanns (in *Manuelle Medizin 2*) eine einfache, sinnreiche Vorrichtung zur quantitativen Erfassung dieser diagnostischen Kriterien (s. S. 214).

Die Seitneigung des Kopfes im Zusammenhang mit der aktuellen, funktionellen Wirbelsäulenskoliosierung, das „tieferstehende Ohr" (meist auf der Seite der lumbalen Konvexität), war gleichfalls Gegenstand mehrfach bestätigter Beobachtung. Für den aufmerksamen Beobachter schälte sich im Laufe der Jahre ein diagnostisches Muster heraus, das beim Betrachten eines frei stehenden Menschen von dorsal her auf Anhieb begründete Vermutungen auf den aktuellen, funktionellen Adaptationszustand der Wirbelsäule gestattete. In Kurzfassung – ohne hier auf die Begründung im einzelnen einzugehen – durfte vermutet werden:

1) vermehrte Muskelspannung auf der Seite der Konvexität;
2) Füße (in „Schlußstellung") zeigen zur Gegenseite der iliosakralen Blockierung von der Rumpfsagittalen fort;
3) Blickrichtung weicht zur Seite der lumbalen Konvexität hin von der Rumpfsagittalen ab;
4) die iliosakrale Blockierung betrifft vornehmlich die Seite der lumbalen Konvexität;
5) Abweichung *einer* der vorgenannten Komponenten spricht für Umkehrung der Gelenkmechanik aus
   a) morphologischen Gründen (z. B. Anomalie),
   b) funktionellen Gründen (z. B. C- statt S-Skoliosierung).

Der oben erwähnte Lowett begnügte sich keineswegs mit den von ihm gefundenen Regeln, sondern veröffentlichte noch bis 1916 auch Untersuchungen zur Muskelspannung, auf die noch L. Daniels, M. Williams und C. Worthingham in ihrem grundlegenden Lehrbuch zur *Muskelfunktionsprüfung* hinwiesen. Das Original (*Muscle testing*. Saunders, Philadelphia, 1956) wurde ins Deutsche übersetzt und erschien 1962 bei Fischer, Stuttgart. Was später zur *nicht*apparativen Muskelfunktionsprüfung publiziert wurde, baute auf diesem Werk auf.

Mit dem Fortschritt der Elektrodiagnostik ergab sich aber auch die Möglichkeit direkter Elektromyographie. Es ist hier nicht der Ort, die apparativen Schwierigkeiten und deren Bewältigung (die elektrolytresistenten Elektroden usw.) zu beschreiben.

Hänsge (Orthopädische Universitätsklinik Lübek) hat sich Verdienste z. B. bei der Elektromyographie der Muskulatur im Konvexitätsscheitel der Skoliose erworben.

Mit fortschreitender Erkenntnis der Zusammenhänge wurde die Rolle der *Muskelspannung* im Rahmen funktioneller Wirbelsäulenbeschwerden immer deutlicher. Eines nur wurde auch immer klarer: *Muskeln, die der Patient spannt, kann der Arzt nicht loslassen!*

Zwar hatte uns die „Chirotherapie" eine wunderschöne Methode an die Hand gegeben, Muskelspannungen bei einem Patienten zu durchbrechen – fortzumanipulieren. Was hilft das aber, wenn der Patient nach Hause geht und wieder spannt!

Es ist hier nicht von Belang, welcher Grad von Willkür, von „Bewußtsein" diese Muskelspannung begleitet. Von Belang ist allein, wie wir unseren Patienten in die Lage versetzen können, die Spannung zu unterlassen. Die Konsequenz ist eine Behandlungsmethode, die die Selbsterfahrung des Patienten im Behandlungsgang auf seinen Zielkonflikt hin fokussiert.

Aus dem Circulus-vitiosus-Erleben: „Es spannt, weil es schmerzt" muß ein: „Der Schmerz läßt nach, wenn *ich* entspanne" werden.

Der Prüfstein für ein solches Verfahren ist der sog. „akute rheumatische Schiefhals" Jugendlicher (zwischen 18 und 25 Jahren) mit seinen extremen Fehlstellungen in den Atlasgelenken. Völlig abwegig ist für diese Fälle eine Vorgehensweise, wie sie Lewit (in *Manuelle Medizin* 1979, 17/5: 84 ff.: „Zwei Fälle von Rotationsdislokation zwischen Atlas und Axis. Ihre Behandlung in Narkose") vorschlug. Abgesehen von den Risiken, die die Behandlung der Atlasgelenke *in Narkose* darstellt, ist diese agressive Behandlungsweise beim akuten Torticollis gar nicht nötig. Solche Fälle sind hundertfach unter sanfter Führung des Kopfes in den Zug (im Sitzen) bis zum Nachlassen des Schmerzes und dann induzierten Widerstandsübungen (Kopfdrehen gegen den vom Behandler in Lage gehaltenen Kopf) – in einigen Minuten geheilt worden. Geduld, Beruhigung, sanfte Führung in die Selbsterfahrung des nachlassenden Schmerzes unter dem Wechsel von gewillkürter Spannung und Entspannung beseitigen die schmerzhafte Attitüde der Fehlhaltung, die durch agressive Manipulationen nur noch verstärkt wird.

Wer von der Vorstellung der „Gelenkblockierung" (WGB) befangen ist, die „durchbrochen" werden muß, wird sich freilich nur schwer mit solchen Gedanken anfreunden. So ist hier die Stelle, wo jene grundsätzliche Diskussion zwischen dem Psychoanalytiker Derbolowsky und dem Chirurgen Biedermann über die Wirkungsweise der Chirotherapie ins Gedächtnis zurückgerufen werden muß. Derbolowsky hatte sie ausgelöst mit seinem Beitrag „Zur Theorie der Chiropraktik" (in *Neuralmedizin* 1956, 5: 262):

> ... steht die Wirbelsäule ... unter abnormem Druck z. B. durch „Verkrampfung" der Persönlichkeit – eine sich zunächst auf die Rückenmuskulatur auswirkende Neurose (nach Schellack) –, so sind auch deren Gelenke stärker gefährdet. Eine extreme Bewegung kann zur Blockierung führen ...
> Ein „entblockierender" Stoß kann dann nur vorübergehenden Erfolg haben, weil er am Grundleiden nichts ändert.

Soweit Derbolowsky, der damit die „funktionelle Betrachtungsweise" der bisher üblichen morphologischen gegenüberstellte. Dagegen nun insistierte Biedermann (im gleichen Heft 5) auf seiner Ansicht:

> Der Schlüssel zum Wirkungsmechanismus der Chiropraktik ist doch wohl der von Zukschwerdt theoretisch definierte, vom Emminger pathologisch-anatomisch nachgewiesene Tatbestand der Wirbelgelenkblockierung (WGB) ...

– ein „Tatbestand" allerdings, den Zukschwerdt selbst durch sein gelegentliches „Vielleicht ..." relativierte. Es ist das berühmte Problem von Henne und

Ei: Ist die Erkrankung Folge der WGB, oder ist die WGB Folge der Erkrankung (z.B. einer „neurotischen" Gespanntheit)?

Die beiden „Jünger" der Chirotherapie hätten ihren Streit bei einer Tasse Kaffee ausfechten können, aber sie sahen – mit Recht – das Grundsätzliche. Wir müssen ihnen dankbar sein, daß sie es uns mit solcher Deutlichkeit überlieferten. Zeigt sich daran, daß in dem „Wirkungsmechanismus" doch sicher *nicht nur morphologische Änderungen* am Substrat eine Rolle spielen, *sondern ebenso sehr funktionelle Änderungen*. Und – wenn das so ist, so muß es Hinweise auf die *Ebenen* funktioneller Störungen geben. Anders können unsere Behandlungsansätze nicht stimmen. In der Tat lassen sich solche Störungen bis in das Ausdrucksmuster des Instinktverhaltens hinein verfolgen. – Aber das ist ein Thema für eine andere Arbeit („Leidensverhalten").

Die manuelle Medizin verdankt der FAC gerade wegen der Meinungsvielfalt ihre schnelle Entwicklung; für diese Vielfalt gab es Raum, und die FAC bildete dafür ein sachverständiges Forum.

Auf einen anderen Zusammenhang zwischen Muskelspannung, Nacken-/Kopfschmerz und *Hörvermögen* wies schon 1956 Ludwig Domnick hin (in *Neuralmedizin* 4/1: 14–21). Seine Arbeit verdient Erwähnung, weil sie meines Wissens als erste den audiometrischen Nachweis der Hörverbesserung im Hochtonbereich (C 5) nach Entspannung der Halsmuskulatur erbringt. Eine *Hörverbesserung* von 30 Db(A) bei C 5, wie sie Domnick nachwies (Abb. 8.5), liegt weit jenseits der Fehlergrenze in jenem Bereich, den wir nach Lärmvertaubung in der Erholungsphase nach 12 Stunden Ruhe sehen.

Nachdem in den 80er Jahren die ersten 10 000 Rentenbewilligungen für Lärmvertaubungen erteilt wurden – und ein gewisses Unbehagen bei der Anerkennung der Zusammenhangsfragen nicht ausgeräumt ist –, muß auf diese frühe Arbeit zurückgegriffen werden. Es bleibt doch immer noch ungeklärt, warum lärmexponierte Arbeitnehmer in *einem* Betrieb bei gleichem durchschnittlichen Schallpegeldruck erheblich weniger Vertaubungen aufweisen als in einem *anderen* Betrieb. So liegt z.B. der gemessene Lärmpegel in der Erzgrube Nammen, die der Verf. als Werksarzt betreute, unter Tage zwischen 95 und 100 Db(A). Dennoch fielen dort bisher keine Lärmvertaubungsrenten an. Die Rolle gleichzeitig induzierter Muskelspannung im Nackenbereich ließ man völlig außer Betracht.

Und Asdonk (wie Domnick FAC-Mitglied) schrieb (in *Physikalische Medizin und Rehabilitation* 1966, 7/10: 225–228):

> Es scheint, daß die physiologische Bewegungsgrenze eines Gelenkes durch eine Sperre geschützt ist. Es scheint, daß die Sperre an einen tonischen Widerstand des Gewebes gebunden ist, deren Überwindung – beim Behandlungsgriff – mit einer schlagartigen Detonisierung einhergeht ...

Nach Asdonk sind kontraktile Bindegewebsfibrillen am Zustandekommen der „Gelenkblockierung" beteiligt. Jener „Knacks", der bei Lösung der WGB ver-

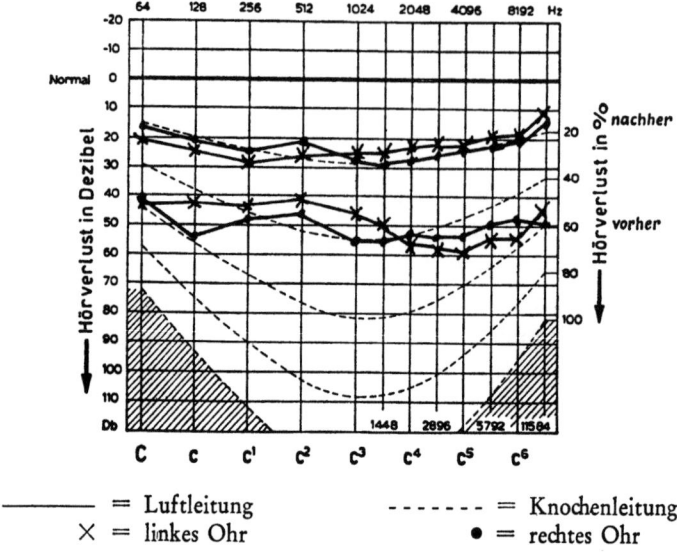

Abb. 8.5. Atlasaudiogramm (bei einer 33jährigen Patientin):
Zunahme der Hörschärfe nach Extensionsmassage.
(Nach Domnick L, 1959, in *Hippokrates* 30/1: 4)

nehmlich wird, resultiert aus schnellenden Umlagerungen im Muskelfasziengefüge der tiefen Muskulatur. Unter dem Titel „Lymphdrainage, eine neue Massagemethode" inaugurierte Asdonk eine schon 30 Jahre zuvor von Vodder angegebene Methode streichender Massage zur Abflußförderung der Lymphe. Aber auch Vodder war keineswegs der erste, der eine solche Massage anwandte. Seit langem ist in der mecklenburgischen Volksheilkunde die „Knüdelmassage" im Nacken bekannt. Das freundschaftliche „Kneuf mi mool!" fordert zur Lockerung der Nackenverspannungen auf.

Es verdient festgehalten zu werden, daß die eingehendere Beschäftigung mit „Wirbelgelenk und Bandscheibe" in einem sich wandelnden medizinischen Umfeld zu neuen Erkenntnissen führte. Erst die verfeinerte medizinische Elektronik der Nachkriegszeit ermöglichte eine exakte Audiometrie bzw. die Erfassung kleiner Temperaturdifferenzen auf der Körperoberfläche. Geräte zur Reizstrombehandlung über einen weiten Frequenzbereich mit definierten Stromverlaufskurven machten therapeutische und diagnostische Bereiche nutzbar, die vorher unbekannt waren.

Die apparative Ausrüstung wurde handlicher, kleiner, sicherer, billiger, vielseitiger (zu den nicht weniger spektakulären Fortschritten in der Röntgendiagnostik s. Kap. 6).

Wenn dennoch Kunert in seinem Buch *Wirbelsäule, vegetatives Nervensystem und innere Medizin* (Enke, Stuttgart, 1963) recht skeptisch hinsichtlich der möglichen Zusammenhänge blieb, so kann das doch nur ein weiterer Hinweis darauf sein, daß „Wirbelgelenk und Bandscheibe" nicht die einzigen Faktoren sein können, die krankheitsauslösende Bedeutung haben. Kunert, der dem „Wissenschaftlichen Beirat" der ArGe angehörte, wußte sehr genau um die Zusammenhänge. Ihm war klar, daß die verwickelten Strukturen (Muskulatur, Bindegewebe, Nervensystem usw.) mit jeweils wechselnden Schwerpunkten modifizierende Rollen spielten.

So kann es denn auch nicht aller Weisheit letzter Schluß sein, den am jeweils „vertebragenen Faktor" leidenden Patienten der rein passiven Therapie gezielter Manipulationen zu unterziehen. Vielmehr gilt es, nach Wegen zu suchen, die den Leidenden bzw. Kranken instand setzen, jene Komponente im „vertebragenen Faktor", die die Muskelspannung betrifft, selbst zu bewältigen. Denn wie gesagt: Kein Arzt kann loslassen, was der Patient spannt! Und das ist keine Frage der Manipulations*methode* – ob Chirotherapie, Osteopathie oder spezielle Massagetechniken. Es ist eine Frage der Vermittlung von *Einsicht* bzw. von *Selbsterfahrung*. Und das ist ein mühseliger und unbequemer Weg – zugegeben.

Der Durchschnittspatient hat sich angewöhnt, „seinem" Arzt seine unbewältigten Probleme nebst Krankenschein vor die Füße zu werfen in der Erwartung, daß „sein" Arzt sie löse. Daß „Bewältigung" vornehmlichste Aufgabe seines Lebens sein könnte, liegt außerhalb seines Reflexionsbereiches. Vielmehr glaubt er nur, einen legitimem Anspruch auf „Gesundheit" und „Glück" (was immer das sei) zu haben.

Es muß immer wieder erst auf die triviale Tatsache zurückgegriffen werden, daß „sein" Arzt nicht loslassen kann, was der Patient spannt, ehe es hinsichtlich der fälligen Bewältigungsbemühungen zu einer gedeihlichen Zusammenarbeit kommen kann (oder bis der Patient den Arzt wechselt in der Hoffnung, doch noch „seinen" Arzt zu finden, der seine Probleme „für ihn" bewältigt).

Auch für dieses „Arzt-Patient-Verhältnis" gibt es ein Denkmodell aus der modernen Physik nach Heisenbergs „Unschärfentheorie", wonach – vereinfacht ausgedrückt – statistische Aussagen nicht auf das Einzelindividuum anwendbar sind und wonach der Beobachter das untersuchte Objekt beeinflußt.

Es ist in der Tat von erheblichem Belang, daß *der Behandler,* der sich einer so aggressiven Methode bedient, wie sie die Chirotherapie darstellt, *sich selbst hinterfragt.* Er wird mit Verwunderung feststellen, daß er nicht nur Akteur ist, sondern auch ein – auf die jeweilige Erwartungshaltung des Patienten – *Reagierender*. A. Cramer hat auf diese Zusammenhänge mehrfach hingewiesen (u.a. „Strukturen des vorsprachlichen Eindrucks- und Ausdrucksverhaltens in der Leidensgebärde", in *Nervenarzt* 1971, 42: 607–609). Auch hat er jene Haltungsmerkmale beschrieben, die auf den Behandler mit so starkem „Anmutungscharakter" im vorsprachlichen Bereich einwirken: Versagerhaltung, Ausweichhaltung usw., die dann unmittelbare, unreflektierte Antworten beim Behandler hervorrufen können z.B. in Gestalt „manueller Therapie".

Das Arzt-Patient-Verhältnis ist einer der Bereiche, für den das „dialogische Denken" kennzeichnend ist (über das u. a. Martin Buber einen köstlichen Aphorismus schrieb.) Im dialogischen Denken verändert jede Aussage eines Partners den Kenntnisstand und die Ausgangssituation des anderen. Es bedarf gründlicher Reflexion, um eigenes Urteil und Vorurteil auseinanderzuhalten sowie urteilsloses – emotionales – Reagieren zu vermeiden. Sowohl das „Eingehen auf ..." als das „Absehen von ..." Mitteilungen des Patienten drücken sich in der eigenen Haltung aus und haben unterhalb der verbalen Kommunikationsebene bedeutsame Rückwirkungen.

So ist mitunter der Akt der Chirotherapie nur noch das „Tüpfelchen auf dem I" unreflektiert herausgeforderter und ausgeführter Aggression.

Gewiß läßt sich darauf eine medizinaltherapeutische Subkultur aufbauen, die gründlich mit Motivationen unterbaut ist. Nur sind – wie Kundige wissen – Motivationen meist sekundär.

Ein sicheres Indiz für die Richtigkeit dieser Einschätzung ist die starke Ritualisierung der aggressiven unter den chirotherapeutischen Methoden. Diese Ritualisierung ist um so deutlicher, je älter die Methoden sind. Grifftechniken, die in Gliedsetzerfamilien über Generationen hin tradiert wurden, zeichnen sich mitunter durch ein festgefrorenes Ritual aus, daß für die individuelle Berücksichtigung der Anatomie des aktuell zu Behandelnden keinen Raum mehr läßt. Auch in vielen osteopathischen Techniken ist die Ritualisierung offensichtlich: die Technik ist zum Stereotyp erstarrt, auf dessen Einhaltung mehr Wert gelegt wird als auf situationsgerechte Variation. In der Chiropraktik dürfte die HIO-Technik ein solches Ritual sein. Denn angesichts der überaus häufigen Varianten in der Anatomie der subokzipitalen Gelenke kann bei einem HIO-Eingriff von einer vernünftigen, gezielten Korrekturimpulsrichtung im Einklang mit der aktuellen Gelenkmechanik keine Rede sein. Der Griffansatz ist stereotyp.

Der Haupteinwand gegen diese herbe Kritik am „Griff" bedient sich des Arguments, der Patient spanne die Muskulatur doch wohl nicht mit Absicht, vielmehr sei ja gerade das seine Krankheit, daß die Muskulatur bereichsweise gespannt sei – ohne sein Zutun. Auch sei es ihm weder möglich noch zumutbar, loszulassen, was da an seinen Muskeln gespannt sei. Demgegenüber lehrt uns ein anderer Bereich der Medizin etwas ganz anderes: Zur Rehabilitation jener schwerverletzten Querschnittsgelähmten kann deren verbliebenes, verschwindend geringes Restpotential aktiver Motorik mit Geduld soweit auftrainiert werden, daß sie sich schließlich selber zu helfen vermögen.

Der willkürliche Zugang zur motorischen Muskelinnervation ist also trainierbar. Jeder „Body-building-Jüngling" weiß das. Nur die Bequemlichkeit hält den Patienten davon ab – und leider auch manchen Arzt.

Dessen ungeachtet bleibt ein gewisser Erkrankungstyp eine echte Indikation für – gezielte – Manipulation (mit welcher Technik auch immer). Diesen einzugrenzen, zu beschreiben und reproduzierbar zu diagnostizieren, wird Aufgabe der DGMM bleiben. Und sie wird sich aller erreichbaren Hilfsmittel – auch und vornehmlich aus der physikalischen Medizin – bedienen müssen, um dieses Ziel zu erreichen.

Ein eindrucksvolles Beispiel dafür, wie hier Fortschritte zu erzielen sind, gab W. Bittscheidt mit seinem Beitrag „Elektromyographische Befunde an der Rückenmuskulatur vor- und nach Manipulation" auf dem Kongreß der DGMM am 12.09.1987 in Münster. Geht man davon aus, daß manuelle Therapie der Wiederherstellung des Zugriffs zur gewillkürten Funktion dient, daß die Indikation für manuelle Therapie also im Bereich verlorengegangener gewillkürter Beweglichkeit liegt, so sollte ein Erfolg manueller Therapie objektivierbar sein. Bittscheidt gelang nun der Nachweis des Zuwachses der Aktionspotentiale im Myogramm nach manueller Therapie um das 4- bis 10fache.

Die Vervielfachung der verfügbaren Kraft für Willkürbewegung tritt nach Bittscheidt mit einer Latenzzeit von 1–24 h ein, was mit Beobachtungen in der täglichen Praxis gut übereinstimmt. Dieser Umstand spricht u.a. dafür, daß mehrstufige Regelvorgänge im neuronalen Bereich mitspielen.

In diesem Zusammenhang muß an die grundlegenden Untersuchungen des Neurophysiologen Erich von Holst (und seines Kollegen Mittelstaedt) aus dem Umkreis des Verhaltensphysiologen Konrad Lorenz erinnert werden. Er konnte in den 50er Jahren nachweisen, daß Willkürbewegung *nicht* dadurch entsteht, daß Erregungspotentiale produziert werden, sondern vielmehr dadurch, daß Dämpfungsglieder desaktiviert werden, die lebenslang permanent verfügbares Erregungspotential gewillkürt kanalisieren. Dieses lebenslang verfügbare Erregungsgrundpotential liegt in einem niedrigen Frequenzbereich, – wie z.B. aus den α-Rhythmen im EEG bekannt. Auf dem Wege zum muskulären Effektor durchläuft dieses niederfrequente Potential mehrere (medulläre) Schaltstellen, in denen es eine jeweilige Frequenzverdopplung – schließlich Vervielfachung – erfährt. In diesen Schaltstellen wird das Potential unter Zumischung peripherer und zentraler Informationsmuster (u.a. Sinnesreize) gedämpft bis unterdrückt oder – zur Willkürbewegung – freigegeben.

In diesem Licht gesehen ist die schmerzhafte – nicht gewillkürte – Muskelspannung Folge eines ungesteuerten – „pathologischen" – Dämpfungsverlustes. Der Vergleich mit dem Pedal am Klavier bietet sich an. Wird es getreten, so unterbleibt die Dämpfung und das ungesteuerte Einschwingen aller verfügbaren Töne breitet sich aus.

Die Erforschung der *Biorhythmik* ist an die Entwicklung leistungsfähiger elektronischer Rechenanlagen eng gekoppelt. Als erster hatte wohl A. Jores (Hamburg) über „Physiologie und Pathologie des 24-Stunden-Rhythmus des Menschen" (in *Ergebnisse der inneren Medizin und Kinderheilkunde* 48: 574–629) im Jahre 1935 berichtet. Die inzwischen fast vergessene Arbeit nahmen nach dem Krieg Hellbrügge (1965), Aschhoff (1959), Hildebrandt am Institut für Arbeitsphysiologie Marburg, vor allem aber der gebürtige Österreicher Franz Halberg am Department of Pathology an der Minnesota Medical University in Minneapolis wieder auf. Franz Halberg hielt anläßlich einer seiner zahl-

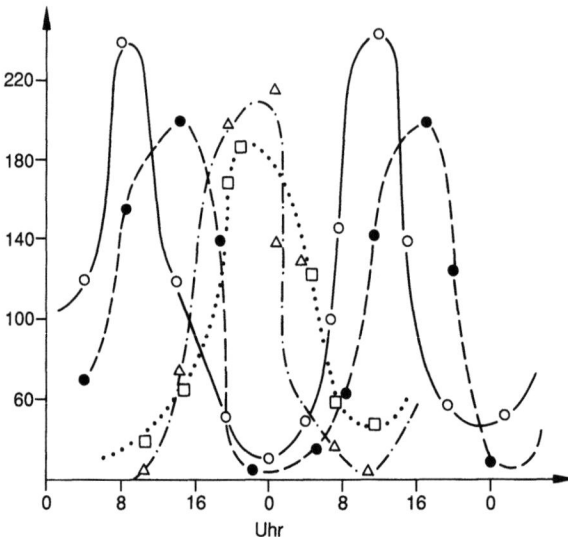

Abb. 8.6. Typischer zirkadianer Phasenverlauf verschiedener Lebensfunktionen am Beispiel der Labormaus (○——○ Eosinophile; ●----● Kortikoide; ▲-·-·-▲ Körperaktivität; ■·····■ Basaltemperatur)

reichen Europareisen 1966 auch auf einer Tagung des ZÄN einen Vortrag, den er Prof. Jores zum 65. Geburtstag widmete: „Cosinorauswertung circadianer Rhythmen mit niederer Amplitude im menschlichen Blut" (in *Physikalische Medizin und Rehabilitation* 1966, 7/5). In seinem Institut in Minneapolis lief 1967 bei einem Besuch des Verf. ein Großcomputer von Motorola, der sowohl die aus der eigenen Versuchstierabteilung einlaufenden Ergebnisse als auch die entfernter Mitarbeiter (z. B. auf einer Wetterstation in Alaska) synchron auswertete (Abb. 8.6). Direktverbindungen zur NASA und zu Astronauten dienten der Abklärung des Einflusses terrestrischer Zeitgeber auf den Ablauf menschlicher Stoffwechselvorgänge.

Wenn schon Sell in den frühen 50er Jahren die „vagotone Umstellung" unter manueller Therapie beobachtete, die bekanntlich auch vom Tagesrhythmus abhängig ist, so verwundert es nicht, daß gute Beobachter unter den manuellen Therapeuten über tageszeitabhängige Wirkungsverschiebungen berichteten.

Leider fehlt es an Veröffentlichungen zu diesem Thema mit systematischer Dokumentation. Dessen ungeachtet steht der Einfluß „zirkadianer Rhythmen" in der Koordination aller biologischen Vorgänge – und also auch der Muskelspannung – außer Zweifel.

Geben wir dazu einem der besten bundesdeutschen Kenner der Materie das Wort (Prof. G. Hildebrandt, Marburg, über „Chronobiologie des Schmerzes"; Vortrag in Bad Wörrishofen am 02.03.1987):

Das Schmerzerlebnis wird von zahlreichen spontanrhythmischen Funktionseinstellungen – die im menschlichen Organismus ein breites Spektrum der Periodenabläufe einnehmen – beeinflußt. Diese Vorgänge verändern einerseits schmerzauslösende Faktoren und Bedingungen, sie erzeugen aber andererseits auch Schwankungen der Schmerzempfindlichkeit. Insbesondere ist davon der Bereich der längerwelligen Funktionsrhythmen in sehr differenzierter Weise betroffen, in dem Wechselwirkungen der protopathischen und der epikritischen Schmerzqualität zum Tragen kommen.

Auch therapeutische Maßnahmen der Schmerzbekämpfung sind abhängig von chronobiologischen Abläufen, insbesondere spielen hier tagesrhythmische Einflüsse eine große Rolle. Die epikritische Schmerzempfindung hat als vigilanzabhängige Größe ihr Maximum am Tage und kann hier analgetisch leicht beeinflußt werden. Da die protopathische Schmerzempfindlichkeit erst in der Nacht ihren Höhepunkt erreicht, können diesbezügliche Schmerzattacken nur durch entsprechende Erhöhung der analgetischen Dosen kompensiert werden. Aber nicht nur analgetisch wirkende Pharmaka, sondern auch Narkotika und Lokalanästhetika sind bezüglich ihrer Wirkung in hohem Maße von tagesrhythmischen Mechanismen abhängig. Dabei spielen neben den Schwankungen der Schmerzempfindlichkeit auch Größen wie Bioverfügbarkeit, Verstoffwechselung und Ausscheidungsgeschwindigkeit eine Rolle. Lokalanästhetika wirken z.B. zu verschiedenen Tageszeiten unterschiedlich. Am frühen Nachmittag ist die Wirksamkeitsdauer fast doppelt so lang wie am frühen Morgen oder am späten Abend.

Es wird zu den Aufgaben von „Kursen für Fortgeschrittene" gehören, die notwendigen Kenntnisse zu vermitteln, die manuelle Therapie wirksamer machen, wenn „zirkadiane Rhythmen" beachtet werden. Für die gezielte Behandlung der Atlasgelenke darf die Beobachtung des Verf. beigesteuert werden, daß deren Wirksamkeit ihr Optimum in der Tageszeit zwischen 12 und 15 Uhr erreicht und gegen Abend spürbar absinkt.

Es ist bis heute nicht ausgemacht, ob der in den 50er Jahren einsetzende „Bandscheibenrummel" zufällig synchron zum erwachenden Interesse für manuelle Therapie einsetzte, oder inwieweit der eine das andere beeinflußte.

Mit beiden verbunden ist jedenfalls jene Aufmerksamkeit, die Industrie, Wissenschaft und Presse dem Mobiliar zuwenden, in dem der moderne Mensch den überwiegenden Teil seiner Lebenszeit verbringt: dem Stuhl und dem Bett.

Die Verbesserung des Stuhls/Sitzmöbels (vgl. Abb. 8.7) ist mit dem Namen „Ackerbloom" (Schweden) unlöslich verbunden. Sein Name taucht auch in den deutschen wissenschaftlichen Veröffentlichungen zu diesem Thema meist wieder auf. Für die Arbeitsphysiologie und die Arbeitsmedizin blieb der „richtige" Arbeitsstuhl bis heute ein beliebtes Thema. Aber auch Wissenschaftler, wie Schober, Zukschwerdt und andere waren sich nicht zu schade, beratend und gutachtend auf diesem Gebiet tätig zu werden (z.B. für den sog. „orthopädischen" Fahrersitz der Daimler-Benz-Produkte).

Die damals noch gebräuchlichen Dampflokomotiven der Bundesbahn wiesen – konstruktionsbedingt – einen gewissen „Zickzacklauf" auf, der sich dem horizontalen Stuckern über den Schienstößen (Gleisverbindungen) unangenehm überlagerte. Die vorwiegend im Stehen bedienten Dampfungetüme brachten den Lokführern Ungemach an der Wirbelsäule. Für sie wurde ein gefederter und gedämpfter Standrost im Fahrstand eingeführt, der leider auf den

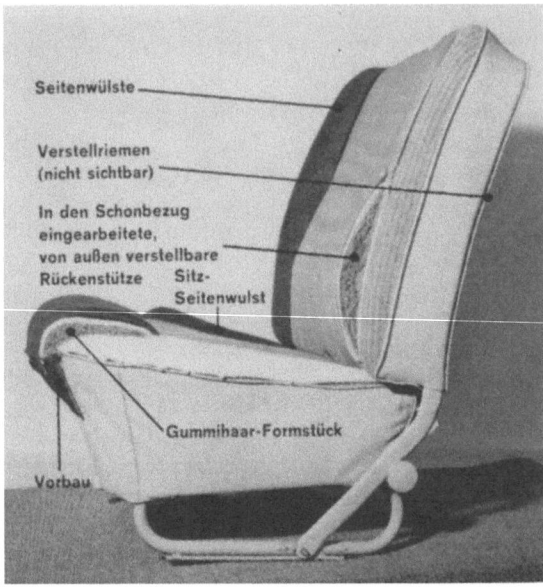

Abb. 8.7. Neu entwickelter Autositz (Anzeige in *FAC-Information* 2/1966)

heute noch zu besichtigenden Museumslokomotiven meist entfernt ist. Auch dieser „Federstand" ist von historischem Interesse.

Schon das erste 1954 in deutscher Sprache erschienene *Lehrbuch der Chiropraktik* wies auf die Eigenschaften hin, die das „richtige" Bett haben sollte, um Wirbelsäulenempfindlichen Ärger zu ersparen (Abb. 8.8 a, b). Die Industrie stieg in das Geschäft mit den „Bandscheibenmatratzen" ein.

Gemeinsamer Nenner aller Bemühungen um das „richtige" Bett war eine erheblich verstärkte Dämpfung der Matratzenfederung (Federkernmatratze) in Verbindung mit größerer punktueller Nachgiebigkeit („Schmiegsamkeit") zu Lasten der Flächennachgiebigkeit („Durchhang").

Es darf daran erinnert werden, daß dem Jungdeutschen der Vorkriegsjahre in Arbeitsdienst und Wehrmacht die Bekanntschaft mit dem Strohsack für die Nächte sicher war. Mit der Verbreitung der Federkernmatratze in der Nachkriegszeit traten dann auch deren Mängel zutage.

In das engere Umfeld manueller Medizin der Nachkriegsjahre sollte man auch die *Neuraltherapie* nach Huneke einordnen. Die Brüder F. und W. Huneke veröffentlichten ihre ersten Beobachtungen schon 1928 („Unbekannte Fernwirkungen der Localanästhesie" in *Medizinische Welt* 27). Hier berichtete der als Zahnarzt tätige W. Huneke über seine Beobachtungen bei Lokalanästhesien im Kieferbereich zur Vorbereitung zahnärztlicher Eingriffe. Er sah dabei schlagartig Beschwerdebilder verschwinden, die der als Arzt praktizierende Bruder Ferdinand vergeblich zu behandeln versucht hatte. Das erste systematische Lehr-

Nachkriegsentwicklung auf den Gebieten der physikalischen Medizin und der Psychosomatik

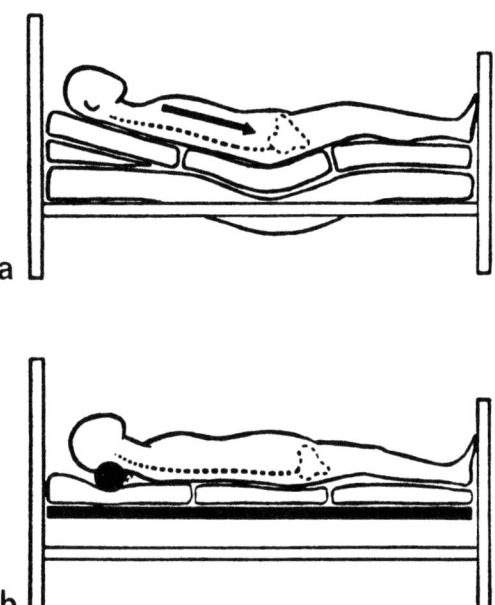

Abb. 8.8 a, b. Bettunterlage: *a* zu weich (WS kann nicht entspannen), *b* richtig (mit Nackenrolle). (Aus Cramer A, 1955, *Lehrbuch der Chiropraktik*. Haug, Ulm)

buch allerdings verdanken wir dem aus der DDR in die BRD gekommenen P. Dosch (*Lehrbuch der Neuraltherapie nach Huneke* Haug-Verlag, Ulm, 1963, 2. Aufl. nach Hunekes Tod). Des heiteren Arztes Ferdinand Huneke Stärke war die Feder nicht, eher das scharf beobachtende Auge – und das Weinglas am Abend. F. Huneke demonstrierte regelmäßig seine Kunst auf dem Herbstkongreß des ZÄN in Freudenstadt. Dieser Kongreß fiel immer mit seinem Geburtstag zusammen, und Ferdinand lud die Referenten des Kongresses in sein Hotel, den „Rappen", zum Umtrunk ein. Da ging es mit rheinischer Fröhlichkeit hoch her. Wer im gleichen Hotel wohnte (wie der Verf. meist), hatte die Wahl: entweder spazieren zu gehen oder teilzunehmen (an Schlaf war dort nicht zu denken).

Huneke teilte das Schicksal vieler Entdecker: Seine völlig richtige Beobachtung, für die er den Ausdruck „Sekundenphänomen" prägte, wurde von vielen Medizinern – vor allem an den Hochschulen – abgestritten, ohne daß sie sich die Mühe der Nachprüfung machten. Das verbitterte ihn einerseits. Andererseits halfen ihm sowohl die Tantiemen aus dem von ihm „erfundenen" Impletol (von Bayer) als auch der immer wiederholte Erfolg über die Verbitterung hinweg. So konnte er immer wieder mit Stolz sagen: „Wer heilt, hat recht!"

Wir kamen miteinander ins Gespräch über das „Sekundenphänomen", das man ja auch bei Chirotherapie gelegentlich beobachten kann. Wir wurden uns leicht einig darüber, daß – Lehrstuhl hin, Ordinarius her – für die Medizin solange Hoffnung bleibt, wie es Ärzten gelingt, reproduzierbare Methoden zu entdecken oder zu ersinnen, mit denen schlagartige Heilung erzielt werden kann. Daß viele dieser Methoden in ihre Zeit eingebettet bleiben, sollte man nicht mit „Modeerscheinung" abtun. Vielmehr folgt auch ärztliches Handeln einer zeitgebundenen Eigengesetzlichkeit.

Die Problematik des *Zeitfaktors* in der Ad-hoc-Heilung tritt besonders offen zutage bei der Behandlung von Missionaren mit „vertebragenen Beschwerden". Da kommen sie – schmerzgekrümmt – über tausende Kilometer auf Kosten ihres Ordens, erfahren – mit Glück – schnelle Heilung und jetten wieder zurück in widrige Klimata und riskante Umwelten.

Fast 2 Jahrzehnte Betreuung von Missionaren vorwiegend aus (früher Deutsch-)Ostafrika – Kenia, Tansania – machte die Frage nach dem Verhalten im „Zeitraum nach dem hilfreichen Griff" besonders dringlich. Zusammen mit seinen krankengymnastischen Mitarbeiterinnen entwickelte der Verf. ein Übungsprogramm, das den frommen Männern mit auf den Weg gegeben werden konnte. Es sollte ihnen sowohl als Prophylaxe als auch zur Bewältigung eventueller Rezidive in unwegsamer Ferne dienlich sein. Es bestand aus 5 Grundübungen, die eine Knie- und Hüftbeugung mit einmal maximaler Strekkung, dann maximaler Beugung im Sprunggelenk verbinden sollten. Es folgte eine „Abrollübung" zur Aufkippung des Beckens ohne Körperlast, dann eine Rumpfdrehübung, die vornehmlich auf die Lumbosakralverbindung zielte. Zuletzt war ein Kopfstand jenen vorbehalten, die nach Alter und Körperzustand diese Übung noch zu erlernen vermochten.

Dazu darf bemerkt werden, daß die Mehrzahl unserer berühmten Miemen den Kopfstand bis ins hohe Alter als unentbehrlich für ihre Leistungsfähigkeit auf der Bühne ansahen.

Daß hier nicht „leeres Stroh gedroschen" wird, mag jene Ebenholzschnitzerei belegen, die ein Missionar seinem „Arzt mit der heilenden Hand" sandte. Nach der Rückkehr von erfolgreicher Behandlung hatte der Missionar allmorgendlich „seine" Übungen zelebriert – sehr zum Erstaunen seines schwarzen Boys; dieser fühlte sich künstlerisch animiert und hielt des frommen Paters Konterfei in Ebenholz beim Üben fest (Abb. 8.9).

Im übrigen wurde das Programm zum Teil (in *Biologie der Lebensführung.* Neue dt. Schule Verlagsges., Essen) 1964 publiziert (s. Abb. 8.10 a–c).

Die *Chirogymnastik* (Hippokrates-Verlag) von Laabs bringt ein noch viel eingehenderes System von Übungen, die zum Teil Erkenntnissen aus der gemeinsamen Arbeit von Laabs und dem Verf. in den Kursen der FAC in Bad Hamm ihre Entstehung verdanken (Abb. 8.10 d, e). Laabs als Gymnastiklehrer (Studienrat, bevor er Arzt wurde) brachte gerade dafür die besten Voraussetzungen mit.

In späteren Jahren ging der Verf. in seiner Praxis zunehmend zu übenden Verfahren in der Behandlung von „Wirbelsäulenbeschwerden" über. Mit gezielten – kontrollierten – Bodenübungen sind manche Lumboischialgien schnell behoben worden.

Nachkriegsentwicklung auf den Gebieten der physikalischen Medizin und der Psychosomatik

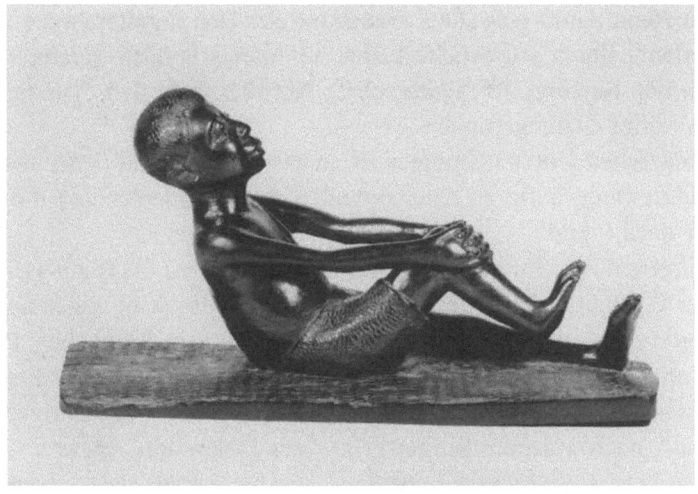

Abb. 8.9. Missionar übt „Beckenkippe". (Ebenholzschnitzerei aus Tansania)

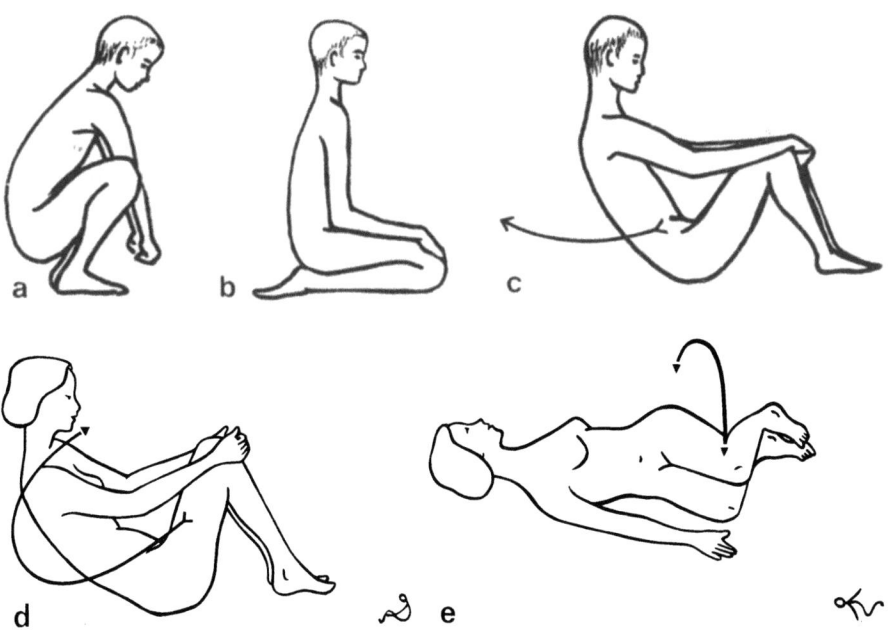

Abb. 8.10 a–e. Übungen: *a* Hocksitz, *b* Grätschsitz,
c Abrollen (für Rücken/WS), *d* Beckenkippe (Balance, LWS und BWS), *e* Rumpfdrehen.
(Aus *Biologie der Lebensführung*, o. J., Neue dt. Schule Verlagsgesellschaft, Essen)

Hand in Hand damit ging die Erforschung der Haltungsstereotype von „Leidensgebärden", deren Ausdrucksmuster im Instinktbereich verankert ist. Sie gehören in den Bereich „Körpersprache", worüber es in den 60er Jahren eine Flut von Veröffentlichungen gab.

Die Lorenzschen Untersuchungen zu „menschlichem und tierischem Verhalten" führten zwangsläufig zu einer erneuten Auseinandersetzung mit der Psychoanalyse nach Freud.

Nach eingehendem Studium der Freudschen Arbeiten als Klinikassistent der Hamburger Psychiatrie hatte der Verf. ein Erlebnis, das seine Einstellung nachhaltig prägte: die Auseinandersetzung zwischen seinem Klinikchef, Prof. Bürger-Prinz und Prof. Mitscherlich; sie gipfelte in einem Vortrag Mitscherlichs über analytische Psychotherapie der Psychosen vor dem Hamburger „Ärztlichen Verein", nach welchem Bürger-Prinz „zur Diskussion" sagte:

> Wir danken dem Kollegen Mitscherlich für seine lichtvollen Ausführungen. Ich allerdings habe in meiner über 30jährigen Praxis noch keine Psychose gesehen, die durch analytische Psychotherapie geheilt worden wäre.

Mitscherlich stand das Schlußwort zu, in dem er sagte:

> Wir danken dem Kollegen Bürger-Prinz für seine lichtvollen Diskussionsbemerkungen. Auch ich sah in meiner bald 30jährigen Praxis noch keine Psychose, die mit analytischer Psychotherapie geheilt worden wäre, – wenn der Behandler nichts davon verstand.

Bürger-Prinz war danach 3 Tage lang als Klinikchef ungenießbar, so daß wir alle darunter litten. Mir schien die Mitscherlichsche Replik ein flagranter Verstoß gegen das „Suaviter in persona, fortiter in re", das – bei aller Schärfe in der Formulierung – alle unsere Diskussionen bestimmte. Spätere Erfahrungen mit analytischen Psychotherapeuten gaben mir recht: Wo berechtigte Kritik an ihrer Methode aufleuchtete, wurden sie persönlich ausfallend, ja beleidigend und ergingen sich in bedenklichen Beschuldigungen. So schien mit auch jene generelle Beschuldigung der Mutter für „in utero" begangene Injurien am Kind absurd angesichts des im Instinkt verankerten Zwangs zur Mutterliebe, mit der die Psychoanalyse jongliert.

Freilich hatte Bürger-Prinz einen empfindlichen Punkt der psychoanalytischen Praxis berührt: Die Psychoanalytiker schrien zwar laut nach Beteiligung am „Honorarkuchen" (die sie auch bald erreichten), blieben aber den Beweis für den Erfolg ihrer Methode schuldig – jenen Beweis der z.B. der manuellen Therapie so nachhaltig abverlangt wurde.

Ein erfolgversprechenderer Einstieg in die Psychotherapie schien über die „Psychosomatik" möglich, deren Entwicklung in den Nachkriegsjahren mit den Namen Jores, v. Weizsäcker und v. Uexküll verbunden ist.

Es ist ja kein Zufall, daß im Lehrerkollegium der FAC 2 Psychotherapeuten mitwirkten (Keck und Derbolowsky).

Zwischen der grundlegenden Arbeit von Foerster (Abb. 8.11): „Der Schmerz und seine operative Bekämpfung" (in *Nova Acta Leopoldina* 1935, 3/10; Buch-

Nachkriegsentwicklung auf den Gebieten der physikalischen Medizin und der Psychosomatik

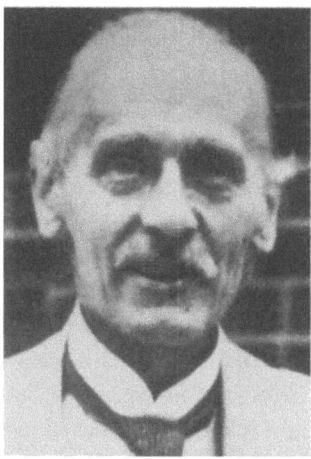

Abb. 8.11. Otfried Foerster (1873–1941).
(Aus Zülch K-J, 1987, Die geschichtliche Entwicklung der deutschen Neurologie.
Springer, Berlin Heidelberg New York Tokyo)

druckerei des Waisenhauses Halle/Saale) und dem von Miehlke 1969 inaugurierten Arbeitsgespräch: „Rheuma und Nervensystem" (Hoffmann-La Roche-Band 1970) liegen nicht nur 35 Jahre, sondern auch der Abstand medizinischer Weltanschauungen. Miehlke gehörte zu den Mitbegründern der FAC; er ging später eigene Wege und wurde nach seiner Habilitation Chefarzt der Rheumaklinik Wiesbaden.

War das Schmerzproblem dem Neurochirurgen Foerster noch als im sensorischen Afferenzapparat verankert erschienen, so wurde es den Psychosomatikern zum Ausdruck allgemeiner Körperempfindung. Mit dem von Psychoanalytikern behaupteten Symbolcharakter setzt sich Alfred Lorenzer im gleichen Jahr (1970) auseinander (edition suhrkamp 393). Die Diskussion soll hier nicht nachvollzogen werden. Der Verf. veröffentlichte seinen Beitrag zum Thema u.a. in *Nervenarzt* 1971, 42: 607–609; „Strukturen des vorsprachlichen Eindrucks- und Ausdrucksverhaltens in der Leidensgebärde").

Wenn in unseren Tagen die analytische Psychotherapie nach Freud – wie wir meinen – als „ad acta" gelegt gelten darf, so fallen die grundsätzlichen Auseinandersetzungen darüber in jene Zeit, in der manuelle Medizin an Boden gewann und sich profilierte. Man könnte etwas boshaft sagen: „Soviel Leid durch Freud."

Es galt aufzuzeigen, daß der Weg der manuellen Medizin von dieser Auseinandersetzung nicht unberührt blieb.

In den Medien wird gelegentlich der Eindruck erweckt, die „deutsche Medizin" (falls es eine nationale gibt) hinke hinter der internationalen Entwicklung her. In den USA und gleichzeitig in der UdSSR waren 1956 „Maser" (Molekularverstärker für Licht) entwickelt worden, die zunächst noch – als Rubinlaser –

im Temperaturbereich flüssigen Heliums betrieben werden mußten. Energiedichten bis 300 000 kW wurden für Mikrosekunden realisiert. Reitböck (Max-Planck-Institut, Frankfurt) wies schon 1963 auf die mögliche Verwendung dieser Technik zur gezielten Chromosomenreparatur hin, die etwa 22 Jahre später Wirklichkeit wurde.

Solche „Blitze" waren immer schon in Industrie und Forschung begehrt, – z. B. zur Schnellphotographie. In der Medizin wurden sie gelegentlich für schnelle Bewegungsabläufe und deren Koordination genutzt. „Schnellphotographie" ermöglichte erst Untersuchungen zur Körperverformung unter Hochbeschleunigung („Crashuntersuchungen") und „Raumfahrtbedingungen".

Der finanzielle und apparative Aufwand übersteigt meist die verfügbaren Mittel. Bis zum Tode des Physikers Früngel war sein Hamburger Betrieb führend, („Impulsphysik, Hamburg Rissen") mit Niederlassungen in Paris und London) allerdings nur in einem kleinen Kreis von „Insidern" bekannt. Es entspricht amerikanischem Brauch, deutsche Fachveröffentlichungen nicht zur Kenntnis zu nehmen, während andersherum deutsche Wissenschaftler sehr gut über amerikanische Fachveröffentlichungen orientiert sind. So ist denn über die deutschen Entwicklungen zur Lasertechnik, die sich durchaus sehen lassen können, weniger bekannt als über die US-amerikanischen.

Das führt gelegentlich zu grotesken Fehlentwicklungen. Als der Verf. 1967 anläßlich einer USA-Reise die „acustical laboratories" der Bell Company (in New Jersey) besuchte, fand er dort ein Physikerteam mit der Entwicklung des „Elektretmikrophons" befaßt. Dieses Mikrophon hat heute die früher üblichen Kohlegranulatmikrophone aus den Telefonapparaten verdrängt.

Wenige Tage später – heimgekehrt – fand der Verf. Elektretmikrophone verschiedenster Spezifikation in Angebot der Fa. Siemens.

Es darf auch daran erinnert werden, daß der erste elektronische Rechner nicht in den USA entstand, sondern von Zuse in seiner Fabrik bei Detmold gebaut wurde. Die Kassenabrechnungen des Verf. liefen noch Mitte der 60er Jahre über die Zuse-Maschine der KV Hamburg; heute steht sie im Museum der Hamburgischen Elektrizitätswerke.

Das eigentliche Interesse allerdings galt beim damaligen USA-Besuch der „Vocoder"-Entwicklung. Solschenizin hat seinen berühmten Roman *Der erste Kreis der Hölle* aus russischer Sicht darüber geschrieben. Es handelt sich dabei – laienhaft ausgedrückt – um den Versuch, Computern das Sprechen beizubringen.

Der damalige Leiter der Bell-Laboratorien (M. Schröder) erhielt später den Lehrstuhl „Physik III" (Akustik) an der Universität Göttingen (wo er auch promoviert hatte).

Hier nämlich ging es wieder um die Oberschwingungen, wie früher schon bei den Nervenreizgeräten. Die menschliche Sprache ist voll davon – so voll, daß ein elektronischer Rechner der 2. Generation zu „begriffsstutzig" dafür ist. Man muß Sprache im Frequenzumfang „oben" und „unten" beschneiden, gewissermaßen komprimieren. Dazu bedurfte es umfangreicher Sprachuntersuchungen im „schalltoten" Raum, in „echofreiem Milieu" – einem Milieu, daß den Menschen übrigens bislang unbekannten Orientierungsfehlern aussetzt. Im schalltoten Raum ist er nicht immer in der Lage, ein durchaus deutliches Signal zu lokalisieren bzw. dessen Ausgangsrichtung zu bestimmen.

Die „komprimierte" Sprache wiederum verliert einen Teil ihres Informationsgehalts, – das „Timbre". Der nächste Schritt ist dann, die Information – wie es in der komprimierten Sprache teilweise geschieht – *völlig* zu „verstecken". Solschenizin beschreibt dies sehr anschaulich. Hier (bei Bell) sah ich es verwirklicht: eine lange Information, mehreren Sprachsätzen entsprechend, „umgerechnet" z.B. in eine Graphik von Dürer; es könnte der Holzschnitt von der Dürerchen „Apokalypse" sein, in den mittels eines Umrechencodes Mitteilungen „eingerechnet" sind, die sich – mit zutreffendem Code – dem Holzschnitt wieder entnehmen lassen.

Praktische Verwendung hat das Verfahren in der Nutzung derselben Telefonleitungen für verschiedene Gespräche. Die menschliche Stimme wird auf einen Frequenzumfang von ca. 200 Hz „umgerechnet", komprimiert. Dann lassen sich auf einer Leitung mehrere Gespräche gleichzeitig in verschiedenen Frequenzbändern übermitteln. Die Empfangsstation muß nur wissen, welchen Frequenzbereich sie „zurückrechnen" muß, um den richtigen Empfänger zu bedienen.

Heute ist das alles „Stand der Technik". Wir schießen die komprimierten Sprachfetzen mittels Laser in Glaskabel ein, strahlen sie an Satelliten ab und nehmen sie in Großmutters Telefonhörer wieder auf, als sprächen wir mit dem Nachbarn.

Welch ein Weg seit Helmholz (Physiker und Physiologe, 1821–1894). – Aber damit entfernen wir uns zu weit vom Thema dieses Buches...

Zurück zum Schmerzproblem im Zusammenhang mit manueller Medizin. Die ethymologischen Wurzeln des Wortes Schmerz liegen weit zurück im Indogermanischen und sind noch erkennbar im englichen „smart" (scharf, schneidig) wie im schwedischen „smärta".

In der menschlichen Entwicklung scheint die Schmerzempfindung verhältnismäßig spät entstanden. Die medizinische Literatur beschreibt immer wieder Menschen ohne Schmerzempfindung, deren Überlebenschance – auch heutzutage – allerdings erheblich eingeschränkt ist.

Die soziologische Einstellung zum „Schmerz" hat sich in langen Zeiträumen erheblich gewandelt. Das hängt natürlich einerseits damit zusammen, daß die moderne Medizin schwere – operative – Eingriffe in den Somabereich schmerzfrei macht; aber auch damit, daß die Selbstbehauptung in unserer Gesellschaft nicht mehr so sehr, wie vor Jahrhunderten, an die Anwendung und das Ertragen körperlicher Gewalt gekoppelt ist. Ein kodifiziertes Rechtssystem in den „Kulturstaaten" veränderte die „Daseinsformen".

Es mag erlaubt sein, als „heroisches Zeitalter" jene Ära zu bezeichnen, in der Geißler und Flagellanten die Straßen bevölkerten, in der die Folter ein legitimes Vernehmungsritual war, in der sich ein „gestandener" Akademiker durch seine Gesichtsnarben („Schmisse") noch „profilieren" konnte. Diese Ära geht zu Ende. Wir Ärzte der Nachkriegsjahre sehen uns mit zunehmender Ablehnung körperlicher Gewalt zugleich der abnehmenden Bereitschaft gegenüber, „Schmerz" zu ertragen, hinzunehmen.

Wir sehen uns unversehens in die Auseinandersetzung darüber geraten, wohin die Verantwortung für Schmerzvermeidung abzuschieben sei. Es bieten sich dafür an: „der Staat" (sprich: die Steuerzahlergemeinschaft), die Krankenkassen (die Solidargemeinschaft), die Ärzte/Heilkundigen oder die Kirchen. Ohne Anspruch auf Vollständigkeit ist sorgsam ausgespart: das schmerzempfindende Individuum. Selbstverantwortlichkeit nämlich ist im Hinblick auf Schmerz ein mühsames Erziehungsproblem, dem sich besonders die Sozialpolitiker unserer Zeit geflissentlich entziehen.

Hinzu kommt, daß der Schmerzbegriff eine ständige Ausweitung erfährt, die sich in „neudeutschen" Begriffen wie „Isolationsfolter" und „seelische Grausamkeit" ausdrückt. Steigender Empfindsamkeit also sehen wir das Unvermögen gegenüber, in die Schmerzbewältigung einzutreten. Dabei steht außer Zweifel, daß das Leben des Menschen als Individualgeschichte ein „Bewältigungsproblem" ist, – eingebettet zwar in Zeitgeschichte, aber dennoch ein *individuelles Problem*.

Gerade die medizinische Nachkriegsgeschichte brachte eine Fülle von Schmerzbeseitigungstechniken, schließlich sogar eine „Internationale Gesellschaft für Anästhesiologie". Zusätzlich zu den bereits erwähnten Verfahren (Neuraltherapie, Bi.Ge.Ma, manuelle Therapie, Elektrotherapie) muß die „Tiefenentspannung nach I.H.Schultz" (auch autogenes Training genannt) erwähnt werden; sie verdient – als aktives Verfahren, gegenüber den passiven Verfahren wie manueller Therapie – besondere Beachtung. Die Zuweisung der Verantwortlichkeit für Schmerzvermeidung an die „Gesellschaft" im weitesten Sinne führt zu ausuferndem Anspruch, der letztlich nicht mehr bezahlbar ist.

Wenn unsere Gesellschaft überleben will, so wird sie zwar das Problem der Massenvernichtungsmittel auf politischer Ebene zu bewältigen haben. Sie wird aber eben so dringend das Schmerzproblem zu bewältigen haben. Die Einstellung zum Schmerz und dessen Vermeidung muß wieder zu einem erheblichen Teil in die Verantwortlichkeit des Individuums zurückverlegt und persönlicher Bewältigung zugänglich gemacht werden.

Für manuelle Medizin ergibt sich m.E. daraus, daß die Frage nach der „richtigen Technik" abgelöst wird von der Frage nach der richtigen Indikation. Jeder Manualtherapeut möge seine Griffe ansetzen, wie ihm die Hand gewachsen ist.

Er sollte sie ansetzen im steten Bewußtsein der Tatsache, daß manuelle Therapie nicht die Eigenleistung des Behandelten zur Schmerz- bzw. Lebensbewältigung ersetzen kann. Er wird notfalls den hilfreichen „Griff" verweigern müssen, wo er vom Leidenden auf Kosten der Solidargemeinschaft als Alibi für unterlassene Eigenleistung in der Bewältigung seines Lebens mißbraucht wird.

KAPITEL 9

Deutsche Gesellschaft für manuelle Medizin (DGMM)

Albert Cramer

In die am 26.02.1966 in Neutrauchburg gegründete DGMM e.V. Hamm brachte die MWE ein: die Schule Isny-Neutrauchburg sowie einen ansehnlichen Mitgliederstamm.

Die FAC brachte ein: die Schule in Hamm, die allerdings bald heimatlos wurde, ferner eine unabhängige „Klinik für manuelle Therapie" und ein Mitteilungsblatt *(FAC-Information)*, das ab 1967 den Titel *Manuelle Medizin* erhielt und im Verlag Physikalische Medizin (Fischer, Heidelberg) erschien; ferner einen noch ansehnlicheren Mitgliederstamm und zahlreiche Auslandsverbindungen.

Hatten der „ArGe" keine Einzelmitglieder angehört, sondern die Nord- und die Süddeutsche Gesellschaft korporativ, so übernahm die DGMM deren Mitglieder nun als persönliche Mitglieder in Einzelmitgliedschaft.

Die Wahlen auf der ersten Vollversammlung der neuen Gesellschaft am 19.06.1966 in Koblenz hatten folgendes Ergebnis:

Präsident: Gutmann (Hamm),
1. Stellvertreter: Sell (Isny-Neutrauchburg),
2. Stellvertreter: Biedermann (Stuttgart),
Schriftführer: Wolff (Trier),
Schatzmeister: Vonbun (Stockach).

Die Präsidentschaft von G. Walther war also nur von kurzer Dauer gewesen. Er verabschiedete sich im „Glossarium" in *FAC-Mitteilung* 2/1966 u.a. mit folgenden Worten:

„Röntgenologen sind als *Dunkelmänner* anzureden und haben den Titel: ‚Durchleucht'!
Charakteristikum unserer Epoche:
sinkende Ehrfurcht,
steigende ‚r'-Furcht."

Im gleichen Heft erschien das Programm für den E-Kurs an Himmelfahrt in Bad Kissingen. „Ins Land der Franken fahren!", frohlockte Gutmann (im Mai 1966).

Zu der neuen DGMM hatten sich bereits rund 200 Mitglieder gemeldet, obgleich FAC und MWE vorerst ihre Selbständigkeit als e.V. behielten. Die DGMM wurde vornehmlich aus Mitteln der beiden Altgesellschaften alimentiert. Von den neuen Direktmitgliedern sollten nach Möglichkeit keine Doppelbeiträge erhoben werden. Die DGMM wurde korporatives Mitglied der „Arbeitsgemeinschaft der Ärzte für physikalische Medizin", hingegen blieb die FAC – noch – korporativ dem ZÄN angeschlossen.

In Bad Kissingen dokumentierte sich noch einmal deutlich, daß die FAC mehr geworden war als eine wissenschaftliche oder Ärztegesellschaft. Sie hatte „Korpsgeist". Wieder hatte Schwerdtner, wie nun schon öfter, die „gesellschaftliche" Leitung. Er hatte die obligaten Weinproben organisiert und die Rundfahrten zu sehenswürdigen Gedenkstätten. Kollege Estrich – einer der Mitbegründer von 1953 – bedankte sich bei Gutmann für die Tagung in Bad Kissingen (in *FAC-Mitteilung* 3/1966, S. 62). Das gleiche Heft brachte – auf S. 47 – die Todesanzeige für den allerersten Vorsitzenden der FAC 1953/54, K. R. v. Roques (s. Abb. 1.8, S. 16). Er starb am 30.01.1966 mit 75 Jahren. Wolff stellte im Nachruf seine Bibliographie zusammen:

12 Bücher und 62 andere Arbeiten.

Der C-Kurs, der traditionsgemäß im November in Hamm stattfand, wurde 1966 auf den 05.11. gelegt und mit der ordentlichen Mitgliederversammlung verbunden. Der Vorstand des Klinikvereins setzte sich zusammen aus:

1. Vorsitzender: Chlosta (Lippstadt),
2. Vorsitzender: Müller (Wennigsen),
Schriftführer: Overbeck (Dissen),
Schatzmeister: Grubich (Pelkum).

Heft 1/1967 der Zeitschrift *Manuelle Medizin* (welche die *FAC-Mitteilung* ablöste) begann mit Gutmanns „Zum Geleit". Als nächster Beitrag kam die „Grußadresse" der Gesellschaft für Physiotherapie der DDR von Prof. Krausz, in der die deutsche Schwestergesellschat sich für die vielfältige Hilfe der FAC bei der Einführung der manuellen Medizin in der DDR bedankte. Hier zeigte sich das Ergebnis jenes weisen Beschlusses, den der FAC-Vorstand 1956 gefaßt hatte: Kollegen aus der DDR Mitgliedschaft und Kursbesuche beitragsfrei zu gewähren.

Und auch Prof. Schuler gab mit seinem Beitrag „Behandlungen von Wirbelsäulenschmerzen" eine Art Abschiedsgeschenk; er legte seine eigenen Erfahrungen mit manueller Therapie dar und vermittelte so viele Erkenntnisse an jene Vereinigung, der er über Jahre hin engagiert zu selbstständiger Behauptung verholfen hatte.

Mit Beginn des Periodikums *Manuelle Medizin* bekam Frisch als Organisationsleiter seine Rubrik „Information aus den Gesellschaften", die er bis heute behalten hat. Allein der Kurskalender in Heft 1/1967 sah von Mai bis Dezember über 50 Kurse in manueller Therapie vor (teils im Ausland).

Bereits angekündigt wurde auch der „2nd International Congress of Manual Medicine" vom 03.–08.09.1968 in Salzburg (beschlossen von der Delegiertenversammlung der FIMM am 04.02.1967). Neben dem Abschied Schulers hatte

Deutsche Gesellschaft für manuelle Medizin (DGMM)

die FAC 1966 einen weiteren schweren Verlust zu verkraften: Am 04.10. erlag G. Walther in der Göttinger Klinik einer schweren Krankheit. Mit ihm verlor die DGMM eine der führenden Persönlichkeiten, ihren 1. Vorsitzenden nach der Gründung, den langjährigen 1. Vorsitzenden des Vereins „Klinik für manuelle Therapie" in Hamm, einen Kurslehrer mit unerreichten Qualitäten (besonders für das schwierige Gebiet der Chirotherapie im BWS-Bereich).

Überdies war Walther Mitbegründer der „Gesellschaft für Wirbelsäulenforschung", Mitarbeiter am *Handbuch für innere Medizin*, am 10bändigen Werk *Klinik der Gegenwart* und an weiteren Sammelwerken.

Dem am 21.04.1906 Geborenen schrieb Prof. Kunert den Nekrolog und besorgte dankenswerterweise auch die Bibliographie, die sich allerdings auf die Arbeiten nach 1949 beschränken mußte; Davorliegendes fiel den Kriegs- und Nachkriegszeiten zum Opfer. Walther war ja Assistent bei Prof. Gutzeit in Breslau gewesen; nach ihm war Kunert Gutzeits Assistent in Bayreuth. Beide erhielten ihre Kenntnisse über manuelle Therapie also aus derselben Quelle.

Mit Kunert, einem weiteren Mitbegründer der „Gesellschaft für Wirbelsäulenforschung", verband Walther ein jahrelanger Gedankenaustausch per Tonband bzw. Kassette.

Über seinen früheren Chef in Bayreuth schrieb Kunert unter anderem:

„Als einer der kritischsten Internisten der alten Generation hatte sich Gutzeit mit offenem Blick in den letzten Jahren seines Wirkens der ‚Wirbelsäule als Krankheitsfaktor' gewidmet" (Vorwort zu seinem Buch *Wirbelsäule, vegetatives Nervensystem und innere Medizin*, Enke, Stuttgart, 1963; mit diesem Thema habilitierte er sich – als Oberarzt bei Thiemann in Bonn).

Überliefert ist aus Walthers Tagebuch die Bemerkung: „Zu mir passen Aufgaben, – keine Titel!"

Walther wurde Chefarzt des Kreiskrankenhauses Westerstede und drückte in zähem Ringen mit der oldenburgisch-friesischen Kreisverwaltung und Delegiertenversammlung die Modernisierung seiner Klinik durch. Er war sich auch als Klinikchef nicht zu schade für Sonntags- und Nachtdienste.

Kunert übernahm die neu errichtete „Paracelsusklinik" in Marl, der er bis zu seiner Pensionierung vorstand.

Beide, Kunert und Walther, haben zum Thema „Wirbelsäule und innere Krankheit" Wesentliches beigetragen.

Nachdem Waghemaker im Februar 1966 Hebammendienste in Isny-Neutrauchburg geleistet hatte – bei der Geburt der DGMM, sann er auf eine Konstruktion einer weltweiten, internationalen Organisation für die Disziplinen „physikalische Medizin und Rehabilitation". Vorarbeit dafür hatte er mit der Gründung der „Fédération européenne de médecine physique et réadaptation" geleistet. In diese internationale Organisation sollte – nach französischer Vorstellung – die manuelle Medizin eingebettet sein.

Mit A. Cramer hatte sich Waghemaker öfters unterhalten. Beide waren sich darin einig, daß die manuelle Medizin Bestandteil der Fachdisziplin „physikalische Medizin" sei. Waghemakers nächster Schritt war jener iberoeuropäische Kongreß 1966 in La Laguna/Teneriffa im Audimax der Universität, zu dem er Prof. Bustamente geladen hatte, den Präsidenten der südamerikanischen Ärztegesellschaft für physikalische Medizin. Cramer folgte Waghemaker nach La Laguna und beobachtete neben seiner Tätigkeit als Tagesvorsitzender den Verlauf des in Französisch und Spanisch ablaufenden Kongresses, der in der von Waghemaker beabsichtigten Gründung einer „International Federation of Physical Medicine" gipfelte – sehr zum Staunen für die dänischen, schwedischen, englischen, italienischen und deutschen Teilnehmer übrigens.

Cramer wohnte in La Laguna bei Dr. med. Trenkler (Abb 7.6, S. 255). Dieser war langjähriges FAC-Mitglied, hatte sein spanisches medizinisches Staatsexamen in Barcelona nachgemacht und praktizierte in Puerto. Von ihm schauten sich wohl die ersten spanischen Kollegen einige Handgriffe ab, lange bevor die manuelle Medizin auch in Spanien eingeführt wurde. Gemessen an unseren Vorstellungen über die Arzt-Patient-Beziehung schien Spanien zunächst völlig ungeeignet für das aggressive Verfahren der Chirotherapie. Distanz ist dort das tragende Element, nicht Näherung. Jene Sozialisierung der Medizinalversorgung, die den Patienten dazu verleitet, vom Arzt die Bewältigung seiner Probleme zu erwarten (gegen Krankenschein), ist in Spanien noch nicht vollzogen. Der spanische Patient erwartet von „seinem" Arzt nicht, daß dieser sich um jedes Wehwehchen kümmert; er bewahrt seinen Stolz.

Etwas anders ist es zum Teil in Südamerika. Der Peruaner Bustamente erkannte durchaus schon die sozialisierenden Züge europäischer Medizinalversorgungssysteme.

Nach seiner Rückkehr beschloß A. Cramer als Schriftführer des ZÄN, die Entwicklung ein wenig anzustoßen.

Für die „Fédération européenne de médecine physique et réadaptation", der sich die „Societé francaise de médecine physique et réadaptation" zugehörig wußte, in die hinein wiederum die manuelle Medizin integriert war, gab es in der BRD keinen aufnahmefähigen Partner. Die „Deutsche Gesellschaft für physikalische Medizin" genügte den Ansprüchen der „Fédération européenne de médecine physique et réadaptation" keineswegs. Ihr fehlte die Spezialität Rehabilitation. Es gab und gibt eine „Deutsche Gesellschaft für Rehabilitation" (Präsident: Prof. Jochheim, Neurologe in Köln). Diese genügte den Ansprüchen der „Fédération européenne..." ebenfalls nicht. Überdies waren die Exponenten der physikalischen Medizin in Deutschland, die Professoren Ott (Gießen), Braunbehrens (München; †1986), Pirlet (Frankfurt), Pfleiderer (in Kiel bzw. Sylt) der manuellen Medizin keineswegs wohlgesonnen. Hinsichtlich der Chirotherapie nahmen sie noch jenen Standpunkt ein, den man an den Universitäten allgemein in den frühen 50er Jahren vertreten hatte: „kurpfuscherischer Humbug".

Aber auch zwischen den Gesellschaften für „physikalische Medizin" einerseits und für Rehabilitation andererseits gab es kein Gespräch – geschweige denn irgend eine Aussicht auf Fusion. Jochheim, den Cramer aus der Universitätsklinik Hamburg-Eppendorf noch kannte, konnte das plausibel erklären mit dem Teamcharakter, der dem Konzept der von ihm an seiner Spezialklinik für Paraplegiker praktizierten Therapieform zugrunde lag. Neben Ärzten kümmerten sich Physiotherapeuten und Spezialisten aus medizinischen Hilfsberufen um die Schwerbehinderten. Solche Zusammenarbeit war den „Badeärzten" innerhalb ihrer Gesellschaft fremd und erschien ihnen unakzeptabel.

Im ZÄN jedoch gab es solche Vorurteile nicht. Der 2. Vorsitzende, Oelze, verfügte als Chef seiner Diätklinik innerhalb eines Hamburger Großkrankenhauses über eine eigene Badeabteilung. Der Schatzmeister, Dumrese, hatte unlängst das Heilbad Bevensen mit aufgebaut, nachdem dort ein Bohrturm einer Ölgesellschaft statt Öl eine heilkräftige Thermalsole zutage gefördert hatte.

Als Präsident einer zu gründenden „Deutschen Gesellschaft für physikalische Medizin und Rehabilitation" suchten sich die oben genannten 3 Ärzte den Chefarzt des Berufsgenossenschaftlichen Unfallkrankenhauses Hamburg-Boberg, Prof. Faubel, aus, an dessen Klinik eine der größten physikalischen und Rehabilitationsabteilungen Norddeutschlands angeschlossen war. Die Gründung der Gesellschaft und die Eintragung ins Vereinsregister erfolgten Ende 1966. Ein Mitgliedsbeitrag wurde zunächst nicht erhoben.

Bei der FAC war der Beitrag inzwischen bei DM 90/Jahr angelangt, wovon allerdings ein beträchtlicher Teil für die manuelle Medizin ausgegeben wurde. Mit jenen rund 5300 DM, die die ersten Hefte unter Wilinski pro Ausgabe gekostet hatten, war es nun keinesfalls mehr getan.

Die neu gegründete „Deutsche Gesellschaft für physikalische Medizin und Rehabilitation" (1. Vorsitzender: Prof. Faubel; 2. Vorsitzender: Chefarzt Ölze; Schriftführer: A. Cramer; Schatzmeister: Chefarzt Dumrese) weckte erwartungsgemäß einige Mitglieder altehrwürdiger Gesellschaften aus ihrem süßen Dornröschenschlaf. Hatte A. Cramer nun gehofft, die DGMM würde sich der neuen Gesellschaft alsbald zuwenden, um mit Hilfe der nun kompatiblen Namensgebung auch in die „Fédération européenne ..." einzusteigen, so sah er sich getäuscht. Die DGMM war bereits „korporativ" der Arbeitsgemeinschaft der Ärzte für physikalische Medizin beigetreten, einer Untergesellschaft der „Deutschen Gesellschaft für physikalische Medizin". Dort saß sie fest. Jener Pioniergeist, der einst – 1953 – die Gründung einer FAC möglich gemacht hatte, war nicht mehr gefragt. Die Führung der DGMM folgte gefestigten Strukturen, anstatt neue zu schaffen.

Waghemaker ließ erkennen, daß er auf der Namenskompatibilität für den Fall eines Beitritts zur „Fédération européenne ..." bestand. Die Arbeitsgemeinschaft der Ärzte für physikalische Therapie bat die neue Gesellschaft unter Prof. Faubel, ihr den kompatiblen Namen zu überlassen – ohne irgendein substantielles Angebot damit verbinden zu können.

Vom 29.09. bis 01.10.1967 veranstaltete die neue „Deutsche Gesellschaft für physikalische Medizin und Rehabilitation" das „3. Internationale Symposion:

Rehabilitation der Bewegung" in Hamburg. Der Saal im Unilever-Haus hatte die notwendige Simultanübersetzungsanlage (dreisprachig). Das Schwierigste blieb die Kartenbeschaffung für den Abend in der Staatsoper, an der damals Liebermann als Intendant auf der Höhe seines Schaffens internationalen Ruf genoß.

Die gesamte „Führungsspitze" sowohl der „Fédération européenne ..." als auch der „Gesellschaft für physikalische Medizin ..." und der DGMM war vertreten. Prof. Barnosell, der Präsident der spanischen Sektion, kam mit seinem Flugzeug.

Es sollte sich zeigen, daß die „physikalische Medizin", die in Deutschland eine große Tradition hat (z.B. Max Planck-Inst. f. Biophysik – Prof. v. Rajewski), nicht die Kraft aufbrachte, das erweiterte Spektrum ihrer Teilaspekte zu integrieren, mit anderen Worten: sie vermochte nicht, die Rehabilitation (die eine eigene Gesellschaft gründete), – die Elektromedizin (die eine eigene Gesellschaft gründete), die manuelle Medizin (im europäischen Ausland zur physikalischen Medizin gehörend) usw. wieder unter ihre Fachrichtung zu bündeln. Sie vermochte auch – bis heute – nicht, die ihr verlorengegangene Anerkennung als Fachbereich wieder zu erlangen.

Wenn auf dieses „Intermezzo" ausführlicher eingegangen wurde, so deswegen, weil es den weiteren Weg der DGMM gleichsam vorzeichnete. In der richtigen Erkenntnis, daß manuelle Medizin ein Teilaspekt der physikalischen Medizin ist, hat sich die DGMM frühzeitig an einen schwachen Partner – die „Arbeitsgemeinschaft der Ärzte für physikalische Medizin" – gebunden. Von dort aber wurde ihr keinerlei Hilfe zuteil. So wird die DGMM einen einsamen Weg am Rande der klinischen Medizin weitergehen – gerade noch stark genug, ihn allein gehen zu können, nicht stark genug, jene selbstverständliche Integration in der Medizin zu erreichen, wie sie im europäischen Umfeld deutlich wird.

Eben genau das aber gelang den Kollegen in der DDR – mit Hilfe der FAC. H. G. Seifert, Neurologe in Karl-Marx-Stadt, berichtete darüber in *Manuelle Medizin* 2/1967: „10 Jahre manuelle Therapie in der DDR". Hier gedachte er noch einmal namentlich jener FAC-Lehrer (Gutmann, Derbolowsky, Wilinski, Wolff u.a.), die mit zahlreichen Reisen in die DDR und dort durchgeführten Kursen dazu beitrugen, daß die manuelle Therapie im Rahmen der physikalischen Medizin an der Humboldt-Universität in Berlin in Kursen gelehrt wird. Den dortigen Lehrstuhl für physikalische Medizin hat Prof. Krausz, der die Grußadresse zur Gründung der DGMM unterzeichnete.

So ist es denn auch kein Zufall, wenn Gutmann in einem längeren Artikel (*Manuelle Medizin* 4/1967 und 1/1968: „Zur Stellung der Chirotherapie in der Medizin") u.a ausführte: „Die manuelle Therapie gehört in den Bereich der *physikalischen Medizin* ... Die Chirotherapie ist eine ausgesprochene Methode der ärztlichen Praxis ..."

„Gut gebrüllt, Löwe", können wir rückblickend feststellen. Was ist geblieben? Ist die Chirotherapie bei der physikalischen Medizin angesiedelt? – Sie ist es nicht. Die wenigen Lehraufträge für Chirotherapie vergab die Orthopädie in der BRD.

Ist Chirotherapie eine „ausgesprochene Methode der ärztlichen Praxis"? – Sie ist es nicht. Derzeit werden Krankengymnasten in manueller Therapie ausgebildet. Die Vertreter der physikalischen Medizin haben keinen Finger zur Unterstützung der ihr angeschlossenen DGMM gekrümmt, um das zu verhindern.

Der Weg, den A. Cramer 1967 aufzeigte: – mit Hilfe der *Berufsgenossenschaften* die verlorengegangene Integration in die physikalische Medizin zurückzugewinnen, wurde nicht erkannt, nicht beachtet. Vielmehr wurde ihm seine Initiative so sehr verübelt, daß Gutmann in seinem oben erwähnten grundsätzlichen Artikel, der mit einem langen Literaturnachweis endet, Cramers Beiträge – es sind inzwischen an die 50 – „vergaß". Cramer wurde hinfort in der DGMM totgeschwiegen. Als er später um die Anerkennung seiner Qualifikation für Chirotherapie nachsuchte, wurde ihm diese verweigert. Er trat daraufhin aus der FAC aus.

Blieb „die Liebe unerwidert", die die DGMM an die physikalische Medizin band, so waren einige „Seitensprünge" in die sog. „Außenseitermedizin" unvermeidlich. Biedermann etwa hielt gelegentlich Vorträge in der „Erfahrungsheilkunde", und das Spektrum der Inserate in der *Manuellen Medizin* reicht deutlich in die Randbezirke der Heilkunst.

Man sollte das symptomatisch sehen: Die DGMM ist heimatlos. Ihr Bekenntnis zur physikalischen Medizin ist durchaus einseitig. Jegliche sehnsüchtig erwartete Anerkennung wird ihr kurzfristig nun im „Außenseiterbereich" zuteil.

Anders liegen die Dinge unter dem Aspekt der Orthopädie. Kluge Mediziner nennen die Orthopäden „die heimlichen Praktiker" unter den Ärzten. Die Orthopädie weiß sehr wohl, welches Juwel die Chirotherapie im Rahmen konservativer Orthopädie darstellt. Wenn der Orthopäde Frisch sich als Organisationsleiter nunmehr über 25 Jahre hin in der DGMM halten konnte, so gewiß nicht nur seiner schönen blauen Augen wegen. Er hat vielmehr eine geflissentlich verkannte Schlüsselstellung inne.

In der FAC wird von jeher Wert gelegt auf Vielfalt von Fachrichtungen im Spektrum von Vorstand und Lehrerkollegium. Dem liegt die richtige Erkenntnis zugrunde, daß Chirotherapie nicht „jedermanns Sache" ist. Vielmehr bedarf es – unabhängig von der Fachspezialisierung – einer gewissen Begabung oder Handfertigkeit. Deswegen ist Chirotherapie keine fachspezifische Therapie. Sie dient – wie physikalische Therapie generell – allen Fachrichtungen, besonders aber der Orthopädie! Kaum eine orthopädische Universitätsklinik kommt ohne eigene physikalische Abteilung, ohne Krankengymnastik-/Masseurschule aus.

In der Orthopädie kann Chirotherapie/manuelle Medizin durchaus jene Heimat finden, die ihr in der physikalischen Medizin versagt blieb. Es gibt Parallelen dazu auch im Ausland. Der Verfasser des osteopathischen Lehrbuches,

Menell, ist Orthopäde (vgl. Kap. 7, Abschn. England). Unter den Verfassern des skandinavischen Gemeinschaftswerkes für manuelle Medizin von 1963 ist der Dozent Bang an der Orthopädischen Universitätsklinik Kopenhagen Leiter der physikalischen Rehabilitationsabteilung.

Dennoch: Wie verträgt sich mit Orthopädie jene Demonstration von Gutzeit auf der FAC-Tagung *1954* in Bayreuth, die das Verschwinden eines Wilson-Blocks nach Chirotherapie zeigt? In zu enger Bindung an die Orthopädie würde die manuelle Medizin wesentliche Teile ihres weiten Wirkungsspektrums verlieren. An die zahlreichen Beiträge des HNO-Arztes Domnik, des Psychotherapeuten Derbolowsky, des Allgemeinmediziners Biermann, des Chirurgen Sollmann, des Internisten Blume, des Neurologen Andresen sei nur am Rande erinnert.

Nach 2 ereignisreichen Jahren begann 1968 wieder mit dem Verlust eines verdienten Kollegen: der Neurologe H. G. Seifert starb (am 25. 01.) in Karl-Marx-Stadt. Er wurde oben schon genannt. Die Konsolidierung der Schwestergesellschaft in der DDR ist sein Verdienst. Wolff schrieb ihm den Nachruf in *Manuelle Medizin* 3/1968.

Auf der Vollsitzung während des „2. Internationalen Kongresses für manuelle Medizin" in Salzburg vom 03. bis 08. 09. 1968 wählten die Mitglieder am letzten Tag K. Sell als 1. Vorsitzenden der DGMM, deren Vorstand im übrigen unverändert blieb

Ein Seitenblick sei gestattet auf die „Gesellschaft für Wirbelsäulenforschung". Einige ihrer Mitglieder lernten wir bereits kennen: die Professoren Junghanns, Kunert und Kuhlendahl sowie Dozent Walther. Sie kündigt ihre 6. Arbeitstagung in Frankfurt am Main für den 07.–08. 11. 1969 unter Leitung von Prof. Hackenbroch an. Die Hauptthemen waren: Allgemeine und funktionelle Pathologie der WS; Anwendung der funktionellen Pathologie auf spezielle Krankheitszustände; ferner: Skoliose und Morbus Bechterew.

Unter „Anwendung der funktionellen Pathologie auf spezielle Krankheitszustände" kann man „Erfahrungen bei der Wiedereingliederung chronisch Wirbelsäulenkranker" verstehen, so das Thema von Jochheim (Köln), dem Rehabilitationsfachmann. Man kann aber auch die Chirotherapie im funktionsgestörten Bewegungssegment darunter verstehen.

Offenbar arbeiteten und tagten hier 2 ärztliche Gesellschaften über das gleiche Thema nebeneinander her, die vereint mit größerem Gewicht auftreten könnten; was der einen an praktisch-therapeutischer Erfahrung an der Wirbelsäule fehlt, mangelt der anderen Gesellschaft an wissenschaftlichen Möglichkeiten und disziplinierter Denkweise. Obgleich also die Referenten auf beiden Tagungen der verschiedenen Gesellschaften häufig dieselben Herren und Damen sind, erscheinen die Vorträge der „Deutschen Gesellschaft für Wirbelsäulenforschung" *nicht* in der Zeitschrift *Manuelle Medizin.* Und die Vorträge der internationalen Tagungen der FIMM – wie auch der DGMM – erscheinen nicht im jeweiligen Organ der Gesellschaft für Wirbelsäulenforschung.

Wie sagte doch der tschechische Neurologe Lewit so treffend: „Nie sah ich so viele gute Ideen so schlecht koordiniert!"

Blättert man die Jahrgänge der *Manuellen Medizin* durch, so finden sich viele interessante Beobachtungen darin; freilich auch viele Spekulationen in diesen ersten Jahren der DGMM. Sind es Jahre der Konsolidierung?

Eine gewisse Kontinuität ist auf dem Sektor der Kurse erkennbar. Die von früher her bekannten Lehrer waren weiterhin tätig – Biedermann, Geiger, Oschel, Wolff. Daneben erschienen nun aber fast regelmäßig Hiensen, Frau Scheidt (Oberärztin an der Klinik Hamm) mit ihren Extremitätenkursen. Gelegentlich sprang Gienger noch ein. Gutmann führte regelmäßig seine Röntgensymposien durch und war zu den C-Kursen im Herbst präsent. Frisch schwebte als „Spiritus Rector" über der gut eingespielten Organisation, wirkte auch als Kurslehrer mit.

Nicht ganz so freundlich sah es mit der einheitlichen Nomenklatur aus. In *Manuelle Medizin* 1/1970 macht Sell als derzeitiger Präsident der DGMM „Nomenklaturvorschläge zur manuellen WS-Diagnostik und -Therapie": „Die folgende Zusammenstellung soll ein Versuch sein, über die Nomenklatur zu einer Verschmelzung der beiden Lehrsysteme in Deutschland zu kommen..."

Der wievielte Versuch war dies? Es lohnt sich, ihn aufmerksam durchzulesen. Unter II. ist von einer „Drehstellung nach links und von einer Drehstellung nach rechts" die Rede – eine Ausdrucksweise, die etwa 10 Jahre zuvor auf einer einschlägigen FAC-Tagung schon einmal als ungeeignet verworfen worden war. Von „Kippstellung" ist die Rede und von „Verschiebestellung". Hatte es der derzeitige Präsident der DGMM nicht nötig, einschlägige Literatur zu verfolgen?

War seines Vorgängers Gutmann energischer Aufruf 3 Jahre zuvor anläßlich der Gründung der DGMM, die einheitliche Nomenklatur in Angriff zu nehmen, schon wieder vergessen?

Es ist wie beim Kinderspiel, wenn jeder, der „dran" ist, die Spielregeln nach seinem Gusto ändert. Ein geduldiger Betrachter könnte hier freilich auch von „Evolution" sprechen.

Für den „6e Congrès international de médecine physique", vom 02.–06.07. 1970, war erstmals auch manuelle Therapie als Tagesthema vorgesehen. Prof. Barnosell (Barcelona), richtete die Tagung aus, mit der ganzen Gastfreundschaft, deren Spanien (besonders im Sommer) fähig ist.

Erstmalig aber war auch vom 25. bis 27.09. in Basel eine gemeinsame, wissenschaftliche Arbeitstagung der Deutschen, Österreichischen und Schweizer Gesellschaften für manuelle Medizin angesetzt.

Die Tagung in Basel verdient Beachtung, weil hier erstmalig psychosomatische Gesichtspunkte zur Sprache kamen. In der Ausdruckshaltung des Menschen verhilft die Muskulatur dem Skelett zu vorsprachlicher Signalfunktion, die emphatisch wahrgenommen wird. Die „Leidensgebärde" (nach A. Cramer) hat eigenen Ausdruckscharakter und kann als iterierende Fehlhaltung auftreten.

Seidel, Altmitglied und Chefarzt der Markushof-Klinik in Bad Bellingen, berichtete in *Manuelle Medizin* 1/1971 leider nur über die dort abgehaltene Mitgliedervollversammlung, auf der der Vorsitz in der DGMM turnusgemäß wieder an die FAC fiel.

Wolff (Trier) wurde für die nächsten 2 Jahre Präsident. Gutmann dankte dem scheidenden Sell für seine „konsequenten Entscheidungen auf dem Wege zu einer Vereinheitlichung der manuellen Medizin in Deutschland".

Prof. Labhardt (Psychiatrische Universitätsklinik Basel) brachte die oben erwähnten psychosomatischen Aspekte zur Sprache. Es ist nicht ganz einfach, einem geschulten Psychotherapeuten begreiflich zu machen, daß manuelle Therapie bis in Verhaltensstrukturen wirken kann, die auch beim Menschen streckenweise im Instinktbereich verankert sind („Gebärdensprache", „Körpersprache").

Freilich muß dafür die für den Patienten rein passiv erlebte, herkömmliche Chirotherapie zurücktreten zugunsten einer Kombination von Widerstandsübungen, Bodenübungen (bis zum Kopfstand) im Wechsel mit Mobilisationen, in denen der Patient in Eigenerfahrung die Veränderung seines Zugangs zur Muskelkoordination aktiv übend miterlebt. Nicht jeder Patient ist dazu bereit.

Der 6. Internationale Kongreß in Barcelona gab dem Thema „Wirbelsäule" erstmalig breiten Raum. In 3 Hörsälen sprachen an 2 Tagen etwa 70 Referenten zu diesem Thema aus den unterschiedlichsten Blickwinkeln. So berichtete Ebbets (London) über seine Beobachtungen beim „Schleudertrauma der HWS"; spanische Autoren wiesen auf ihre Erfolge mit Übungsbehandlung zur Haltungsverbesserung hin; Vetter (Bensheim) beobachtete „EEG-Veränderungen beim Zervikalsyndrom". Über ankylosierende Spondylitis (Bechterew) berichteten mehrere Autoren – u.a. V. Ott (Gießen). Mehrere türkische Autoren referierten noch über die physikalische Therapie dieses Leidens (u.a. mit Ultraschall, der in der BRD im therapeutischen Bereich bereits wieder aufgegeben wird). Mit „Gedanken zur Kinesiologie bei Spondylarthritis ancylopoetica" meldete sich auch der Tscheche Zicha (derzeit Oberarzt an der Klinik in Hamm). Stoddard (London) verbreitete sich über die „Scheuermann-Erkrankung"; Maigne (Paris) berichtete über „Wirksame Behandlung von Kokzygodynien". Gallard/Carpdevilla und Escofet (Barcelona) steuerten „Psychosomatische Betrachtungen" an einem Patientenkollektiv bei; A. Cramer (Hamburg) berichtete über „Instinktverhalten in der menschlichen Leidensgebärde".

Faubel (Hamburg) vertrat die „Deutsche Gesellschaft für physikalische Medizin und Rehabilitation" (als deren Präsident) mit dem Beitrag: „Myoelektrische und myostatische Steuerungssysteme bei Prothesen für obere Extremitäten". In seinem Institut wurde in Zusammenarbeit mit der handchirurgischen Abteilung die modernste Vorarmprothese entwickelt, die derzeit verfügbar ist.

Vorsitzende des Kongresses waren

A. Bustamente für Iberoamerika, S. Licht für Nordamerika, R. Waghemaker für Europa.

Es wäre völlig unmöglich für einen Teilnehmer gewesen, alle 334 Vorträge des Kongresses zu hören. Es genügt festzuhalten, daß die manuelle Medizin den ihr gebührenden Platz in der thematischen Palette des Kongresses einnahm. Von einem koordinierten Beitrag der DGMM allerdings kann – im Gegensatz zu 1965 in London – keine Rede sein. Die „Arbeitsgemeinschaft der Ärzte für physikalische Medizin", der die DGMM angeschlossen war, gab keinerlei Anregung, geschweige denn Hilfestellung dafür. Die DGMM war – wieder einmal – alleingelassen.

Dabei war Barcelona über den aktuellen Anlaß hinaus durchaus für eine Reise attraktiv mit seinen vielen Museen und einer echten „Faro", jenem abendlich-nächtlichen Folklorefest mit fliegenden Küchen, die sich in provinziellen Spezialitäten abwechseln, mit Tanz- und Gesangsgruppen usw.

In der Standespolitik blieb in der BRD die Anerkennung der Chirotherapie als „Zusatzbezeichnung" weiter in der Schwebe. Der derzeitige Präsident der DGMM, Wolff, schrieb dazu – nach dem 72. Deutschen Ärztetag – in *Manuelle Medizin* 1/1972: „Das Mißbehagen an der manuellen Medizin, das sich in der ablehnenden Haltung der Bundesärztekammer ausdrückt, resultiert zum Teil aus dem ‚undurchsichtigen' Ausbildungs- und Leistungsstand der Ärzte, die manuelle Medizin anwenden."

Schatzmeister seit vielen Jahren in der FAC (dann „Seminar Hamm in der DGMM") war J. Doering. Er wurde Vorsitzender der Kassenärztlichen Vereinigung Hamburg und – 1970 – in den Bundesvorstand der Kassenärztlichen Bundesvereinigung gewählt. Als Vorstandsmitglied der FAC/DGMM war Doering indes kein vorbehaltloser Befürworter der nachfolgend wiedergegebenen Regelung, wonach seit den 60er Jahren fast bundeseinheitlich das Fach Chirotherapie als kassenüblich anerkannt und honoriert wurde (aus *Deutsches Ärzteblatt* 1986, 83/14: 967):

Bekanntgabe der Kassenärztlichen Bundesvereinigung:

7. H – UH 0166 zur gezielten Chirotherapie an der Wirbelsäule und an den Gelenken

„Nach Auffassung des Ausschusses sind für die gezielte Chirotherapie an der Wirbelsäule und an den Gelenken die Voraussetzungen nach § 368 e RVO als erfüllt anzusehen.

Die gezielte Chirotherapie an der Wirbelsäule und an den Gelenken dient der Überwindung der von den Gelenken ausgehenden Bewegungsstörung und der Beseitigung der reflektorischen primären oder sekundären Fehlsteuerung der segmentären Muskulatur. Die Eigenart der Behandlungsmethode läßt im allgemeinen eine mehr als dreimalige Anwendung an der Wirbelsäule oder an einem oder mehreren Gelenken an einer Extremität im Krankheitsfalle nicht angezeigt erscheinen. Wird dabei ein ausreichender Behandlungseffekt dieser Methode nicht erzielt, so bedarf jede weitere Behandlung der ausführlichen medizinischen Begründung zur Segmenthöhe, der Blockierungsrichtung, der muskulären reflektorischen Fixierung und zu vegetativen und neurologischen Begleiterscheinungen."

Immer wieder hat Doering – mit Recht – auf die mißbräuchliche Benutzung der entsprechenden Ziffern der Gebührenordnung hingewiesen und – vor genereller Anerkennung der Chirotherapie – auf reproduzierbarer Indikationsstellung bestanden.

Das Dilemma für jeden Kenner der Materie liegt ja in der fragwürdigen Methodologie: Für den gleichen therapeutischen Effekt bieten sich meist verschiedene Wege an; zum Beispiel gibt der norwegische Neurologe Seyfarth, der Chirotherapie ebenso gut beherrscht wie die Injektionstherapie mit Novocain, in einer Artikelserie der Injektion den Vorzug, wenn er Muskelhärten feststellt. Jene „Wirbelgelenkblockade (WGB)", die Zukschwerdt herausfand, kann ebenso Ursache wie auch Wirkung – von z. B. unkontrollierter Muskelspannung – sein. Ob man dann Chirotherapie, Neuraltherapie (Novocain), Gymnastik, Thermotherapie usw. anwendet, ist weitgehend eine Ermessensfrage. Für die *zwingende Indikation zur Chirotherapie* ist die DGMM nebst ihren Experten bisher den Nachweis schuldig geblieben. Auf Kassenkosten wird aber seit jeher die *notwendige*, nicht die „mögliche" Therapie honoriert.

Gleiches gilt naturgemäß für viele andere Verfahren aus der physikalischen Therapie: Ein Schröpfkopf kann die Alternative für UKW-Therapie sein, ein Blutegel die Alternative für den Zinkleimverband. Aber das enthebt die Vertreter der manuellen Therapie nicht der Notwendigkeit klarer Indikationsstellungen. Bis zu jenem Punkt, an dem Chirotherapie als „die Methode der Wahl" definiert werden kann, sollten die ausübenden Ärzte nach fast 20 Jahren Praxis vorgedrungen sein. Erfolgsstatistiken anhand einiger hundert Fälle sind da keine große Hilfe, solange die „Blindkontrollen" fehlen.

Sicher hat auch Frisch dieses Dilemma erkannt. Immer noch ist er Ausbildungsleiter und seit Jahren Präsident des „Ärzteseminars Hamm" – neuerdings in Prien am Chiemsee. Mit seinem Schreiben vom 15.10. 1972 versuchte Frisch, den „Aufgaben- und Kompetenzbereich der Ausbildungskommission der DGMM" (einer Kommission, die er leitete) dem Präsidenten der DGMM (Wolff) gegenüber festzustellen. Er war nunmehr fest entschlossen, endlich den Lehrstoff der beiden Schulen zu überprüfen und zu vereinheitlichen. Dafür wollte er die Kurslehrer ausbilden, fortbilden, ihre Berufung institutionalisieren und Kurslehrer, die sich 2 Jahre lang nicht betätigt hatten, aus dem Lehrerkollegium ausscheiden.

Frisch berief sich auf ein Präsidialsitzungsprotokoll vom 19.12 1971 (Isny-Neutrauchburg), das ihm offensichtlich diese Vollmachten erteilt hatte.

Inzwischen tendierte der praktische Lehrstoff mehr und mehr zu den sog. „weichen" Techniken hin, wie sie von den osteopathischen Schulen vorwiegend vermittelt werden

Es ist nicht Aufgabe des Chronisten, das Für und Wider „harter" und „weicher" Techniken auszudiskutieren. Gestattet sei immerhin die Bemerkung, daß nicht die „harte" oder „weiche" Technik, nicht der „Knacks" oder die „stumme" Korrektur über den Erfolg entscheiden, sondern die Beherrschung der jeweiligen Technik in Diagnose und Anwendung. So ist z.B. der Drehzug am Atlasgelenk im Sitzen gewiß eine „harte" Technik, aber bei gekonnter Ausführung und richtigem Ansatz trotzdem völlig schmerzlos. Er bewirkt eine Korrektur, die mit keiner „weichen" Technik, mit keiner Facilisation erreichbar ist. (Das Arbeiten mit den „Nackenreflexen" durch Manipulation der Atlasgelenke hat seine eigenen Gesetze!)

So wird sich denn erweisen müssen, ob es auf längere Sicht klug ist, modischen Strömungen im Repertoire der Grifftechnik so weit zu folgen, daß Griffansätze in Vergessenheit geraten, die sich über Jahrzehnte bewährt haben.

Abgesehen davon steht mit Frischs *Chirodiagnostik (Programmierte Untersuchung des Bewegungsapparats*, 3. Aufl. 1989, Springer-Verlag) dem Lernwilligen wohl eines der besten Lehrbücher zur Verfügung, die der Markt in deutscher Sprache derzeit bietet.

Der wesentliche Unterschied zwischen FAC und der Schwestergesellschaft MWE lag im Lehrbetrieb. Dieser blieb in der MWE ein „Einmannbetrieb" von Sell – bis zu dessen Ausscheiden. Er allein bestimmte auch, *was wie wo* gelehrt wurde. In der FAC hatte es von Beginn an ein „Lehrerkollegium" gegeben, in dem es sehr verschiedene Einstellungen zur Chirotherapie gab. Eine gewisse Gemeinsamkeit ergab sich aus der Tatsache, daß rund die Hälfte der „Lehrer" aus dem Kreis der Kursmitglieder des ersten (und einzigen) Peper-Kurses stammte, der 1953 in Hamburg stattgefunden hatte. Jene „Dozenten", deren Auffassung zu sehr von diesem „Grundrepertoire" abwich, warfen von sich aus frühzeitig das Handtuch – wie die Brüder Hey – und beendeten ihre Tätigkeit in der FAC. Spezialtechniken wie Gutmanns von Lars Sandberg übernommene „HIO-Technik" der Atlasgelenkbehandlung wurde in den allgemeinen Kursen der FAC nicht gelehrt. Andere Spezialtechniken wie z. B. die „Drehzugtechnik" von A. Cramer wurden zwar von diesem selbst demonstriert, von der Mehrzahl der Kurslehrer jedoch nicht beherrscht. Der etwas komplizierte Bewegungsablauf bei der genannten Technik ist übungsbedürftig. Sell hat sie nicht gelehrt; man findet sie auch in keinem osteopathischen oder chiropraktischen Lehrbuch.

Schon frühzeitig fanden – durch Freddy Kaltenborn seit 1958 – jene Gelenkmobilisationen Eingang ins Kursrepertoire, die der osteopathischen Schule entstammen. Unter dem osteopathisch ausgebildeten Orthopäden Frederick und seinem Schüler Müller/Wennigsen († 1986) bot die FAC sog. „O-Kurse" an.

Lehrbeauftragte der DGMM in der BRD

Hinsen Gutmann Schwerdtner	(FAC)	Universität Münster, Orthopädie (für den erkrankten Hinsen ab 1987)	ab WS 1972
Wolff	(FAC)	Universität des Saarlands, Homburg/Saar, Orthopädie	ab SS 1973
Ruckelshausen Heinecke Uthoff	(FAC)	Universität Frankfurt, Orthopädie Universität Kiel, Orthopädie	ab SS 1978 ab WS 1980
Hollek	(FAC)	Universität Lübeck, Orthopädie	ab WS 1983
Bischoff	(MWE)	Universität Ulm, Orthopädie	ab SS 1983

Die Vielfalt sowohl der Kurslehrer als auch des Lehrstoffs brachte es mit sich, daß der Durchsatz von ausgebildeten Ärzten im Bereich der FAC wesentlich größer war als bei Sell in der MWE. Und das blieb so, obwohl das „Ärzteseminar Hamm" (früher FAC) seine eigene Ausbildungsstätte, die „Klinik für manuelle Therapie" in Hamm nebst Ausbildungsräumen bald wieder verlor. Solange Gutmann Klinikchef in Hamm war, konnte der Lehrbetrieb sich wenigstens noch eines bescheidenen Raumangebotes sowie eines Sekretariates sicher wissen. Unter Gutmanns Nachfolgern jedoch riß auch diese letzte Klammer ab, die die Zugehörigkeit der „Klinik für manuelle Therapie" zum „Ärzteseminar Hamm (FAC)" symbolisierte.

Über die endgültige Trennung von „Klinik" und „Seminar" der DGMM in Hamm berichtete Gutmann eingehender (s. Kap. 4). Das Trennungsdatum darf man auf die Vorstandssitzung vom 14.02.1981 festlegen. Dort wurde beschlossen, dem „Seminar" einen eigenen Weg – unabhängig von der Klinik zu eröffnen. Das seinerzeit vorliegende Angebot seitens Stadt und Klinik Hamm wurde nicht aufgenommen. Über die Attraktivität dieses Angebots mag sich der Leser anhand von Gutmanns Aufzeichnungen orientieren (S.173f.).

Die Zeitschrift *Manuelle Medizin* wurde im 19. Jahrgang/Heft 1, im April 1981 vom Springer-Verlag in Heidelberg übernommen (Hauptschriftleiter: Wolff und Baumgartner von der Wilhelm-Schulthess-Klinik in Zürich).

Präsident der DGMM war zu dieser Zeit Drogula, der als Assistent von Prof. Happel in Hamburg (1952/53) die Anfänge der ärztlichen Chirotherapie miterlebte. Happel nahm mit seinen Assistenten an der Gründungsversammlung der FAC im Dezember 1953 in Hamburg teil.

Unter der Präsidentschaft von Frisch aber steht dem „Seminar Hamm" (der ehemaligen FAC) eine Zerreißprobe besonderer Art bevor.

Während die DGMM 1981 mit ihrer Zeitschrift *Manuelle Medizin* im Springer-Verlag eine neue – und sich bewährende – Heimat fand, begann für das „Seminar Hamm" eine Odyssee, die nicht nur das Rheinufer entlang, sondern auch quer durch das westliche Deutschland führte. In den Jahren 1981–1984 zog das „Seminar Isny-Neutrauchburg" mit seinem Kursangebot eindeutig an der ehemaligen Konkurrenz aus Hamm vorbei. Zu den regelmäßigen Kursen in Isny-Neutrauchburg kamen 1984 die in Iburg und die in Bad Krozingen hinzu. Als Frölich von Brückenau zur Kurklinik in Krozingen wechselte, setzte er seine frühere Kurstätigkeit nun dort (in der Rheintalklinik) fort.

Verfolgt man das Kursangebot in den Ankündigungen der *Manuellen Medizin*, so fällt der Rückgang im Kursangebot der ehemaligen FAC für 1983 auf. Die Ausweichquartiere in Marburg, Minden, Brückenau sowie die schon länger genutzten räumlichen Möglichkeiten in Baden-Baden, Marburg und Prien vermochten den früher regelmäßig auch auf Hamm gestützten Kursbetrieb nicht aufzunehmen. Zwar kam 1984 noch Mühltal (bei Darmstadt) hinzu, aber schon 1985 wurde diese Stelle wieder aufgegeben, während im gleichen Jahr das Seminar Isny-Neutrauchburg seine Tätigkeit auf Damp (Ostsee; Rehabilitationsklinik) ausdehnen konnte.

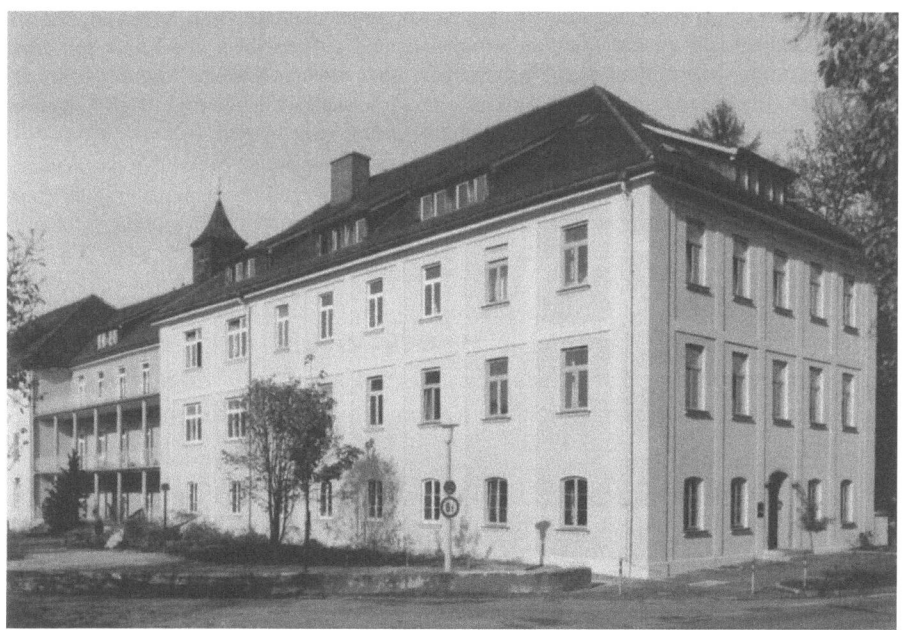

Abb. 9.1. FAC-Kursgebäude (Waldorfschule) – 1985–1987
in Prien am Chiemsee

Zwar kam aus den Landesverbänden das verstärkte Bemühen, das zutage tretende Defizit mit lokalen Kursangeboten auszugleichen (Düsseldorf, Bad Schwartau), aber auch dieser Weg bewährte sich offenbar nicht, denn diese Angebote verschwanden bald wieder im Hintergrund; immerhin zeigten sie, daß man sich in der ehemaligen FAC Gedanken machte, wie es nun weitergehen sollte.

Ab 1985 konzentrierte sich fast das ganze Kursangebot des „Seminars Hamm" in Prien am Chiemsee, wo der rührige Marx immer wieder (bis 1987) Ausweichquartiere schaffte (s. Abb. 9.1). 1986/87 fand die Mehrzahl der Kurse in Bernkastel statt. Auch Wittlich tauchte als Kurstagungsort auf. 1987 aber gelang der entscheidende Durchbruch mit dem Ankauf eines eigenen – für Kurszwecke geeigneten – Hauses in Boppard am Rhein. Von 1988 an konzentriert sich die Ausbildungstätigkeit des „Seminars Hamm" auf Boppard.

Eines freilich darf nicht übersehen werden: Isny-Neutrauchburg, Iburg, Damp, Krozingen sind Kliniken, auf die sich die dortige Ausbildung stützen kann. Boppard ist ein reiner Schulungsbetrieb. Der derzeitige Vorstand des Klinikvereins Hamm, der 1988 feierlich zum 25jährigen Bestehen der Klinik einlud, hätte Anlaß, sich der in den Satzungen (vom 14.04.1962) verankerten Zweckbestimmung der Klinik zu erinnern, die er in unverzeihlicher Weise vergessen hat.

Dort steht unter „§ 2 Vereinszwecke":

Der Verein hat sich zur Aufgabe gestellt, für die Erkennung und Behandlung funktioneller Schäden der Wirbelsäule und der übrigen Körpergelenke und ihrer Folgen eine Klinik in Bad Hamm i.W. zu errichten, zu unterhalten und zu betreiben. Die Klinik soll allen Bevölkerungskreisen offenstehen, insbesondere aber solchen Kranken, die durch unfallbedingte oder bislang unerkannte funktionelle Wirbelsäulenschäden und deren Folgen in körperliche, geistige, seelische und wirtschaftliche Not geraten sind.

Darüber hinaus soll die Klinik zur Ausbildung der Ärzte in den Methoden der manuellen Therapie (Chiropraktik, Osteopathie, Massagen, Bewegungstherapie) der Ärztlichen Forschungs- und Arbeitsgemeinschaft für Chiropraktik e.V. (FAC) zur Verfügung stehen.

Der Orthopäde und Arzt für physikalische Therapie in Bühl, Neumann (1980–1983 Präsident der FIMM, vorher – ab 1977 – und nachher – seit 1984 – Präsident der DGMM), berichtet in *Manuelle Medizin* 1/1987 über jene „Irrfahrt" der Ausbildungskurse des „Seminars Hamm". Besonders erschwert wurde die Arbeit durch den Beschluß, *Krankengymnasten* in manueller Therapie auszubilden.

Die orthopädischen Ärzte in der Führung von DGMM und den angeschlossenen Ärzteseminaren hatten dem Ruf nach Ausbildung von Krankengymnasten wegen der Drohung dieser Berufsgruppe mit eigenverantwortlicher Ausbildung nicht länger widerstehen können. So setzte denn mit Beginn der 80er Jahre ein Ansturm auf die Kurse ein, der alle gewohnten Dimensionen sprengte.

Notwendigerweise entzog diese Entwicklung dem Lehrerkollegium jede Möglichkeit, sich der Weiterbildung jener Altmitglieder zu widmen, die nach Vervollkommnung und/oder Auffrischung ihrer Kenntnisse riefen. Neumann gedachte, diesen Bereich in die Zuständigkeit der Landesverbände verlagern zu können, ohne deren begrenzte zeitliche, räumliche und Lehrstoffkapazität realistisch einzuschätzen.

So frißt sich die manuelle Therapie (nicht Medizin!) langsam in den „Sozialversicherungskuchen" hinein; der Berufsverband der Masseure steht schon wartend in den Startlöchern für die Ausbildung in manueller Therapie. Ob angesichts dieser Entwicklung die Bezeichnung „Ärzteseminar" noch berechtigt ist, darf zumindest zur Diskussion stehen.

In diesem Licht gesehen ist es vielleicht ein Glück, daß die Ausbildung in den letzten Jahren auf „weiche" Techniken überging, die mit weniger Verletzungsgefahren bei unsachgemäßer Anwendung verbunden sind. Es wird dann aber auch verständlich, daß Altmitglieder, wie z.B. Gutmann, der ehemalige Klinikchef in Hamm, einen eigenen kleinen Kursbetrieb aufziehen, in dem gelehrt wird, was das derzeitige Lehrerkollegium schon wieder zu vergessen beginnt.

Der Kursbetrieb hat eine Größenordnung erreicht, die straffe Organisation fordert und individuellen Belangen immer weniger Raum läßt. Leider beginnt deswegen auch die Verbindung zu den Altmitgliedern abzureißen, die nicht nur „Grifftechnik", sondern auch persönliche Ansprache in „ihrem" Verein suchen.

Anläßlich des Kongresses der DGMM gab die Mitgliederversammlung am 10.09.1987 in Münster mit trockenen Zahlen darüber Rechenschaft:

Deutsche Gesellschaft für manuelle Medizin (DGMM)

Mitgliederbestand Ende 1986: 1614 Mitglieder,
Einnahmen: ca. 219 000 DM,
Buchvermögen: ca. 900 000 DM,
Kursteilnehmer: 5455.

Frisch berichtete in Münster über den Erwerb eines Schulungshauses in Boppard (vom „Ärzteseminar Hamm (FAC)" zu über 50% aus Eigenmitteln finanziert) mit 5 Kursräumen von je rund 100 m², einem Hörsaal mit 200 Plätzen und reichlichen Nebenräumen.

Welch ein Weg?! Zum zweitenmal erwirbt eine Gruppe engagierter Ärzte, die sich einer Behandlungsmethode am Rande der Medizin verschrieben haben, einen eigenen Gebäudekomplex, in dem sie ihre Behandlungsmethode pflegen kann!

Zugleich zeigte Münster aber auch den langsamen Wandel im Verhältnis zwischen manueller und Universitätsmedizin. Dem Kongreß, in den die Mitgliederversammlungen eingebettet waren, saß Prof. Matthiash vor, der Chef der orthopädischen Universitätsklinik Münster; unfreundlicher ausgedrückt: „Die Orthopädie hat von der manuellen Medizin Besitz ergriffen."

Es ist gut 100 Jahre her, daß die Orthopädie die manuelle Medizin vergessen hat; um 1870 finden wir zuletzt Hinweise im *Lehrbuch der Orthopädie* von Hoffa.

Und aufschlußreich ist auch das Thema, das sich der erfahrene Orthopäde Matthiash für seinen Festvortrag wählte: „Die Stellung der manuellen Medizin in der Orthopädie." Zum Vorschein brachte er unter diesem Thema die uralte Frage nach Ursache und Wesen der „idiopathischen Skoliose", die immer noch „ein Rätsel" ist.

Wer je die *Zeitschrift für Orthopädie* und ihre Kongreßbände bis vor die Jahrhundertwende durchgeforstet hat, der wird erstaunt sein über die mindestens einmal pro Jahrzehnt wieder auftauchenden Versuche, die Skoliose gewaltsam zu begradigen – sei es operativ, manipulativ oder im Stützpanzer –, ungeachtet aller negativen Erfahrungen vergangener Jahre und Jahrzehnte. Wenn Matthiash resigniert bekennt: „Krankheit und deren Bewältigung ist ein Element des Lebens", so liegt darin eine gewisse Weisheit, aber auch ein Funke uneingestandener Hoffnung auf Fortschritte der manuellen Therapie. Warum sonst befaßt sich der erfahrene Ordinarius gerade auf einem Kongreß für manuelle Medizin mit dem Rätsel der Skoliose?

Es gibt für die „idiopathische Skoliose" Zeiten der Entwicklung, die das präpubertäre Alter bevorzugen, und Zeiten der Remission oder maligner Progredienz, deren beider Ursachen uns unbekannt sind. Bekannt hingegen ist der Einfluß manueller Therapie auf die statische und dynamische Balance der Wirbelsäule.

Aus eigener Erfahrung sind dem Verf. Fälle bekannt, in denen in Entstehung befindliche „idiopathische" Skoliosen Adoleszenter nach manueller Therapie remittierten. Skepsis blieb angebracht hinsichtlich des nosologischen Zusammenhangs. Wer will beweisen, daß die beobachtete Remission Folge der manuellen Therapie war und nicht ohne diese auch erfolgt wäre?

Hier Beweise zu führen, geht über die Möglichkeiten eines praktizierenden Arztes hinaus. Es scheint jedoch möglich, daß der manuellen Medizin dereinst dieser Beweis gelingen könnte. Dem Chef der orthopädischen Universitätsklinik Münster sollte dann noch im nachhinein hellsichtige Prophetie bescheinigt werden. Andere Ärzte sind da leichtfertiger im Umgang mit Heilungsversprechen, ganz zu schweigen von Eigentümern chiropraktischer Institute (z. B. des „Ackermann-Instituts", Stockholm; s. Abb. 1.14a, b, S. 22).

Es liegt nahe – und wird intern auch ausgesprochen –, daß sich der therapeutische und diagnostische Zweig der manuellen Medizin aufspalten wird in ein allgemeines Grundrepertoire, das sowohl Ärzten, als auch Krankengymnasten vermittelt wird, und ein „gehobenes" Lehrgebäude, das einerseits besonderen diagnostischen Anforderungen Rechnung trägt und andererseits den Einsatz gezielter Techniken ermöglicht.

Besonders die manuelle Therapie der Atlasgelenke ist ein sensibler Bereich, der solch „gehobene" Anforderungen stellt und eine Aufspaltung in 2 Niveaus rechtfertigt. Allerdings reicht dazu die von Gutmann propagierte – ausgezeichnete – Röntgendiagnostik nicht aus. Vielmehr ist mehr neurologisches Grundwissen zu wünschen über die Modalitäten der Balance- und Stellreflexe, die vom Genick ausgehen und beeinflußbar sind, über die Hierarchie der vagischen Modifikatoren, der motorischen Effektoren usw.

Und das führt zurück zu der immer wieder diskutierten Frage: „Zu welcher Fachdisziplin gehört die manuelle Medizin?" Man möchte dem derzeitigen Präsidenten der FIMM, Depoorter (s. Abb. 7.12, S. 270), beipflichten, der meint: „Derzeit sehe ich die manuelle Medizin sich frisch und lebendig zwischen den Fachdisziplinen hin und her bewegen – und sie scheint sich dort wohlzufühlen ..." Wenn – wie oben erwähnt – „weiche Techniken" jährlich an über 5000 Kursteilnehmer allein im Bereich des „Ärzteseminars Hamm" als vorwiegendes Grundwissen vermittelt werden, so lohnt es sich, einige Grundaussagen der osteopathischen Schulen zu verfolgen. Wir dürfen uns an Allan Stoddards Lehrbuch halten, das auch in deutscher Sprache vorliegt. Behandelt wird die „Läsion". Die osteopathische Läsion

- ... ist jede strukturelle Wirbelsäulenstörung mit Folgen für ihre funktionelle Beweglichkeit ... (Downing 1923);
- ... ist jede Abweichung von der normalen Relation der Gelenkpartner am Skelett, die deren Funktion im Sinne einer Einschränkung der Gelenkbeweglichkeit stört ... (Castilio 1935);
- ... ist ein Zustand eingeschränkter Beweglichkeit im Zwischenwirbelgelenk mit oder ohne Stellungsabweichung der Gelenkpartner (Stoddard 1959).

Im Beckenring ist, wie an anderer Stelle bemerkt, das Sakrum in den Iliosakralgelenken ohne eigenen muskulären Rückstellmechanismus eingehängt. Es bleibt in jener Position stehen, die durch die aktuelle Beckenringverspannung („Verwringung") bedingt ist. – Läsion??

Zu jedem Standbeinwechsel gehört eine geringfügige, jedoch röntgenologisch nachweisbare Atlasrotation mit leichter Neigung des Kopfes zur Seite des tieferstehenden Beckens. Sie persistiert bei Patienten im Gehgips (z. B. nach Frakturen) noch einige Tage über die Gipsabnahme hinaus. – Läsion??

Wer so hinterfragt, verdient „gesteinigt zu werden" – in den Augen der Vertreter der „wahren Lehre". Aber wäre es nicht besser, solche Erwägungen gar nicht erst zu verbreiten? Stoddard unterscheidet im Technikkapitel

1) Weichteiltechniken,
2) Gelenkmobilisation („Artikulation"),
3) spezifische Techniken (für Beweglichkeitsverlust).

Die Techniken 1) und 2) sind jene, die vorwiegend das allgemeine Grundrepertoire bilden. Für den Bereich „Artikulationen" folgen wir immer noch Freddy Kaltenborns Anweisungen, die in Film, Wort und Bild vorliegen. Eines der Prinzipien dieser Technik ist die vorwiegende Behandlung der *Nichtwillkürbewegung* – vornehmlich an den Extremitätengelenken. An der Wirbelsäule sind ja fast alle Einzelbewegungen „Nichtwillkürbewegungen". Wer's nicht glaubt, drehe, bitte, seinen 5. Brustwirbel *einzeln!* Allerdings sind auch Nichtwillkürbewegungen *alle* Bewegungen des Sakrums in den Iliosakralgelenken – und *alle* Einzelbewegungen in den Atlasgelenken.

Andererseits können wir eine Drehung (und Seitneigung, die damit verbunden ist) in den Atlasgelenken *willkürlich* provozieren, z. B. durch Standbeinwechsel (s. oben). Auf der Möglichkeit gewillkürter Bewegung im Rahmen koordinierter Bewegungsabläufe beruht die Selbsthilfe durch Gymnastik (z. B. „Chirogymnastik" nach Laabs).

Das aus der Osteopathie stammende Prinzip des Artikulierens in die *Nichtwillkürbewegung* ist also keine allgemeingültige Regel, aber als Anhalt durchaus brauchbar für die tägliche Praxis in der Routine.

Keine Regel also ohne Ausnahme. Über die Probleme der überaus häufigen Skelettvarianten gibt die Osteologie Auskunft, die sicherlich eines der Hauptunterrichtsfächer für all jene sein sollte, die sich mit manueller Therapie beschäftigen. In einem Patientenkollektiv ist das Individuum das Normale – und das weicht meist von der Norm ab!

Schlußbemerkungen

Die DGMM verdankt ihre Entstehung vielfältigen Bemühungen und Einflüssen, deren Wurzeln und deren Promotoren in diesem Buch beleuchtet werden. Anspruch auf Vollständigkeit kann nicht erhoben werden. Über die Gewichtung des Unvollständigen kann man verschiedener Meinung sein.

Sicher ist die Kunst des Heilens mit der Hand zwischen den Kontinenten hin und her getragen worden. Kein Land, kein Kulturkreis kann diese Kunst als eigene Erfindung beanspruchen. Alle haben dazu beigetragen. Einzelne Techniken und Möglichkeiten, die den Ärzten der frühen 50er Jahre noch unbekannt waren, werden zur Zeit favorisiert. Andere Techniken und Möglichkeiten, die den Ärzten der 50er Jahre geläufig waren, geraten schon wieder in Vergessenheit.

Vergessen wird zum Beispiel, daß mit der Manualtherapie nach Dicke (Reflexzonenmassage) Heilungen bei inneren Erkrankungen zu erzielen sind; daß mit „Vibrationsmassagen" paravertebral – mit und ohne Extension – Wirkung erreichbar ist, wo „artikulierende" Techniken versagen. Vergessen wird leicht, daß „Handauflegen" allein schon heilsam sein kann. Leicht wird auch darüber hinweggesehen, daß ein gewisses „taktiles Gespür" unerläßlich ist, wo Heilung erreicht werden soll. Techniken sind lehrbar, jenes „Gespür" aber ist Begabung.

Ein Chronist mit einem Berufsleben voller Erfahrungen auf dem Gebiet manueller Therapie wünscht sich, daß nachfolgende Ärztegenerationen *manuelle Therapie umfassend sehen*. Nicht die Beschränkung auf „aktuelle" Techniken, auf bestimmte Schulen, auf spezielle Verfahrensweisen wird Ärzte lehren, mit der Hand zu heilen. Vielmehr gehören *alle* manuellen Heilverfahren ins Kursprogramm einer „Gesellschaft für manuelle Medizin". Massage gehört dazu ebenso wie die Kunst des Einränkens von Luxationen, Widerstandsübungen im Bereich der Rehabilitation – auch unter Wasser – ebenso wie Reflexzonenbehandlung und natürlich Gelenkmanipulationen mit den verschiedensten Techniken, sowohl in den mehr „pendelnden" Modifikationen wie auch als reine Impulstechniken.

Je umfassender das Repertoire manueller Behandlungsverfahren wird, das eine „Gesellschaft für manuelle Medizin" vermitteln kann, um so mehr werden damit begabte Ärzte in wechselnder und/oder kombinierter Anwendung Heilung (mit)bewirken können. Dazu gehört freilich auch, daß man neidlos anerkennen lernt, was andere können, und daß man sie in der Vermittlung ihres Könnens gewähren läßt.

Anhang: Historische Übersicht

1952

Vorträge von *Zukschwerdt* in Flensburg und Lüneburg;
Tagung „Erfahrungsheilkunde" in Hamm/NRW (01.11.); s. S.13.

1953

Erste Kurse für Ärzte von *Sell* in Isny-Neutrauchburg; Kurs von *Peper* in Hamburg („12 Apostel");
12. und 13.12. Nordwestdeutscher Chirurgen- und Orthopädenkongreß in Hamburg mit Gründungstagung für FAC (Einladung durch Brüder *A.* und *D.Cramer*)

1954

Tagung in Bayreuth mit Prof. *Gutzeit* 30. und 31.10. FAC wird „e.V." Bisheriger Vorstand: *v.Roques, Biedermann, A.Cramer, D.Cramer* tritt zurück. Neuer Vorstand: Prof. *Litzner, Gutmann, Heine, v.Roques, A.* und *D.Cramer, Biedermann, Lehmpfuhl.*

1955

Beginn planmäßiger Schulungskurse für Ärzte nach dem heutigen Muster. Erster D-Kurs 22.–24.03. in Limburg. Erste A-Kurse in Bad Salzuffeln. Start der Schriftenreihe *Die Wirbelsäule in Forschung und Praxis* (Hippokrates-Verlag, Stuttgart), unter Prof. *Junghanns;* Bd.1: „Röntgenkunde und Klinik vertebragener Krankheiten".

1956

Der „Fortbildungsausschuß" *(Biedermann, A.Cramer, Doering, Gutmann, Pikker-Huchzermeyer, Sollmann)* setzt die Akzente für die künftige Arbeit. *Gutmann* wird 1.Vorsitzender, *Biedermann* 2.Vorsitzender, *Derbolowsky* Schatzmeister.
Erste Verhandlungen von *Laabs* mit der Stadt Hamm wegen Übernahme der Solequelle in eine zu bauende „Klinik für manuelle Therapie" im Kurpark.
Gründung der MWE (April).

Erstes Röntgensymposion in Hamm (28. und 29.01.). Vorstandsbeschluß, Kollegen aus der DDR beitragsfrei zu führen. Beitragserhöhung für Mitglieder. *Neuralmedizin* als Mitteilungsblatt der FAC; Anerkennung als „Gemeinnütziger Verein". Jahresumsatz überschreitet 60 000 DM.

1957

Wachsender Zulauf zu den D-, A- und B-Kursen während der Frühjahrs- und Herbstkongresse des „Zentralverband der Ärzte für Naturheilverfahren", dem die FAC korporativ beigetreten ist. Erster C-Kurs in Hamm. Einstellung von Frau *Kessler* in Hamm als „Vereinsmutter" (Vereinssekretärin). Auseinandersetzung zwischen *Laabs* und *Gutmann* wegen Klinikplanung. Austritt *Laabs'*.

1958

Regelmäßige Kurstätigkeit in Hamm. Kurslehrer u.a. *Biedermann, A.* und *D. Cramer, Derbolowsky, Gutmann, Heinecke, Jacobsmeier, Kaltenborn* (erstmalig im Herbst), *Müller/Wennigsen, Keck, Wolff*.
Gründungsbeschluß für Klinik nach Plänen von Architekt *Gondrom*. Gründung eines „Förderkreises Klinik…". Satzungsänderungen; Trennung von FAC (e.V.) und „Klinikverein". Vorstand des „Klinikvereins" sind *Rohfleisch, A. Cramer, v. Ohlen, Müller, Obst, Schüssler*.
Erster E-Kurs in Bad Zwischenahn, auf dem sich der Gemeinschaftsgeist der FAC entfaltet und auf die Mitglieder ausstrahlt.
Zwischen FAC und MWE wird in Freudenstadt am 20.09. ein Zusammenarbeitsvertrag geschlossen und eine Dachorganisation (ArGe) gebildet; deren Jahresetat wird mit 2000 DM alimentiert; sie ist Vorläufer der DGMM; ihr 1. Vorsitzender ist Prof. *Schuler* (Aachen).

1959

Vorstandssitzung am 05.09. beschließt Baubeginn in Hamm; 1. Bauabschnitt: Thermalsolebewegungsbad mit physikalischer Therapie; FAC führt „Bad Hamm" weiter. Erbbauvertrag mit der Stadt Hamm am 15./27.10.59; E-Kurs in Wiesaden.
A. Cramers 2. Besuch in Oslo. Treffen dort mit *Stoddard*. Gemeinsame Demonstration von manuellen Behandlungstechniken. Einladung an *Stoddard* nach Wiesbaden zum nächsten E-Kurs der FAC. *Sell* auf dem E-Kurs in Wiesbaden. Die vertraglich beschlossene Zusammenarbeit zwischen den beiden Gesellschaften wird enger.

Anhang: Historische Übersicht

1960

E-Kurs in Bad Kissingen. Kurslehrerkollegium erweitert um *Lang, Andresen, Frisch, Gienger*. E-Kurs in Aachen zusammen mit MWE unter Federführung der ArGe (Prof. *Schuler*, Landes-Rheumakliniken).
Eröffnung des neuen „Kurbads" Hamm als 1. Bauabschnitt der „Klinik für manuelle Therapie" am 07.11.

1961

E-Kurs in Isny-Neutrauchburg. *G. Walther* übernimmt turnusgemäß den Vorsitz der ArGe.

1962

„3e Congrès international de thérapie manuelle" 06.–08.10. in Nizza. Bildung der FIMM; die Landesgesellschaften sind korporative Mitglieder.

1963

Vorstandsmitglied *Wilinski* präsentiert das 1. Heft der *FAC-Information*. *Frisch* wird „Organisationsleiter". Feierliche Eröffnung der (bereits arbeitenden) Klinik in Hamm am 02.03.1963; Chefarzt: *Gutmann*.

1964

Asdonk, Kurslehrer der FAC, inauguriert die „Lymphdrainagemassage" nach Vodder. G. Walther † 04.10.

1965

„1st International Congress of Manual Medicine" 25.–29.09. in London. In Frankreich wird manuelle Therapie offiziell in den Lehrplan der „Physikalischen Medizin" aufgenommen. Vorstand der FAC: *Gutmann, Biedermann, Chlosta, Jacobsmeier*.

1966

Auf der Vorstandssitzung am 18.05. wird die im Februar in Isny-Neutrauchburg mit Nachhilfe von *Waghemaker* gebildete DGMM sanktioniert. „Internationaler Kongreß für physikalische Medizin und Rehabilitation" 10.–14.04.1966 in La Laguna/Teneriffa. Dort kommt es zwischen der von *Waghemaker* (Lille) geführten Fédération européene de la médecine physique et réadaptation" und der südamerikanischen Schwestergesellschaft (Prof. *Bustamente*) zur iberoeuropäischen Zusammenarbeit.
3. und letzter Bauabschnitt der Klinik Hamm: Schließung des Innenhofes mit neuem Kesselhaus.

Anhang: Historische Übersicht

1967

Mit *Ölze* und Prof. *Faubel* gründete *A. Cramer* die „Deutsche Gesellschaft für physikalische Medizin und Rehabilitation" mit dem Ziel, internationaler Gepflogenheit entsprechend die im Nachkriegsdeutschland auseinanderdriftenden Gesellschaften für Elektromedizin, physikalische Medizin, Rehabilitation usw. zusammenzufassen.
1. Heft der Zeitschrift *Manuelle Medizin* im Fischer-Verlag, Heidelberg.
Antrag auf Zusatzbezeichnung „Manuelle Therapie" vom Deutschen Ärztetag abgelehnt bzw. aufgeschoben.
Wissenschaftliche Sitzung der DGMM in Hamm am 04. und 05.11. mit erster Mitgliedervollversammlung.
H. Seifert († 05.01.1968): „10 Jahre manuelle Therapie in der DDR", Dank an die FAC.
5. Arbeitstagung der Gesellschaft für Wirbelsäulenforschung 10. und 11.11. in Frankfurt.
Internationaler Kongreß („Rehabilitation der Bewegung") der „Deutschen Gesellschaft für physikalische Medizin und Rehabilitation" in Hamburg im Okt. 1967.
Beschlußfassung des DGMM-Vorstands im Nov. in Hamm über Ausbildung von Krankengymnasten in manueller Therapie.

1968

2. Internationaler Kongreß für manuelle Medizin 03.–07.09.1968 in Salzburg unter der Präsidentschaft von *Strohal*, dem 1. Vorsitzenden der ÖGMM.
Regelmäßige Kurse für manuelle Extremitätentherapie (auch für Nichtärzte) von *Schmidt, Focke, Hinsen* und anderen.
6. Arbeitstagung der Deutschen Gesellschaft für Wirbelsäulenforschung am 08.11. in Frankfurt (Unfallkrankenhaus der Berufsgenossenschaft, Leitung Prof. *Junghanns*).

1969

Verlust der Ausbildungsstätte in München.
Alljährlicher „Röntgenkurs" von *Gutmann* im Okt. in der Klinik Hamm.
7. Arbeitstagung der Deutschen Gesellschaft für Wirbelsäulenforschung (Prof. *Junghanns*) im Nov. in Frankfurt.

1970

Internationaler Kongreß für physikalische Medizin 02.–06.07. in Barcelona (Prof. *Barnosell*).
Auf dem 72. Deutschen Ärztetag wird die Entscheidung über „Manuelle Therapie" als Zusatzbezeichnung erneut zurückgestellt.

Nomenklaturvorschläge zur funktionellen Diagnostik von Wirbelfehlstellungen (in *Manuelle Medizin* 1/8) des Nomenklaturausschusses der DGMM (deren Präsident: *Sell*).
Gemeinsame wissenschaftliche Tagung der DGMM, ÖGMM und SAMM 25.–27.09.1970 in Basel *(Kaganas)*.
F. May, Facharzt für physikalische Medizin in Melbourne/Australien, der seit 1936 manuelle Therapie betreibt, nimmt Verbindung zur DGMM auf.

1971

3. Internationaler Kongreß für manuelle Medizin in Monaco 13.–17.10. *Gutmann* wird Präsident der FIMM. *Wolff* (Trier) übernimmt turnusgemäß von *Sell* die Präsidentschaft der DGMM.
Doering, langjähriges Vorstandsmitglied der FAC, wird in den Vorstand der Kassenärztlichen Bundesvereinigung gewählt.

1973

20jähriges Jubiläum der FAC. Festbankett am 01.12. im Hotel „Interconti", Hamburg. Verleihung der Goldenen Ehrennadel an *A. Cramer, Junghanns, F. Kaltenborn*, Bamberg; Min. Dirg. Studt.

1974

Drogula übernimmt turnusgemäß (als Vertreter des Seminars Isny-Neutrauchburg) von *Wolff* die Präsidentschaft der DGMM.
Verleihung der Goldenen Ehrennadel des Seminars Hamm an *Derbolowsky* und den Präsidenten der FIMM, *Brodin* (Lund).

1977

Neumann (Baden-Baden) übernimmt turnusgemäß von *Drogula* die Präsidentschaft der DGMM.
Jahreshauptversammlung der DGMM in Baden-Baden am 21.04.
Internationaler Kongreß für manuelle Medizin in Kopenhagen 31.05.–03.06.

1979

Der 79. Deutsche Ärztetag beschließt am 13.05. in Düsseldorf, „Chirotherapie als Zusatzbezeichnung" einzuführen.
11. Arbeitstagung der Deutschen Gesellschaft für Wirbelsäulenforschung (Prof. *Junghanns*) in Bad Homburg 26.–28.10.
Internationaler Kongreß für manuelle Medizin in Baden-Baden 18.–22.04. *Neumann* übernimmt von *Possmann* (Dänemark) die Präsidentschaft der FIMM.
Verabschiedung von *Gutmann* als leitender Arzt der Klinik für manuelle Therapie in Hamm am 08.12. Zum Nachfolger wird *Jacobsmeier* gewählt.

Anhang: Historische Übersicht

1980

Verlagswechsel der Zeitschrift *Manuelle Medizin* Ende 1980; ab 1981 erscheint sie im Springer-Verlag, Heidelberg. Für die weitere Entwicklung sei auf die dortigen Veröffentlichungen verwiesen.

1987

Erwerb der Schulungsstätte für das Seminar Hamm in Boppard.

Anhang: Literatur der jüngsten Vergangenheit

Vorbemerkung des Springer-Verlags

Im folgenden Anhang soll die in den vergangenen Jahren erschienene Literatur aus dem Bereich der manuellen Medizin im weiteren Sinne angeführt werden.

Den bekannten Lehrbüchern, die seit Jahren als Grundlage aller Kurse dienen, folgten zahlreiche Publikationen, wobei vor allem festzuhalten bleibt, daß sich die großen wissenschaftlichen Verlage zunehmend dem Fach geöffnet haben.

Es soll bewußt auf die Hervorhebung einzelner Titel verzichtet werden, und es wird kein Anspruch auf Vollständigkeit erhoben. Wir danken Herrn Dr. Václav Dvořák, der das Dokumentationszentrum der FIMM betreut und uns diese Liste zur Verfügung gestellt hat.

Berger M, Lewit K, Sachse J (1989) Thoraxschmerz. Springer, Berlin Heidelberg New York Tokyo (Praktische Neuroorthopädie, Bd 2)
Derbolowsky U (1981) Leitfaden für Chirotherapie und manuelle Medizin, 2. Aufl. Verlag für Medizin, Heidelberg
Dvořák J, Dvořák V (1984) Manuelle Medizin. Springer, Berlin Heidelberg New York Tokyo
Dvořák J, Dvořák V (1988) Manuelle Medizin/Diagnostik, 3. Aufl. Thieme, Stuttgart New York
Dvořák J, Dvořák V (1984) Manual medicine/Diagnostics. Thieme, Stuttgart New York
Eder M, Tilscher H (1982) Schmerzsyndrome der Wirbelsäule, 2. Aufl. Hippokrates, Stuttgart (Die Wirbelsäule in Forschung und Praxis, Bd 81)
Eder M, Tilscher H (1987) Chiropraktik. Hippokrates, Stuttgart
Frisch H (1989) Programmierte Untersuchung des Bewegungsapparates, 3. Aufl. Springer, Berlin Heidelberg New York Tokyo
Gustavsen R (1984) Trainingstherapie im Rahmen der manuellen Medizin. Thieme, Stuttgart New York
Hehne H-J, Zielke K (1990) Kyphotische Deformität bei Spondylitis ankylosans. Hippokrates, Stuttgart
Kamieth H (1989) Das Schleudertrauma der Wirbelsäule. Hippokrates, Stuttgart (Die Wirbelsäule in Forschung und Praxis, Bd 111)
Lewit K (1987) Manuelle Medizin im Rahmen der medizinischen Rehabilitation, 5. Aufl. Urban & Schwarzenberg, München Wien Baltimore
Maitland GD (1988) Manipulation der peripheren Gelenke. Springer, Berlin Heidelberg New York Tokyo (Rehabilitation und Prävention, Bd 20)

Anhang: Literatur der jüngsten Vergangenheit

Marnitz H (1985) Ungenutzte Wege der manuellen Behandlung, 4. Aufl. Haug, Heidelberg
Marnitz H (1988) Von der Chiropraktik zur manuellen Medizin. Haug, Heidelberg
Neumann H-D (1989) Introduction to manual medicine. Springer, Berlin Heidelberg New York Tokyo (Manuelle Medizin)
Neumann H-D (1989) Manuelle Medizin, 3. Aufl. Springer, Berlin Heidelberg New York Tokyo (Manuelle Medizin)
Sachse J (1988) Manuelle Untersuchung und Mobilisationsbehandlung der Extremitätengelenke, 4. Aufl. Fischer, Stuttgart
Sachse J, Schild K (1988) Manuelle Untersuchung und Mobilisationsbehandlung der Wirbelsäule. Springer, Berlin Heidelberg New York Tokyo (Praktische Neuroorthopädie, Bd 1)
Schneider W, Dvořák J, Dvořák V, Tritschler T (1988) Manual medicine/Therapy. Thieme, Stuttgart New York
Schneider W, Dvořák J, Tritschler T (1989) Manuelle Medizin/Therapie, 2. Aufl. Thieme, Stuttgart New York
Spring H, Illi U, Kunz H-R, Roethlin K (1986) Dehn- und Kräftigungsgymnastik. Thieme, Stuttgart New York
Tilscher H, Eder M (1989) Die Rehabilitation von Wirbelsäulengestörten, 3. Aufl. Springer, Berlin Heidelberg New York Tokyo (Manuelle Medizin)
Tilscher H, Eder M (1989) Lehrbuch der Reflextherapie, 2. Aufl. Hippokrates, Stuttgart
Tilscher H, Wessley P, Eder M, Porges P (1988) Kopfschmerzen. Springer, Berlin Heidelberg New York Tokyo
Töndury G, Theiler K (1990, 1958) Entwicklungsgeschichte und Fehlbildungen der Wirbelsäule, 2. Aufl. Hippokrates, Stuttgart (Die Wirbelsäule in Forschung und Praxis, Bd 98)
Voss DE, Ionta MK, Myers BJ (1988) Propriozeptive neuromuskuläre Fazilitation, 4. Aufl. Fischer, Stuttgart
Weber H (1989) Die konservative Behandlung von Bandscheibenvorfällen. Springer, Berlin Heidelberg New York Tokyo
Wolff H-D (1988) Die Sonderstellung des Kopfgelenkbereiches. Springer, Berlin Heidelberg New York Tokyo
Wolff H-D (1983) Neurophysiologische Aspekte der manuellen Medizin, 2. Aufl. Springer, Berlin Heidelberg New York Tokyo (Manuelle Medizin)
Zenner P (1987) Die Schleuderverletzung der Halswirbelsäule und ihre Begutachtung. Springer, Berlin Heidelberg New York Tokyo (Manuelle Medizin)
Zichner L (1988) Systemerkrankung der Wirbelsäule. Hippokrates, Stuttgart (Die Wirbelsäule in Forschung und Praxis, Bd 110)

Namen-* und Sachverzeichnis

AMIC 248
Andresen 44, 146, 150, 201
Arbeitsgemeinschaft (ArGe) 43, 46, 47, 200, 201, 206–210, 213, 215–219, 263
Argentalklinik 169, 201, 218
Ärzteseminar Hamm 44, 57, 173
– Neutrauchburg, s. Argentalklinik 201
Atlasgelenke 12, 30, 186–191, 213, 223–233, 300
–, Röntgenbild 9, 13, 66, 222, 225, 242
Audiometrie (vor und nach manueller Therapie) 301
Ausbildungsprogramm 177 ff.
A. vertebralis 170, 191–192, 209
–, Angiographie 170
Avicenna 1, 51

Bad Hamm 13, 35, 118–128 ff., 166
Bade 14
BÄK (Bundesärztekammer) 35, 327
Beinlängendifferenz 234
Biedermann 5, 7–9, 11, 14, 17, 24, *25*, 26, 37, *48*, 52, 57–61, 93, 114, 146, 209, 210, 221, 300
Bieler 200 f.
Biermann 201, 216–*219*
Bindegewebsmassage (BiGeMa) 219
Bionator 208
Biorhythmik, s. zirkadiane Rhythmen
Bischoff 169
Blockierung, s. Wirbelgelenk
Blume 46, *49*
Boppard 175, 331, 333
Brocher 232, 242, 243

Chirogymnastik 36, 247, 261, 310, 335
Chiropraktoren 7, 12, 22
Chirotherapie 10, 33, 43, 44, 114, 119, 164, 201, 206, 208, 210, 214, 220 ff., 250, 255, 265, 299, 303, 328, 341
–, Anerkennung 219
Cramer, A. *11*, *12*, *31*, 246
Cramer, D. *38*, 39

DGMM 17, 29, 44, 73, 171, 173, 200 ff., 208, 209, 215–219, 256, 266, 267, 304, 317 ff.
– Seminar Hamm/Neutrauchburg 215
Depoorter 267, *270* ff., 334
Derbolowsky 9, 33, 36, 37, *49*, 297, 300, 322
–, Griff 37, 245
Diathermie 293, 294
Döring 9, 26, 36, *49*, 141, 146, 220 ff., 327
Drogula 17, 29, *30*, 330

E-Kurs 40, 246
Echosonographie 295
ECU 56, 100, 110
Edinger 241
Elektroenzephalographie (EEG) 62, 294, 295, 326

FAC 17, 24, 29, 34, 35, 37, 42–44, 47, 65, 74, 81, 115–119, 128, 129, 143–158, 200, 207, 212, 255, 263, 313
FIMM 33, 78, 182, 215, 256, 261, 265, 267, 270
Fischedick 232
Foerster, O. 312, *313*
Forschungsgemeinschaft, deutsche 134, 149
Forster, A. L. 7, 8, 79

---

* Personennamen sowie Zahlen von Seiten, auf denen die betreffende Person abgebildet ist, sind *kursiv* gedruckt.

Namen- und Sachverzeichnis

Frederick 24, 27, *49*, 206, 250
Frisch 143, *175*, 206, 207, 209, 212, 261, 318, 323, 328, 329
Fröhlich 169, 330

Galen 1, 51
Geiger 9
Gutmann 10, 13, *25*, 25, *31*, 33, 34, 38, 50–199, 212, 221, 245, 248, 266, 326, 332
Gutzeit 10, 24, 34, *49*, 79, 114, 221

Haug-Verlag 5, 9, 12, 13, 26, 65
Heine 9, 33
Heinecke 9, 329
HIO 10, 13, 37, 56, 65, 66, 101, 117, 254, 304
Hippokrates 1, 51
Hoffa 5
Hohe Behörde, Luxemburg 140, 141
Hunecke 54, 308, 309

Iliosakralblockierung 21, 36
Iliosakralgelenke 20, 21, 63, 214, 242, 254, 260, 261
Iliosakralmechanik 21, 294
Illi 4, 15, *16*, 18, 19, 27, 61, 93, 260
Institut für Wirbelsäulenforschung, s. Wirbelsäule
Interferenzstrom 287, 288, 297
Isny s. Neutrauchburg

Japan 4
Jenning 14
Junghanns 24, 25, 210–212, 214

Kaltenborn-Bruun 42, 206, 245, *246*, 252, 257, 269
Karess 10, 60
Keck 7, 48
Kennmuskel 289, 290
Klinger 33, 250
Klinik für manuelle Therapie 45, 117, 145–158, 161–163, 174, 178 ff., 216, 221, 317, 330, 332
– – –, Eröffnung 156–160
– – –, Verein e. V. 44
Kreuzbein 11
Kreuz(bein)-Darmbein-Gelenke (KDG), s. Iliosakralgelenke

Laabs 30, 34, 38, 128, 129, 247
Lärmvertaubung und HWS 301
Läsion 334, 335
Lehmpfuhl 13, 17, 26, 80, 114
Lehrauftrag „Manuelle Medizin" 9, 10, 51, 73, 170, 171, 323
Leidensgebärde 313, 325, 326
Lewitt 20, 51, 180, *211*, *258*, 325
Litzner 10, 17, 26
Lowett 260, 270
–, -Regeln 298, 299
Lymphdrainage 302

Maigne 46, 214, 252, 266, *272*, 326
Manuelle Medizin, Zeitschrift 58, 318, 330
Mau 14, 15
Mennell 254
Metamerie 289–291
Morbus Bechterew 163, 326
Müller (Wennigsen) 10, 19, 146, 206
Muskelfunktionsprüfung 299
MWE 42, 44, 158, *200*, 201, 206, 212, 258, 317
Myografie 290, 299, 305

Nägeli 5, 78
Narkosebehandlung 29
– der Atlasgelenke 30, 300
National College of Chiropractic 7, 259, 260
Neigungsgehbahn 19, 20
Neuralmedizin, Zeitschrift 37, 64, 300
Neuraltherapie 54, 297, 308, 309, 328
Neutrauchburg 10, 200, 206, 213, 215, 250, 317
Nozizeptoren 71

Obst 9
ÖGMM 251
Ohlen, von 32, *41*, 45, 146
Osteopathen 7, 12, 30
Osteopathie 1, 166, 206, 335
–, Kurs 10, 19, 329
Osteopathic College, London 6, 10, 27, 46, 246, 247, 252

Palmer, B. J. jun. 2, 6, 55, 56, 101–109, 260
Palmer, D. D. 1, *2*, 6, 79
Paré 1, 151
Paritätischer Wohlfahrtsverband 145, 154
Peper 6, 8, 9, 13, *48*, 53, 93, 220, 222
Petrotripsie 295

physikalisch diätische Therapie, Zeitschrift 207, 208
physikalische Medizin 207, 208, 265
–, Therapie 6
Physiotherapie 13, 140
–, Gesellschaft 37, 266
Physiotherapeut 37, 245, 246
Picker-Huchzermeyer 17, 26, 30, 32, *49*
Psychotherapie, analytische 312

Quasim, Abu 2

Referatenbände 210, 212
Repositionstisch 27
Röntgendiagnostik 116, 220–244
Röntgenkinematographie 27, 149, 242
Röntgenstereoaufnahmen 133
Röntgensymposium 29, 37, 118, 245, 325
Rohfleisch 44, 45, 146, 150
Roques, von 15, *16*, 17, 19, 24, 26, 33, 34, 79, 93, 100, 117, 143, 204, 205, 318

Salaamanfall 62
SAMM 250
Sandberg 10, 13, 54, *55*, 56, 57, 66, 88, 100, 101, 146, 220
Schäfer 9
Schiøtz 1, 245, 259
Schliephake 294
Schlingenextension 1
Schmidt 32, 33, *251*
Schwerdtner 40, *41*, 46, 318
Sekundenphänomen 54, 309
Sell 10, *11*, 13, 15, 35, 42, 46, *49*, 79, 114, 200, 212, 247, 250, 324
Seminar Hamm/Neutrauchburg, s. DGMM
SIMFER 247
Sollmann 10, 14, 17, *25*, 26, 27, 146, 241, 250
Sprunggelenkbeugung 19
Sprunggelenkreflexe 20
Sprunggelenkstreckung 19

Still 1, 2, 6, 73
Strahlenbelastung 19, 239, 240, 243, 269
Stoddard 214, 247, 254, *257*, *258*, 265, 267
Strohal 32, 42, *49*, 250, 257
Subluxation 19, 26, 213, 216, 223, 261, 296

Terrier 42, 43, 159, 215, 250, *256*
Thermographie 296
Torticollis, akuter 300
Trenkler 41, *255*, 320

Ultraschall 295, 297, 326

Waghemaker 159, 206, 215, 252, *256*, 261, 263, 269, 319
Walther 10, 24, 36, 40, 158, 208, *209*, 214, 317
Wilinski 9, 34, 44, *49*, 128, 129, 146, 209, 210, 245, 321, 322
Winter, de 37, 252, 261
Wirbelgelenk und Bandscheibe 11, 26, 58, 302
Wirbelgelenkblockierung (WGB) 26, 27, 58, 72, 213, 261, 300, 328
Wirbelsäule in Forschung und Praxis 24, 26, 46, 58, 140, 210, 212, 232, 243
Wirbelsäulenforschung, Institut für 210–212, 319, 324
Wirbelsäulenganzaufnahmen 19, 27, 79, 132, 236–242
Wissenschaftlicher Beirat 210, 211
Wolff 9, 17, 30, *48*, 146, 170, 210, 212, 245, 318, 322, 326

ZÄN 13, 29, 34, 80, 206, 207, 233, 250, 263, 309
Zimmer 9
zirkadiane Rhythmen 306
Zukschwerdt 9–11, 13, 30, 34, 79, 114, 143, 211, 221
Zusatzbezeichnung „Chirotherapie" 219
Zwölf Apostel 9, 60

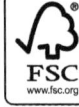

If you have any concerns about our products,
you can contact us on
ProductSafety@springernature.com

In case Publisher is established outside the EU,
the EU authorized representative is:
**Springer Nature Customer Service Center GmbH
Europaplatz 3, 69115 Heidelberg, Germany**

Printed by Libri Plureos GmbH
in Hamburg, Germany